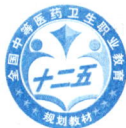

全国中等医药卫生职业教育"十二五"规划教材

内 科 护 理

（供护理、助产等专业用）

主　编　樊任珠（内蒙古自治区人民医院附属卫校）

副主编　王　杰（抚顺市卫生学校）
　　　　刘苏兰（甘肃省中医学校）
　　　　张　霞（哈尔滨市卫生学校）

编　委　（以姓氏笔画排序）
　　　　韦宇霞（安阳职业技术学院）
　　　　付丽娟（黑龙江省医院）
　　　　李海霞（南阳医学高等专科学校附属第一医院）
　　　　杨丽蓉（广东省江门中医药学校）
　　　　张　毅（贵州省人民医院护士学校）
　　　　张利苹（西安市卫生学校）
　　　　陈梅芳（成都中医药大学附属医院针灸学校）
　　　　赵瑞敏（郑州市卫生学校）
　　　　高秀霞（牡丹江市卫生学校）
　　　　黄柳萍（绍兴护士学校）
　　　　缪　捷（无锡卫生高等职业技术学校）

中国中医药出版社
·北　京·

图书在版编目（CIP）数据

内科护理/樊任珠主编. —北京：中国中医药出版社，2013. 8（2014. 8 重印）

全国中等医药卫生职业教育"十二五"规划教材

ISBN 978 - 7 - 5132 - 1536 - 7

Ⅰ. ①内⋯　Ⅱ. ①樊⋯　Ⅲ. ①内科学 - 护理学 - 中等专业学校 - 教材　Ⅳ. ①R473.5

中国版本图书馆 CIP 数据核字（2013）第 135496 号

中 国 中 医 药 出 版 社 出 版

北京市朝阳区北三环东路 28 号易亨大厦 16 层

邮政编码　100013

传真　010 64405750

北京市松源印刷有限公司印刷

各地新华书店经销

＊

开本 787×1092　1/16　印张 21.75　字数 482 千字

2013 年 8 月第 1 版　2014 年 8 月第 2 次印刷

书　号　ISBN 978 - 7 - 5132 - 1536 - 7

＊

定价　48.00 元

网址　www.cptcm.com

全国中等医药卫生职业教育"十二五"规划教材
专家指导委员会

前　言

　　"全国中等医药卫生职业教育'十二五'规划教材"由中国职业技术教育学会教材工作委员会中等医药卫生职业教育教材建设研究会组织，全国 120 余所高等和中等医药卫生院校及相关医院、医药企业联合编写，中国中医药出版社出版。主要供全国中等医药卫生职业学校护理、助产、药剂、医学检验技术、口腔修复工艺专业使用。

　　《国家中长期教育改革和发展规划纲要（2010－2020 年)》中明确提出，要大力发展职业教育，并将职业教育纳入经济社会发展和产业发展规划，使之成为推动经济发展、促进就业、改善民生、解决"三农"问题的重要途径。中等职业教育旨在满足社会对高素质劳动者和技能型人才的需求，其教材是教学的依据，在人才培养上具有举足轻重的作用。为了更好地适应我国医药卫生体制改革，适应中等医药卫生职业教育的教学发展和需求，体现国家对中等职业教育的最新教学要求，突出中等医药卫生职业教育的特色，中国职业技术教育学会教材工作委员会中等医药卫生职业教育教材建设研究会精心组织并完成了系列教材的建设工作。

　　本系列教材采用了"政府指导、学会主办、院校联办、出版社协办"的建设机制。2011 年，在教育部宏观指导下，成立了中国职业技术教育学会教材工作委员会中等医药卫生职业教育教材建设研究会，将办公室设在中国中医药出版社，于同年即开展了系列规划教材的规划、组织工作。通过广泛调研、全国范围内主编遴选，历时近 2 年的时间，经过主编会议、全体编委会议、定稿会议，在 700 多位编者的共同努力下，完成了 5 个专业 61 本规划教材的编写工作。

　　本系列教材具有以下特点：

　　1. 以学生为中心，强调以就业为导向、以能力为本位、以岗位需求为标准的原则，按照技能型、服务型高素质劳动者的培养目标进行编写，体现"工学结合"的人才培养模式。

　　2. 教材内容充分体现中等医药卫生职业教育的特色，以教育部新的教学指导意见为纲领，注重针对性、适用性以及实用性，贴近学生、贴近岗位、贴近社会，符合中职教学实际。

　　3. 强化质量意识、精品意识，从教材内容结构、知识点、规范化、标准化、编写技巧、语言文字等方面加以改革，具备"精品教材"特质。

　　4. 教材内容与教学大纲一致，教材内容涵盖资格考试全部内容及所有考试要求的知识点，注重满足学生获得"双证书"及相关工作岗位需求，以利于学生就业，突出中等医药卫生职业教育的要求。

　　5. 创新教材呈现形式，图文并茂，版式设计新颖、活泼，符合中职学生认知规律及特点，以利于增强学习兴趣。

　　6. 配有相应的教学大纲，指导教与学，相关内容可在中国中医药出版社网站

（www. cptcm. com）上进行下载。本系列教材在编写过程中得到了教育部、中国职业技术教育学会教材工作委员会有关领导以及各院校的大力支持和高度关注，我们衷心希望本系列规划教材能在相关课程的教学中发挥积极的作用，通过教学实践的检验不断改进和完善。敬请各教学单位、教学人员以及广大学生多提宝贵意见，以便再版时予以修正，使教材质量不断提升。

中等医药卫生职业教育教材建设研究会

中国中医药出版社

2013 年 7 月

编写说明

《内科护理》是为适应中等医药卫生职业教育的需要，依据"全国中等职业教育教学改革创新工作会议"的精神，为初步培养技能型护理人才而编写的"全国中等医药卫生职业教育'十二五'规划教材"。本教材可供中等卫生职业学校护理、助产、中医护理、康复护理等专业学生以及参加内科护理继续教育者和社区卫生中心医护人员使用。

本教材以卫生职业教育教学指导委员会的《内科护理教学大纲》为依据，参照《2013 年全国护士执业资格考试内科护理考试大纲》进行编写。全书分为十一章。总课时为 120 学时，其中理论课 92 学时，实践课 28 学时。每章前设有知识要点；章节中穿插知识链接。

本教材的编写以内科各系统及精神性和传染性常见疾病的护理评估、护理诊断、护理措施为重点，结合护士执业资格考试中的考点，贴近内科护理临床实践、贴近护士执业资格考试、贴近当今社会岗位需求。力求重点突出、文字简练、板块清晰。适合中职教育的教学实际，适合中职学校学生的特点和认知水平。加强基本理论、基本知识、基本技能的"三基"训练，力求做到系统、科学、规范、适合、实用。

在编写该教材的过程中得到了参编院校领导的大力支持及中国中医药出版社各级领导和编辑工作人员的指导和帮助。在此，向所有指导、支持、帮助过本教材编写工作的人们致以衷心的感谢！

本教材限于时间、参编人员水平等，会存在一些不足之处，敬请广大师生们提出宝贵意见，以便再版时改正提高。

《内科护理》编委会
2013 年 6 月

目　录

第一章　绪　　论

知识要点

1. 掌握内科护理的概念。
2. 熟悉内科护理的学习方法。
3. 了解内科护理的发展趋势、学习要求。

内科护理是一门涉及范围广、整体性强的学科，是关于从人的整体角度认识疾病及其预防和治疗、护理患者、促进康复、增进健康的临床护理专业课程。它与临床各门护理课程有着密切的联系，是临床各科护理的基础。

一、内科护理的内容

内科护理是在内科学医学理论和护理学理论的基础上，综合社会科学和人文科学，以解决与病因、症状和体征有相关因素的护理问题为主要目标，其范围广，涉及人体各系统、各脏器疾病的各种护理问题。本教材重点介绍了呼吸、循环、消化、泌尿、血液等系统疾病，内分泌代谢疾病，风湿疾病，神经疾病，精神因素所致疾病及传染病患者的护理。

每一系统均以集中介绍该系统疾病的发病特点、常见症状和体征的护理开始，以整体护理的思维，按照疾病概述、护理评估、护理问题、护理措施、健康教育的体例，对各常见病及多发病患者的护理进行叙述，强调"三基"（基本理论、基本知识、基本技能），坚持理论与实践相结合，加强针对性和应用性，目的是为了让初学者易于掌握。同时，根据中专学生的特点整体把握教学内容，要求掌握的内科护理的基本理论和基本知识以"必需"与"够用"为度。在内容的编排上尽量避免与其他学科之间的重复性。如减少了病理、生化等基础学科的叙述内容；减少了与外科护理学、急救护理学重复的内容，如心肺复苏、心脏电复律等，从而使内容达到精而易学的目的。

二、内科护理的发展趋势

社会发展变化所导致的对卫生保健需求的变化和医学的发展对内科护理产生了深远的影响，也决定了内科护理的未来发展趋势。

1. 内科学的发展对内科护理提出了更高的要求　近年来内科医学发展迅速，尤其是在诊断和治疗技术方面的进展，对内科护理提出了更高的要求。诊断方面如某些遗传性疾病的研究已深入到基因和分子水平，CT、MRI、超声诊断技术不仅被广泛用于许多组织器官的实时断层显像，还能观察脏器三维结构的立体图像。治疗方面如采用药物联合化疗及骨髓移植治疗白血病；血液净化技术被广泛应用于急、慢性肾功能衰竭患者及某些中毒患者的治疗；内镜既作为检查手段，又可用于治疗，如内镜下止血、切除息肉、取结石等。对于内科领域这些诊疗方法与手段的快速发展，内科护士必须了解其简单原理及用途，熟悉适应证和禁忌证，熟悉检查前后需做的护理工作和检查过程中如何配合；还要掌握各种监测仪的使用方法及其原理、常易发生的故障和如何处理等。各种治疗都需要护士的积极参与和密切配合，协助医生完成。因此，护士必须熟悉新疗法的基本原理和操作方法，熟悉如何与医生配合，然后制订出治疗前的各种准备、治疗中的配合和治疗后护理的全面护理计划，这就要求护士必须加强学习。

2. 社区和家庭成为护理工作的重要场所　随着社会的进步，人民物质生活水平的提高，人们对健康的需求也日益提高；加上人口老龄化的加剧，老年病、慢性病日益增多；随着经济的发展和生活方式的改变，病因和疾病谱也发生了很大的变化，这些因素都极大促进了人们对卫生服务的需求，但是医疗资源相对过度集中于大医院限制了这种需求，因此群众看病难、看病贵的问题要得到解决就要建立完善的社区卫生服务体系。医疗卫生工作必然向整个社区扩展，内科护理工作范围也将从医院走向社区、家庭，内科护士则将走出医院，深入到社区、家庭开展护理工作，服务对象从患者扩展到正常人群，社区护理、健康指导、保健指导也将成为内科护士的重要工作。

3. 心理护理成为内科护理不可分割的重要组成部分　内科疾病大多病程长，有些疾病还易反复，治疗效果不显著，护理对象中慢性病多，患者容易产生焦虑、悲观、急躁、恐惧、抑郁等各种不良心理反应，这些心理反应又可影响疾病的治疗和康复。因此，心理护理对于内科疾病的康复具有至关重要的作用。护士应该尊重患者的人格、诊治权利，不仅要按照医嘱进行护理，还要针对患者的不同的心理反应状态，做好心理疏导，使患者保持良好的精神状态，以利于治疗和康复。

4. 健康教育成为内科护理的重要课题　由于医疗保健面向群体，其主要任务就是要解决群体的健康问题，而内科护士是健康教育的主要力量，这就要求内科护士除了要有良好的职业素质、较高的内科学理论水平、丰富的内科护理学理论和技能外，还必须具有较高的健康教育理论与实践水平以及与他人沟通、合作的能力。

三、内科护理的学习要求

内科护理是一门主干临床护理课。为了适应医院和社区护理工作的发展趋势，突出以患者为中心的整体护理，通过该科目的学习，学生能掌握内科常见病、多发病的发病机制、临床表现、护理诊断、主要的护理措施以及健康指导的方法，为学生顺利进入临床实践奠定基础，使学生不仅可以运用护理程序对患有各种疾病的患者进行整体护理，还能逐步养成并拥有良好的学习态度和职业素质。学习本课程的基本要求如下。

1. 掌握常见内科疾病的概念、临床表现、实验室及其他辅助检查结果。学会运用护理程序，对患者进行护理评估，作出护理诊断、确定预期目标、制订护理措施，进行整体护理。

2. 掌握对常用药物的疗效和不良反应的观察和处理方法。观察危重患者的病情变化，并做出应急处理和配合抢救。学会妥善处理医护合作问题。

3. 熟悉预防保健知识和人际沟通技巧，协助和指导患者进行自我保健，并进行常见病的家庭和社区护理。

4. 熟悉营养学，指导患者平衡膳食、合理营养。

5. 以刻苦勤奋、严谨求实的态度学习本课程，在护理工作中尊重、关心和爱护患者，培养认真、负责的工作态度。

四、内科护理的学习方法

学习内科护理时，必须以课程教学目标为指引，坚持理论与实践相结合的原则，采用课堂教学、自学、讨论、实验、临床见习和实习等形式，同时，培养独立思考的能力，通过查阅资料、加强自学，提高获取信息、终身学习、解决问题和创新的能力。

第二章 呼吸系统疾病患者的护理

知识要点

1. 掌握呼吸系统常见症状及常见疾病患者的护理评估及护理措施。
2. 熟悉呼吸系统常见症状及常见疾病患者的护理诊断。
3. 了解概念、病因和发病机制。

呼吸系统由呼吸道、肺和胸膜组成。呼吸道以环状软骨为界，分为上、下呼吸道。上呼吸道由鼻、咽、喉组成。鼻对吸入的气体有加温、湿润和净化作用。咽是呼吸道与消化道的共同通路。喉既是呼吸道，又是发音器官。气管至终末呼吸性细支气管末端称为下呼吸道。气管在隆突处（位于胸骨角、第4胸椎水平）分为左右主支气管，右支气管与气管的夹角比左侧陡，管径也大，因此气管插管、异物更易进入右肺。从气管到呼吸性细支气管，分支数目逐渐增加，气道直径越来越小，临床上将直径小于2mm的细支气管称为小气道，是呼吸系统患病的常见部位，且不易早期发现和诊断。肺是进行气体交换的器官，肺泡是气体交换的主要场所。呼吸系统的主要功能是进行气体交换，亦有防御、免疫和代谢的功能。

呼吸系统与外界相通，故发病率高，且许多疾病呈慢性病程，肺功能逐渐损害，最终使患者致残甚至危及生命。据统计，呼吸系统疾病（不包括肺癌）在我国城市居民死因中居第四位，在农村则居首位。

呼吸系统疾病大多与感染、变态反应、理化因素、肿瘤以及全身性疾病等病因有关，其中以感染性因素为最多见。由于社会人口老龄化、大气污染和吸烟的危害，支气管肺癌的发病率也相应上升。

第一节 概 述

呼吸系统的常见症状有咳嗽与咳痰、咯血、胸痛和肺源性呼吸困难等。

一、咳嗽与咳痰

咳嗽是一种呈突然、爆发性的呼吸运动，以清除气道内的异物和分泌物，是呼吸系统疾病最常见的症状。咳嗽本质是一种保护性反射动作，但剧烈、频繁、持久的咳嗽使肺泡内压力升高，加重呼吸和循环的负担，对机体不利。咳痰是呼吸道内痰液借助咳嗽而排出体外的动作。痰是从声门排出的喉以下呼吸道和肺泡的分泌物。

（一）护理评估

1. 健康史　引起咳嗽、咳痰的病因有很多，常见病因有：①呼吸系统疾病，从咽到小支气管黏膜受刺激都可导致咳嗽，如上呼吸道感染、慢性支气管炎、肺炎、肺结核、支气管肺癌、支气管哮喘等；②胸膜疾病，如胸膜炎、气胸等；③心血管疾病，如肺淤血、肺水肿等；④化学或物理刺激，如吸烟、刺激性气体、过冷或过热空气、异物等；⑤其他，如食管反流性疾病、脑炎、精神性咳嗽、某些药物（如血管紧张素转换酶抑制剂）。其中呼吸道感染是引起咳嗽、咳痰最常见的病因。

2. 身体状况

（1）**咳嗽、咳痰的性质**　咳嗽分为湿性咳嗽（有痰）和干性咳嗽（无痰或极少痰）两种。干咳或刺激性呛咳见于上呼吸道感染、急性支气管炎、呼吸道异物等；咳嗽多痰见于慢性支气管炎、支气管扩张、肺脓肿等。

（2）**咳嗽、咳痰与时间、体位的关系**　咳嗽突然发作多与异物吸入及过敏有关；夜间咳嗽伴喘息应考虑左心衰竭。慢性支气管炎、支气管扩张、肺脓肿往往在体位变动时如清晨起床或夜间刚躺下时咳嗽加剧并咳出大量脓痰。

（3）**咳嗽的音色**　带金属音的咳嗽，应警惕肿瘤，而声音嘶哑性咳嗽见于声带炎、喉炎或肿瘤压迫喉返神经所致。如咳嗽时不能将气道分泌物或异物排出体外，称为无效咳嗽，是引起呼吸系统感染的重要原因。

（4）**痰液的性状、量及气味**　白色黏痰见于慢性支气管炎、支气管哮喘；无色透明痰多见于病毒感染；黄色脓性痰提示有化脓菌感染；草绿色痰提示绿脓杆菌感染；血性痰见于支气管扩张、肺结核、支气管肺癌等；铁锈色痰见于肺炎球菌肺炎；粉红色泡沫痰提示急性肺水肿；痰有恶臭味常提示厌氧菌感染；痰少者仅数毫升，多则数百毫升，一般将 24 小时痰量超过 100ml 定为大量痰；大量痰液静置后出现分层现象，是支气管扩张及肺脓肿的典型症状。

（5）**伴随症状**　咳嗽伴发热常见于呼吸道感染、肺炎、肺结核等；伴胸痛见于胸膜炎、支气管肺癌等；伴咯血见于支气管扩张、肺结核等。

3. 心理 - 社会状况　频繁剧烈咳嗽，尤其是夜间咳嗽者，对患者的日常生活和睡眠造成较大影响，常出现疲乏、失眠、注意力不集中和焦虑、抑郁等不良情绪反应。

4. 辅助检查　痰液检查有无致病菌；血气分析有无 PaO_2 下降和 $PaCO_2$ 升高；肺功能测定有无异常。

（二）护理诊断

1. 清理呼吸道无效　与呼吸道分泌物过多、痰液黏稠、疲乏、胸痛、意识障碍导致无效、不能或不敢咳嗽有关。

2. 有窒息的危险　与意识障碍、分泌物阻塞气道有关。

（三）护理措施

1. 环境及体位　保持室内空气新鲜流通，维持室温（18℃ ~ 20℃）与湿度（50% ~ 60%），避免尘埃和烟雾等刺激，注意保暖，避免受凉。保持舒适体位，取侧卧深屈膝位，有利于膈肌、腹肌收缩和增加腹压，有利于痰液咳出。

2. 饮食护理　给予高蛋白、高维生素清淡饮食，忌辛辣、油腻之品；多饮水，保证每日饮水量在1500ml以上，以利于湿化痰液。

3. 协助排痰　除按医嘱用抗生素、止咳祛痰药以外，协助患者排痰的主要措施有：

（1）**湿化气道**　适用于痰液黏稠而不易咳出者。有超声雾化吸入法和氧气雾化吸入法。临床上常在湿化的同时加入某些药物如痰溶解剂、平喘药、抗生素等，以达到排痰、平喘、消炎作用。应警惕超声雾化的某些不良反应，如长期雾化吸入引起气道湿化过度、干稠分泌物湿化后膨胀阻塞支气管、雾滴刺激支气管引起支气管痉挛、呼吸道继发感染等。

（2）**深呼吸和有效咳嗽**　适用于神志清醒尚能咳嗽的患者。患者取坐位或卧位等舒适体位，先行5~6次深而慢的呼吸，而后于深吸气末保持张口状，连续咳嗽数次使痰到咽部附近，再迅速用力咳嗽将痰排出；或患者取坐位，两腿上置一枕顶住腹部（促进膈肌上升），咳嗽时身体前倾，头颈微曲，张口咳嗽将痰液排出。

（3）**胸部叩击**　适用于长期卧床、久病体弱、排痰无力患者。禁用于有咯血、低血压、肺水肿、未经引流的气胸、肋骨骨折及有病理性骨折史者。患者取侧卧位或在他人帮助下取坐位，叩击者手指关节弯曲并拢、使掌侧呈杯状，以手腕力量，从肺底由外向内、由下向上迅速而有规律地叩击胸壁，每一肺叶叩击1~3分钟。叩击力量适中，以患者不感到疼痛为宜。宜用单层薄布保护胸廓部位，避免直接叩击使局部皮肤发红。叩击的部位及范围取决于病情，叩击应在肺野进行，避开心脏和乳房，勿在骨突起部位如胸骨、肩胛骨及脊柱等处进行。叩击时间每次为10分钟左右，应安排在餐后2小时或餐前30分钟完成。边拍边鼓励患者咳嗽，以利痰液排出（图2-1）。

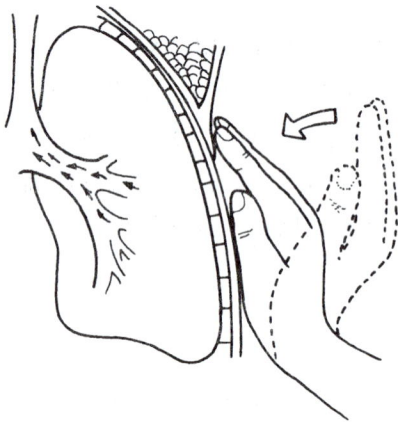

图2-1　拍背排痰法

（4）**体位引流**　适用于痰液量较多，呼吸功能尚好者，如支气管扩张、肺脓肿等疾病患者。禁用于呼吸衰竭、有明显呼吸困难者，近 1～2 周内曾有大咯血史，严重心血管疾病或年老体弱不能耐受者。具体方法详见本章"支气管扩张患者的护理"。

（5）**机械吸痰**　适用于痰量较多、排痰困难，尤其是昏迷患者或已行气管切开者。可经患者的口、鼻、气管插管或气管切开处进行负压吸痰。吸痰前、中、后适当提高吸入氧的浓度，每次吸痰时间不超过 15 秒，两次抽吸间隔时间大于 3 分钟。严格无菌操作，避免交叉感染。

4. 用药护理　遵医嘱给予抗生素、止咳、祛痰药物，注意观察药物疗效和不良反应。不滥用药物，如排痰困难者勿自行服用强镇咳药。

5. 病情观察　密切观察咳嗽、咳痰的特点，痰液的色、量、性质，及时发现和正确判断患者有无发生窒息的可能，并及时做好抢救准备，防止窒息的发生。正确收集痰液标本，并及时送检。

6. 心理护理　进行必要的解释，以缓和其紧张不安情绪。建立良好的护患关系，取得患者的信任。了解患者的需要，帮助患者解决问题。

二、咯血

咯血是指喉以下呼吸道或肺组织的出血经口咯出。咯血大多数由呼吸系统疾病和循环系统疾病所致，常见引起咯血的疾病有支气管扩张、肺结核、肺炎、支气管肺癌、风湿性心脏病二尖瓣狭窄、急性肺水肿等。在我国，引起咯血最常见的原因是肺结核。咯血应注意与呕血相鉴别（见表 2-1）。

表 2-1　咯血与呕血的鉴别

鉴别点	咯血	呕血
病因	常见于肺结核、支扩、肺癌、心脏病	常见于消化性溃疡、肝硬化、急性胃黏膜病变、胃癌
出血前症状	喉部发痒、胸闷、咳嗽	上腹不适、恶心
出血方式	咯出	呕出
血的颜色	鲜红	咖啡色、暗红色
血中混有物	痰、泡沫	食物残渣、胃液
pH 值	碱性	酸性
黑粪	无（咽下时可有）	有，可呈柏油样、持续数天

（一）护理评估

1. 健康史　青壮年咯血多考虑肺结核、支气管扩张、风心病等；年龄较大者，尤其是男性、有吸烟史者，应考虑肺癌。

2. 身体状况

（1）**先兆症状**　咯血前常有喉头发痒、口腔内有血腥味或痰中带血丝、胸部压迫感等自觉症状。

（2）**咯血量及性状** 咯血量的多少视病因和病变性质而不同，但与病情严重程度不完全一致。根据出血量临床上分为痰中带血、小量咯血（<100ml/d）、中等量咯血（100～500ml/d）、大量咯血（一次>300ml，或>500ml/d），大咯血易造成窒息。

（3）**并发症** 咯血的并发症有窒息、休克、肺不张、肺部感染等。窒息和休克是咯血直接致死的主要原因，应注意及时识别和抢救。大咯血时患者出现情绪紧张、面色灰暗、胸闷气促、咯血不畅，往往提示窒息先兆，应引起警惕。若患者出现表情恐怖、张口瞪目、双手乱抓、大汗淋漓、唇指发绀、大小便失禁、意识丧失等则提示发生窒息，应立即抢救。大咯血后出现脉搏增快、血压下降、四肢湿冷、烦躁不安、少尿等提示发生失血性休克。

3. 心理－社会状况 初次咯血者无论咯血多少患者都会表现出精神紧张，情绪不稳定；反复咯血者常烦躁不安、焦虑甚至恐慌。

4. 辅助检查 血常规、痰液检查、胸部X线、CT检查、纤维支气管镜检查、心电图检查等有助于明确病因。

（二）护理诊断

1. 恐惧、焦虑 与突然咯血或咯血反复发作有关。

2. 有窒息的危险 与大咯血造成气道阻塞有关。

（三）护理措施

1. 心理护理 当发现患者咯血时，医护人员应守护在床旁，安慰患者，告知其心情放松有利于止血，使之有安全感和消除恐惧；大咯血时，患者常欲借助屏气以减少失血，易由此诱发喉头痉挛和血液引流不畅形成血块引发窒息。因此，应向咯血患者说明屏气非但无助于止血，且对机体不利，应尽量将血轻轻咯出，放松身心，配合治疗。

2. 休息与卧位 病室保持安静，避免不必要交谈，以减少肺部活动度。小量咯血静卧休息，大量咯血绝对卧床休息，减少翻动。协助患者取患侧卧位，既可减少患侧活动度，又有利于健侧肺通气，肺结核患者取患侧卧位可防止向病灶扩散。

3. 饮食护理 大咯血者暂禁食，小量咯血者宜进少量温凉流质饮食，避免饮用浓茶、咖啡、酒等刺激性饮料；多饮水及多食富含纤维素食物，以保持大便通畅。

4. 维持呼吸道通畅 指导患者进行有效咳嗽，切勿屏气。对年老体弱咳嗽无力、心肺功能不良者应注意有无窒息先兆，一旦出现应立即用手指套上纱布将咽喉、鼻部血块清除；如效果不明显，可使用张口器将舌牵出，清除积血，或用导管将呼吸道分泌物和血液吸出；严重者立即作气管插管或气管切开，以吸尽积血，保持呼吸道通畅。

5. 用药护理 按医嘱使用止血药、止咳药、镇静剂，注意观察药物疗效及不良反应。止血药常选择垂体后叶素，有冠心病、高血压、妊娠者禁用垂体后叶素，用药过程中和用药后需注意观察有无恶心、便意、心悸、面色苍白等不良反应。对烦躁不安者可适当选用镇静剂如地西泮5～10mg肌注，但禁用吗啡、哌替啶，以免抑制呼吸。大咯血伴剧烈咳嗽时常用可待因口服或皮下注射以控制咳嗽从而减少咯血，但年老体弱、肺功能不全者慎用。

6. 窒息抢救配合 患者一旦发生窒息，立即作以下处理：①清除积血，保持气道通畅。立即置患者头低脚高 45°俯卧位，头侧向一边，轻拍背部以利于血块排出，并迅速挖出或吸出口、咽、鼻、喉部血块，必要时立即行气管插管或气管镜直视下吸取血块。②气道通畅后给高流量吸氧。③如患者自主呼吸还未恢复，应行人工呼吸，或按医嘱应用呼吸中枢兴奋剂，必要时机械通气。④密切观察病情变化，监测血气分析，警惕再窒息的可能。

三、胸痛

胸痛是由于胸腔内脏器或胸壁组织病变累及壁层胸膜时引起的胸部疼痛。可呈隐痛、钝痛、刺痛、灼痛、刀割样痛或压榨样疼痛。其疼痛范围和程度不一定与病变部位和程度相一致。

（一）护理评估

1. 健康史 引起胸痛的常见病因有：①呼吸系统疾病：如肺炎、肺结核、气胸、肺癌、胸膜炎等；②心血管疾病：如心绞痛、急性心肌梗死、心肌病、急性心包炎等；③胸壁病变：如胸壁外伤、胸肌劳损、带状疱疹等；④其他：如纵隔肿瘤、食管炎、食管癌等。青壮年胸痛多见于胸膜炎、气胸、心肌病、风湿性心脏病等；老年人应警惕心绞痛、心肌梗死和肺癌。

2. 身体状况 应注意评估胸痛的部位、性质、发生的时间、诱发及缓解因素和伴随症状。如自发性气胸常在剧烈劳动或屏气时突然发生剧烈胸痛，且在咳嗽、深吸气时加重；心绞痛多在劳累或情绪激动情况下发生，常发生在胸骨后或心前区，呈压榨、紧缩或窒息感，休息或含服硝酸甘油后可缓解。胸膜炎呈患侧尖锐刺痛或撕裂样疼痛，呼吸、咳嗽时疼痛加剧，屏气时减轻；带状疱疹常沿肋间神经呈带状分布，呈灼痛或触电样疼痛，而后可见沿肋间分布的疱疹；肺梗塞常为突发剧烈刺痛，伴呼吸困难和发绀；胸痛伴吞咽困难提示食管炎。

3. 心理－社会状况 胸痛发作时患者常坐卧不安、心情焦虑、烦躁，剧痛及持久隐痛常影响休息而失眠。

4. 辅助检查 血常规、痰液检查、胸腔积液检查、胸部 X 线检查、胸部 CT、心肌酶、心电图检查等有助于病因诊断。

（二）护理诊断

疼痛 胸痛与病变累及胸膜、肋骨、胸壁组织等或心肌缺血、缺氧有关。

（三）护理措施

1. 心理护理 及时向患者说明胸痛的原因及医护措施，以取得患者信任，保持稳定情绪，注意休息，配合治疗。

2. 休息与体位　肺、胸膜病变引起的胸痛可适当休息，疼痛严重者要卧床休息；采取舒适的体位如半坐卧位、坐位，以防止疼痛加重。胸膜炎引起的胸痛取患侧卧位，可减少患侧胸廓运动，从而缓解疼痛。

3. 缓解疼痛　如因胸部活动而引起剧烈疼痛者，可在呼气末用15cm宽胶布固定患侧胸廓（胶布长度超过前后正中线），或可在咳嗽、深呼吸、活动时，用手按压疼痛的部位以制动，达到缓解疼痛目的；亦可采取局部湿热敷、冷湿敷或肋间神经封闭疗法止痛。

4. 用药护理　遵医嘱适当使用镇痛剂和镇静剂。

四、肺源性呼吸困难

肺源性呼吸困难是指呼吸系统疾病引起患者自觉空气不足，呼吸费力，并伴有呼吸频率、深度与节律的异常。严重时出现鼻翼扇动、张口或端坐呼吸。临床上将肺源性呼吸困难分为三种类型：①吸气性呼吸困难：常因上呼吸道、气管、大支气管的炎症、异物或肿瘤等引起呼吸道狭窄、梗阻所致。特点为吸气明显困难伴干咳或高调的吸气性喘鸣音，严重时可出现"三凹征"，即胸骨上窝、锁骨上窝和肋间隙在吸气时明显向内凹陷。②呼气性呼吸困难：常由肺组织弹性减弱及小支气管痉挛性狭窄（如支气管哮喘、阻塞性肺气肿等）所致。特点为呼气时间延长，呼气费力，常伴有哮鸣音。③混合性呼吸困难：常因广泛性肺部病变、大量胸腔积液、气胸使呼吸面积减少所致。特点为吸气和呼气均费力。

（一）护理评估

1. 健康史

（1）**起病缓急**　呼吸道异物、张力性气胸常导致突然发生严重的呼吸困难；阻塞性肺气肿则表现为进行性呼吸困难。

（2）**年龄、性别**　儿童呼吸困难常见于肺炎、异物吸入等；青壮年多考虑肺结核、肺炎、胸腔积液等；老年则应考虑COPD、肺癌、冠心病等；女性突发呼吸困难应考虑癔症。

（3）**有无诱因**　自发性气胸者多有过度用力或屏气用力史；支气管哮喘发生常有过敏物质接触史；慢性肺源性心脏病、间质性肺疾病、心脏疾病发生常与活动有关。

2. 身体状况

（1）**呼吸困难程度**　依据呼吸困难与活动关系将呼吸困难分为轻、中、重三度：①轻度：能与相同年龄的健康人同样地行走，但不能同样地登高或上台阶；②中度：在平地不能与相同年龄的健康人一样地行走，但可按自己的速度行走或步行中需要不断休息；③重度：说话、脱衣也感到呼吸困难，不能外出活动。

（2）**呼吸的频率、深度和节律**　如慢性阻塞性肺气肿患者往往呼吸浅快，当有肺性脑病时，可出现呼吸节律改变。神经精神性呼吸困难常出现慢而深的呼吸。

（3）**伴随症状及体征**　有无发热、咳嗽、咳痰、胸痛、神志改变等。是否有桶状胸，双肺肺泡呼吸音减弱或消失，有无干、湿啰音。

3. 心理－社会状况 轻度呼吸困难患者常有疲乏、情绪紧张、失眠等现象；重症者由于缺氧、二氧化碳潴留，可出现烦躁不安、意识模糊、嗜睡，甚至昏迷。

4. 辅助检查 动脉血气分析有助于判断缺氧和二氧化碳潴留程度；肺功能测定了解肺功能的基本状态，明确肺功能障碍的程度和类型。

（二）护理诊断

1. 气体交换受损 与肺有效呼吸面积减少、气道狭窄或肺组织弹性减退有关。

2. 活动无耐力 与呼吸功能受损导致机体缺氧状态有关。

（三）护理措施

1. 休息与环境 病室环境应安静、舒适，空气新鲜，温湿度适宜，避免刺激性气体。严重呼吸困难患者应尽量减少活动和谈话，以减少耗氧量。

2. 体位 取半坐位或端坐位，必要时设置跨床小桌，以便患者伏桌休息，减轻呼吸困难。

3. 氧疗 合理氧疗是纠正缺氧、缓解呼吸困难最有效的治疗措施。氧疗能提高动脉血氧分压，减轻组织损伤，恢复脏器功能，提高机体运动的耐受力。临床上根据患者病情和血气分析检查结果采取不同的给氧方法和给氧浓度（详见"呼吸衰竭"一节）。

4. 保持口鼻腔清洁及呼吸道通畅 张口呼吸者应每日清洁口腔 2 ~ 3 次，并根据需要补充水分。气道分泌物较多者，协助排痰，详见"咳嗽与咳痰"的护理。

5. 心理护理 呼吸困难可引起患者烦躁不安、恐惧，而不良情绪又可加重呼吸困难。因此医护人员应注意安慰患者，安排陪同人员，以缓和其紧张不安情绪。

第二节 急性呼吸道感染患者的护理

一、急性上呼吸道感染

急性上呼吸道感染是鼻、咽、喉部急性炎症的总称。本病是最常见的呼吸道传染病，常通过含有病毒的飞沫或被污染的用具传播，全年均可发生，冬春季多发，年老体弱、儿童或有慢性呼吸道疾病者易患。引起本病的病毒种类繁多，但感染后产生的免疫力弱而短暂，且各病毒间无交叉免疫力。健康人群中也常有病毒携带者，故一个人一年内可多次发病。本病一般病情较轻、病程较短、预后良好，有时可引起严重的并发症。

急性上呼吸道感染约有 70% ~ 80% 由病毒引起，主要为流感病毒、副流感病毒、鼻病毒、柯萨奇病毒、呼吸道合胞病毒、埃可病毒、风疹病毒等；细菌感染以溶血性链球菌最常见，其次为流感嗜血杆菌、肺炎球菌和葡萄球菌等。当有受凉、淋雨、过度疲劳等诱因，使全身或呼吸道局部防御功能下降，原存在于上呼吸道或从外界侵入的致病微生物可迅速繁殖而引起本病。病原体主要通过飞沫传播，也可通过污染的手和用具传播。

（一）护理评估

1. 健康史 评估当地上呼吸道感染的流行情况；发病前有无与上呼吸道感染患者密切接触史；呼吸道有无慢性炎症；有无受凉、淋雨、过度疲劳等诱发因素。

2. 身体状况

（1）普通感冒 俗称"伤风"，又称急性鼻炎，以鼻咽部卡他症状为主，最常见的病原体为鼻病毒。起病较急，初为咽干、喉痒、喷嚏、鼻塞、流清水样鼻涕，2~3日后鼻涕变稠，可伴咽痛。若伴咽鼓管炎，可有听力减退。一般无发热，或仅有低热。鼻黏膜充血、水肿、有分泌物，咽部轻度充血。如无并发症，一般5~7天可痊愈。

（2）病毒性咽炎和喉炎 以咽喉部炎症为主，多由鼻病毒、腺病毒、流感病毒等引起。急性病毒性咽炎主要症状为咽部发痒和灼热感，咽痛不明显。急性病毒性喉炎主要症状为声嘶，讲话困难，咳嗽时疼痛，常有发热。检查可见咽、喉部充血水肿，局部淋巴结轻度肿大和触痛。

（3）疱疹性咽峡炎 常由柯萨奇A组病毒引起，好发于夏季，儿童多见。表现为明显咽痛、发热。检查可见咽充血，咽和扁桃体表面有灰白色疱疹及浅表溃疡，周围有红晕。病程约为1周。

（4）咽结膜热 常为腺病毒和柯萨奇病毒引起。好发于夏季，儿童多见，常通过游泳传播。表现为咽痛、畏光、流泪、发热等，咽、结膜充血明显。病程4~6天。

（5）细菌性咽、扁桃体炎 多由溶血性链球菌引起。起病急，畏寒、发热，体温超过39℃。咽痛明显。检查可见咽、扁桃体充血明显，扁桃体肿大，表面有黄色点状渗出物，颌下淋巴结肿大、压痛。肺部无异常体征。

（6）并发症 可并发急性鼻窦炎、中耳炎、气管-支气管炎。部分患者可并发心肌炎、风湿热和肾小球肾炎等。

3. 心理-社会状况 部分患者因发热、疼痛休息不好而心情烦躁，或因发生并发症而焦虑。也有少数患者对疾病抱无所谓态度，不及时就诊而致延误病情。

4. 辅助检查

（1）血常规 病毒感染者，血白细胞总数正常或偏低，淋巴细胞比例增高；细菌感染者白细胞总数和中性粒细胞增高，并有核左移现象。

（2）病原学检查 视需要可用免疫荧光法、病毒分离、血清学诊断判断病毒类型；细菌培养可判断细菌类型并做药物敏感试验以指导临床用药。

5. 治疗要点 上呼吸道病毒感染目前尚无特效的抗病毒药物，以对症处理、休息、多饮水、戒烟、保持室内空气流通，防治继发细菌感染为主。若细菌感染可根据病原菌选用敏感的抗菌药物。经验用药，常选用青霉素、第一代头孢菌素、喹诺酮类或大环内酯类等。

（二）护理诊断

1. 体温过高　与病毒或细菌感染有关。

2. 舒适的改变　与鼻、咽、喉部炎症有关。

3. 潜在并发症　鼻窦炎、中耳炎、气管–支气管炎、风湿热、心肌炎、肾小球肾炎等。

（三）护理措施

1. 一般护理　保持室内空气新鲜、温湿度适宜，症状明显时嘱患者卧床休息。给予清淡、易消化的高热量、高维生素、低脂肪的流质或半流质饮食；嘱患者多饮水、多漱口，保持口腔湿润与舒适，防止发热患者因唾液分泌减少，机体抵抗力下降，引起口腔黏膜损害或口腔感染。加强皮肤护理，及时擦干患者汗液，更换衣服与被褥。

2. 病情观察　密切观察体温、脉搏、呼吸等变化，警惕有无发生并发症。如有耳痛、耳鸣、听力减退、外耳道流脓等提示中耳炎发生；如发热、头痛加重，伴脓性鼻涕，鼻窦压痛提示鼻窦炎；如体温进一步升高、咳嗽加重、咳脓性痰提示并发下呼吸道感染；恢复期患者若出现心悸、胸闷提示合并病毒性心肌炎；若出现眼睑水肿、血尿提示并发肾小球肾炎；若出现关节痛则有可能并发风湿热，应及时通知医生，并配合处理。

3. 对症护理　寒战时注意保暖，高热时需进行物理降温，如头部冷敷、冰袋置于大血管处、温水或酒精擦浴等，必要时遵医嘱应用退热剂，采用降温措施30分钟后应观察降温效果并记录，出汗后应及时擦身更换内衣和被褥。咽痛、声嘶者可用淡盐水漱咽部或含服消炎喉片，声嘶者可局部雾化疗法。

4. 用药护理　按医嘱用药，注意观察疗效及药物的副作用，勿滥用抗生素。应用解热镇痛药，应注意避免大量出汗，以防虚脱。

5. 心理护理　告知患者本病自然病程一般1周左右，预后良好。对出现并发症的患者，护士应与患者进行耐心沟通，客观评价病情，及时解答患者的心理顾虑，解除患者不良情绪。

（四）健康教育

1. 预防上呼吸道感染　避免淋雨、过度疲劳、吸烟等诱发因素；保持空气清洁，注意室内外空气的流通；养成良好的卫生习惯，不要随地吐痰；少去人流密集、拥挤的公共场所，尤其是上感高发季节，与患者接触时需要注意个人防护；多饮水，多吃蔬菜和水果，少食辛辣、刺激性食物；保证充足的睡眠，劳逸结合；教育患者平时应积极参加体育锻炼和耐寒锻炼，增强机体抵抗能力，如冷水洗脸、冷水擦身、冷水浴等；上感易患者可使用疫苗预防。

2. 识别并发症　指导患者了解并发症的早期表现，恢复期若出现眼睑水肿、心悸、关节痛等症状，应及时就诊。

知识链接

流行性感冒

流行性感冒（简称流感），是由流感病毒引起的一种急性呼吸道传染病，传染性强，发病率高，易引起暴发流行或大流行。其主要通过含有病毒的飞沫进行传播，人与人之间的接触或与被污染物品的接触也可以传播。典型的临床特点是急起高热、乏力，肌肉酸痛，而鼻塞、流涕和喷嚏等上呼吸道卡他症状相对较轻。发病有季节性，北方常在冬季，南方多在冬夏两季。本病具有自限性，但婴幼儿、老年人和存在心肺基础疾病的患者容易并发肺炎等严重并发症而导致死亡。治疗除了对患者行隔离、支持和对症治疗外，应及早应用抗病毒药物（如奥司他韦），避免盲目或不恰当使用抗菌药物。

二、急性气管－支气管炎

急性气管－支气管炎是指感染、物理、化学、过敏等因素引起的气管－支气管黏膜的急性炎症。临床主要症状为咳嗽和咳痰。多发病于寒冷季节或气候突变时。

病毒或细菌感染是最常见的病因，也可由理化因素（如过冷的空气、粉尘或烟雾）、过敏反应（如吸入花粉、真菌孢子等致敏原）引起。过度劳累、受凉是本病的常见诱因。

（一）护理评估

1. 健康史　主要询问病前有无上呼吸道感染史；有无物理、化学因素的刺激；有无过敏等因素存在。

2. 身体状况　起病较急，常先有急性上呼吸道感染症状。当炎症累及气管、支气管黏膜时，出现咳嗽、咳痰，先为干咳及胸骨后不适，2～3日后可转为黏液脓性痰，且痰量增多，咳嗽加剧，偶有痰中带血，当痰液黏稠时常有咳痰不畅。全身症状较轻，发热在38℃左右，多于3～5日内降至正常，咳嗽、咳痰则可持续2～3周。若迁延不愈，日久可演变成慢性支气管炎。如支气管发生痉挛，可出现程度不等的气促，伴胸骨后发紧感。胸部听诊呼吸音正常或增粗，有散在干、湿啰音，啰音部位常不固定，咳嗽后啰音可减少或消失。

3. 心理－社会状况　患者因咳嗽、咳痰引起胸痛或影响睡眠，可有烦躁不安，焦虑。

4. 辅助检查　细菌感染较重时，白细胞总数和中性粒细胞增高；痰培养可发现致病菌；X线胸片检查，大多数表现正常或仅有肺纹理增粗。

5. 治疗要点　治疗原则是止咳、祛痰、平喘和控制感染。具体措施：①对症治疗：对发热、头痛者，选用解热镇痛药；剧烈干咳者，选用右美沙芬、喷托维林或可待因等止咳药；痰液黏稠难以咳出者，可用溴己新、复方氯化铵合剂等祛痰药，也可用雾化吸入法祛痰；支气管痉挛可选用平喘药，如茶碱类、β₂肾上腺素受体激动剂等。②抗菌治疗：可选用青霉素类、头孢菌素类、喹诺酮类、大环内酯类等抗生素，或根据细菌培养和药敏试验结果选择药物。

（二）护理诊断

1. 清理呼吸道无效 与呼吸道感染、痰液黏稠、支气管痉挛有关。

2. 体温过高 与病毒或细菌感染有关。

（三）护理措施

护理措施参见本章第一节"咳嗽与咳痰"的护理和第二节"急性上呼吸道感染患者的护理"。

（四）健康教育

参见本章第二节"急性上呼吸道感染患者的护理"。

第三节 慢性阻塞性肺疾病患者的护理

慢性阻塞性肺疾病（COPD）是一种以气流受限为特征的肺部疾病，气流受限不完全可逆，呈缓慢进行性发展。COPD是呼吸系统疾病中的常见病、多发病，因肺功能进行性减退，严重影响患者的劳动力和生活质量，患病率和病死率均高。世界卫生组织（WHO）资料显示，COPD的死亡率居全球死亡原因的第四位。该病的社会经济负担重，至2020年COPD将成为世界疾病经济负担的第五位。COPD已成为一个重要的公共卫生问题。

COPD与慢性支气管炎和肺气肿密切相关。慢性支气管炎（简称慢支）是指气管、支气管黏膜及其周围组织的慢性、非特异性炎症，其诊断标准是患者每年咳嗽、咳痰达3个月以上，连续2年或更长，并排除其他已知原因的慢性咳嗽。肺气肿是指终末支气管远端的气道弹性减退、气道异常扩大，或同时伴有气道壁破坏的病理状态。当慢支和（或）肺气肿患者肺功能检查出现气流受限并且不能完全可逆时，则诊断为COPD。若患者只有慢支和（或）肺气肿而无气流受限，则为COPD的高危期。

COPD确切的病因不清楚，一般认为其发病与导致慢性支气管炎的因素有关。

1. 吸烟 现今公认吸烟是COPD的一个最主要的危险因素。烟草中含有的焦油、尼古丁和氢氰酸等化学物质，既可损伤气道上皮细胞，抑制纤毛运动，使纤毛脱落，支气管杯状细胞增生，黏液分泌增多，降低巨噬细胞吞噬功能，又能引起支气管痉挛，增加气道阻力。

2. 感染 病毒感染与细菌感染是COPD发生发展的重要因素之一，现证实肺炎球菌和流感病毒可引起呼吸道上皮损害，气道反应性增高。

3. 职业性粉尘和化学物质　如烟雾、过敏原、工业废气及室内空气污染等均可导致与吸烟无关的 COPD 发生。

4. 空气污染　如氯、氧化氮、二氧化硫等，对支气管黏膜有刺激和细胞毒性作用，使细菌易于侵入。

5. 遗传因素　α_1 - 抗胰蛋白酶缺乏与非吸烟者的肺气肿形成有一定关系。

COPD 特征性病理生理学改变包括黏液高分泌、纤毛功能失调、气流受限、肺过度充气、气体交换异常、肺动脉高压和肺心病以及全身的不良效应。

（一）护理评估

1. 健康史　主要评估患者有无过度疲劳、受凉感冒、接触有害气体等诱发因素；有无吸烟嗜好；既往有无慢性支气管炎、慢性肺部疾病史；了解患者的生活、职业环境情况和初次发病的年龄；家族史。

2. 身体状况

（1）**症状**　本病起病缓慢，病程较长。①慢性咳嗽：常为首发症状，随病程发展可终身不愈。初起咳嗽呈间歇性，晨起明显，夜间有阵咳或排痰；②咳痰：痰多为白色黏液或泡沫状，当感染时，痰量增多，可转为黄绿色脓性痰，往往清晨起床或体位变动时较明显；③气短或逐渐加重的呼吸困难：是 COPD 的标志性症状，继发感染时呼吸困难明显加重；④喘息和胸闷：部分患者有喘息，严重时喘息明显，生活不能自理，胸闷常在劳力后发生；⑤全身性症状：如体重下降、食欲减退、疲乏无力等。

（2）**体征**　早期体征可无异常，随病情进展出现典型肺气肿体征：①视诊：桶状胸、呼吸浅快，严重者有缩唇呼吸；②触诊：语颤减弱；③叩诊：过清音、心浊音界缩小、肺下界和肝浊音界下降；④听诊：两肺呼吸音减低，呼气相延长，部分患者可闻及干、湿性啰音，心音遥远。

（3）**COPD 病程分期**　①急性加重期（慢性阻塞性肺疾病急性加重）：指在疾病过程中，短期内咳嗽、咳痰、气短和（或）喘息加重、痰量增多，呈脓性或黏液脓性，可伴发热等症状。②稳定期：指患者咳嗽、咳痰、气短等症状稳定或症状轻微。

（4）**并发症**　COPD 可并发自发性气胸、慢性肺源性心脏病和慢性呼吸衰竭。

知识链接

COPD 临床严重度分级

根据 FEV_1/FVC、$FEV_1\%$ 预计值和症状可对 COPD 严重程度做出分级。

0 级（危险期）：特点为有患 COPD 的危险因素，有慢性咳嗽和咳痰症状，肺功能尚属正常。

Ⅰ级（轻度 COPD）：特点为有轻度的气流受限（$FEV_1/FVC < 70\%$，但 $FEV_1 \geq 80\%$ 预计值），有或无慢性咳嗽和咳痰的症状。在这一级，患者并不一定意识到其肺功能不正常。

Ⅱ级（中度 COPD）：特点为气流受限加重（$FEV_1/FVC < 70\%$，但 50% 预计值 $\leq FEV_1 < 80\%$ 预计值），有或无慢性咳嗽和咳痰的症状。

Ⅲ级（重度 COPD）：特点为重度气流受限（$FEV_1/FVC < 70\%$，但 30% 预计值 $\leq FEV_1 < 50\%$ 预计值），有或无慢性咳嗽和咳痰的症状。

Ⅳ级（极重度 COPD）：$FEV_1/FVC < 70\%$，$FEV_1 < 30\%$ 预计值，伴慢性呼吸衰竭。

3. 心理 - 社会状况　由于病程长、疗效差、经济负担重，患者与家属易出现焦虑和抑郁。目前认为 COPD 的发病与患者社会经济地位相关。这也许与室内外空气污染的程度不同、营养状况或其他与社会经济地位等差异有一定内在联系的因素有关。

4. 辅助检查

（1）**肺功能检查**　是判断气流受限的客观指标，对 COPD 的诊断、严重程度评价、疾病进展、预后及治疗反应等均有重要意义。第 1 秒钟用力呼气容积占用力肺活量百分比（FEV_1/FVC）是评价气流受限的一项敏感指标。第 1 秒钟用力呼气容积占预计值百分比（$FEV_1\%$ 预计值）是评估 COPD 严重程度的良好指标，其变异性小，易于操作。吸入支气管扩张药后 $FEV_1/FVC < 70\%$ 及 $FEV_1 < 80\%$ 预计值者，可确定为不能完全可逆的气流受限。肺总量（TLC）、功能残气量（FRC）和残气量（RV）增高，肺活量（VC）减低，表明肺过度充气，有参考价值。

（2）**胸部 X 线检查**　早期胸片可无明显变化，以后出现肺纹理增多、紊乱和肺气肿征象（肋间隙增宽，肺野透亮度增高）。X 线检查对 COPD 诊断特异性不高。

（3）**血气分析**　血气异常首先表现为轻、中度低氧血症。随疾病进展，低氧血症逐渐加重，甚至出现呼吸衰竭，并出现高碳酸血症。

（4）**其他**　$PaO_2 < 55mmHg$ 时，血红蛋白及红细胞可增高；并发感染时血白细胞增高，核左移。痰培养可检出各种病原菌。

5. 治疗要点

（1）**稳定期治疗**

①戒烟，避免诱因，增加营养，加强锻炼，增强体质。

②应用药物：以预防和减轻症状，如沙丁胺醇气雾剂每次 1～2 喷，每天不超过 8～12 喷和（或）氨茶碱 0.1g、3 次/天等以舒张支气管。对痰液不易咳出者应用祛痰药，如盐酸氨溴索、羧甲司坦等。

③长期家庭氧疗（LTOT）对 COPD 慢性呼吸衰竭者可提高生活质量和生存时间。一般低流量吸氧 1～2L/min，吸氧时间 >15h/d。

④呼吸肌功能锻炼和体育锻炼：可指导患者做腹式呼吸、缩唇呼吸和气功、太极拳

等有氧运动,以加强呼吸肌的活动能力和运动耐力,改善呼吸功能。

(2) 急性加重期治疗

①控制感染。应根据致病菌的性质及药物敏感程度选择抗生素治疗。如青霉素类、头孢菌素类、大环内酯类或喹诺酮类等。轻症患者多选择口服和肌注抗生素,重者多选择静脉注射广谱抗生素。

②急性发作期重者可考虑应用糖皮质激素治疗。

③祛痰止咳,解痉平喘。对老人、体弱者及痰多者,不应使用可待因等强镇咳剂。

④合理吸氧,根据血气分析,调整吸氧的方式和氧浓度。一般通过鼻导管或文丘里面罩吸氧,给予低流量(1~2L/min)、低浓度(28%~30%)持续吸氧,目标是维持PaO_2≥60mmHg 和(或)使SaO_2升至90%,应避免吸入氧浓度过高引起二氧化碳潴留。

知识链接

长期家庭氧疗(LTOT)的指征

长期家庭氧疗应对Ⅳ级即极重度 COPD 患者应用,具体指征是:①PaO_2≤55mmHg 或动脉血氧饱和度(SaO_2)≤88%,有或没有高碳酸血症;②PaO_2为55~60mmHg,或SaO_2<89%,并有肺动脉高压、心力衰竭水肿或红细胞增多症(红细胞比积>55%)。

(二) 护理诊断

1. 气体交换受损 与呼吸道阻塞、肺组织弹性降低、通气/血流比例失调致通气和换气功能障碍有关。

2. 清理呼吸道无效 与呼吸道分泌物增多、黏稠及支气管痉挛有关。

3. 活动无耐力 与肺功能下降引起慢性缺氧、活动时供氧不足有关。

4. 营养失调 低于机体需要量,与呼吸道感染致消耗增加而摄入不足有关。

5. 潜在并发症 自发性气胸、肺部感染、呼吸衰竭。

(三) 护理措施

1. 休息与体位 保持室内空气新鲜和适宜的温度、湿度,冬季注意保暖,避免直接吸入冷空气。协助患者取舒适的体位,晚期患者采取身体前倾位,让辅助呼吸肌参与呼吸。严重呼吸困难患者应休息,尽量减少活动和不必要的说话,活动以不感到疲劳、不加重症状为宜。

2. 饮食护理 给予高热量、高蛋白、高维生素易消化饮食,避免进食产气食物。少量多餐,避免在餐前和进餐时多饮水,进食速度要慢,餐后2小时内避免平卧。

3. 氧疗护理 呼吸困难伴低氧血症者遵医嘱给予氧疗。一般采用鼻导管持续低流量、低浓度吸氧(氧流量1~2L/min、氧浓度25%~29%),每日吸氧时间15小时以上，睡眠时间不可间歇，维持 PaO$_2$ 在 60mmHg 以上。患者呼吸困难减轻、呼吸频率减慢、发绀减轻、心率减慢、活动耐力增加提示氧疗有效。

4. 病情观察　观察患者咳嗽、咳痰、呼吸困难的程度，全身症状、体征和并发症情况。尤其注意观察痰液的性质和量。监测动脉血气分析和水、电解质、酸碱平衡状况。当患者突发胸痛要警惕自发性气胸的可能。

5. 对症护理　对痰多黏稠、不易咳出的患者指导多饮水，也可遵医嘱每天进行超声雾化吸入或氧气雾化吸入。指导患者深呼吸和有效咳嗽，咳嗽时，患者取坐位，头略前倾，双肩放松，屈膝，前臂垫枕，有利于胸腔的扩展，增加咳痰有效性。辅以胸部叩击和体位引流，有利于分泌物的排出。也可用特制的按摩器协助排痰。

6. 用药护理　按医嘱给予抗感染药物、支气管舒张药、祛痰剂，并注意观察疗效和副作用。

7. 呼吸功能锻炼

（1）缩唇呼吸　患者闭嘴经鼻吸气，在呼气时将口唇缩成吹笛子状缓慢呼气，同时收缩腹部，见图 2-2。吸呼比为 1:2 或 1:3。缩唇大小程度与呼气流量，以能使距口唇 15～20cm 处，与口唇等高点水平的蜡烛火焰随气流倾斜又不至于熄灭为宜。缩唇呼吸目的是提高支气管内压，防止呼气时小气道过早陷闭，以利肺泡内气体排出。

（2）腹式呼吸　患者取立位、平卧位或半卧位，一手放在腹部，一手放在前胸，用鼻吸气，经口缓慢呼气，吸气时腹肌放松，腹部鼓起，呼气时腹肌收缩，腹部下陷，见图 2-3。呼吸时应使胸廓保持最小的活动度，呼与吸时间比例为（2:1）～（3:1），每日训练 2 次，每次 10～15 分钟，熟练后可增加训练次数和时间。作用是通过腹肌的主动舒张与收缩加强腹肌训练，降低呼吸阻力，增加肺泡通气量，提高呼吸效率。

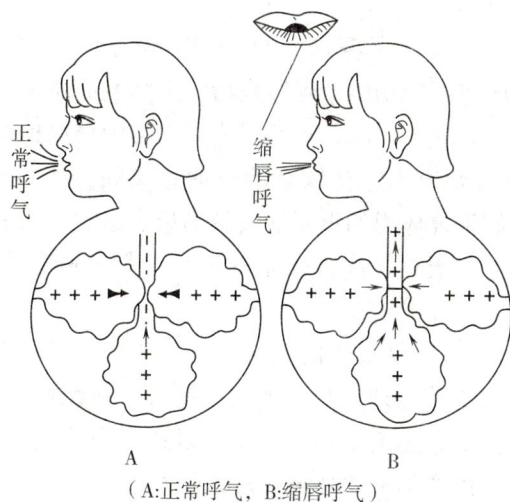

（A:正常呼气，B:缩唇呼气）

图 2-2　正常呼气与缩唇呼气

吸气

1、2

呼气

1、2、3、4

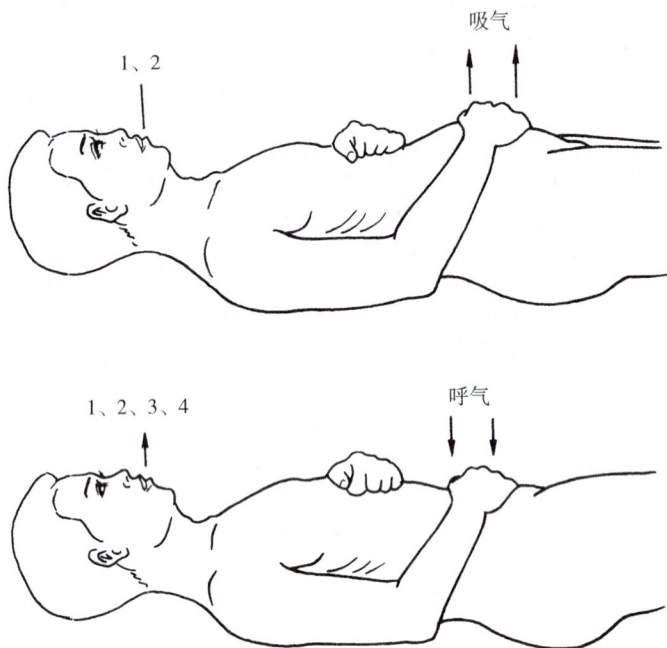

图 2-3 腹式呼吸

8. 心理护理 COPD 患者因长期患病，社会交往减少，经济收入减少等，容易产生焦虑和压抑的心理。作为护理人员应关心体贴患者，多与患者交谈，了解患者的需要和产生消极情绪的原因，向患者讲解疾病的防治知识，与患者和家属共同制订和实施康复计划，消除诱因，定期进行呼吸功能锻炼，合理用药，延缓病情进展，增强战胜疾病的信心。

（四）健康教育

1. 疾病知识指导 向患者及其家属介绍 COPD 虽是不可逆的病变，但积极预防和治疗可减少急性发作、改善呼吸功能、延缓病情、提高生命质量。积极指导患者避免各种可使病情加重的因素，如戒烟、改善环境卫生、加强劳动保护等。

2. 饮食指导 向患者及家属宣传饮食治疗的意义和原则，解释摄取足够的营养，对满足机体需要、保持和恢复体力的重要性。鼓励患者进食，与患者及家属共同制订使患者乐意接受的高热量、高蛋白、高维生素的饮食计划，避免食用产气食物，少量多餐，避免因腹部饱胀而引起呼吸不畅。

3. 康复锻炼指导 解释康复锻炼的意义，培养患者的独立性和坚持活动的意识，克服由于长期疾病造成的依赖心理，与患者共同制订个体化的锻炼方案，可采取散步、太极拳、体操、气功等方式，逐渐增加活动量，以不出现明显气急、剧烈咳嗽等为度。每天进行呼吸功能锻炼，以增加有效呼吸和改善通气。

4. 家庭氧疗指导 向患者和家属解释氧疗的目的、必要性及注意事项；注意安全，供氧装置周围严禁明火，防止爆炸；氧疗装置定期更换、清洁、消毒。

5. 用药指导　说明药物治疗目的、使用方法、剂量和不良反应，告知遵医嘱合理用药的重要性，避免滥用药物。

6. 自我病情监测　教会患者自我监测病情的方法，告知患者发现气促、咳嗽、咳痰、发热等症状明显或出现并发症表现时，应及时就医，以防病情恶化。

第四节　慢性肺源性心脏病患者的护理

慢性肺源性心脏病（简称慢性肺心病），是由于支气管、肺、胸廓或肺血管的慢性病变引起的肺组织结构和功能异常，致肺循环阻力增加、肺动脉压力增高，使右心室肥厚、扩大，甚至发生右心衰竭的心脏病。主要临床表现是肺原发疾病、肺气肿及右心功能不全的症状及体征。该病是中老年人的常见病，患病率随着年龄增长而增高，无明显性别差异，但寒冷地区、高原地区、农村和吸烟者患病率高。冬春季节，尤其在气候骤变时易发病。

COPD 是慢性肺源性心脏病最主要的原因，其他病因有肺结核、支气管哮喘、支气管扩张、尘肺、结节病、肺间质纤维化等。此外，胸廓或脊柱畸形、类风湿关节炎、脊柱结核、胸膜广泛粘连、胸廓成形术后，以及神经肌肉疾病、肺血管疾病等，均可导致肺动脉高压，发展成慢性肺心病。急性呼吸道感染是导致其病情加重最常见的诱因。

肺心病最重要的病理基础是肺动脉高压和右心室扩大与肥厚。其基本发病机理是：阻塞性肺气肿时通气和换气功能障碍，导致机体缺氧和高碳酸血症，使肺小动脉痉挛、收缩；肺泡壁破坏造成毛细血管网损毁，肺循环阻力增大；缺氧引起继发性红细胞增多、血液黏稠度增高、醛固酮分泌增加、肾小动脉收缩及肾血流量减少致钠水潴留等，均可引起肺动脉高压。长期肺循环阻力增加，右心负担加重，发生右心室代偿性肥厚、扩张。当发生呼吸道感染时，缺氧加重或由于其他原因使肺动脉压进一步增高，超过右心室代偿能力，则导致右心衰竭。

（一）护理评估

1. 健康史　注意询问患者有无 COPD 及其他慢性呼吸道疾病史；有无导致病情加重的诱发因素；目前心、肺功能的状况。

2. 身体状况　本病发展缓慢，从 COPD 发展到肺心病一般需要 6～10 年。除原有肺、胸疾病的各种症状和体征外，主要因缺氧和二氧化碳潴留，逐步出现肺、心功能衰竭以及其他器官损害的征象。按其肺、心功能的代偿期与失代偿期进行分述。

（1）肺、心功能代偿期

症状：主要为原发疾病的表现，如慢性咳嗽、咳痰、气促等，逐渐出现心悸、乏力、活动耐力下降等。

体征：可有不同程度的发绀和肺气肿体征。肺部感染时可闻及干、湿啰音；肺动脉瓣区第二心音亢进，提示肺动脉高压；三尖瓣区出现收缩期杂音，或剑突下见心脏搏动，提示右心室肥大。部分患者可有颈静脉充盈。

（2）肺、心功能失代偿期

①呼吸衰竭：常因急性呼吸道感染诱发。

症状：呼吸困难加重，夜间为甚。常有头痛、食欲下降，失眠但白天嗜睡，甚至出现表情淡漠、神志恍惚、谵妄、抽搐、昏迷等肺性脑病表现。

体征：明显发绀，球结膜充血、水肿，严重时可有视网膜血管扩张、视乳头水肿等颅内压升高的表现。腱反射减弱或消失，出现病理反射。高碳酸血症时出现皮肤潮红、多汗等周围血管扩张的表现。

②心力衰竭

症状：以右心衰竭为主，表现为心悸、气促加重、乏力、食欲下降、腹胀、恶心、尿少等。

体征：发绀更明显，颈静脉怒张，心率增快，剑突下闻及收缩期杂音，甚至出现舒张期杂音。肝大伴压痛，肝颈静脉回流征阳性，下肢水肿，重者可有腹水。少数患者可出现肺水肿及全心衰竭的体征。

（3）并发症　可并发肺性脑病、酸碱失衡（以呼吸性酸中毒最为常见）和电解质紊乱、休克（以感染中毒性休克最多见）、心律失常、消化道出血、弥散性血管内凝血（DIC）等。肺性脑病是慢性肺心病死亡的首要原因。

3. 心理－社会状况　由于长期患病、反复住院，给患者造成很大的精神压力，往往性情急躁，对治疗缺乏信心；家属对患者的关心不足以及医疗费用保障不足，会使他们产生悲观、绝望等心理。

4. 辅助检查

（1）X 线检查　除肺、胸原发病的 X 线征象外，尚可有肺动脉高压，如有右下肺动脉干扩张，肺动脉段明显凸出和右心室增大征，皆为诊断慢性肺心病的主要依据。

（2）血液检查　红细胞计数和血红蛋白增多；并发感染时，血白细胞总数和中性粒细胞增高。血清钾、钠、氯、钙、镁均可有变化。除钾以外，其他多低于正常。

（3）心电图检查　显示右心室肥大表现，如电轴右偏、肺型 P 波。

（4）血气分析　可出现低氧血症或合并高碳酸血症。当 $PaO_2 < 60mmHg$、$PaCO_2 > 50mmHg$ 时，提示呼吸衰竭。

（5）超声心动图检查　测定右室流出道内径（≥30mm），右心室内径（≥20mm），右心室前壁厚度，左、右心室内径比值（<2），右肺动脉内径或肺动脉干和右心房增大等指标，可诊断慢性肺心病。

5. 治疗要点　肺心病源于慢性肺部疾病，而呼吸道的急性感染又是使病情加重，导致肺、心功能衰竭的最主要诱因。因此，肺心病的治疗以"治肺为主，治心为辅"为原则。

（1）急性加重期

①积极控制感染：根据感染的环境及痰菌培养、药物敏感试验、痰涂片结果选择有效抗菌药物，原则是早期、足量、联合、静脉用药。

②通畅气道，纠正缺氧和二氧化碳潴留：使用平喘、祛痰药物及给予患者翻身、胸

部叩击、雾化吸入等措施以保持气道通畅。纠正缺氧，常采用鼻导管或面罩低流量低浓度持续给氧。纠正二氧化碳潴留（见本章呼吸衰竭节）。

③控制心力衰竭：在控制感染、改善呼吸功能后，一般情况下心力衰竭就能得到改善。对未能明显改善的患者可适当使用利尿剂和强心药。利尿剂，原则上选择作用轻的药物，短疗程、小剂量使用，避免利尿过量引起血液浓缩、痰液黏稠、加重气道阻塞及低钾血症。强心药应慎用，因肺心病患者慢性缺氧及感染，对洋地黄药物耐受性差，易发生中毒，故应选用作用快、排泄快的药物如毒毛花苷 K、毛花苷 C，剂量宜小，一般为常规剂量的 1/2 或 2/3 量，用药前要积极纠正缺氧和低钾血症，用药过程中密切观察中毒表现。

④控制心律失常。

⑤并发症的治疗（见本章呼吸衰竭节）。

（2）缓解期　采用中西医结合的综合治疗方法，增强机体免疫能力，去除诱因，减少或避免急性加重期的发生。家庭氧疗，改善呼吸功能。

（二）护理诊断

1. 气体交换受损　与通气和换气功能障碍，肺血管阻力增高有关。

2. 清理呼吸道无效　与呼吸道感染分泌物增多、痰液黏稠有关。

3. 体液过多　与体循环淤血和水钠潴留有关。

4. 活动无耐力　与肺心功能减退导致机体组织缺氧有关。

5. 睡眠型态紊乱　与肺心功能严重损害、心理压力重及环境因素有关。

6. 潜在并发症　肺性脑病、体液平衡失调、心律失常、休克、消化道出血。

（三）护理措施

1. 休息与体位　①协助患者采取舒适卧位，如半卧位或坐位，以减少机体耗氧量；失代偿期患者应绝对卧床休息，限制探视，减少不良刺激；②保持环境的安静、舒适，空气新鲜，维持适当的室温和湿度，避免强烈光线刺激和噪声；③对嗜睡、极度烦躁或昏迷的患者应专人护理，加床挡或约束肢体，以保安全；④协助长期卧床患者、危重患者定时改变体位、拍背，鼓励患者进行有效咳嗽，保持呼吸道通畅，减轻症状。

2. 饮食护理　给高纤维素、高蛋白、易消化饮食，防止便秘、腹胀加重呼吸困难；避免含糖高的食物，以免引起痰液黏稠；水肿或尿少时，应限制水钠的摄入。

3. 氧疗护理　持续低流量、低浓度吸氧，以免高浓度吸氧抑制自主呼吸，加重二氧化碳潴留，引起肺性脑病。

4. 病情观察　密切观察患者的生命体征及神志的变化；注意有无发绀和呼吸困难及严重程度；有无心悸、腹胀、尿量减少、下肢浮肿等右心衰表现；定期监测血气分析，密切观察有无头痛、烦躁、神志改变等肺性脑病的表现。

5. 用药护理　遵医嘱用药，注意观察药物疗效及不良反应。应用利尿剂注意观察有无出现低钾、低氯性碱中毒，因过度脱水引起血液浓缩、痰液黏稠等不良反应。利尿剂宜在白天给药，避免夜间频繁排尿而影响患者睡眠；使用洋地黄类药物时，应询问有无洋地黄用药史，注意观察中毒反应；应用血管扩张药，注意观察心率及血压情况；慎用镇静剂、麻醉药、催眠药，以免诱发或加重肺性脑病，如确需使用，使用后需密切观察是否有抑制呼吸和咳嗽反射。

（四）健康教育

1. 疾病知识指导　向患者和家属介绍疾病发生、发展过程及去除病因和诱因的重要性。让患者了解戒烟的意义，鼓励患者戒烟。避免吸入尘埃、刺激性气体。避免接触上呼吸道感染者。注意保暖。

2. 康复锻炼指导　向患者说明功能锻炼的重要性和量力而行、循序渐进的原则，与患者共同制订康复计划，指导患者坚持全身运动锻炼和呼吸锻炼。如有计划地进行慢跑、踏车、太极拳、适当家务劳动等，但避免活动过度。进行腹式呼吸、缩唇呼吸等加强胸、膈呼吸肌肌力和耐力，提高活动耐力。

3. 家庭氧疗指导　让患者及家属了解吸氧的目的及必要性。告之患者吸氧时注意安全，严禁烟火，防止爆炸。氧疗装置要定期更换、清洁和消毒。

4. 定期门诊随访　教会患者及家属学会观察病情变化，如出现发热、明显呼吸困难、发绀、咳痰不畅、尿量减少，或发现患者神志淡漠、昼睡夜醒、意识改变等情况，均需立即就诊。

第五节　支气管哮喘患者的护理

支气管哮喘（简称哮喘），是由肥大细胞、嗜酸性粒细胞和 T 淋巴细胞等多种炎症细胞和细胞组分参与的气道慢性炎症性疾病。此种慢性炎症导致气道高反应性，并引起广泛的、可逆性气流受限，临床上表现为反复发作性的喘息、气急、胸闷或咳嗽等症状，常在夜间和（或）清晨发作、加重，多数患者可自行或经治疗后缓解。全球约有1.6 亿哮喘患者，我国的患病率在 1% ~ 4%，半数在 12 岁以前发病，老年人群的患病率有增高的趋势。发达国家高于发展中国家，城市高于农村。

哮喘的病因尚不十分清楚。调查研究显示，哮喘是多基因遗传疾病，受遗传和环境因素的双重影响，约 40% 的患者有家族史。环境因素在哮喘发病中也起到重要的促发作用。相关的诱发因素较多，包括吸入性抗原（如尘螨、花粉、真菌、动物毛屑等）和各种非特异性吸入物（如二氧化硫、油漆、氨气等）；感染（如病毒、细菌、支原体或衣原体等引起的呼吸系统感染）；食物性抗原（如鱼、虾蟹、蛋类、牛奶等）；药物（如心得安、阿司匹林等）；气候变化、运动、精神因素、妊娠等都可能是哮喘的诱发因素。

哮喘的发病机制目前不完全清楚，多数人认为可能与变态反应、气道炎症、气道高反应性及神经因素等相互作用有关。免疫介导的气道慢性炎症是哮喘发生的本质。气道高反应性表现为气道对各种刺激因子出现过强或过早的收缩反应，是哮喘发生发展的另一个重要因素，是支气管哮喘患者的共同病理生理特征。神经因素被认为是哮喘发病的重要环节，支气管哮喘与 β－肾上腺受体功能低下和迷走神经张力亢进有关，并可能存在 α－肾上腺素能神经的反应性增加。

支气管哮喘如不及时诊治，随病程的进展可发生不可逆的气道狭窄和气道重塑。因此，合理的防治至关重要。目前，全球哮喘防治创议（GINA）是防治哮喘的重要指南。

知识链接

全球哮喘防治创议（GINA）

在 1993 年，美国国立心肺血液研究所与世界卫生组织合作起草了全球哮喘管理和预防策略的报告，同时推行全球哮喘防治创议（GINA）。GINA 的目标：提高哮喘作为一个全球性的公共卫生问题的认识；提供诊断和治疗哮喘的关键性建议；为不同健康需求、不同的健康服务机构和卫生资源提供相应的策略。

（一）护理评估

1. 健康史 详细询问患者发作时的症状，如喘息、呼吸困难、胸闷或咳嗽的程度、时间、诱发或缓解因素；了解既往和目前的检查结果、治疗经过和患者的病情程度，是否进行长期规律的治疗；询问有无家族史；询问与哮喘有关的病因和诱因，如是否吸入各种特异性和非特异性变异原（花粉、真菌、动物毛屑、刺激性气体）；有无呼吸道感染史；有无进食鱼、虾蟹、蛋类、牛奶等食物；有无服用心得安、阿司匹林等药物；有无气候变化、剧烈运动、情绪激动、妊娠等诱发因素。

2. 身体状况

（1）症状 支气管哮喘发作的典型表现为发作性伴有哮鸣音的呼气性呼吸困难或发作性胸闷、咳嗽，发作前常有鼻发痒、干咳、打喷嚏、流泪等先兆症状。严重者呈端坐呼吸、张口抬肩、大汗、干咳或咳大量白色泡沫痰，甚至发绀。在夜间或清晨发作和（或）加重是哮喘的特征之一。部分患者以咳嗽为唯一症状，称咳嗽变异性哮喘。有些青少年，表现为运动时出现胸闷、咳嗽和呼吸困难，称运动性哮喘。严重的哮喘发作持续 24 小时以上，经治疗不易缓解者，称之为哮喘持续状态或重症哮喘。重症哮喘多有诱因，如呼吸道感染未控制；持续接触大量过敏原；失水使痰液黏稠形成痰栓阻塞细支气管；治疗不当或突然停用糖皮质激素；精神过度紧张；并发自发性气胸或肺功能不全等。患者表现为极度呼吸困难、发绀明显、端坐呼吸、大汗淋漓，甚至出现呼吸、循环衰竭。

（2）体征 发作时双肺呈过度充气状态，广泛哮鸣音，呼气音延长，但当轻度哮喘或哮喘发作非常严重时，哮鸣音可不出现，后者称为寂静胸。严重发作时可有发绀、心率增快、奇脉、颈静脉怒张、胸腹反常运动等体征。发作缓解后无异常体征。

临床上根据有无过敏原和发病年龄的不同，将支气管哮喘分为外源性哮喘和内源性哮喘两类（表2-2）。

表2-2　外源性哮喘与内源性哮喘的鉴别

鉴别要点	外源性	内源性
发病年龄	儿童或青少年	成年多见
发病季节	春秋季多见	冬季或气候多变时，可终年发作
家族史及个人过敏史	常有	少见
过敏原	有已知过敏原	无明确过敏原
发作先驱症状	鼻、眼痒，喷嚏、流涕	上感症状多见
起病方式	较快	较缓
发作频率	间歇发作	较经常/持续发作
血清 IgE	升高	多正常
过敏原皮试	阳性	阴性
嗜酸性细胞	增多	多正常或稍增多

（3）**支气管哮喘的分期**　支气管哮喘根据临床表现可分为急性发作期、慢性持续期和缓解期。

①急性发作期：是指气促、咳嗽、胸闷等症状突然发生或加剧，常有呼吸困难，以呼气流量降低为其特征，常因接触变应原等刺激物或治疗不当所致。哮喘急性发作时其程度轻重不一，病情加重可在数小时或数天内出现，偶尔可在数分钟内即危及生命，故应对病情作出正确评估，以便给予及时有效的治疗。哮喘急性发作时严重程度评估，见表2-3。

表2-3　哮喘急性发作时病情严重度分级

程度	临床表现	血气分析	血氧饱和度	支气管舒张剂
轻度	对日常生活影响不大，可平卧，说话连续成句，步行、上楼时有气短。脉率 <100 次/分	基本正常	>95%	能被控制
中度	日常生活受限，喜坐位，讲话时断时续，哮鸣音响亮而弥漫。脉率 100～120 次/分	PaO_2 60～80mmHg，$PaCO_2$ <45mmHg	91%～95%	仅有部分缓解
重度	端坐前弓位，大汗淋漓，脉率 >120 次/分	PaO_2 <60mmHg，$PaCO_2$ >45mmHg	≤90%	无效
危重	不能讲话，意识障碍，哮鸣音明显减弱或消失，胸腹部矛盾运动。脉率 >120 次/分，或变慢和不规则	PaO_2 <60mmHg，$PaCO_2$ >45mmHg	<90%	无效

②慢性持续期：许多哮喘患者虽无急性发作，但在相当长的时间内仍有不同频度和（或）不同程度地出现喘息、咳嗽、胸闷等症状。

③缓解期：系指经过治疗或未经治疗症状、体征消失，肺功能恢复到急性发作前水平，并维持4周以上。

（4）并发症　哮喘发作时，可出现自发性气胸、纵隔气肿和肺不张等并发症。长期反复发作和感染，可并发慢支、肺气肿、支气管扩张、肺源性心脏病。

3. 心理 - 社会状况　哮喘反复发作或发作时出现呼吸困难、濒死感，患者可有精神紧张、烦躁，甚至恐惧；哮喘持续发作，患者易对家属、医护人员或解痉平喘药产生依赖心理；哮喘缓解后，患者又担心反复发作、不能痊愈、影响工作和生活。

4. 辅助检查

（1）肺功能检查　肺功能检查对确诊哮喘非常有帮助，是评价疾病严重程度的重要指标，同时也是评价疗效的重要指标。在哮喘发作时，由于呼气流速受限，表现为第一秒用力呼气量（FEV_1）、一秒率（$FEV_1/FVC\%$）、最大呼气中期流速（MMER）、呼出50%与75%肺活量时的最大呼气流量（MEF50%与MEF75%）以及呼气峰值流量（PEFR）均减少。可有用力肺活量减少、残气量增加、功能残气量和肺总量增加，残气占肺总量百分比增高。经过治疗后可逐渐恢复。

（2）血液检查　外源性哮喘发作时，血嗜酸性粒细胞及血清IgE均增高；合并感染时，血液白细胞总数及中性粒细胞增高。

（3）痰液检查　涂片可见大量嗜酸性粒细胞。

（4）血气分析　哮喘严重发作时，可有缺氧，PaO_2降低，由于过度通气，可使$PaCO_2$降低，pH上升，表现为呼碱；当病情进一步发展，气道严重阻塞时，出现PaO_2降低和$PaCO_2$上升，表现为呼酸；缺氧严重时，可合并代酸。

（5）胸部X线检查　发作期肺透亮度增加，呈过度充气状态，缓解期无明显异常。合并感染时，可见肺纹理增粗及炎症的表现。

（6）过敏原检测　有助于变应原的判断和避免或减少对该致敏因素的接触。

5. 治疗要点　目前尚无特效疗法。治疗原则是控制症状，尽可能保持正常肺功能，维持正常活动能力，避免治疗副作用，防止不可逆气流阻塞，避免死亡。

（1）脱离变应原　这是防治哮喘最有效的方法。

（2）药物治疗

①缓解哮喘发作：此类药物的主要作用为舒张支气管，故也称支气管舒张药。主要有 β_2 受体激动剂——目前最常用的支气管解痉药。作用机制是兴奋呼吸道的 β_2 受体，激活腺苷酸环化酶，使细胞内的环磷腺苷（CAMP）含量增加，从而松弛支气管平滑肌，是控制哮喘急性发作症状的首选药物。常用的有沙丁胺醇、特布他林、福莫特罗等。茶碱类：有松弛支气管平滑肌、增强黏膜纤毛功能的作用。常用的药物有氨茶碱和控（缓）释茶碱。抗胆碱药：具有舒张支气管、减少痰液分泌的作用，与 β_2 受体激动剂联合吸入有协同作用，尤其适用夜间哮喘、痰多的患者。常用药物有异丙托溴铵、噻托溴铵等。

②控制哮喘发作：此类药物主要治疗气道炎症，也称抗炎药。主要有糖皮质激素、LT调节剂（如扎鲁司特、孟鲁司特）、色苷酸钠及尼多酸钠、酮替芬、阿司米唑、曲尼斯特等药。糖皮质激素是当前控制哮喘最有效的抗炎药物，主要通过抑制气道变应性炎症，降低气道高反应性。色甘酸钠通过抑制炎症细胞，预防变应原引起速发和迟发反

应，对预防运动和过敏原诱发的哮喘最有效。

（3）其他治疗　如控制感染、湿化气道、采用脱敏治疗等。

（二）护理诊断

1. 气体交换受损　与气体流速受限、气道阻力增加有关。

2. 清理呼吸道无效　与支气管平滑肌痉挛、痰液黏稠、无效咳嗽、疲乏无力有关。

3. 恐惧　与哮喘发作时呼吸困难、濒死感及反复发作有关。

4. 体液不足或有体液不足的危险　与体液丢失增加、水分摄入不足有关。

5. 知识缺乏　缺乏正确使用气雾剂及预防哮喘发作的知识。

6. 潜在并发症　感染、自发性气胸、呼吸衰竭。

（三）护理措施

1. 心理护理　哮喘发作时尽量陪伴在患者床旁，安慰患者，提供良好的心理支持，使其产生信任和安全感；允许家人陪伴，使患者身心放松、情绪稳定，以利症状缓解。哮喘发作时，多伴有背部发胀、发凉的感觉，可采用背部按摩的办法使患者感觉通气轻松，情绪渐趋稳定，有利于症状缓解。

2. 环境与休息　提供安静、舒适，温度、湿度适宜的环境，湿度在 50% ~ 60%，室温维持在 18℃ ~ 22℃，保持空气流通，室内不放置花草，不用羽毛枕头、羊毛毯，避免接触一切可疑的变应原；晨间护理时应防止尘土飞扬、床单位采用湿式打扫，以免患者吸入尘埃而诱发或加重哮喘。协助患者采取合适的体位，哮喘发作时可取半卧位或坐位，并提供床旁小桌支撑，以减轻体力消耗，采用背部按摩的办法使患者感觉通气轻松。

3. 饮食护理　给予营养丰富、高维生素、清淡流质或半流质饮食，多吃水果和蔬菜，避免食用鱼、虾、蛋等可能诱发哮喘的食物。鼓励患者饮水，饮水量 > 2500ml/d，以补充丢失的水分，稀释痰液。重症哮喘应给予静脉补液，每日补液 2.5 ~ 3L，滴速以 40 ~ 50 滴/分为宜，避免输液过快而诱发心功能不全。

4. 病情观察　哮喘常在夜间发作，夜班护士应加强巡视与观察。密切观察患者神志、发绀、呼吸困难程度的改变，听诊呼吸音、哮鸣音的变化，监测血气分析、电解质有无异常，了解病情和治疗效果，及时发现病情变化，积极处理并发症。

5. 对症护理　定期协助患者翻身、拍背，指导患者有效咳嗽，促使痰液排出。痰液黏稠时，遵医嘱给予蒸汽或氧气雾化吸入。哮喘患者不宜使用超声雾化吸入，因颗粒小，较多雾滴易进入肺泡和过饱和的雾液进入支气管使支气管痉挛导致哮喘加重。无效者可用负压吸引器吸痰。呼吸困难者可给予鼻导管低流量、持续湿化吸氧，改善呼吸。发作严重时，应作好机械通气准备工作。

6. 用药指导

（1）支气管哮喘的常用药物、用药方法及不良反应　①β$_2$受体激动剂：首选吸入法给药，不宜长期、单一、大量使用，长期用药可形成耐药性，不良反应有头痛、心悸、恶心、骨骼肌震颤。②茶碱类：氨茶碱一定要稀释后缓慢静脉推注，注射时间应大于10分钟，以免引起恶心、呕吐、头痛、失眠、心律失常、血压下降，严重者可致抽搐。缓（控）释片必须整片吞服。③应用糖皮质激素类气雾剂时应掌握正确方法，做到喷吸同步、吸入后屏气数秒钟，吸药后应立即漱口、洗脸，以防口咽部真菌感染。口服用药宜在饭后服用，长期使用可致肥胖、糖尿病、高血压、骨质疏松、消化性溃疡等。④其他：色苷酸钠及尼多酸钠，少数患者吸入后可有咽喉不适、胸闷、偶见皮疹，孕妇慎用。酮替芬有镇静、头晕、嗜睡、口干等不良反应，对高空作业、驾驶员、操纵精密仪器者应强调慎用。

（2）常用吸入器的使用方法

①定量雾化吸入器（MDI）：正确使用MDI是保证吸入治疗成功的关键。根据患者学习能力、文化层次，提供学习资料，介绍吸入器具。吸入方法：摇匀药液，打开喷嘴盖子，在保证平静呼吸的前提下尽量呼气（呼气时避开喷嘴），将喷嘴置于齿间，用双唇包住喷嘴，喷药同时进行慢而深的经口吸气。然后将喷嘴从口部移开，继续屏气10秒钟左右，再作缓慢呼气。使用完毕后，用干净的纸巾擦拭吸嘴，盖上喷嘴盖子。医护人员演示后，指导患者反复练习，直至完全掌握。对不易掌握MDI吸入方法的儿童或重症患者，可在MDI上加储药罐简化操作，增加吸入到下呼吸道的药量，减少药液在口咽部沉积引起刺激，增加吸入疗效。

②干粉吸入器：较常用的有都保装置、蝶式吸入器和准纳器。

都保装置：旋松并拔出瓶盖，一手拿直都保，另一手握住底盖，先向右转再向左旋转至听到一次"咔嗒"备用。吸入前先呼气（不可对着吸嘴呼气），然后用双唇包住吸嘴，仰头，用力且深长地吸气，然后将吸嘴从嘴部移开，继续屏气5~10秒后恢复自由呼吸。

蝶式吸入器：指导患者正确将药物转盘装进吸入器中，打开上盖至垂直部位（刺破胶囊），且口唇含住吸嘴用力深吸气，屏气数秒。重复上述动作3~5次，直至药粉吸尽为止。完全拉出滑盘，再推回原位。

准纳器：一手握住外壳，另一手大拇指握在拇指柄上，向外推动直至完全打开；推动滑动杆发出"咔嗒"声，将吸嘴放入口中，由准纳器深深地平稳地吸入药物（切勿从鼻吸入），吸气毕将准纳器从口中拿出，继续屏气5~10秒。每次吸完，将拇指放在拇指柄上，向后拉，发出"咔嗒"声，表明准纳器已关闭，滑动杆自动复位。吸完后请及时漱口。

（四）健康教育

1. 疾病知识指导 向患者介绍哮喘的基本知识，告知患者哮喘虽不能根治，但通过长期、适当、充分治疗，完全可以有效地控制哮喘发作。解释长期反复发作和感染可引起阻塞性肺气肿及慢性肺源性心脏病，宜积极防治。帮助寻找及避开过敏原，指导安排生活起居。指导患者摄入营养丰富的清淡饮食，避免进食牛奶、蛋、鱼、虾等易过敏的食物及胡椒、生姜等刺激性食物，嘱戒烟酒。尽量不用可能诱发哮喘的药物，如阿司匹林、吲哚美辛、普萘洛尔等。告知患者及其家属应保持室内空气新鲜，不放花草，不饲养猫、狗、鸟等动物，不使用地毯、羊毛毯、羽毛枕及不穿羽绒衣；经常打扫房间，清洗床上用品，尽可能控制、消除症状和复发。指导患者有计划地进行体育锻炼和耐寒锻炼，增强抵抗力，养成规律的生活习惯和保持乐观情绪。注意保暖，预防呼吸道感染，发病季节前遵医嘱进行预防性治疗，减少复发。

2. 自我监测病情 了解哮喘发作先兆表现及相应处理办法。学会在家中自行监测病情变化，并进行评定，重点掌握峰流速仪的使用方法，有条件的应记哮喘日记；学会哮喘发作时进行简单的紧急自我处理方法。嘱患者随身携带止喘气雾剂，出现哮喘发作先兆时，立即吸入并保持平静，以减轻哮喘的发作。

知识链接

峰流速仪

定期测定患者的峰值呼气流速（PEFR）有助于对患者哮喘病情和疗效的随访、评价。测量呼气峰流速需使用峰流速仪。峰流速仪的使用方法：取站立位，尽可能深吸一口气，然后用唇齿部分包住口含器后，以最快的速度，用 1 次最有力的呼气吹动游标滑动，游标最终停止的刻度，就是此次峰流速值。PEFR 值 80% ~ 100% 为安全区，50% ~ 80% 为警告区，50% 为以下危险区。

3. 用药指导 了解常用平喘药物的作用、正确用量、用法、不良反应，掌握正确吸入技术。如医生同时开几种气雾剂，通常先用支气管舒张剂、后用抗炎气雾剂。

第六节 肺炎患者的护理

肺炎是指终末气道、肺泡和肺间质的炎症，可由多种病原微生物（细菌、病毒、衣原体、支原体等）和理化因素、过敏因素等引起，是呼吸系统的常见病、多发病。

肺炎可根据病因、解剖部位和感染来源进行分类。

一、肺炎的分类

1. 按病因分类

（1）**细菌性肺炎** 最为常见，约占肺炎的 80%。最常见的病原菌为肺炎链球菌，其次为金黄色葡萄球菌、肺炎杆菌。由于抗生素和免疫抑制剂的广泛应用，需氧革兰阴性杆菌（如肺炎克雷白杆菌、铜绿假单胞菌、流感嗜血杆菌、大肠埃希菌等）感染明显上升。

（2）**病毒性肺炎** 如呼吸道合胞病毒冠状病毒、腺病毒、流感病毒、单纯疱疹病毒等。

（3）**真菌性肺炎** 如白色念珠菌、曲霉、放线菌等感染。

（4）**非典型病原体肺炎**　如支原体、衣原体、军团菌等感染。

（5）**理化因素所致肺炎**　如放射性损伤引起的放射性肺炎，吸入刺激性气体、液体、胃酸等引起的化学性肺炎。

2. 按解剖分类　即按病变所在的解剖部位来分类。

（1）**大叶性（肺泡性）肺炎**　炎症起于肺泡，通过肺泡间孔向其他肺泡蔓延，致使部分或整个肺段、肺叶发生炎症改变，故又称作肺泡性肺炎。致病菌多为肺炎球菌，典型病理表现为肺实变，而支气管一般不累及。

（2）**小叶性（支气管性）肺炎**　病原体经支气管侵入，引起细支气管、终末细支气管及肺泡的炎症。常继发于其他疾病，如支气管炎、上呼吸道感染、支气管扩张及长期卧床的危重患者。可由细菌、病毒、支原体等引起，无肺实变体征，肺下叶常受累。

（3）**间质性肺炎**　为肺间质的炎症，病变主要累及支气管壁、支气管周围组织和肺泡壁。由于病变在间质，呼吸道症状比较轻，体征也较少。间质性肺炎可由细菌、病毒、支原体、衣原体等引起。

3. 按感染来源分类　按肺炎的获得环境分成两类，有利于指导治疗。

（1）**社区获得性肺炎**　是指在医院外获得的感染性肺实质炎症，包括具有明确潜伏期的病原体感染而在入院后平均潜伏期内发病的肺炎。主要病原菌为肺炎球菌、肺炎支原体、肺炎衣原体和流感嗜血杆菌等。

（2）**医院内获得性肺炎**　是指患者入院时不存在、也不处于感染潜伏期，而在入院 48 小时后在医院内发生的肺炎。多发生在年老、体弱、慢性病或危重症患者，临床症状常不典型、治疗困难、预后差、死亡率高。其中以呼吸机相关性肺炎多见，最常见的病原菌为革兰阴性杆菌。

二、肺炎链球菌肺炎

肺炎链球菌肺炎是由肺炎球菌引起的急性大叶性肺炎，是临床上最常见的感染性肺炎，居社区获得性肺炎的首位。通常起病急骤，以寒战高热、胸痛、咳嗽、咯铁锈色痰为特征，X 线胸片呈肺段或肺叶急性炎性实变。近年来，因抗生素的广泛使用，症状及 X 线改变多不典型。发病多在冬季和初春，多见于既往健康的青壮年男性，男性多于女性。起病前常有上呼吸道感染、受凉、淋雨、醉酒、全身麻醉等诱因。

肺炎链球菌为寄居在口腔及鼻咽部的正常菌群，当机体呼吸道防御机能减弱、免疫力降低时才致病。肺炎链球菌不产生毒素，不引起原发性组织坏死或形成空洞，其致病力是由于多糖荚膜对组织的侵袭作用。典型病理演变大体分为充血期、红色肝变期、灰色肝变期和消散期，这一过程为 7～12 日，但 4 个阶段并无绝对分界，炎症消散后肺组织结构多无受损，不留纤维瘢痕。

（一）护理评估

1. 健康史　询问患者起病前有无受凉、劳累、长期卧床、大手术、应用免疫抑制剂等因素，了解既往健康状况。

2. 身体状况

（1）症状　起病多急骤，先有寒战，继之高热，数小时内体温可高达 39℃～41℃，呈稽留热型。患者感到头痛、全身肌肉酸痛，患侧胸痛，可放射至肩部或腹部，咳嗽或深呼吸时加剧。早期有干咳，渐有少量黏液痰，典型者发病后 2～3 天时咳铁锈色痰；少数患者有恶心、呕吐、腹泻、腹胀等症状，可被误诊为急腹症。

（2）体征　急性病容，面颊绯红，鼻翼扇动，呼吸浅快，口唇微绀，唇周可有单纯疱疹；肺实变时患侧呼吸运动减弱，触诊语颤增强，叩诊浊音，听诊呼吸音减低、管样呼吸音。消散期可闻及湿啰音；累及胸膜时，可闻及胸膜摩擦音。

（3）休克型肺炎　出现感染性休克时称休克型肺炎或中毒性肺炎。表现为烦躁不安、面色苍白、四肢厥冷、意识模糊、尿少或无尿、血压下降、脉搏快而弱、呼吸浅快；咳嗽、咳痰、胸痛等常不明显，体温也可正常或不升。多见于原有阻塞性肺疾病的老年患者。

3. 心理－社会状况　由于起病急骤，全身中毒症状明显，患者及家属思想准备不够，常会出现紧张和不安。当病情发生急骤变化时，会出现焦虑不安、恐惧。

4. 辅助检查

（1）血象检查　白细胞计数升高，可达（20～30）×10^9/L，中性粒细胞占 80% 以上。有核左移现象或胞浆内出现毒性颗粒。

（2）痰液检查　痰涂片可见成对或呈链状排列的革兰阳性球菌，痰培养标本采集宜在应用抗生素前，应取深部咳出的脓性或铁锈色痰。聚合酶链反应（PCR）及荧光标记抗体检测可提高病原学诊断率。

（3）X 线检查　早期仅见肺纹理增多，典型表现为与肺叶、肺段分布一致的片状均匀致密阴影，实变阴影中可见支气管充气征。病变累及胸膜时，可见肋膈角变钝或少量胸腔积液征象。

5. 治疗要点　抗感染治疗是肺炎治疗的最主要环节。肺炎链球菌首选青霉素 G 治疗。青霉素过敏者，可用红霉素、林可霉素、头孢菌素。如抗生素治疗有效，24～72小时后体温即可恢复正常，抗生素疗程一般为 7 天，或热退后 3 天即可停药。

休克型肺炎首先应注意补充血容量，并加强抗感染治疗，宜选用 2～3 种广谱抗生素联合、大剂量、静脉给药。对病情严重者可考虑使用糖皮质激素；应用血管活性药物、纠正水电解质和酸碱失衡，但输液速度不宜太快，防止心力衰竭和肺水肿的发生。

（二）护理诊断

1. 体温过高　与细菌引起肺部感染有关。

2. 气体交换受损　与肺部炎症致呼吸面积减少有关。

3. 疼痛　胸痛与肺部炎症累及胸膜有关。

4. 潜在并发症　感染性休克。

（三）护理措施

1. 一般护理　①卧床休息，取半卧位或高枕卧位，以减轻体力和氧的消耗。②给予富含优质蛋白、维生素和足够热量的易消化流质或半流质饮食；鼓励患者多饮水，每日饮水量在 1500~2000ml，以补充丢失的水分和利于排痰。

2. 对症护理　①高热的护理：高热以物理降温为主，大量出汗时应及时更换衣服和被褥，寒战时应注意保暖。②咳嗽、咳痰的护理：指导有效咳嗽，促进排痰，以维护呼吸道通畅，有利于肺部气体交换。痰液黏稠不易咳出时，给以雾化吸入，或遵医嘱应用祛痰剂。出现呼吸困难和发绀时，予以吸氧。③胸痛的护理：胸痛明显者，协助取患侧卧位，指导患者在深呼吸和咳嗽时用手按压患侧胸部，以利于降低患侧呼吸幅度，减轻疼痛。必要时遵医嘱酌情用少量镇静、止痛剂。

3. 病情观察　密切观察患者的生命体征和病情变化，当出现下列情况应考虑有休克型肺炎的可能：①体温不升或过高；②脉搏细弱，心率大于 140 次/分；③血压逐步下降或降至正常以下；④肢冷出汗，发绀，少尿或无尿；⑤出现精神症状；⑥白细胞过高（大于 $30×10^9$/L）或过低（低于 $4×10^9$/L），应立即与医生联系并配合处理。

4. 用药护理　严格按医嘱准确使用抗菌药物，注意药物浓度、配伍禁忌、滴速和用药间隔时间。用药前应详细询问过敏史，凡对青霉素类药物过敏的患者，不得使用此类药物，并不再做皮肤试验，以免发生意外。有药物过敏或药疹等病史者，应在病史中及病历卡的显著部位标明禁用此类药物。用药期间应注意观察疗效和药物的不良反应，发现异常必须及时报告医生，并配合处理。

5. 休克型肺炎的抢救与护理

（1）**一般护理**　安置患者于去枕平卧位或中凹卧位，适当抬高下肢；尽量减少搬动；注意保暖（忌用热水袋）；高流量吸氧。

（2）**补充血容量**　迅速建立两条静脉通路：一条静脉通道先输注低分子右旋糖酐或平衡盐液，以补充、维持血容量，降低血液黏稠度，预防弥散性血管内凝血。输液速度不宜过快，以防诱发肺水肿。溶液中按医嘱准确加入抗菌药物和糖皮质激素；另一条先滴注 5% 碳酸氢钠，而后再输注血管活性药物；使用多巴胺时应防止药液外漏，若不慎漏至血管外周围组织，立即停止输注，进行局部封闭或硫酸镁湿热敷。

（3）**监测病情**　严密监测患者的生命体征及神志变化，记录 24 小时出入液量，监测血气和电解质等。如血容量已补足而 24 小时尿量仍少于 400ml，应考虑有肾功能不全。当患者神志逐渐清醒、表情安静、皮肤转红、脉搏慢而有力、呼吸平稳而规则、血压回升、尿量增多、皮肤及肢体变暖，表示病情已好转。

6. 心理护理　主动询问和关心患者，鼓励患者说出内心感受；耐心给患者讲解疾病的相关知识，解释各种症状和不适的原因，说明各项检查、护理操作的目的、程序和配合要点，告知患者该病预后良好，消除患者焦虑情绪，树立信心。

（四）健康教育

1. 疾病知识指导　向患者宣传肺炎的基本知识，强调预防的重要性；对出院后需继续用药的患者应做好用药指导；需复诊的告之时间及复诊时应携带的有关资料（如 X 线胸片）。

2. 健康知识指导 纠正吸烟等不良习惯，避免受寒、过劳、酗酒等诱发因素；老年人与患有慢性病的患者尤应注意气温变化，随时增减衣服，预防上呼吸道感染；平时应注意锻炼身体，尤其要加强耐寒锻炼，并协助制订和实施锻炼计划；增加营养，保证充足的休息时间，以增强机体对感染的抵抗能力。

第七节　支气管扩张患者的护理

支气管扩张是以局部支气管不可逆性解剖结构异常为特征的疾病。是由于支气管及其周围肺组织慢性炎症和支气管阻塞，使支气管壁的弹性组织被破坏，导致支气管管腔持久扩张和变形的慢性化脓性疾病。典型的临床症状有慢性咳嗽、咳大量脓痰和（或）反复咯血。随着儿童免疫接种和抗生素的应用，本病的发病率已有明显降低。

支气管扩张的基本病因是支气管－肺组织感染和支气管阻塞。大多数支气管扩张的发生是支气管－肺组织的感染和支气管阻塞互为因果所致。多起病于儿童青少年时期。在婴幼儿时期支气管尚处于发育阶段，支气管壁结构还不完整，若发生百日咳、麻疹、支气管肺炎等可造成细支气管管壁各层组织损害及周围肺组织纤维化，削弱了管壁的支撑作用，在咳嗽时管腔压力升高，以及呼吸时胸腔内负压的牵拉，逐渐形成支气管扩张。感染使支气管管腔黏膜充血、水肿、分泌物阻塞，致管腔狭小、引流不畅，而引流不畅又可加重感染，由此而促使支气管扩张的发生和发展。肺结核纤维组织增生和收缩牵拉，肿瘤、支气管异物、肿大的淋巴结压迫支气管引起阻塞，也会导致远端支气管－肺组织感染。总之，感染会引起支气管阻塞，支气管阻塞又加重感染，两者互为因果关系，促使支气管扩张的发生与发展。其他如：遗传因素、支气管先天性发育缺陷、不同程度的免疫功能异常等也可导致支气管扩张的发生，不过此类支气管扩张临床较为少见。

（一）护理评估

1. 健康史 注意询问患者幼儿时期有无麻疹、百日咳、支气管肺炎、呼吸道反复感染史；了解有无支气管受压迫的病史；有无先天发育缺陷、遗传疾病等因素；还应注意有无与支气管扩张同时发生的全身性疾病，如系统性红斑狼疮、溃疡性结肠炎等。

2. 身体状况 支气管扩张多呈慢性病程，多数在 12 岁之前就开始起病。多数患者童年有麻疹、百日咳或者支气管肺炎迁延不愈的病史，以后常有反复发作的下呼吸道感染。临床表现的轻重与支气管病变及感染程度有关。

（1）慢性咳嗽伴大量脓痰 咳嗽多为阵发性，且与体位改变有关。晨起及夜间卧床转动体位时咳嗽加剧、咳痰量增多，若体位不当，则咳嗽频繁而排痰减少。其病变的严重程度可用咳痰量的多少来估计：轻度 <10ml/d；中度 10～150ml/d；重度 >150ml/d。感染急性发作时，痰量增多且呈黄绿色脓性痰，每日可达数百毫升。痰液收集于玻璃瓶中静置后可分 3 层，自上而下依次为泡沫黏液、浆液、脓性黏液和坏死组织；若有厌氧菌混合感染，则痰与呼气有臭味。

（2）**反复咯血** 为本病的特点。50%～70%的患者有反复咯血。咯血量与病情的严重程度、病变范围有时并不一致，可由痰中带血至大量咯血。少量咯血为<100ml/d；中量咯血为100～500ml/d；大量咯血为>500ml/d或一次咯血量>300ml。咯血主要由于支气管小动脉压力较高而破裂所致。窒息是大量咯血最主要的危险。少数患者以反复咯血为唯一症状，平时无明显咳嗽、咳痰，称为"干性支气管扩张"。

（3）**反复肺部感染** 由于扩张的支气管清除分泌物的功能下降，引流差，易于同一肺段反复发生感染并迁延不愈。

（4）**慢性感染中毒症状** 出现全身毒血症状如发热、盗汗、乏力、食欲减退、消瘦、贫血等表现，并可诱发咯血或使咯血加重。儿童可影响生长发育。

（5）**体征** 支气管扩张早期或干性支气管扩张多无明显体征；病变严重或继发感染者可在病变部位，尤其在肺下部闻及局限性、固定湿性啰音。结核病引起的支气管扩张，其啰音常位于肩胛间区。部分慢性患者可见发绀和杵状指（趾）。

3. 心理－社会状况 病情迁延不愈时，患者会产生焦虑、悲观的情绪。患者出现大咯血或者咯血不止时，可能出现紧张、恐惧等心理变化。

4. 辅助检查

（1）**实验室检查** 继发急性感染时白细胞计数和中性粒细胞增多；痰涂片或细菌培养可发现致病菌；反复咯血者可有轻度贫血。

（2）**影像学检查**

①胸部X线平片：典型表现是病变部位呈不规则的环状透亮区（轨道征）和沿支气管的卷发状阴影，感染时可出现液平面。

②CT检查：可显示扩张的支气管呈管壁增厚的柱状扩张，或成串成簇的囊样改变。

③支气管造影：可确诊本病。可以确定病变的部位、性质、范围、严重程度，为治疗或手术切除提供重要的参考依据。

（3）**纤维支气管镜技术** 可以明确支气管出血、扩张或阻塞的部位，还可进行局部灌洗，并取冲洗液作微生物学检查。

知识链接

支气管肺泡灌洗

支气管肺泡灌洗是用纤维支气管镜伸到支气管，用无菌生理盐水对肺进行反复清洗的技术。可对回收的灌洗液进行细胞学、生化学、酶学和免疫学等检测，可以作为研究肺部疾病的病因、诊断、评价疗效以及判断预后等的一种手段。可以分为全肺灌洗和肺段或亚段灌洗。

5. 治疗要点 治疗原则：促进痰液引流和防治呼吸道反复感染，必要时手术治疗。

（1）**控制感染** 急性感染期应根据症状、体征，必要时根据痰培养和药物敏感试验使用有效抗菌药物控制感染。轻者可口服环丙沙星、阿莫西林或第一、二代头孢菌素；重症患者尤其是假单胞菌感染者，常需三代头孢菌素加氨基糖苷类静脉联合用药；

如有厌氧菌混合感染，加用甲硝唑或替硝唑。

（2）促进排痰 可保持气道通畅，减少继发感染和减轻全身中毒症状。可使用祛痰剂如氯化铵、溴己新、复方甘草合剂、支气管舒张剂及体位引流等。必要时可采用纤维支气管镜吸痰。

（3）咯血治疗 参见"肺结核患者的护理"。

（4）手术治疗 对病灶较局限、药物治疗不易控制、反复大咯血危及生命者，应选择手术治疗。

（二）护理诊断

1. 清理呼吸道无效 与痰多黏稠、体位不当致无效咳嗽有关。

2. 有窒息的危险 与突然大咯血或反复大咯血有关。

3. 知识缺乏 缺乏与本病相关的预防保健知识。

4. 营养失调 低于机体需要量，与慢性感染致机体消耗增多，食欲不振有关。

（三）护理措施

1. 心理护理 护士应关心体贴患者，帮助患者树立战胜疾病的信心，消除其紧张焦虑的心理。患者咯血时，应陪伴在床边，安慰患者，防止屏气。及时去除污物，以免产生不良刺激。指导患者使用放松技术，如缓慢呼吸等，必要时给予镇静剂，缓解焦虑情绪。

2. 一般护理

（1）环境 要保持室内适宜的温度、湿度，保持室内空气新鲜流通，注意保暖。

（2）休息与体位 急性感染或咯血时应该卧床休息，协助患者采取舒适体位。大咯血患者要绝对卧床休息，取患侧卧位。慢性患者可适当活动，以分散患者的注意力，让患者参加力所能及的工作和生活活动，增加自信心。

（3）饮食护理 应给予高热量、高蛋白质、高维生素饮食，以补充消耗。发热患者给予高热量流质或半流质饮食，避免冷、油、辛辣食物。保持口腔清洁，勤漱口，以减少感染并增加食欲。鼓励患者多饮水，每天在 1500ml 以上，帮助稀释痰液，促进排痰。

3. 对症护理

（1）促进痰液排出 具体详见本章第一节相关内容。

（2）体位引流 具体详见本节体位引流的护理。

（3）咯血 详见本章"肺结核患者的护理"相关内容。

4. 病情观察 加强病情观察，观察痰液的量、颜色、性质、气味、与体位的关系，必要时送检。对咯血患者记录咯血量、咯血的颜色、生命体征的变化，有无窒息先兆和窒息发生，一旦发生立即报告医师并配合抢救。

5. 用药护理 遵医嘱使用抗菌药物、祛痰剂、支气管舒张剂等药物，指导患者掌握药物的疗效、剂量、用法和不良反应。

（四）健康教育

1. 疾病知识指导 向患者及其家属介绍本病的相关知识，使患者认识疾病的发生、发展与治疗、护理过程。宣传防治百日咳、麻疹、支气管肺炎等呼吸道感染的重要性。

2. 生活指导 指导患者养成良好的生活习惯，消除紧张心理，防止病情进一步加重。讲明加强营养对机体康复的作用，补充足够的营养，增强机体的抗病能力。戒烟、减少刺激性气体吸入，防止病情恶化。

3. 保健知识指导 指导患者及家属掌握有效咳嗽、胸部叩击、雾化吸入和体位引流的方法；掌握常用药物的用法和不良反应；学会自我检测病情，一旦病情加重，应及时就医。

附：体位引流术的护理

体位引流是根据患者肺部病变的位置，取适当的体位，利用重力作用使肺、支气管内分泌物排出体外的方法，又称重力引流。目的是对呼吸道分泌物多的患者，安置适当的体位，同时借咳嗽或抽吸技术来清除分泌物。

一、适应证与禁忌证

1. 适应证

（1）支气管扩张、慢性支气管炎、肺脓肿、肺结核等有痰液量多而排出不畅的患者。

（2）支气管碘油造影术前、后。

2. 禁忌证

（1）呼吸功能不全、有明显呼吸困难和发绀者。

（2）近 1~2 周内曾有大咯血者。

（3）患有严重心血管疾病或年老体弱而不能耐受者。

二、术前准备

1. 用物准备 靠背架、小饭桌、纱布、痰杯、漱口水。

2. 患者准备 向患者解释体位引流的目的、过程和注意事项，检查生命征和肺部听诊，明确病变部位。

3. 促进痰液引流措施 对痰液黏稠者，引流前 15 分钟先遵医嘱给予雾化吸入，雾化液可用生理盐水加庆大霉素、α - 糜蛋白酶、β_2 受体激动剂等药物，以降低痰液黏稠度，避免支气管痉挛，便于引流。

三、方法与护理配合

1. 体位 根据病变部位采取适当的体位。原则上抬高患肺位置，引流支气管开口向下（具体体位见图 2 - 4）。

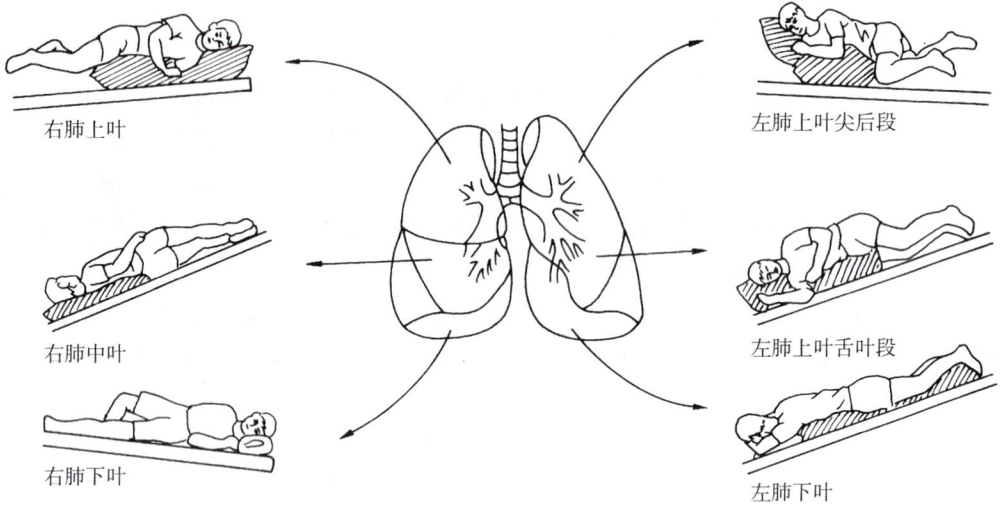

图 2 - 4　体位引流示意图

2. 引流时间　根据病变部位、病情和患者体力情况，每天 1 ~ 3 次，每次从 5 ~ 10 分钟逐渐增加至 15 ~ 20 分钟。

3. 促进引流　鼓励患者适当咳嗽、咳痰，对痰液黏稠或无力咳者辅以胸部叩击等措施，以提高引流效果。

4. 观察患者反应　如有面色苍白、发绀、心悸、呼吸困难等异常，应立即停止。

四、术后护理

1. 引流结束后注意观察并记录排出痰的痰量、颜色、性质和气味，必要时送检。
2. 复查肺部呼吸音及啰音的变化，观察治疗效果。
3. 安置患者休息，给予清水或漱口液漱口，保持口腔清洁，减少呼吸道感染机会。

五、注意事项

1. 引流宜在餐前 1 小时左右进行，以免引流引起呕吐。
2. 不要刻板地执行引流体位，采用患者能够接受而且易于排痰的体位。

第八节　肺结核患者的护理

肺结核（TB）是由结核分枝杆菌引起的肺部慢性传染病。结核杆菌可以侵犯全身多个器官，但以肺组织受累最为常见。临床常有低热、乏力、盗汗、食欲不振及消瘦等全身症状和咳嗽、咳痰、咯血等呼吸系统表现，多呈慢性经过。

结核病是全世界流行的传染病之一，在所有传染病中，结核病仍是成年人首要的死亡原因。20 世纪 50 年代，结核病的化学疗法使结核病的治愈率达到 95% 以上，但从 80 年代中期以来，结核病又出现恶化趋势。目前，全球有 20 亿人感染了结核菌，有 2000 万结核患者，每年 300 万人死于结核病，而我国的结核病患者约占世界结核病患者的 1/4。

　　世界卫生组织将每年的 3 月 24 日作为"世界结核病防治日"。1882 年 3 月 24 日，德国科学家罗伯特·科赫在柏林首先宣布发现结核病病原菌。1995 年底世界卫生组织将每年的 3 月 24 日规定为"世界结核病防治日"，以纪念罗伯特·科赫，并呼吁各国加强对结核病防治工作的重视与支持。

　　结核菌属结核分枝杆菌属，可以分为人型、牛型、鼠型和非洲型，对人类有致病作用的主要是人型。结核分枝杆菌为需氧菌，抗酸染色呈红色，故又称为抗酸杆菌，其抵抗力较强，在阳光下暴晒 2～7 小时，煮沸 5 分钟，70% 酒精接触 2 分钟，紫外线照射 30 分钟均可将其杀灭。最简单有效的灭菌方法是将痰吐在纸上直接用火焚烧。

　　肺结核的主要传染源是痰中带菌的肺结核患者。最主要的传播途径是呼吸道飞沫传播，消化道和皮肤等感染已经少见。人体感染结核杆菌后是否发病，以及病情的性质、范围等，与结核杆菌的数量、毒力以及人体的免疫状态有关。人体对结核杆菌的免疫力可以分为非特异性免疫（先天免疫）和特异性免疫（通过接种卡介苗或感染结核菌而获得），后者远强于前者。结核杆菌感染人体后产生Ⅳ型（迟发型）变态反应，导致组织损伤、坏死。

　　我国于 1998 年 8 月在全国结核病分类法研讨会上对结核病制定了新的分类法，归纳为 5 型。

　　(1) **原发型肺结核（Ⅰ型）**　为原发结核感染所致的临床病症，包括原发综合征及胸内淋巴结结核。多见于儿童及人烟稀少地区的成年人。人体抵抗力低时，结核菌被吸入到肺部形成局限性支气管肺炎，称为原发病灶。结核菌经淋巴管到达肺门淋巴结而引起淋巴管炎和淋巴结炎。肺的原发病灶、淋巴管炎和局部淋巴结炎三者构成原发综合征（图 2-5）。X 线检查在肺部有原发灶，相应的淋巴管增粗及肺门淋巴结肿大。

　　(2) **血行播散型肺结核（Ⅱ型）**　此型包括急性血行播散型肺结核（急性粟粒型肺结核）（图 2-6）及亚急性、慢性血行播散型肺结核。急性血行播散型肺结核是结核菌一次或短时间进入血液循环引起的，可以是全身播散或仅局限于肺内。全身中毒症状重，可有高热、呼吸困难等，可并发结核性脑膜炎。X 线显示两肺均匀一致的粟粒状阴影。早期透视不明显，不易及时诊断。亚急性或慢性血行播散型肺结核在机体具有一定免疫力的基础上，由于少量结核菌多次侵入血循环引起。临床症状具有反复性和阶段性特点，病情发展较慢。X 线表现为大小不等、新旧不一的病灶，分布不均，多在两肺上、中野。

　　(3) **继发型肺结核（Ⅲ型）**　又称成人型肺结核，多见于 12 岁以上年长儿或成人，为已感染过结核病儿童，在原发病变已静止或甚至痊愈一个时期后，又发生了活动性肺结核。可出现以增殖病变为主、浸润病变为主、干酪病变为主或以空洞为主等多种病理改变。

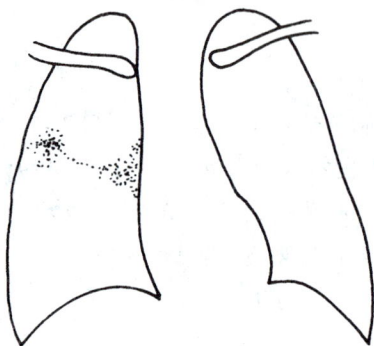

图 2-5 原发综合征

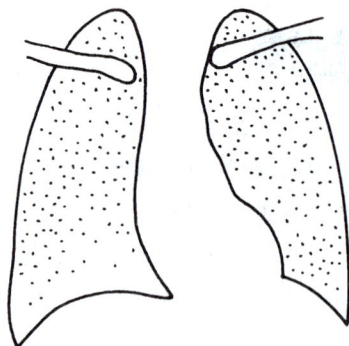

图 2-6 血行播散型肺结核

①浸润性肺结核（图 2-7）：为临床最常见的继发型肺结核。可有发热、盗汗、消瘦、胸痛、咳嗽、咳痰甚至咯血等症状。病变多在上叶尖、后段或下叶的背段，故在两侧锁骨上下区或肩胛间区有时可听到湿啰音。X 线检查可见大小不等、密度不均、模糊斑片状阴影，其间可有条索状阴影。

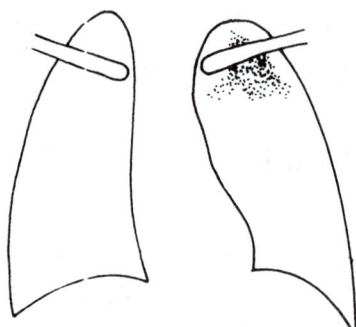

图 2-7 浸润性肺结核

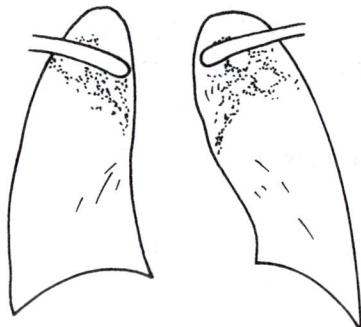

图 2-8 空洞型肺结核

②慢性纤维空洞型肺结核（图 2-8）：临床症状多有发热、咳嗽、咳痰、咯血等，患者痰中常带有结核杆菌，是结核病的重要传染源。其临床特点是：病程长，疾病消长过程中，表现为好转与恶化反复出现；由于空洞长期不愈，经常排菌，成为主要的传染源；X 线显示一侧或两侧单个或多个厚壁空洞，多伴有支气管播散病灶及病灶广泛纤维化、代偿性肺气肿和胸膜肥厚。

③结核球：干酪坏死灶被纤维包裹，或空洞引流支气管阻塞，洞内干酪物干涸浓缩形成。

（4）结核性胸膜炎（Ⅳ型） 为临床上已排除其他原因引起的胸膜炎。可以分为结核性干性胸膜炎、结核性渗出性胸膜炎（图 2-9）等。具体详见本章第十节中胸膜炎患者的护理。

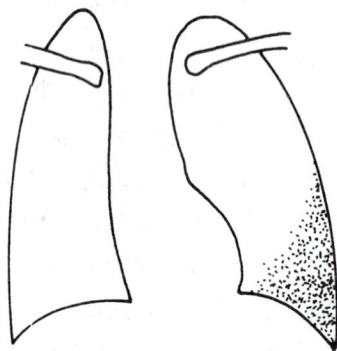

图 2-9 渗出性胸膜炎

（5）其他肺外结核（Ⅴ型）　　按部位及脏器命名，如骨结核、结核性脑膜炎、肠结核、肾结核等。

（一）护理评估

1. 健康史　主要询问患者是否有与肺结核患者密切接触史、疫苗接种史；有无长期使用糖皮质激素、免疫抑制剂等情况；有无引起机体免疫功能低下的病史，如糖尿病、营养不良、矽肺、艾滋病和其他慢性疾病等；既往有无结核病史。

2. 身体状况

（1）全身症状　主要是结核毒性症状，以发热最为常见，多为午后低热，伴有盗汗、乏力、食欲下降及消瘦等。若病灶急剧扩散时可出现高热。部分女性患者可有月经失调或闭经等表现。

（2）呼吸系统症状　①咳嗽、咳痰：是肺结核最常见症状。早期为干咳或有少量黏痰，有空洞时痰量增多，合并感染时可出现脓痰。②咯血：1/3～1/2 患者有不同程度咯血，多为小量咯血，少数严重者可有大咯血，大咯血时可发生失血性休克，如有血块阻塞大气道，则会引起窒息。咯血量与病变的严重程度不一定成正比，咯血后持续高热常提示病灶播散。③胸痛：病变累及胸膜时可以出现针刺样疼痛，且随呼吸咳嗽而加重。④呼吸困难：严重病变、病变范围较广泛、出现大量胸腔积液时可有呼吸困难。

（3）体征　早期可无明显体征。当病变范围广泛、空洞形成可有相应的肺实变或肺空洞体征。成人肺结核好发于肺尖部，在肩胛间区或锁骨上下叩诊为浊音，听诊有细湿啰音，具有重要的诊断参考价值。

3. 心理 - 社会状况　由于结核病是传染性疾病，病程长，住院隔离治疗，患者不能与家人和朋友密切接触，常出现自卑、多虑。加上疾病带来的痛苦，常感到孤独。长期服药效果不明显时，易产生悲观情绪。当出现咯血甚至大咯血时，患者又会因此而感紧张、恐惧。患者对疾病常缺乏正确认识，家人和朋友因对结核病的认识不足，也会使患者出现焦虑不安，甚至恐惧心理。

4. 辅助检查

（1）痰结核菌检查　是肺结核确诊最可靠的方法。检查方法可有涂片、集菌法、培养法等，应留取清晨、夜间和即时 3 份标本送检。痰菌阳性且排菌量多（＞10 万/ml）说明病灶是开放的，患者具有传染性。

（2）胸部 X 线检查　是早期诊断肺结核的主要方法，也是肺结核分型的主要依据。而且可以判断病变部位、范围、性质、有无空洞以及空洞大小、病情发展情况和治疗效果等。

（3）结核菌素（简称结素）试验　对肺结核的诊断具有参考价值。目前 WHO 推荐使用结素的纯蛋白衍生物（PPD），取 PPD 0.1ml 为 5IU，在前臂内侧做皮内注射，48～72 小时后观察局部反应。如皮肤硬结直径＜5mm 为阴性反应（－），5～9mm 为弱阳性反应（＋），10～19mm 为阳性反应（＋＋），≥20mm 或局部起水泡、组织坏死为强阳性反应（＋＋＋）。结核菌素试验阳性仅表示曾经受过结核菌感染或接种过卡介苗，并不表示一定患病；3 岁以下婴幼儿强阳性反应者即使无症状也应考虑有新近感染的活动性结核病。结核菌素试验阴性一般考虑无结核菌感染，但也可见于：感染早期（4~8周内）、应用免疫抑制剂、重症结核病等。

（4）**其他检查**　血常规检查一般无异常，严重的病例可有继发性贫血的表现。活动性肺结核患者血沉可增快。如有胸水，则为渗出液。

5. 治疗要点　抗结核化学药物疗法（简称化疗）对结核病的控制起决定性作用。凡是活动性肺结核患者均需要进行抗结核药物治疗。

（1）**常用化疗药物**　常用的抗结核药物用法及不良反应见表 2-4。其中异烟肼（INH）、利福平（RFP）为全杀菌剂，即对吞噬细胞内外的结核菌均有杀灭作用。链霉素（SM）和吡嗪酰胺（PZA）为半杀菌剂，SM 只杀灭吞噬细胞外的结核菌，而PZA 主要杀灭吞噬细胞内的结核菌。乙胺丁醇（EMB）和对氨基水杨酸钠（PAS）为抑菌剂。

表 2-4　常用抗结核药物成人剂量、不良反应

药名（缩写）	每日剂量（g）	间歇疗法剂量（g/d）	主要不良反应
异烟肼（H，INH）	0.3	0.6~0.8	周围神经炎，偶有肝功能损害
利福平（R，RFP）	0.45~0.6	0.6~0.9	肝功能损害、过敏反应
链霉素（S，SM）	0.75~1.0	0.75~1.0	听力障碍、眩晕、肾功能损害、口周麻木、过敏性皮疹等
吡嗪酰胺（Z，PZA）	1.5~2.0	2~3	胃肠道不适、肝功能损害、高尿酸血症、关节痛
乙胺丁醇(E，EMB)	0.75~1.0	1.5~2.0	球后神经炎
对氨基水杨酸（P，PAS）	8~12	10~12	胃肠道反应、过敏反应、肝功能损害

（2）**化疗原则**　早期、联用、适量、规律和全程。①早期，指一旦发现和确诊结核后立即给药治疗，早期化疗有利于迅速发挥药物的杀菌作用；②联用，指根据病情及抗结核药物的作用特点，联合使用 2 种以上的药物，以延缓耐药性的产生，并有协同杀菌的作用，以增强和确保疗效；③适量，指根据不同病情及不同个体给予适当药物剂量，药量不足达不到有效浓度则影响疗效，剂量过大易产生毒副作用；④规律，即患者必须严格按照化疗方案规定的用药方法，定时、定量用药，不可随意停药或间断用药，亦不可自行更改方案；⑤全程，指患者必须按治疗方案，坚持完成疗程，是提高治愈率和减少复发的重要措施。

（3）**化疗方案**　标准短程化疗方案一般为 6~9 个月，分为强化和巩固 2 个阶段。应根据病情轻重、有无痰菌和细菌耐药情况，以及经济状况、药源供应等，选择化疗方案。对初治患者，可采用国际防痨及肺病联合会推荐的国家防痨规划的结核病化疗方案。复治患者，应选择联用敏感药物。临床上多根据患者以往的用药情况，选择过去未用过的或很少用过的或曾经规则联合使用过的药物，另订方案，联合 2 种或 2 种以上的敏感药物。常用方案如 2S（E）HRZ/4HR 或 2S₃H₃Z₃E₃/6H₃R₃E₃。

知识链接

　　直接面视下督导化疗（简称 DOTS），是一种治疗和管理结核患者的现代有效方法。具体做法是在全程短程化疗期内（一般为 6 个月），患者每一剂抗结核化疗药物均在医务人员面视下服用。"直接面视下短程督导化疗"对于患者来说，可以保证在不住院条件下得到规律治疗，提高了治愈率；防止细菌产生耐药性，减少复发机会。对于家人和社会来说，可以减少传染，从而阻断结核病的传播。所以说接受"直接面视下短程督导化疗"治疗管理是结核患者的一种最佳选择。

（二）护理诊断

1. 有窒息的危险　与肺结核大咯血有关。

2. 营养失调　低于机体需要量，与机体消耗增加而营养摄入不足有关。

3. 活动无耐力　与结核毒性症状有关。

4. 焦虑　与缺乏结核病知识有关。

5. 有传播感染的危险　与肺结核患者随意排痰有关。

6. 知识缺乏　缺乏肺结核治疗、自我护理与预防的相关知识。

（三）护理措施

1. 心理护理　由于患者缺乏对结核病相关知识的了解，且住院隔离治疗，患者与外界接触较少，常常出现自卑、多虑、悲观、失望等情绪。因此，在与患者接触时应给予同情和支持，帮助患者选择适合自己身体状态的娱乐、锻炼的方式和内容，注意劳逸结合，建立健康的生活方式，以最佳的心理状态接受治疗，树立信心，排除心理障碍，保持良好的心态。同时做好患者家属和亲友的工作，不冷淡或歧视患者。护士既要注意消毒隔离，又要关心爱护患者，给患者以精神支持。

2. 一般护理

（1）**休息与活动**　保持病室环境安静、整洁、舒适。保证充足的睡眠和休息，使患者心境愉悦，避免不必要的交谈。结核中毒症状明显者，应绝对卧床休息至病情好转；病情轻、症状不明显者，可以不限制活动但也应多休息。生活规律，避免劳累和重体力劳动。恢复期应适当增加户外活动，充分调动机体的康复能力，增强机体抵抗力，增进机体免疫功能。

（2）**饮食护理**　结核病是慢性消耗性疾病，足够的营养能够增加机体的免疫能力及机体修复能力，促进结核病变的愈合。应给予高热量、高蛋白（奶类、蛋类、禽类、鱼虾、瘦肉、豆制品等）、高维生素（蔬菜、水果）饮食。①蛋白质：除能够产生热量外，还能增加机体的抗病能力及机体修复能力。②食物中的维生素 C 可以促进渗出病灶的吸收；维生素 B 对神经系统及胃肠神经有调节作用。③注意食物的合理搭配，保证色、香、味以增进食欲，促进消化、吸收，保证摄入足够的营养。④由于机体代谢增加、盗汗，使体内的水分消耗量增加，应补充足够的水分。鼓励患者多饮水，每日不少于1.5~2L，以保证机体代谢的需要和促进体内毒素的排泄。

3. 特殊护理

（1）结核毒性症状护理 有高热以及胸膜炎伴大量胸腔积液的患者，可在应用有效抗结核药物的同时加用糖皮质激素，以减轻炎症和过敏反应，促进渗出液吸收，并按高热护理。盗汗患者睡眠时盖被不宜太厚，应及时用温毛巾帮助患者擦干身体和更换汗湿的衣服、被单等，以防止患者着凉。

（2）咯血护理 ①小量咯血者应卧床休息，大量咯血者需绝对卧床休息，协助患者取平卧位，头偏向一侧，或取患侧卧位，以减少患侧活动度，防止病灶向健侧扩散，同时有利于健侧肺的通气功能。尽量避免搬动患者，以减少肺活动度。②告之患者咯血时不能屏气，以免诱发喉头痉挛、血液咯出不畅，形成血块阻塞支气管而导致窒息；嘱患者轻轻将气管内存留的积血咯出，保持呼吸道通畅。密切观察有无窒息的先兆，并做好气管插管或气管切开的准备与配合工作，以备及时解除呼吸道阻塞。③大量咯血不止者，做好窒息的预防及抢救配合。④垂体后叶素可收缩小动脉，减少肺血流量，从而减轻咯血。但也能引起子宫、肠管平滑肌收缩和冠状动脉收缩，故静脉滴注时速度不能过快，以免引起恶心、便意、心悸、面色苍白等不良反应。冠心病、高血压患者及孕妇忌用。⑤对极度紧张、咳嗽剧烈者，可遵医嘱给予小剂量镇静剂、止咳剂。但在年老体弱、肺功能不全者使用时，要注意观察有无咳嗽反射和呼吸中枢受抑制的情况。

4. 病情观察 注意观察患者发热、咳嗽、咳痰有无加重，痰量有无增多或呈脓性；注意血压、脉搏、呼吸、瞳孔、意识状态等方面的变化，严密观察患者有无烦躁不安；观察咯血的量、颜色、性质及出血的速度，有无窒息的表现；每周测1次体重并记录，判断患者营养状况是否改善。

5. 用药护理 ①向患者及家属介绍抗结核药物的治疗知识，并指出按医嘱合理用药、坚持全程用药的重要性。②在解释药物不良反应时，更应强调药物的治疗效果，增强患者治愈疾病的信心，积极配合治疗。③督促患者按医嘱服药和建立按时服药的习惯，并注意观察药物的不良反应。嘱患者一旦出现药物不良反应，不能自行停药，应及时与医生沟通后按医嘱进行调整。

（四）健康教育

1. 生活指导 指导患者及家属合理安排休息与活动，避免劳累，有症状时应卧床休息，恢复期适当增加户外活动，以促进身体的康复，增加抵抗疾病的能力。告诉患者戒烟、戒酒，合理饮食，保证足够营养，促进疾病康复。有条件的患者可选择空气新鲜、气候温和的海滨、湖畔疗养。

2. 疾病知识指导 指导患者及家属了解结核病防治知识和呼吸道隔离的技术。说明用药过程中可能出现的不良反应和用药注意事项，并告之患者一旦出现严重的不良反应需随时就医。反复强调坚持规律、全程、合理用药的重要性，取得患者与家属的主动配合；指导患者定期复查胸片和肝、肾功能，以了解病情变化，及时调整治疗方案。

3. 预防肺结核知识指导

（1）控制传染源　控制传染源是预防结核传播最主要的措施。按照《中华人民共和国传染病防治法》乙类传染病管理规定，及时、准确报告肺结核疫情。对肺结核患者做到及时诊断、登记管理、督导化疗。做到查出必治、治必彻底。

（2）切断传播途径　痰涂片阳性者需住院治疗，进行呼吸道隔离，有条件者，患者应单居一室，室内保持良好通风，每日用紫外线消毒。注意个人卫生，严禁随地吐痰，不面对他人打喷嚏或咳嗽，以防飞沫传播。在咳嗽或打喷嚏时用双层纸巾遮住口鼻，然后将纸放入污物袋中焚烧处理；容器中的痰液需经灭菌处理如用 5% ~12% 的甲酚皂溶液浸泡 2 小时以上，然后再弃去。接触痰液后双手须用流水清洗。餐具应煮沸消毒或用消毒液浸泡消毒，与他人同桌共餐时应使用公筷，以预防传染。被褥书籍可在烈日下曝晒 6 小时以上进行消毒灭菌。患者外出时应戴口罩；密切接触者应去医院进行有关检查。

（3）保护易感人群　提高机体免疫力可以预防发病和减轻病情。加强营养及体育锻炼，戒烟、戒酒，避免疲劳、呼吸道感染等，以增强非特异性免疫力。给未受过结核菌感染的新生儿、儿童及青少年接种卡介苗，使人体产生对结核菌的获得性免疫力，减轻感染后的发病与病情。

第九节　原发性支气管肺癌患者的护理

原发性支气管肺癌（简称肺癌）是指起源于支气管黏膜或腺体的恶性肿瘤，是最常见的肺部原发性恶性肿瘤，是一种严重威胁人民健康和生命的疾病。半个世纪以来世界各国肺癌的发病率和死亡率逐渐上升，尤其在发达国家。本病多在 40 岁以上发病，发病年龄高峰在 60 ~79 岁之间。男女患病率为（3 ~5）：1。种族、家族史与吸烟对肺癌的发病均有影响。在我国许多大城市和工矿区近 40 年来肺癌发病率也在上升，个别大城市肺癌死亡率已跃居各种恶性肿瘤死亡的首位。

1. 按解剖学部位分类

（1）中央型肺癌　发生在段支气管以上至主支气管的癌肿称为中央型，约占肺癌的 3/4，以鳞状上皮细胞癌和小细胞未分化癌较多见。

（2）周围型肺癌　发生在段支气管以下的肿瘤称为周围型，约占肺癌的 1/4，以腺癌较为多见。

2. 按组织学分类　按细胞分化程度和形态特征分为鳞状上皮细胞癌、小细胞未分化癌、大细胞未分化癌和腺癌。

（1）鳞状上皮细胞癌（简称鳞癌）　是最常见的类型，多见于老年男性，与吸烟关系非常密切。以中央型肺癌多见。鳞癌生长缓慢，转移晚，手术切除的机会相对多，5 年生存率较高，但对放射治疗、化学药物治疗不如小细胞未分化癌敏感。

（2）小细胞未分化癌（简称小细胞癌）　是肺癌中恶性程度最高的一种。患者年龄较轻，多为 40 ~ 50 岁，多有吸烟史。肿瘤生长较快，常较早转移至脑、肝、骨、肾上腺等脏器。本型对放疗和化疗比较敏感。

（3）**大细胞未分化癌（大细胞癌）**　大细胞癌转移较小细胞未分化癌晚，手术切除机会较大。

（4）**腺癌**　女性多见，与吸烟关系不大。多为周围型肺癌。局部浸润和血行转移较鳞癌早。

肺癌的发生主要与以下几种因素有关：

（1）**吸烟**　已经公认吸烟是肺癌的重要危险因素。吸烟者肺癌死亡率比不吸烟者高 10 ~ 13 倍。吸烟量越多、吸烟年限越长、开始吸烟年龄越早、肺癌死亡率越高。戒烟者患肺癌的危险性随戒烟年份的延长而逐渐降低。纸烟中含有各种致癌物质，其中苯并芘为致癌的主要物质。被动吸烟也容易引起肺癌。吸烟与支气管上皮细胞纤毛脱落、上皮细胞增生、鳞状上皮化生等密切相关。

（2）**化学和放射性物质的致癌作用**　城市中汽车废气、工业废气、公路沥青都有致癌物质存在，主要是苯并芘。长期接触石棉、无机砷化合物、二氯甲醚、铬及某些化合物、镍冶炼、氡及氡子体、芥子体、氯乙烯、煤烟、焦油和石油中的多环芳烃、烟草的加热产物等也可引起癌症的发生。

（3）**体内因素**　如患者的免疫状态、机体的代谢活动、遗传因素、肺部的慢性感染等，均可对肺癌的发生产生影响。

（4）**饮食**　食物中天然维生素 A 类、β 胡萝卜素的摄入量与十几年后癌症的发生呈负相关，其中最突出的是肺癌。

（5）**生物学因素**　近年来的研究表明，p53 基因、转化生长因子 $β_1$ 基因、mm23 - H_1 基因表达的变化及基因突变与肺癌的发生有密切联系。

（一）护理评估

1. 健康史　询问患者有无吸烟和被动吸烟史，以及每日吸烟的数量和吸烟的年限；有无石棉、无机砷化物、煤烟、焦油、放射线等致癌物质的长期接触史；了解工作环境和居住环境的空气污染情况；有无肺结核和肿瘤家族史。

2. 身体状况　肺癌的临床表现与其部位、大小、分型、有无并发症或转移有密切关系。有 5% ~ 15% 的患者于发现肺癌时无症状。主要症状包括以下几方面：

（1）**由原发肿瘤引起的症状**

①咳嗽：为常见的早期症状。初期可有刺激性干咳或少量黏液痰，当有继发感染时，痰量增多，且呈黏液脓性。肺泡癌可有大量黏液痰。肿瘤引起远端支气管狭窄时，咳嗽呈高音调金属音，是一种特征性的阻塞性咳嗽。

②咯血：以中央型肺癌多见，多为痰中带血或间断血痰，常不易引起重视。如癌肿侵蚀大血管，可引起大咯血。

③喘鸣：由于肿瘤引起支气管部分阻塞，可引起局限性喘鸣音。

④胸闷、气急：肿瘤（特别是中央型肺癌）引起支气管狭窄、发生大量胸腔积液

或转移至心包发生心包积液以及肺部广泛受累，均可影响肺功能，发生胸闷、气急。

⑤体重下降：消瘦为肿瘤的常见症状之一。肿瘤发展到晚期，由于肿瘤毒素和消耗的原因，并有食欲减退，可表现为消瘦或恶病质。

⑥发热：一般肿瘤可因坏死引起发热，多数发热是由于肿瘤引起的继发性肺炎所致，也称"癌性热"，抗生素药物治疗疗效不佳。

（2）**肿瘤局部扩展引起的症状**

①胸痛：肿瘤直接侵犯胸膜、肋骨和胸壁，可引起不同程度的胸痛。

②呼吸困难：肿瘤压迫大气道，可出现吸气性呼吸困难。

③吞咽困难：癌肿侵犯或压迫食管可引起吞咽困难。如出现支气管－食管瘘，可引起肺部感染。

④声音嘶哑：癌肿直接压迫或转移致纵隔淋巴结肿大后压迫喉返神经（多见左侧），声带麻痹，可发生声音嘶哑。

⑤上腔静脉阻塞综合征：癌肿侵犯纵隔，压迫上腔静脉时，使上腔静脉回流受阻，产生头面部、颈部和上肢水肿以及胸前部淤血和静脉曲张。

⑥Horner综合征：又称为颈交感神经系统麻痹综合征。位于肺尖部的肺癌称上沟癌，可压迫颈部交感神经，引起病侧眼睑下垂、瞳孔缩小、眼球内陷，同侧额部与胸壁无汗或少汗。

（3）**由癌肿远处转移引起的症状**

①肺癌转移至胸、中枢神经系统时，可发生头痛、呕吐、眩晕、复视、共济失调、脑神经麻痹、一侧肢体无力甚至半身不遂等神经系统症状。

②转移至骨骼，特别是肋骨、脊椎骨、骨盆时，则有局部疼痛和压痛。

③转移至肝时，可有肝区疼痛，肝肿大、黄疸和腹水等。

④肺癌转移至淋巴结，主要以锁骨上淋巴转移为主，患者可以毫无症状。

（4）**癌肿作用于其他系统引起的肺外表现** 包括内分泌、神经肌肉、结缔组织、血液系统和血管的异常改变，又称副癌综合征。

3. 心理－社会状况 患者得知自己患有肺癌时，会面临巨大的身心应激，可能会暂时不知所措，企图否认诊断；恢复意识后，可能突然哭泣、极度忧虑，甚至产生轻生念头。少数患者自制力下降，对外采取攻击态度，将愤怒发泄到家属、亲友、医务人员身上，拒绝配合治疗或无故挑剔其他人的工作。往往伴随有恐惧，不仅能影响患者的身体健康，还可能影响疾病的正常医疗和护理。

4. 辅助检查

（1）**胸部X线检查** 是发现肺癌的最重要的一种方法。可通过透视，正、侧位胸部X线摄片，发现块影或可疑肿块阴影。中央型肺癌为单侧性不规则的肺门部肿块，癌肿与转移性肺门或纵隔淋巴结融合而成的表现；也可以肺不张或阻塞性肺炎并存，形成所谓"S"形的典型肺癌的X线征象（图2－10）。周围型肺癌（图2－11）常呈局限性小斑片状阴影，边缘不清、密度较淡，易误诊为炎症或结核。

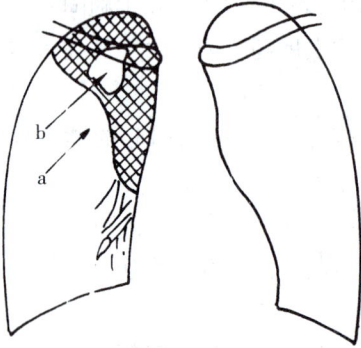

图 2 - 10　右肺上叶肺癌合并肺不张下缘
呈 "S" 形（a）肺不张中有坏死空洞（b）

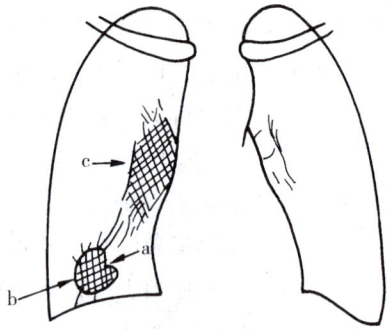

图 2 - 11　周围型肺癌有切迹（a）周围有长
短不等的毛刺（b）肺门淋巴结肿大（c）

（2）**电子计算机体层扫描（CT）**　CT 的优点在于能发现普通 X 线检查不能显示的解剖结构，特别对于位置在心脏后、脊柱旁沟和在肺尖、近膈面下及肋骨头部位的肿瘤诊断极有帮助。CT 还能显示肿瘤有无直接侵犯邻近器官，CT 对直径大于 3mm 的病灶多能发现。CT 对转移癌的发现率比普通断层扫描高。

（3）**痰脱落细胞检查**　是简单有效的早期诊断方法之一。痰细胞学检查的阳性率取决于标本是否符合要求、细胞学家的水平高低、肿瘤的类型以及送标本的次数（以 3～4 次为宜）等因素。一般收集上午 9～10 点的深部咳出的新鲜痰液送检。

（4）**纤维支气管镜检查（简称纤支镜检）**　对明确肿瘤的存在和获取组织供组织学诊断均具有重要的意义。对中央型肺癌，纤支镜刷检结合钳夹活检阳性率为 90%～93%。

（5）**其他检查**　如经胸壁细针穿刺活检、胸腔镜检查、胸水癌细胞检查、肿瘤标志物检查、放射性核素扫描、开胸手术探查等。

5. 治疗要点　肺癌的治疗是根据患者的机体状况，肿瘤的病理类型、侵犯的范围和发展趋向，合理地、有计划地应用现有的治疗手段，以期较大幅度地提高治愈率和患者的生活质量。

治疗的联合方式是：小细胞肺癌多选用化疗和放疗加手术，非小细胞肺癌首先选用手术，然后是放疗或化疗。

（1）**手术治疗**　局限性肿瘤切除手术可取得相当于广泛切除者的疗效。一般推荐肺叶切除术。

（2）**化学药物治疗（简称化疗）**　化学药物是治疗小细胞肺癌的主要方法，常用的化疗药物有顺铂（DDP）、环磷酰胺（CTX）、足叶乙苷（VP - 16）、甲氨蝶呤（MTX）、异环磷酰胺（IFO）、卡铂（CBP）等。

（3）**放射治疗（简称放疗）**　放射线对癌细胞有杀伤作用。放疗对小细胞肺癌效果较好，其次为鳞癌和腺癌，其放射剂量以腺癌最大，小细胞癌最小。

（4）**其他局部治疗方法**　近几年来用许多局部治疗方法来缓解患者的症状和控制肿瘤的发展。如经支气管动脉和（或）肋间动脉灌注加栓塞治疗、经纤维支气管镜用电刀切割瘤体。此外，经纤支镜引导腔内置入放疗作近距离照射也可取得较好的效果。

（5）生物缓解调解剂（BRM）　BRM为小细胞肺癌提供了一种新的治疗手段，如小剂量干扰素（2×10^6单位）每周3次间歇疗法，转移因子、左旋咪唑、集落刺激因子（CSF）在肺癌的治疗中都能增加机体对化疗、放疗的耐受性，提高疗效。

（6）中医药治疗　中医学有许多单方，配方在肺癌的治疗中可以与西药治疗协同作用，减少患者对放疗、化疗的反应，提高机体抗病能力，在巩固疗效，促进、恢复机体功能中起到辅助作用。

（二）护理诊断

1. 疼痛　与肿瘤侵犯胸膜或骨骼有关。

2. 恐惧　与肺癌的确诊和预感死亡有关。

3. 营养失调　低于机体需要量，与癌肿致机体消耗增多、压迫食管引起吞咽困难、化疗放疗使食欲下降、摄入减少有关。

4. 气体交换受损　与癌肿压迫气管、致肺组织破坏、气体交换面积减少有关。

5. 潜在并发症　与放化疗引起的骨髓抑制、消化道反应有关。

（三）护理措施

1. 心理护理　应该根据患者的心理承受能力及其家属的意见，选择合适的方式和言语与患者讨论病情，引导患者正确面对现实，积极配合检查和治疗。肿瘤患者多有恐惧和绝望等心理变化，因此，护理人员要有强烈的同情心和热情，与患者多交谈，耐心倾听患者的述说，鼓励患者表达自己的感受，调动患者与疾病作斗争的积极性，有针对性地进行疏导。当病情加重时，应密切观察病情变化，指导家属关心、支持患者，激发患者求生的信念。在临终期，使患者心理获得最大的安慰和支持，能够比较安详、有尊严地离开人世。

2. 一般护理

（1）休息与体位　根据疾病的不同时期安排患者适当休息；对有疼痛的患者，安排采取舒适的体位，减轻身体不适和疼痛。

（2）饮食护理　给予高热量、高蛋白、高维生素及易消化的饮食。主要是由于肿瘤细胞的生长消耗了大量的营养，以及各种治疗带来的食欲减退、恶心、呕吐等不良反应使摄入量减少，患者常营养不良。应尽量选用患者喜欢的食物，动植物蛋白应合理搭配，饮食中蛋白质每日按 $1 \sim 1.5g/kg$ 计算。动物蛋白不宜过多，主要补充各种必需氨基酸。脂肪应适当减少，予足够的维生素、无机盐及纤维素。做好口腔护理，消除异味。

3. 疼痛的护理　疼痛会给患者带来躯体的折磨和精神困扰，加剧焦虑、紧张的情绪，可使患者的生活质量下降，也是患者产生绝望情绪的原因之一。护理时应采取局部冷敷、按摩、变换体位等措施，教会患者用手或枕头按住胸部，减轻深呼吸、咳嗽或变换体位等引起的疼痛；可以通过按摩、针灸、经皮肤电刺激等方法提高疼痛阈值；帮助患者调整情绪、放松心情如深呼吸、松弛锻炼、愉快的谈话、音乐疗法等；疼痛明显且影响日常生活者，及早使用止痛药物。

知识链接

三阶梯止痛疗法

　　所谓癌痛治疗的三阶梯止痛疗法就是在对癌痛的性质和原因作出正确的评估后，根据患者的疼痛程度和原因适当地选择相应的镇痛剂，即对于轻度疼痛的患者应主要选用解热镇痛类的止痛剂，代表药阿司匹林；中度疼痛的患者应主要选用弱阿片类的止痛剂，代表药可待因；重度疼痛的患者应主要选用强阿片类的止痛剂，代表药吗啡。使用由弱到强，逐步升级，并且用药时遵循下列原则：①口服给药；②按时给药；③按阶梯给药；④用药剂量个体化；⑤注意具体细节：密切注意患者应用止痛药后的反应，以在获效的同时将副反应减至最小。

4. 密切观察病情变化　注意观察肺癌常见症状如咳嗽、咯血、胸痛、发热外，还应注意有无呼吸困难、呛咳、声音嘶哑、头痛等肿瘤转移的症状。观察放化疗患者有无恶心、呕吐、口腔溃疡、脱发、皮肤损害等不良反应。监测周围血象的变化，注意血电解质、尿量、体重等的变化，协助判断病情进展程度、评估营养状况。

5. 治疗配合

(1) **化疗的护理**　化疗前向患者解释治疗的目的、意义、可能出现的毒副作用，使患者有一定的思想准备。增加战胜疾病的信心，解除其紧张、恐惧、消极的精神状态，以取得患者的配合。因化疗反应致体虚加重，生活不能自理的患者，应耐心细致地做好生活护理，以满足生活上的基本需要，尽量创造良好的生活环境，控制探视人员，避风寒，注意保暖。观察病情，有无恶心、呕吐、耳鸣、心慌、神疲乏力、出血、脱发等反应。如有出现，应做好相应护理及必要的记录，严重者应立即报告医师。护理措施详见第六章第六节。

(2) **放疗的护理**　放疗前应耐心做好解释工作，告知患者治疗的重要性及可能发生的反应。激发患者的潜能，消除患者紧张、恐惧的心理，使其坚定信念，积极接受治疗。保护照射野皮肤，内衣宜柔软、宽大、吸湿性强；照射部位忌用肥皂和粗毛巾擦洗；局部不可粘贴胶布或涂抹酒精及刺激性油膏；避免冷热刺激，夏日外出要防止日光照射。密切观察放射反应，出现乏力、头晕、头痛、恶心、呕吐时立即给予对症处理；局部红斑、灼痛、刺痒等反应者可用皮炎洗剂冷湿敷，局部感染按外科常规换药。消化道照射时，应注意保持腔道清洁。口腔照射时，宜用软牙刷，每日 4 次用漱口液含漱，口干可用 1% 甘草水含漱，或用麦冬、银花泡茶饮用，避免过冷过热食物；食管癌放疗后应注意饮食宜细软，忌粗糙、硬食。

(四) 健康教育

1. 疾病知识的指导　利用各种方式宣传肺癌的防治知识，促使全体公民从自身做起、主动改变生活习惯，降低发病率。对肺癌高发人群加强体检，早期发现肿瘤，早期治疗。

知识链接

哪些人群需要进行肺癌筛查?

50 岁以上，并满足以下 3 项中的任意两项者，都属于肺癌的"高危人群"，应早做筛查：①长期吸烟，吸烟指数在 400 以上（吸烟的年数乘以每日吸烟的支数）；②吸二手烟超过 20 年；③长期工作在密闭的环境中，或长期工作在粉尘颗粒较多的环境。此外，有以下不舒服，一定要尽早到专科医院就诊，如长期、慢性且不寻常的咳嗽，尤其是出现了频繁的刺激性咳嗽；反复咳痰，痰里有血丝，甚至呈现鲜红色；不经意地发现一个部位的疼痛，如胸痛；家族性遗传等。

2. 生活指导　宣传吸烟对身体的危害，提倡戒烟。改善生活工作条件，减少或避免吸入有致癌危险的粉尘和有害气体。指导患者合理休息，加强营养支持，增加机体免疫力。

3. 出院指导　指导患者保持稳定的情绪，养成良好的生活习惯，注意营养，坚持化疗或放射治疗，定期到医院复诊。

附：纤维支气管镜检查术的护理

纤维支气管镜检查术是利用光学系统或内镜将纤维支气管镜经鼻或口腔或气管切开的套管插入，对气管、支气管、各叶、段支气管，进行检查及治疗的方法。

一、适应证与禁忌证

1. 适应证

（1）**协助诊断**　利用纤维支气管镜采取呼吸道的组织或分泌物帮助疾病的诊断，并可由检查决定采取合适的治疗方案。如：①原因不明的 X 线阴影、肺不张、阻塞性肺炎、支气管狭窄或阻塞、胸腔积液等，疑为异物或肿瘤时；②原因不明的刺激性咳嗽、咯血，需明确原因和部位者；③引导气管导管，进行经鼻气管插管。

（2）**局部治疗**　利用纤维支气管镜清除黏稠分泌物、黏液栓或异物；支气管肺泡灌洗、去除异物、摘除息肉、局部止血及用药、扩张狭窄支气管或激光治疗。

2. 禁忌证

（1）严重心、肺、肝、肾功能不全，频发心绞痛，呼吸衰竭，全身极度衰竭者。

（2）主动脉瘤有破裂危险者。

（3）2 周内有支气管哮喘发作或大咯血者。

（4）出、凝血机制严重障碍者。

（5）麻醉药过敏，而又无其他药物代替者。

二、操作前准备

1. 用物准备 纤维支气管镜；吸引器、活检钳、细胞刷、冷光源、注射器；药物：2%利多卡因、阿托品、肾上腺素、50%葡萄糖液、生理盐水；必要时准备氧气和心电监护仪等；备好吸引器和复苏设备，防止术中出现意外。

2. 患者准备 ①向患者说明检查目的、意义、大致过程及有关配合事项，以消除紧张情绪。②检测血小板和出凝血时间，摄胸片，对心肺功能不佳者必要时做心电图和血气分析。③评估患者对消毒剂、麻醉剂是否过敏，防止发生变态反应。④禁食4小时，以免误吸；术前30分钟按医嘱肌注阿托品0.5mg，口服地西泮5~10mg，静注50%葡萄糖液40ml（糖尿病者除外）以减少呼吸道分泌物和镇静。⑤清洁口腔，有活动性义齿应取出。

三、术中配合

1. 用2%利多卡因做咽喉喷雾麻醉。

2. 安置患者取仰卧位，帮助患者头部后仰，使口喉与气管成一直线，便于支气管镜插入。根据病情选择经口或鼻插管，并经纤维支气管镜滴入麻醉剂做黏膜表面麻醉。

3. 按需配合医师做好吸引、活检、治疗等措施。

四、术后护理

1. 术后禁食3~4小时，麻醉消失后方可进食。开始进食时，以进温凉流质或半流质饮食为宜。

2. 密切观察患者是否有发热、胸痛、呼吸困难、声嘶或咽喉疼痛、呼吸道出血等。鼓励患者轻轻咳出痰液和血液，呼吸道出血量多时应及时通知医师，发生大咯血时应配合及时抢救。

3. 按医嘱常规应用抗生素，预防呼吸道感染。

4. 清理用物，作初步消毒；及时留取痰标本送检；记录检查情况及患者的反应。

第十节　胸膜炎和胸腔积液患者的护理

胸膜炎指各种原因引起的壁层和脏层胸膜的炎症。临床上除原发疾病的表现外，常有发热、胸痛及干性咳嗽，也可出现胸水，随胸水量的增加胸痛可减轻，但呼吸困难逐渐加重。根据病理变化的发展，可分为纤维蛋白性胸膜炎（干性胸膜炎）、浆液纤维蛋白性胸膜炎（渗出性胸膜炎）。

胸膜腔即壁层胸膜与脏层胸膜间的潜在间隙，含微量（3~15ml）的液体，在呼吸运动时起润滑作用。液体的产生与吸收经常处于动态平衡。当出入胸膜腔的水液失去平衡，入量超过吸收量就会产生胸腔积液。临床主要特点是呼吸困难、胸痛和咳嗽。按积液性质可分为渗出性、漏出性、血性、乳糜性、胆固醇性和脓性等渗液。

（一）护理评估

1. 健康史

（1）胸膜炎　感染（细菌、病毒、真菌、肺吸虫、阿米巴虫等）、肿瘤、变态反应、创伤等因素均可引起胸膜炎。其中以感染最为多见，特别是结核杆菌引起的结核性胸膜炎最为常见。询问病史时注意询问患者有无结核杆菌、肺炎球菌、链球菌等感染病史；有无肿瘤、免疫性疾病等病史。

（2）胸腔积液　各种胸膜炎均可引起胸腔积液。询问患者有无结核性胸膜炎、胸膜肿瘤、心力衰竭、上腔静脉阻塞、低蛋白血症、肝硬化等病史。

2. 身体状况

（1）症状　常有呼吸困难、胸痛、咳嗽等症状，病因不同，症状也不尽相同。

①结核性胸膜炎：一般起病较急，多见于青年人。可有午后低热、盗汗、食欲下降、体重减轻等毒性症状。干性胸膜炎突出表现为胸痛，多为刺痛，并随深呼吸及咳嗽加剧。渗出性胸膜炎随胸腔积液量的增多，胸痛可缓解，而呼吸困难加重。

②胸腔积液：胸腔积液症状和积液量有关，积液量少于 300～500ml 时可无明显症状；大量胸腔积液时可有心悸及呼吸困难。恶性胸腔积液多见于中老年，可有胸部隐痛或原发肿瘤的症状；心力衰竭所致胸腔积液多为漏出液，可有心衰的表现；炎症所致胸腔积液多为渗出性，常伴有咳嗽、咳痰、胸痛、发热等症状。

（2）体征　胸膜摩擦感和胸膜摩擦音是干性胸膜炎最重要的体征。随着积液量的增多会出现胸腔积液的体征：气管、纵隔向健侧移位，患侧胸廓饱满，呼吸运动减弱；触觉语颤减弱或消失；叩诊呈浊音或实音；听诊呼吸音减弱或消失。

3. 心理 – 社会状况

胸膜炎多急性起病，胸痛明显，患者常产生紧张、焦虑的情绪。结核性胸膜炎患者常因不能与其他人接触，易产生孤独、悲观情绪。大量胸腔积液时，患者常因为严重憋闷感而产生恐惧，甚至失去治疗信心。

4. 辅助检查

（1）胸水检查　胸腔穿刺抽液检查可以确定胸腔积液的性质，对诊断和治疗有重要意义。渗出液与漏出液的鉴别见表 2－5。

表 2－5　渗出液与漏出液的鉴别

鉴别要点	漏出液	渗出液
病因	非炎性	炎症性或肿瘤、化学或物理性刺激
颜色	淡黄色、浆液性	黄色、血性、脓性或乳糜性
透明度	清澈透明或微混	混浊
比密	<1.015	>1.018
凝固性	不易凝固	易凝固

续表

鉴别要点	漏出液	渗出液
pH	>7.4	<6.8
蛋白质定量（g/L）	<25	>30
积液/血清蛋白比值	<0.5	>0.5
葡萄糖（mmol/L）	与血糖相近	低于血糖水平
LD（U/L）	<200	>200
积液/血清 LD 比值	<0.6	>0.6
细胞总数（$\times 10^6$/L）	<100	>500
有核细胞分类	以淋巴细胞为主，偶见间皮细胞，单个核细胞>50%	炎症早期以中性粒细胞为主，慢性期以淋巴细胞为主，恶性积液以淋巴细胞为主
肿瘤细胞	无	可有
细菌	无	可有

（2）**胸部 X 线检查**　干性胸膜炎可无异常；少量胸腔积液可见肋膈角变钝或消失；中等量积液可见外高内低的弧形积液线；大量积液时患侧胸部呈致密阴影，可见气管、纵隔被推向健侧。

（3）**B 超检查**　常用于估计积液的量和深度，协助胸腔穿刺穿刺点的确定。

（4）**其他**　胸膜活检可以发现结核、肿瘤等病变；对合并咯血或疑有气道阻塞可行纤维支气管镜检查。

5. 治疗要点　胸膜炎和胸腔积液的患者主要是病因治疗和解除压迫症状。

（1）**病因治疗**　如抗感染、抗结核、纠正心功能不全、肿瘤化疗等。

（2）**胸腔积液引流**　中等量以上的胸腔积液须多次抽液或置管引流积液，直到积液完全吸收。

（3）**对症治疗**　针对不同病因采用止痛、止血、支持治疗及应用激素等。

（二）护理诊断

1. 急性疼痛　胸痛与胸膜炎症有关。

2. 气体交换受损　与胸腔积液、肺组织受压有关。

（三）护理措施

1. 心理护理　对于诊断不明的，应帮助患者稳定情绪，热情解答患者提出的有关问题，关心、帮助患者。对于结核性胸膜炎患者，应告知疾病的相关知识，消除沮丧、焦虑的情绪。对于恶性肿瘤所致的胸腔积液患者，应视患者的心理承受能力讲解病情，多与患者交流，鼓励患者说出内心的感受，树立战胜疾病的信心，患者出现各种不适时，尽量陪伴在患者身边，协助处理，稳定患者的情绪。

2. 一般护理

（1）**体位与休息**　对于大量胸腔积液、全身症状重的患者可取患侧卧位，有利于减少患侧胸壁和肺部的活动，缓解疼痛，有利于健侧通气。患者无明显症状，可适当活动，仍须保证足够的休息和睡眠。

（2）饮食和营养　应给予高热量、高蛋白、高维生素饮食，补充机体消耗，增强抵抗力。食物应该易于消化，避免刺激性食物，注意色香味，安排合理的进食环境，提高患者的食欲。

3. 对症护理　胸痛时取患侧卧位，指导患者采用放松疗法，必要时予止痛药或用胶布固定胸壁，减少胸部活动，减轻疼痛；呼吸困难时要保持呼吸道通畅，吸氧，排痰；发热时多休息，多饮水，必要时给予物理降温或小剂量解热镇痛药物退热。

4. 病情观察　观察患者有无呼吸困难、胸痛、咳嗽等；监测生命体征；胸腔穿刺抽液后密切观察其呼吸、脉搏、血压的变化，注意穿刺部位有无渗血或渗液。

5. 治疗配合　详见"胸腔穿刺术的护理"。

（四）健康教育

1. 疾病知识的指导　向患者及其家属解释病情，包括发病原因、发生机制、临床表现、治疗及护理等，使其对疾病有正确的认识，尤其是坚持用药的重要性、定期复查的必要性，提高治疗依从性。

2. 生活指导　安排患者合理休息，避免过度劳累；加强营养，促进组织修复，增加抵抗力。

附：胸腔穿刺术的护理

胸腔穿刺术是将胸穿针通过肋间隙刺入胸膜腔进行抽取积液或积气或者向胸腔内注射药物的一种临床常用诊疗技术。

一、适应证与禁忌证

1. 适应证

（1）胸腔积液性质不明确者，抽取胸腔积液送检，以明确其性质，协助诊断。

（2）胸腔大量积液或积气者，排出胸腔内过多的积液或积气，以缓解压迫症状，避免胸膜粘连增厚。

（3）脓胸患者抽脓、灌洗治疗，或恶性胸腔积液需向胸腔内注射药物，辅助治疗。

2. 禁忌证　出血性疾病及体质衰弱、病情危重、不能耐受操作者。

二、操作前准备

1. 用物准备　常规消毒盘1套；无菌胸腔穿刺包（内有胸腔穿刺针、5ml和50ml注射器、止血钳、孔巾、纱布等）、2%利多卡因针剂（1%普鲁卡因）、0.1%肾上腺素、无菌手套、无菌试管、量杯等。需要胸腔闭式引流者准备胸腔闭式引流装置。

2. 患者准备　①向患者说明穿刺目的和术中注意事项，消除紧张情绪；②协助患者采取正确的穿刺体位，术中不能移动位置，尽量不要咳嗽或深吸气，以免损伤胸膜或肺组织；③需用普鲁卡因时做好普鲁卡因皮试，并将结果记录在病历上。

三、操作过程及护理配合

1. 协助患者反坐于靠背椅上，两前臂平置于椅背上缘，前额伏于前臂上。不能起床者可取半坐位，患侧前臂枕于头下。尽量使肋间隙增宽，有利于穿刺。

2. 穿刺点取在叩诊实音最明显的部位，结合 X 线、超声波检查结果确定。一般胸腔积液的穿刺点在肩胛下角第 7 ~ 9 肋间隙，或在腋中线第 6 ~ 7 肋间隙；气胸患者取患侧锁骨中线第 2 肋间隙或腋前线第 4 ~ 5 肋间隙。

3. 常规消毒穿刺点皮肤。打开胸穿包，术者戴无菌手套，覆盖无菌孔巾；护士用胶布固定孔巾两上角以防滑脱并打开利多卡因或普鲁卡因药液供操作者抽吸作局麻；穿刺点以利多卡因自皮至胸膜壁层逐层浸润局部麻醉。

4. 用止血钳夹住穿刺针后的橡皮胶管，手术者左手食指和拇指固定穿刺部位的皮肤和肋间，右手持穿刺针（用无菌纱布包裹），沿局麻部位经肋骨上缘垂直缓慢刺入，当针锋抵抗感突然消失后，说明已穿破胸膜。接上 50ml 注射器，打开止血钳即可抽液或抽气，护士接止血钳协助固定穿刺针。当注射器吸满后要先夹闭胶管，再取下注射器排液或排气，以防空气进入胸膜腔。

5. 术中应密切观察患者有无头晕、面色苍白、出冷汗、心悸、胸闷、胸部剧痛、刺激性咳嗽等情况，一旦发生立即停止抽液，报告医生并配合相应处理。

6. 排液或排气完毕，拔除穿刺针，用乙醇棉球按压针孔片刻，敷以纱布，用胶布固定。嘱患者卧床休息。

四、术后护理

1. 嘱患者平卧位或半卧位休息，注意观察呼吸、脉搏及血压等情况，及时发现并发症，如血胸、气胸、肺水肿等。

2. 注意观察穿刺处有无渗血或液体流出。

3. 记录和观察抽出液体的量、颜色及性状，按需要留取标本并送化验检查。

4. 术中注入药者，应嘱患者转动体位，以便药液在胸腔内混匀，并观察患者对注入药物的反应。

第十一节　呼吸衰竭患者的护理

呼吸衰竭（简称呼衰）是指各种原因引起的肺通气和（或）换气功能严重障碍，以致在静息状态下亦不能维持足够的气体交换，导致缺氧伴或不伴二氧化碳潴留，从而引起一系列生理功能和代谢紊乱的临床综合征。诊断有赖于动脉血气分析，在海平面正常大气压、静息状态、呼吸空气条件下，动脉血氧分压（PaO_2）＜60mmHg，或伴有二氧化碳分压（$PaCO_2$）＞50mmHg，并排除心内解剖分流和原发于心排血量降低等因素，即可诊断为呼吸衰竭。

主要发病机理为肺泡通气不足、通气/血流比例失调、弥散障碍等，导致缺氧、二氧化碳潴留而引起一系列临床表现。①通气不足：正常人在静息状态下肺泡通气量约为4L/min，才能维持肺泡氧分压和二氧化碳分压，通气不足就会导致缺氧和二氧化碳潴留。②通气/血流比例失调：正常为0.84，比例失调会使血液得不到充分的氧合，常导致低氧血症。③弥散功能障碍：指氧气、二氧化碳交换发生障碍，因为氧气的弥散能力仅为二氧化碳的1/20，故弥散障碍时以低氧血症为主。

呼衰的分类如下。

1. 按血气分析分类

（1）**I型呼吸衰竭** 即缺氧型呼吸衰竭，是指仅有缺氧而无二氧化碳潴留，血气分析结果是 $PaO_2 < 60mmHg$，$PaCO_2$ 降低或正常。主要见于肺换气功能障碍的病例，如ARDS等。

（2）**II型呼吸衰竭** 即高碳酸型呼吸衰竭，是指既有缺氧又有二氧化碳潴留，血气分析结果是 $PaO_2 < 60mmHg$，同时伴有 $PaCO_2 > 50mmHg$。主要见于肺泡通气不足，如慢性阻塞性肺疾病。

2. 按病程分类

（1）**急性呼吸衰竭** 是指原来肺功能正常，由于某些突发因素或病情突然加重，如严重肺疾病、重症哮喘、胸廓或颅脑外伤、脑血管疾病等，引起通气或换气功能严重障碍，在短时间内引起的呼吸衰竭。因机体不能很快进行代偿，如果抢救不及时，将有生命危险。

（2）**慢性呼吸衰竭** 是指在原有慢性肺部疾病的基础上，如COPD、肺结核、间质性肺疾病等，使呼吸功能的损害逐渐加重，经较长时间发展为呼吸衰竭。

本节重点介绍慢性呼吸衰竭。

（一）护理评估

1. 健康史 引起慢性呼吸衰竭的病因较多，以支气管-肺组织疾病所引起者最为常见，如慢性阻塞性肺疾病、重症肺结核、肺间质纤维化、尘肺等，此外，胸廓和神经肌肉病变，如胸廓畸形、胸部外伤、广泛胸膜增厚、手术、重症肌无力、肺血管疾病等也可导致慢性呼吸衰竭。呼吸道感染常是引起慢性呼吸衰竭病情恶化的最主要诱因，进一步导致气道阻塞。

2. 身体状况 除引起呼吸衰竭的原发病症状、体征外，主要是缺氧和二氧化碳潴留所致的呼吸困难和全身多器官功能紊乱的表现。

（1）**呼吸困难** 是呼吸衰竭最早、最突出的症状。可表现为呼吸频率、节律和深度的改变、辅助呼吸肌参与呼吸运动。早期可表现为呼吸频率增快，病情加重时可出现呼吸困难。严重高碳酸血症发生二氧化碳麻醉时，则出现浅慢呼吸或潮式呼吸。

（2）**发绀** 是缺氧的典型表现。当动脉血氧饱和度（SO_2）低于90%时，可在口唇、指甲、舌等处出现。发绀的程度与还原血红蛋白含量相关，所以红细胞增多者发绀明显，而贫血患者则不明显。

（3）精神神经症状　轻度缺氧时可出现智力和定向障碍。缺氧加重时逐渐出现头痛、烦躁不安、嗜睡、定向力与记忆力障碍、精神错乱甚至昏迷等。轻度二氧化碳潴留表现为多汗、烦躁、白天昏睡、夜间失眠甚至谵妄等兴奋症状。当二氧化碳潴留加重时出现呼吸中枢受抑制的症状，表现为表情淡漠、肌肉震颤、间歇抽搐、嗜睡，甚至昏迷等，称为"肺性脑病"。

（4）循环系统症状　早期可兴奋心血管引起心率增快、血压升高、心排血量增加；严重缺氧、二氧化碳潴留可抑制心血管中枢引起循环衰竭、血压下降、心律失常甚至心脏停搏等。

（5）其他表现　严重慢性呼吸衰竭患者可导致胃肠道黏膜充血水肿，引起上消化道出血；对肝肾功能产生影响，可出现黄疸、丙氨酸氨基转移酶升高、蛋白尿、红细胞尿、管型尿、血尿素氮升高；也可能出现酸碱平衡失调和电解质紊乱等改变。

3. 心理–社会状况　患者长期受慢性支气管–肺组织疾病等原发疾病的折磨，发生呼吸衰竭后常有对预后感到悲观、绝望等心理；当病情恶化，用力呼吸仍不能满足机体氧气需要时，患者会因为感受到死亡威胁而产生恐惧心理；随着呼吸困难加重，采用人工气道或机械通气，影响与他人的交流，可出现情绪低落、烦躁不安，甚至拒绝配合治疗及护理；部分患者过分依赖呼吸机，在撤离呼吸机时，又可出现紧张、焦虑和依赖心理，对自主呼吸缺少信心。

4. 辅助检查

（1）动脉血气分析　是确定有无呼吸衰竭以及呼吸衰竭分型最有意义的指标。可以确诊呼吸衰竭，判定呼吸衰竭的性质、程度，可以指导氧疗及机械通气各种参数的调节。$PaO_2 < 60mmHg$，伴或不伴 $PaCO_2 > 50mmHg$，为呼吸衰竭的诊断标准。

（2）血 pH 及电解质检查　pH < 7.35 为失代偿性酸中毒，pH > 7.45 为失代偿性碱中毒。呼吸性酸中毒合并代谢性酸中毒时，血 pH 明显降低，可伴有高血钾；呼吸性酸中毒伴代谢性碱中毒时，常有低血钾和低血氯。

5. 治疗要点　呼吸衰竭的治疗原则：在保持呼吸道通畅的条件下，迅速纠正缺氧和二氧化碳潴留，纠正酸碱失衡和代谢紊乱，防止多器官功能受损，积极治疗原发病，消除诱因，预防和治疗并发症。具体措施：

（1）保持呼吸道通畅　这是纠正缺氧和二氧化碳潴留的最重要措施。必须采取各种措施保持呼吸道通畅，如清理呼吸道分泌物及异物，采用祛痰药、支气管扩张剂或糖皮质激素缓解支气管痉挛，必要时建立人工气道。

（2）氧疗　氧疗是改善低氧血症的重要手段。慢性呼吸衰竭患者宜长期低流量吸氧。

（3）增加通气量、减少二氧化碳潴留　常用呼吸兴奋剂、机械通气。

（4）抗感染治疗　呼吸道感染是慢性呼吸衰竭急性加重最常见的诱因，应结合痰培养及药敏试验结果选择合适的抗生素，以迅速控制感染。

（5）纠正酸碱平衡失调和电解质紊乱

（6）**防治并发症**　慢性呼吸衰竭最常见的并发症是慢性肺源性心脏病、右心衰竭，急性加重时可能并发消化道出血、休克和多器官功能衰竭等。

（7）**营养支持**　应常规给予高蛋白、高维生素、低碳水化合物饮食，必要时给予静脉高营养治疗。

（二）护理诊断

1. 气体交换受损　与肺功能减退、呼吸中枢抑制、呼吸衰竭有关。

2. 清理呼吸道无效　与呼吸道感染致分泌物增多，无效咳嗽或咳痰无力有关。

3. 语言沟通障碍　与脑组织缺氧和二氧化碳潴留致语言表达障碍、意识障碍，以及使用呼吸机有关。

4. 知识缺乏　缺乏呼吸衰竭的预防保健知识。

5. 潜在并发症　消化道出血、肺性脑病、水电解质紊乱。

（三）护理措施

1. 心理护理　护理人员应经常巡视病房，了解和关心患者，多与清醒患者进行交流，解释各种仪器设备的作用及应用的必要性。特别是对建立人工气道和使用呼吸机治疗的患者，应经常做床旁巡视、照料，加强语言或非语言交流抚慰患者，以缓解焦虑、恐惧等心理反应，增加患者战胜疾病的信心。指导患者应用放松技术、分散注意力等方式缓解紧张、焦虑的情绪。治疗和护理措施有序进行，忙而不乱，给患者以安全感，取得患者信任和合作。

2. 一般护理

（1）**休息与活动**　呼吸衰竭患者应安排在呼吸监护病房或单人病房，便于观察、抢救及防止交叉感染。安置合理、舒适的端坐位或半坐位，以利于呼吸，必要时趴伏在床桌上，增加辅助呼吸肌的效能，促进肺膨胀。指导患者尽量节省体力，帮助患者制订减轻呼吸困难，同时增强生活自理能力的计划。可根据患者肺功能情况选择合理的体力劳动方式，并掌握适当的体力活动量，以防止增加心肺负担。

（2）**饮食护理**　鼓励神志清醒的患者自行进食，给予高蛋白、高维生素、低碳水化合物、易消化、产气少和适量多种维生素、微量元素的流质饮食。病情危重不能进食或昏迷患者给予鼻饲提供营养，必要时静脉高营养治疗。

（3）**基础护理**　做好皮肤护理和口腔护理，定期协助翻身，预防压疮、口腔炎、尿路感染的发生。

3. 合理给氧　氧疗是呼吸衰竭患者的重要治疗措施。慢性呼吸衰竭患者 $PaO_2 <$ 60mmHg 是氧疗的绝对适应证。氧疗能提高 PaO_2 和 SaO_2，减轻组织损伤，恢复脏器功能，提高机体耐受力。

氧疗的方法有鼻导管、鼻塞、面罩、气管内和呼吸机给氧。吸入氧浓度与氧流量的关系：吸入氧浓度（％）＝21＋4×氧流量（L/min）。

临床上根据患者病情和血气分析结果采取不同的给氧方法和给氧浓度。慢性呼吸衰竭患者，多为Ⅱ型呼吸衰竭，缺氧常伴有二氧化碳潴留（$PaO_2 < 60mmHg$，$PaCO_2 > 50mmHg$），应持续低浓度（25%～29%）或低流量（1～2L/min）吸氧，以防止缺氧纠正过快，削弱缺氧对呼吸中枢的兴奋作用，加重二氧化碳潴留。

氧疗实施过程中，应注意密切观察氧疗效果，如吸氧后呼吸困难缓解、发绀减轻、心率减慢、尿量增多、神志清醒及皮肤转暖表示氧疗有效；若发绀消失，神志清楚，精神好转，$PaO_2 > 60mmHg$，$PaCO_2 < 50mmHg$，可考虑终止氧疗，停止吸氧前须间断吸氧几日。如果意识障碍加深或呼吸过度表浅、缓慢，可能为二氧化碳潴留加重，应根据动脉血气分析结果和患者表现，遵医嘱及时调整吸氧流量及氧浓度，保证氧疗效果。注意保持吸入氧气的湿化，以免干燥的氧气对呼吸道产生刺激和气道黏液栓形成。向患者及家属说明氧疗的重要性，嘱其不要擅自停止吸氧或变动氧流量。

4. 保持呼吸道通畅

（1）*清理呼吸道分泌物*　指导并协助患者进行有效的咳嗽、咳痰；对于痰液黏稠者，遵医嘱给予祛痰剂和进行雾化吸入、湿化气道、稀释痰液；定时更换体位，每1～2小时翻身1次，辅以拍背，以利痰液引流排出；病情严重、意识不清的患者应及时吸痰，可以遵医嘱使用支气管扩张剂，减轻气道阻力，改善通气。

（2）*建立人工气道机械通气*　呼吸衰竭患者如果病情逐渐加深，呼吸变为不规则或出现呼吸暂停，呼吸道分泌物明显增多而咳嗽反射明显减弱或消失时，需要行面罩无创正压通气或气管插管、气管切开使用呼吸机进行机械通气。要根据病情和血气分析监测情况，及时调整呼吸机的工作参数和吸入氧的浓度。

5. 病情观察　应该密切观察患者的呼吸频率、节律和深度的变化，监测生命体征、意识状态、血气分析结果等；观察有无发绀、结膜充血、水肿、皮肤温暖多汗等缺氧和二氧化碳潴留的表现；监测电解质和酸碱平衡状态；观察呕吐物及粪便的形状，了解有无呼吸道出血；观察有无神志恍惚、抽搐、烦躁、昏睡、昏迷等肺性脑病的先兆，一旦发现，应立即报告医生并协助处理。

6. 治疗配合

（1）*用药护理*　对于感染的患者，遵医嘱选择有效的抗生素控制呼吸道感染，但长期使用抗生素须注意有无"二重感染"。在保持呼吸道通畅的前提下，可以使用呼吸兴奋剂，适当提高吸入氧浓度，静脉输液速度不宜过快；如果患者出现恶心、呕吐、烦躁、面色潮红、皮肤瘙痒等提示呼吸兴奋剂过量，应减量或停药。对于烦躁不安、夜间失眠的患者，要禁用麻醉剂，慎用镇静剂，防止引起呼吸中枢抑制。

（2）*机械通气的护理*　①使用前先向患者做必要的解释，使患者了解机械通气治疗的目的，减轻或消除紧张、焦虑、恐惧的情绪。②按要求连接好呼吸机的导管，注意连接口是否紧密、合适，防止脱落或漏气。③密切监测生命体征、液体出入量、痰液、血气分析及肾功能等病情变化，目的是了解机械通气的效果，预防并及时发现、处理可能的并发症。④根据病情和血气分析监测结果，调整呼吸机工作参数和氧浓度。⑤通气量合适的标志是吸气时能看到胸廓起伏，自发呼吸与呼吸机合拍，听诊肺呼吸音清楚，患者生命体征恢复正常并稳定，神志清楚，表情安适。如通气不足，可加重二氧化碳潴留，患者出现血压上升、心率加快、出汗、烦躁、外周表浅静脉充盈；如通气过度，使二氧化碳排出过多时，可出现血压骤降，心律失常及谵妄、昏迷、抽搐等呼吸性碱中毒症状，应立即复查动脉血气，及时与医师联系做出处理。⑥当准备停用呼吸机治疗时，首先应告知患者已具备自主呼吸的能力，同时解释呼吸机的撤除过程，以消除患者的恐惧心理，帮助患者树立信心。⑦患者停用呼吸机后，应按呼吸机说明书的要求拆卸管道，进行彻底地清洁、消毒备用。

（四）健康教育

1. 疾病知识的指导　向患者及家属介绍本病发生的病因、发展以及治疗、护理过程；指导患者及其家属学会合理氧疗的方法和注意事项，保证安全用氧；教会患者有效咳嗽、咳痰、体位引流及拍背的方法，保持呼吸道通畅；指导患者进行呼吸功能锻炼和耐寒锻炼，如缩唇呼吸、腹式呼吸及冷水洗脸等，增加机体抵抗能力；指导患者及家属掌握正确用药的剂量、用法、注意事项以及药物的毒副作用，监测病情变化，如有异常及时就医。

2. 生活指导　劝告患者戒烟，避免烟雾、粉尘、吸入刺激性气体；制订合理的活动与休息计划，劳逸结合，避免过度劳累，维护心肺功能；改进膳食，增进营养，提高机体抵抗力。

附：动脉血气分析的护理

动脉血气分析能客观反映呼吸衰竭的性质和程度，是判断有无缺氧和（或）二氧化碳潴留的最可靠方法。对指导氧疗、调节呼吸机的各种参数，以及纠正酸碱和电解质失衡均有重要价值。

一、适应证

动脉血气分析适用于：①各种疾病、创伤或外科手术发生呼吸功能衰竭者；②心肺复苏及危重患者；③急、慢性呼吸衰竭以及进行机械通气的患者。

二、操作前准备

1. 用物准备　2ml 无菌注射器、肝素溶液（每毫升含 1250 单位）、橡皮塞、消毒静脉穿刺盘。

2. 患者准备　向患者说明穿刺的目的和术中注意事项，使患者在平静状态下完成穿刺。

三、操作过程及护理配合

1. 用注射器抽取 0.5ml 肝素溶液，来回推动针芯，使肝素溶液与针头及管壁充分接触后针尖向上，推出多余的肝素溶液和空气。

2. 选股动脉、肱动脉或桡动脉为穿刺点，选择动脉搏动最强处为进针点。

3. 常规消毒穿刺部位皮肤和操作者的左手示指、中指，用左手示指和中指固定动脉，右手持注射器由远端沿血管走行，从示指和中指之间进针。血液借助动脉压推动针芯上移，采血量 1ml 左右。

4. 采血后立即排尽气泡并用橡皮塞或其他物品封住针头，以隔绝空气；用手转动注射器，使血液与肝素充分混匀。

四、术后护理

1. 在采血拔针头的同时，用消毒干棉签按压穿刺点 2～5 分钟，其力度以摸不到脉搏为宜，以防止局部出血或形成血肿。

2. 详细填写化验单，注明采血时间、吸氧方法和浓度、呼吸机的参数等。

3. 采血后立即送检，以免氧气逸失影响测定结果。

第三章 循环系统疾病患者的护理

知识要点

1. 掌握循环系统疾病患者的护理评估与护理措施。
2. 熟悉循环系统疾病患者的护理诊断。
3. 了解概念、病因、病理生理相关知识。

第一节 概　　述

　　循环系统由心脏、血管和调节血液循环的神经体液组成。功能是为全身各组织器官运输血液，将氧、营养物质输送到组织，并在内分泌腺和靶器官之间传递激素，同时将组织代谢产生的废物和二氧化碳运走，以保证人体新陈代谢的正常进行，维持机体内部理化环境的相对稳定。循环系统疾病包括心脏和血管病，合称心血管病。病因包括：先天性心脏病、动脉粥样硬化、风湿性心脏病、原发性高血压、肺心病、感染性心脏病、内分泌病性心脏病、血液性心脏病、营养代谢性心脏病、心脏神经症、理化因素、肿瘤、遗传及某些全身性疾病等。新中国成立 60 年来人民生活条件逐渐改善，人民平均期望寿命明显增长，心血管病逐渐成为常见病。《中国卫生年鉴》公布心脏病死亡率 2000 年农村为 49.40/10 万，其致死率在各疾病中排第四位，城市为 58.01/10 万，排第三；而 2008 年农村为 116.31/10 万，排第四，城市为 114.36/10 万，排第二。由此可见，在我国，心血管病的死亡率是位居前列并且是逐年增高的。因此，积极开展心血管疾病的防治和护理及危险因素的干预，具有重要意义。

　　循环系统的常见症状有心源性呼吸困难、心源性水肿、心悸、心前区疼痛和晕厥等。

一、心源性呼吸困难

　　心源性呼吸困难主要是由于左心和（或）右心衰竭引起的呼吸困难，尤其是左心衰竭时更为严重。患者表现为在休息或较轻的体力活动时自觉空气不足，呼吸费力，并伴有呼吸频率、节律与深度异常。左心衰竭是引起心源性呼吸困难最常见的病因。

（一）护理评估

1. 健康史 询问患者有无先天性心脏病、动脉粥样硬化、风湿性心脏病、原发性高血压、肺心病等病史；有无体力活动、精神紧张及感染等诱发因素；了解心源性呼吸困难的首发时间、起病缓急、发展过程及与活动的关系，采取何种方式缓解；有无特殊药物服用史。

2. 身体状况 心源性呼吸困难按程度不同，常表现为：

（1）*劳力性呼吸困难* 是左心衰竭最早出现的症状，呼吸困难在活动时出现或加重，休息时减轻或消失。

（2）*夜间阵发性呼吸困难* 患者夜间睡眠中突感胸闷气急而憋醒，被迫坐起，呼吸深快，惊恐不安，轻者数分钟至数十分钟后症状减轻、消失。重者严重气喘，紫绀，咳粉红色泡沫样痰，闻及哮鸣音，又称之为"心源性哮喘"。是左心衰竭最典型的呼吸困难。

（3）*端坐呼吸* 患者完全休息时也感气急，不能平卧，面色发绀、大汗、有哮鸣音，被迫采取半卧位、端坐位以减轻呼吸困难。

（4）*急性肺水肿* 是左心衰竭最严重的形式（详见急性心力衰竭）。

3. 心理 - 社会状况 随着病情发展，患者心源性呼吸困难逐渐加重，影响日常生活及睡眠，使患者感到紧张、焦虑，甚至产生悲观、恐惧的心理。

4. 辅助检查 动态监测患者动脉血气分析，胸部 X 线检查及超声心动图，评估患者缺氧、酸碱失衡情况及有无肺淤血、肺水肿等。

（二）护理诊断

1. 气体交换受损的护理 与肺淤血、肺水肿或体循环淤血有关。

2. 活动无耐力 与心排血量降低、缺氧有关。

3. 焦虑 与呼吸困难影响患者日常生活有关。

（三）护理措施

1. 气体交换受损的护理

（1）*一般护理* 减轻体力活动，卧床休息，根据病情需要采取抬高床头、半卧位或端坐位。急性左心衰竭患者可采取两腿下垂端坐位。

（2）*氧疗护理* 监测患者呼吸困难的程度、发绀情况、肺部啰音的变化以及血气分析和血氧饱和度等变化，根据缺氧的轻重程度调节氧流量和给氧方式，一般为 2 ~ 4L/min，肺心病患者应为 1 ~ 2L/min 持续吸氧，肺水肿患者应为 6 ~ 8L/min，病情特别严重者给予加压吸氧，必要时机械通气辅助呼吸。

（3）*病情观察* 密切观察病情变化，如呼吸困难有无改善、皮肤发绀是否减轻，血气分析结果是否正常，加强夜间巡视和安全监护。观察呼吸困难的特点、程度、发生时间及是否伴有阵咳、咳粉红色泡沫痰，及时发现心功能变化情况。

（4）**心理护理** 多巡视、关心患者，鼓励患者充分表达自己的感受，表现出对患者的理解和同情。向患者解释病情，态度和蔼可亲，护理操作应轻、娴熟、有条不紊，取得患者的信赖，使其产生安全感，并消除焦虑和紧张，保持稳定的情绪，树立战胜疾病的信心。

2. 活动无耐力的护理

（1）卧床期间应加强生活护理，进行床上主动或被动的肢体活动；在耐力可及范围内，鼓励患者尽可能生活自理。为患者的自理活动提供方便和指导，如抬高床头，使患者容易坐起，将经常使用的物品放在患者容易取放的位置；指导患者入厕，沐浴时使用扶手，以节省体力和保证安全；有些自理活动，如刷牙、洗脸等可坐着进行。

（2）根据患者的身体情况制订活动目标和计划，确定活动量和活动时间，增加活动量要循序渐进。告知患者在活动中若出现明显心前区不适、呼吸困难、头晕、眼花、心悸、极度乏力时，应立即停止活动，就地休息，以此作为限制最大活动量的指征。

二、心源性水肿

心源性水肿是指因体循环淤血使机体组织间隙有过多的液体积聚。主要是右心衰竭的表现，也可见于全心衰竭、心包积液和缩窄性心包炎。水肿程度可由于心力衰竭程度而有所不同，可表现为轻度的踝部水肿至严重的全身水肿。

（一）护理评估

1. 健康史 询问患者水肿发生的时间、部位、程度、发展速度，水肿与饮食、体位及活动的关系，了解导致水肿的病因和诱因，及饮水量、摄盐量、尿量等。

2. 身体状况

（1）**水肿特点** 首先出现于身体下垂部位。能起床活动者，最早出现于踝内侧、胫前，行走活动后明显，休息后减轻或消失；长期卧床者腰骶部最为明显，也可出现于枕部、肩胛部及会阴部；水肿为对称性、凹陷性。

（2）**伴随症状** 卧床患者由于水肿部位长期受压，特别是骶尾部，皮肤易发生破溃、压疮及感染；患者长期低盐饮食及食欲减退，可出现营养不良；摄入过多或过少液体、利尿剂使用不当，可导致水、电解质平衡紊乱、尿量减少体重增加等。

3. 心理－社会状况 水肿会导致体态改变和躯体不适，患者心情烦躁、忧郁。病情严重者影响患者的工作和生活，易产生悲观、绝望等心理。

4. 辅助检查 血常规和血液生化检查，了解患者有无贫血、低蛋白血症和电解质酸碱平衡紊乱。

（二）护理诊断

1. 体液过多 与体循环淤血、钠水潴留及低蛋白血症有关。

2. 有皮肤完整性受损的危险 与水肿部位长期受压、营养不良有关。

（三）护理措施

1. 体液过多

（1）休息与活动　嘱患者多卧床休息，抬高下肢，伴胸水、腹水患者要采取半卧位。

（2）饮食护理　给予高蛋白、高维生素的易消化、清淡饮食，注意补充营养，改善患者营养状况。限制水、钠摄入，限制含钠量高的食品如腌制品、海产品、发酵面食、罐头、味精、啤酒、碳酸饮料等。每日食盐摄入量少于 5g，服利尿剂者可适当放宽。

（3）维持体液平衡　记录 24 小时出入液量，以此决定每日入水量，一般入液量每日 1500ml 以内。减慢输液速度，根据血压、心率及呼吸状况随时调整，一般以每分钟 20～30 滴为宜。

（4）病情观察　定期监测体重，记录 24 小时液体出入量，遵医嘱使用利尿剂，注意监测用药后尿量、体重变化，腹水、胸水及皮肤水肿消退状况，并注意监测利尿剂引起的副作用如水电解质紊乱。注意观察颈静脉充盈、肺部啰音、肝脏大小，及时发现右心衰竭加重表现。

2. 有皮肤完整性受损的危险

（1）定时更换体位　卧床患者抬高下肢，增加静脉回流，减轻下肢水肿。定时翻身，避免骶尾部长时间受压，并轻轻按摩受压部位，以促进血液循环。避免腿部及踝部交叉重叠，可垫软垫。使用便盆时动作轻柔，防止擦伤皮肤。

（2）加强皮肤护理　保持床铺清洁、平整、干燥，严重水肿者可使用气垫床。保持皮肤清洁，经常给患者温水擦洗，并勤换衣裤。用热水袋时水温不宜过高，避免烫伤。肌内注射时严密消毒后作深部注射，拔针后用无菌棉球按压避免药液外渗，如有外渗局部用无菌巾包裹，防止继发感染。

（3）病情观察　注意观察水肿部位及其他受压部位是否有发红、破溃现象，一旦发生压疮，积极按压疮护理。保持会阴皮肤清洁干燥，男性患者可用托带支托阴囊部。

三、心悸

心悸是一种自觉心跳感或心慌，伴心前区不适感。最常见病因是心律失常，也可由器质性心脏病或全身性疾病（如甲亢、贫血、发热、低血糖症）引起的心搏增强，或心脏神经官能症所致，健康人在剧烈运动、精神紧张、激动、酗酒、饮浓茶、咖啡后，或使用某些药物如肾上腺素类、阿托品、麻黄碱、氨茶碱等也可引起心悸。

（一）护理评估

1. 健康史　仔细询问患者有无心血管病史、甲状腺功能亢进、贫血史、服药史；心悸发生的急缓、持续的时间和程度，有无明显的诱因，既往发作情况、缓解方式等。

2. 身体状况

（1）心悸的特点　心悸的严重程度并不一定与病情呈正比。心悸的发生常与精神因素及注意力有关，焦虑、紧张及注意力集中时易于出现。心悸可见于心脏病者，但与心脏病不能完全等同，心悸不一定有心脏病，反之心脏病患者也可不发生心悸，如无症状的冠状动脉粥样硬化性心脏病，就无心悸发生。

（2）伴随症状　伴心前区疼痛见于冠状动脉粥样硬化性心脏病（如心绞痛、心肌梗死）、心肌炎、心包炎心脏神经症等；伴发热见于急性传染病、风湿热、心肌炎、心包炎、感染性心内膜炎等；伴晕厥或抽搐见于高度房室传导阻滞、心室颤动或阵发性室性心动过速、病态窦房结综合征等；伴贫血见于各种原因引起的急性失血、慢性贫血等；伴呼吸困难见于急性心肌梗死、心肌炎、心包炎、心力衰竭、重症贫血等；伴消瘦及出汗见于甲状腺功能亢进。

3. 心理－社会状况　心悸引起的不适和心慌感可使患者产生紧张、焦虑，甚至恐惧等心理。

4. 辅助检查　心电图检查可确定有无心律失常；动态心电图（Holter 监测）可提供受检者 24 小时的动态心电活动信息，已成为临床上广泛使用的无创性心血管病诊断手段之一；心肌酶谱、血常规、血糖、甲状腺素测定、超声心动图及胸部 X 线检查等可帮助判断心悸的病因。

（二）护理诊断

活动无耐力　与心悸发作时心前区不适、胸闷和心律失常有关。

（三）护理措施

1. 一般护理　告知患者应注意休息，心悸发作时避免左侧卧位。严重心律失常患者应绝对卧床休息。指导患者稳定情绪，使患者放松，戒烟酒，饮食清淡，不饮刺激性的饮料如浓茶、咖啡等。衣服宜宽松，必要时给予中等流量氧气吸入。

2. 病情观察　注意监测患者心率、心律，必要时进行心电监护，发现严重心律失常如高度房室传导阻滞、心室颤动或阵发性室性心动过速等及时报告医生并协助处理；注意观察体温、脉搏、呼吸、血压，积极治疗原发病。

3. 心理护理　讲明心悸发生的病因和诱因，介绍心悸的控制方法和预后，消除患者的恐惧心理；告知患者焦虑、恐惧可加重心悸，教会患者通过散步、听音乐、读书等方式分散注意力。

四、心前区疼痛

心前区疼痛是指由各种理化因素刺激支配心脏、主动脉或肋间神经的感觉纤维引起的心前区或胸骨后疼痛。最常见的病因是冠状动脉粥样硬化性心脏病如心绞痛、心肌梗死，也可由心肌病、二尖瓣或主动脉瓣病变、急性心包炎及心脏神经症等引起。

（一）护理评估

1. 健康史 询问患者是否有心绞痛、心肌梗死、心肌病、二尖瓣或主动脉瓣病变、急性心包炎及心脏神经症、高血压等心血管疾病；发作是否与精神因素有关；有无心血管疾病家族史。

2. 身体状况

（1）**疼痛特点** 注意疼痛发病年龄、部位、性质、持续时间、有无诱因、加重与缓解疼痛的因素。如心绞痛多位于胸骨后和心前区，可向左肩臂内侧放射，呈缩窄样疼痛，持续时间短暂（1~5分钟），在劳力或精神紧张时诱发，休息后或含服硝酸甘油后于1~2分钟内缓解；心肌梗死引起的疼痛多位于胸骨后方和心前区或剑突下，疼痛较心绞痛剧烈并伴有恐惧、濒死感，持续时间长（数小时或更长），服用硝酸甘油无效；夹层动脉瘤疼痛多位于胸背部，呈撕裂样剧痛或锥痛；心包炎的胸痛呈刺痛，可因咳嗽或用力呼吸而加剧；心脏神经症为短促的针刺样疼痛或持续性隐痛，多在休息时发生，活动后反而好转。

（2）**伴随症状** 疼痛伴面色苍白、大汗、血压下降或休克多见于心肌梗死、夹层动脉瘤、主动脉窦破裂和大块肺栓塞；伴有咳嗽、呼吸困难者见于急性心包炎；伴失眠、多梦者见于心脏神经症。

3. 心理－社会状况 心前区疼痛反复发作，影响患者日常生活和工作，患者容易产生忧郁、焦虑甚至恐惧的心理。

4. 辅助检查 心电图、超声心动图、胸部 X 线等检查可以帮助判断胸痛的原因。

（二）护理诊断

1. 疼痛 与冠状动脉供血不足导致的心肌缺血缺氧或心包膜、胸膜壁层炎症有关。

2. 恐惧 与心肌梗死带来的剧烈疼痛伴有濒死感有关。

（三）护理措施

1. 急性疼痛

（1）**休息** 疼痛发作时应立即停止活动，就地休息，不缓解或加重应及时到医院就诊；在医院内患者疼痛发作时，协助患者安静卧床休息，减少探视，安慰患者，减轻其紧张不安感；避免剧烈活动、情绪激动、饱食、用力排便、寒冷等诱因；心脏神经官能症患者，给予患者安慰，消除其顾虑，鼓励参加体力和娱乐活动，分散注意力。

（2）**减轻疼痛** 遵医嘱给予患者镇痛剂、镇静剂及病因治疗。

（3）**病情观察** 观察患者胸痛的部位、性质、程度、持续时间及有无放射痛，注意患者疼痛有无加剧，经休息和含服硝酸酯制剂后有无缓解，及时发现心肌梗死的发生；观察是否伴有面色苍白、大汗、血压下降或休克；发作时立即描记心电图，了解冠状动脉供血情况。

2. 恐惧 迅速、有效地缓解疼痛是消除恐惧的最佳措施。心前区疼痛剧烈时，尽量保证护士陪在床旁，给患者心理支持，同时安慰患者，向患者解释紧张或恐惧会加重疼痛，同时指导患者深呼吸、放松全身肌肉，分散注意力，如听音乐、看书、聊天，必要时遵医嘱使用镇痛剂、镇静剂。

五、心源性晕厥

心源性晕厥是指由于心脏疾病引起的心排血量突然减少或中断，导致脑组织一过性缺血缺氧而引起的突发短暂的意识丧失，反复发作的晕厥是病情危急的信号。多因严重的心律失常引起，也可因急性心脏排血受阻所致，如主动脉瓣狭窄、左房黏液瘤、原发性肥厚型心肌病等。临床上常将由于心排血量急剧下降而引起的脑缺血缺氧发作，称之为阿－斯综合征。

（一）护理评估

1. 健康史　询问患者是否有严重的心律失常、主动脉瓣狭窄、先天性心脏病、肥厚型心肌病等病史；询问发作时有无恐惧、紧张、剧痛及排尿等诱发因素，晕厥是突然发作还是发生于体位改变时，持续的时间及缓解方式。

2. 身体状况

（1）晕厥的特点　心源性晕厥多在用力活动、奔跑时发生短暂的意识丧失或伴抽搐，一般在 1~2 分钟内恢复；发作前多有心悸、头昏、胸闷、黑蒙等先兆，严重者可以猝死。

（2）伴随症状　伴面色苍白、发绀、呼吸困难见于急性左心衰竭；伴有心率和心律明显改变多见于心律失常；伴抽搐者见于中枢神经系统疾病或阿－斯综合征。

3. 心理－社会状况　晕厥的发作具有突然性，可使患者产生紧张、恐惧等心理。

4. 辅助检查　心电图、动态心电图、超声心动图等检查，有助于查找晕厥的病因。

（二）护理诊断

1. 有受伤的危险　与晕厥发作有关。

2. 恐惧　与担心晕厥再次发作和预后有关。

（三）护理措施

1. 有受伤的危险的护理　患者避免劳累、情绪激动、快速体位变化等，一旦发生头晕、黑蒙等先兆时立即平卧，避免摔伤；晕厥发生时立即置患者平卧位，抬高下肢，保持空气流通，放低头部，松解衣领，准备好各种抢救药品（抗心律失常药物、升压药等）及器械，有条件时吸氧，及时做好抢救配合工作；晕厥频繁发作的患者避免外出，以防发生意外；遵医嘱给予病因及对症治疗。

2. 恐惧的护理　向患者耐心解释晕厥的病因及发作特点，消除患者紧张心理；向患者介绍发生晕厥的常见诱因，如饥饿、过度劳累、紧张、剧痛等并设法避免发生。

第二节　心力衰竭患者的护理

心力衰竭是各种心脏疾病导致心功能不全的一种综合征，是多数器质性心脏病几乎不可避免的结局。其基本含义是指在有适量静脉回流的情况下，由于心脏收缩和或舒张功能障碍，导致心排血量不足以维持组织代谢需要的病理状态。临床上以心排血量不足，组织的血液灌注减少，以及肺循环或体循环系统淤血为特征。根据心力衰竭起病的发展速度、发生部位以及收缩和舒张功能的差异，可将心力衰竭分为急性心力衰竭、慢性心力衰竭；左心衰、右心衰和全心衰；收缩性心衰、舒张性心衰和混合性心衰。本章重点介绍慢性心力衰竭和急性心力衰竭。

一、慢性心力衰竭

慢性心力衰竭（CHF）是大多数心血管疾病的最终归宿，也是最主要的死亡原因。引起慢性心力衰竭的基础心脏病的构成比，我国过去以风湿性心脏病为主，但近年来其所占比例已趋下降而高血压、冠心病的比例明显上升。

引起慢性心力衰竭的基本病因为：①原发性心肌损害：包括缺血性心肌损害、心肌炎和心肌病、心肌代谢障碍性疾病等。②心脏负荷过重：见于高血压、主动脉瓣狭窄、肺动脉高压、肺动脉瓣狭窄等引起的压力负荷（后负荷）增加；也可见于心脏瓣膜关闭不全，左右分流及动静脉分流性先天性心脏病等引起的容量负荷（前负荷）增加。

（一）护理评估

1. 健康史　询问患者有无原发性心肌损害或使心脏负荷加重的心脏病病史；询问患者既往和目前的检查和用药治疗情况；并应了解有无导致心力衰竭加重的诱因，包括：①感染：呼吸道感染是最常见、最重要的诱因。②心律失常：包括各种快速性心律失常和心动过缓，尤其见于心房颤动。③血容量增加：如摄入钠盐过多，静脉输入液体过多、过快等。④过度体力劳累或情绪激动。⑤治疗不当：如不恰当停用利尿药物或降血压药等。⑥原有心脏病变加重或并发其他疾病：如冠心病发生心肌梗死，风湿性心瓣膜病出现风湿活动，合并甲状腺功能亢进或贫血等。

2. 身体状况

（1）**左心衰竭**　与肺循环压力增高及肺淤血和心排血量降低有关。①心源性呼吸困难：劳力性呼吸困难，是左心衰竭最早出现的症状；夜间阵发性呼吸困难是左心衰竭最典型呼吸困难；随着病情加重，患者不能平卧被迫采取端坐位；严重时，可发展为急性肺水肿，是左心衰呼吸困难最严重的形式。②咳嗽、咳痰、咯血：咳嗽、咳痰是肺泡和支气管黏膜淤血所致，开始常于夜间发生，坐位或立位时咳嗽可减轻，白色浆液性泡沫状痰为其特点。偶可见痰中带血丝。③心排血量不足表现：乏力、疲倦、头晕、食欲下降、嗜睡、烦躁等。甚至出现少尿及肾功能损害等症状。④心脏体征：心率加快，第一心音低钝，心脏扩大、交替脉、肺动脉瓣区第二心音亢进及心尖区舒张期奔马律。

双肺底甚至全肺可闻及湿啰音，有时伴有哮鸣音。

（2）**右心衰竭** 与体循环压力增高、体循环静脉淤血有关。①消化道症状：由于胃肠道及肝脏淤血引起腹胀、食欲不振、恶心、呕吐等，是右心衰最常见的症状。②泌尿系统症状：肾脏淤血引起肾功能减退，夜尿增多。③心源性水肿：是右心衰患者典型体征。严重者出现全身性水肿或伴有胸腔积液。④颈静脉征：颈静脉怒张是右心衰时的主要体征，肝颈静脉反流征阳性是右心衰最具有特征性体征。⑤肝脏肿大：肝脏因淤血肿大常伴压痛，持续慢性右心衰可致心源性肝硬化，晚期可出现黄疸、肝功能受损及大量腹水。⑥心脏体征：除基础心脏病的相应体征外，可出现心率加快，右心室扩大、剑突下心尖搏动，右心衰时可因右心室显著扩大而出现三尖瓣关闭不全的反流性杂音，是右心衰较特异体征。

（3）**全心衰竭** 右心衰继发于左心衰而形成的全心衰，当右心衰出现之后，由于右心排血量减少，肺淤血减轻，出现呼吸困难减轻而紫绀加重等表现。

（4）**心功能分级** 根据自觉活动耐力，可将患者心功能分为4级。Ⅰ级：患者患有心脏病，但日常活动量不受限制，一般活动不引起疲乏、心悸、呼吸困难或心绞痛。Ⅱ级：心脏病患者的体力活动受到轻度的限制，休息时无自觉症状，但平时一般活动下可出现疲乏、心悸、呼吸困难或心绞痛。Ⅲ级：心脏病患者体力活动明显受限，小于平时一般活动即引起上述的症状。Ⅳ级：心脏病患者不能从事任何体力活动。休息状态下也出现心衰的症状，体力活动后加重。

3. 心理－社会状况 心力衰竭患者由于长期的疾病折磨和体力活动受限，影响正常工作和生活，常使患者焦虑不安、内疚、绝望，甚至恐惧。家属和亲人可因长期照顾患者而忽视患者的心理感受。

4. 辅助检查

（1）**X 线检查** 左心衰竭患者可出现肺门阴影增大、肺纹理增粗等肺淤血表现；右心衰竭患者常有右心室增大，偶伴有胸腔积液征。

（2）**超声心动图** 可提供心腔大小、心瓣膜结构及血流动力学状况，能较好地反映心室的收缩和舒张功能，是目前诊断心衰最好的无创检查方法之一。

（3）**放射性核素检查** 放射性核素心血池显影，除有助于判断心室腔大小外，还可反映心脏舒张功能。

（4）**有创性血流动力学检查** 对急性重症心力衰竭患者必要时采用漂浮导管在床边进行，测定各部分压力及血液含氧量，计算心脏指数，直接反映左心功能。

5. 治疗要点 任何心力衰竭的治疗措施应达到以下目的：① 纠正血流动力学异常，缓解症状；② 提高运动耐量，改善生活质量；③ 阻止甚至逆转心室功能紊乱，防止心肌损害进一步加重；④ 降低死亡率。可采取综合治疗措施，包括对各种可导致心功能受损的危险因素如冠心病、高血压、糖尿病的早期治疗；调节心力衰竭的代偿机制，减少其负面效应如拮抗神经体液因子的过分激活，阻止心肌重塑的进展，具体包括：

（1）**病因治疗** 基本病因治疗和消除诱因。

（2）**一般治疗** 休息、采取半卧体位或坐位。控制钠盐摄入，水肿明显时限制水的摄入量。

（3）**药物治疗** 应用利尿剂、强心苷类药物、肾素－血管紧张素－醛固酮系统抑制剂、β受体阻滞剂等。

（4）**心脏移植** 对于不可逆的难治性心力衰竭，心脏移植是其唯一的出路。

（二）护理诊断

1. 气体交换受损 与左心衰竭致肺循环淤血有关。

2. 活动无耐力 与心排血量下降有关。

3. 体液过多 与右心衰竭致体循环淤血及钠、水潴留有关。

4. 潜在并发症 强心苷中毒。

（三）护理措施

1. 一般护理

（1）**休息和活动** 保证患者充分休息。休息可降低心率，减少心肌耗氧量，从而减轻心脏负担。应根据心功能情况决定活动和休息原则：心功能一级患者，可不限制活动，但应增加午休时间；轻度心力衰竭（心功能二级）患者，可起床稍事轻微活动，但需增加活动的间歇时间和睡眠时间；中度心力衰竭（心功能三级）患者，以卧床休息、限制活动量为宜；重度心力衰竭（心功能四级）患者，必须严格卧床休息，给予半卧位或坐位。对卧床患者应照顾其起居，方便患者的生活。病情好转后可逐渐增加活动量，以避免因长期卧床，而导致肌肉萎缩、下肢静脉血栓形成、皮肤损伤、消化功能减退及精神变态等不良后果。

（2）**饮食护理** 心力衰竭患者应采取高蛋白、高维生素、易消化的清淡饮食。低热量饮食可降低基础代谢率，减轻心脏负担；限制水、钠摄入，每日钠盐量应低于3g，除钠盐外，其他含钠多的食品，如发酵面食、腌腊制品、海产品、味精、酱油及碳酸饮料等也应限制；选择富有维生素、钾、镁和含适量纤维素的食品；避免进食产气食物，加重呼吸困难；避免刺激性食物；宜少量多餐，根据血钾水平决定食物中含钾量。

（3）**保持大便通畅** 指导患者养成按时排便的习惯，饮食中增加粗纤维食物，如粗粮、芹菜及水果等以预防便秘。长期卧床患者，训练其床上排便的习惯，尽可能使用床边便椅，并鼓励其做被动或主动的下肢运动，变换体位，每天按顺时针方向腹部按摩数次。告知患者排便时避免过度用力，以免加重心脏负荷，必要时遵医嘱适量应用缓泻剂，如开塞露、镁乳等。

（4）**吸氧** 一般采用持续性吸氧，氧流量为2～4L/min，肺心病患者为1～2L/min，应观察吸氧后患者的呼吸频率、节律、深度的改变，随时评估呼吸困难改善的程度。

（5）**加强皮肤、口腔护理** 长期卧床患者应勤翻身，以防局部受压而发生皮肤破损。加强口腔护理，以防发生由于药物治疗引起菌群失调导致的口腔黏膜感染。

2. 病情观察　①注意早期心力衰竭的临床表现：一旦出现劳力性呼吸困难或夜间阵发性呼吸困难、心率增加、乏力、头昏、失眠、烦躁、尿量减少等症状，应及时与医师联系，并加强观察。如迅速发生极度烦躁不安、大汗淋漓、口唇青紫等表现，同时胸闷、咳嗽、呼吸困难、发绀、咳大量白色或粉红色泡沫痰，应警惕急性肺水肿发生，立即准备配合抢救。②定期观测水电解质变化及酸碱平衡情况：低钾血症可出现乏力、腹胀、心悸、心电图出现 U 波增高及心律失常，并可诱发强心苷中毒。少数因肾功能减退、补钾过多而致高血钾，严重者可引起心搏骤停。低钠血症表现为乏力、食欲减退、恶心、呕吐、嗜睡等。③观察水肿出现或变化的时间、部位、性质及程度等，每日测量体重和腹围，准确记录 24 小时出入液量。观察水肿局部皮肤有无感染及压疮的发生。控制静脉补液速度，控制在 20～30 滴/分为宜。

3. 用药护理

（1）**应用利尿剂的护理**　利尿剂是心力衰竭治疗中最常用的药物，通过排钠排水减轻心脏的容量负荷，对缓解淤血症状，减轻水肿有十分显著的效果。应用利尿剂应注意：①排钾利尿剂如氢氯噻嗪、呋塞米等，其主要不良反应是低血钾，可遵医嘱联合应用保钾利尿剂，并鼓励患者进食含钾丰富的食物，如深色蔬菜、柑橘、瓜果、大枣、菇类、豆类等，必要时遵医嘱口服或静脉补钾，口服补钾时宜饭后服或将利水剂与果汁同饮，以减轻胃肠道不适，静脉补钾时液体含钾浓度不超过 0.3%。②保钾利尿剂如螺内酯、氨苯喋啶、阿米洛利等，易引起高血钾，应用时注意监测电解质变化，肾功能不全禁用。③噻嗪类利尿剂可干扰糖及胆固醇代谢并引起高尿酸症，痛风及糖尿病者慎用。④利尿剂不宜在夜间使用，以免影响患者休息。

（2）**应用血管紧张素转换酶抑制剂（ACEI）的护理**　ACEI 是心力衰竭治疗的基石，除非有禁忌证，所有的抗心力衰竭治疗都必须在其治疗基础上进行。ACEI 除了发挥扩血管作用改善心衰时的血流动力学、减轻淤血症状外，更重要的是降低心衰患者代偿性神经体液的不利影响，限制心肌、小血管的重塑，以达到维护心肌的功能，推迟充血性心力衰竭的进展，降低远期死亡率。常用卡托普利、贝那普利、培哚普利等药物。应注意这类药物可有干咳、低血压、肾功能一过性恶化、高血钾等副作用。

（3）**应用 β 受体阻滞剂的护理**　β 受体阻滞剂是心力衰竭治疗的又一重要药物，主要是通过拮抗交感神经过度兴奋引起的对心肌毒性反应，延缓病变进展，减少复发和降低猝死率。目前认为，在临床上所有有心功能不全且病情稳定的患者均应使用 β 受体阻滞剂，除非有禁忌或不能耐受。应注意 β-受体阻滞剂不能用于"抢救"急性心衰患者，伴有支气管哮喘、心动过缓、二度及二度以上房室传导阻滞者不能使用。

（4）**应用血管扩张剂的护理**　血管扩张剂是治疗心力衰竭的经典药物，是通过减轻前或（和）后负荷减少心肌耗氧量，改善心脏功能。在使用过程中应注意监测血压和心率变化，告知患者在用药过程中，起床动作宜缓慢，以防止发生体位性低血压。

（5）**应用正性肌力药物的护理**　正性肌力药物是治疗心衰的传统药物，以洋地黄类药物最常使用，主要是能直接加强心肌收缩力，增加心脏每搏血量。应用时应注意：①洋地黄类药物治疗量和中毒量很接近，用药的安全窗很小，易发生过量而中毒，应严格遵医嘱给药。②洋地黄类药物生物利用度及对洋地黄敏感性的个体差异较大，特别是低血钾、高血钙、低血镁、心肌缺氧、酸碱平衡失调、发烧、心肌病理损害、肾功能不全、高龄及合并用药等因素时更容易发生中毒，须谨慎应用、加强观察。③与奎尼丁、胺碘酮、钙通道阻滞药、普罗帕酮、维拉帕米等药物合用时会增加地高辛的血药浓度，故应相应减少用量；合用排钾利尿剂时根据患者的肾功能状况适量补钾。④静脉给药时，用葡萄糖液稀释后缓慢静脉注射 15 分钟，边静脉注射边观察心率及心律等变化。⑤每次用药前应做到询问有无胃肠道和神经系统症状，并测量心率和心律情况，每次测量至少一分钟，若发现心室率低于每分钟 60 次、心率突然增快、心律失常应暂停给药，并报告医师。⑥用药后注意疗效观察，心率减慢、呼吸困难减轻、肝脏缩小、水肿消退、体重减轻应视为病情好转的标志，提示洋地黄治疗有效。⑦常见的洋地黄中毒表现是各类心律失常，以室性期前收缩二联律最常见。此外，还有胃肠道反应如恶心、呕吐，以及中枢神经的症状，如视力模糊、黄视。⑧一旦出现洋地黄中毒，应立即停药。对快速性心律失常者，如血钾浓度低则可用静脉补钾，如血钾不低可用利多卡因或苯妥英钠；有房室传导阻滞及缓慢性心律失常者可用阿托品皮下或静脉注射或安置临时心脏起搏器。

4. 心理护理　常因严重缺氧患者有濒死感，紧张和焦虑可使心率加快，加重心脏负担。应加强床旁监护，给予精神安慰及心理支持，减轻焦虑，以增加安全感。

（四）健康教育

1. 疾病知识指导　指导患者积极治疗原发病。避免各种诱发因素，积极预防呼吸道感染；避免发生各种心律失常，特别是心房颤动；避免摄入钠盐过多，静脉输入液体过多、过快等；避免过度体力劳累或情绪激动，如妊娠后期及分娩过程，心功能 I 级或 II 级患者，可以妊娠，但要做好孕期监护，避免暴怒等；遵医嘱使用利尿药物或降血压药等，不可随意停药、减量等。

2. 生活指导　根据心功能分级制订活动目标和计划，保证充足的休息，鼓励患者适量运动。

3. 饮食指导　向患者及家属强调低钠饮食的重要性，给予低钠、清淡、易消化及富含维生素的食物，少吃多餐；多食水果蔬菜，以防便秘，排便时不可用力，以免增加心脏负荷而诱发心力衰竭。

4. 用药指导　强调严格遵医嘱用药，不得随意增减或撤换药物，指导患者了解用药的名称、作用、剂量、用法、不良反应及应对方法等。

5. 自我监护指导　注意足踝部有无水肿，足部是水肿最早出现的部位。监测体重。若气急加重、夜尿增多及厌食饱胀感，提示心理衰竭复发；若夜间平卧时出现咳嗽、气急加重，是左心衰竭的表现，应立即就诊。嘱患者定期随访，防止病情发展。

二、急性心力衰竭

急性心力衰竭（AHF）是指由于急性心脏病变引起心排血量显著、急骤降低导致的组织器官灌注不足和急性淤血综合征。临床上急性左心衰较为常见，以肺水肿或心源性休克为主要表现，是严重的急危重症，抢救是否及时合理与预后密切相关，本节主要讨论急性左心衰。

（一）护理评估

1. 健康史　评估患者是否有与冠心病有关的急性广泛前壁心肌梗死、乳头肌断裂、室间隔破裂穿孔等；感染性心内膜炎引起的瓣膜穿孔、腱索断裂所致瓣膜性急性反流；高血压心脏病患者血压急剧升高；原有心脏病的基础上快速心律失常或严重缓慢性心律失常；输液过多过快等。

2. 身体状况

（1）身体状况　突发严重呼吸困难，呼吸频率常达每分钟 30 ~ 40 次，强迫坐位、面色灰白、发绀、大汗、烦躁，同时频繁咳嗽，咳粉红色泡沫状痰。极重者可因脑缺氧而致神志模糊。发病开始可有一过性血压升高，病情如不缓解，血压可持续下降直至休克。

（2）体征　听诊时两肺满布湿性啰音和哮鸣音，心尖部第一心音减弱，频率快，同时伴有舒张早期奔马律，肺动脉瓣第二心音亢进。

3. 心理－社会状况　因病情突然加重及严重呼吸困难，患者出现烦躁不安、恐惧，甚至有濒死感。抢救气氛紧张、患者不熟悉监护室环境，可加重恐惧心理。

4. 治疗要点　急性左心衰治疗关键是缓解缺氧，减轻呼吸困难，纠正心力衰竭。除采取合适体位，给患者高流量、高浓度吸氧外，遵医嘱给予快速利尿剂、血管扩张剂、强心剂，必要时给吗啡、肾上腺皮质激素治疗。

（二）护理诊断

1. 气体交换受损　与急性肺水肿有关。

2. 心排血量减少　与心肌收缩力下降、心脏负荷加重有关。

3. 恐惧　与极度呼吸困难及窒息感有关。

4. 潜在并发症　心源性休克。

（三）护理措施

1. 体位　安置患者于危重监护病房，患者取坐位，双腿下垂，以减少静脉回流。

2. 病情观察　持续心电监护，注意监测生命体征、尿量及心电图，并做详细记录；同时观察意识、皮肤温度、颜色及肺部啰音等变化；如出现血压下降、四肢厥冷、意识障碍等休克表现时，应立即报告医师，配合抢救。

3. 氧疗　立即高流量鼻管给氧，6 ~ 8L/min，经 50% 乙醇湿化吸入，降低肺泡及气管内泡沫的表面张力。对病情特别严重者应采用面罩呼吸机持续加压或双水平气道正压给氧，使肺泡内压增加，一方面可以使气体交换加强，另一方面可以对抗组织液向肺泡内渗透。

4. 治疗配合

（1）**镇静** 吗啡 3 ~ 5mg 静脉注射。不仅可以使患者镇静，减少躁动所带来的额外的心脏负担，同时也具有小血管舒张的功能而减轻心脏的负荷。必要时每间隔 15 分钟重复 1 次，共 2 ~ 3 次。老年患者可酌减剂量或改为肌肉注射。

（2）**快速利尿** 呋塞米 20 ~ 40mg 静注，于 2 分钟内推完，10 分钟内起效，可持续 3 ~ 4 小时，4 小时后可重复 1 次。除利尿作用外，本药还有静脉扩张作用，有利于肺水肿缓解。

（3）**血管扩张剂** ①硝酸甘油：扩张小静脉，降低回心血量，可先以 $10\mu g/min$ 开始，然后每 10 分钟调整 1 次，每次增加 5 ~ $10\mu g$，以收缩压达到 90 ~ 100mmHg 为度。②硝普钠：为动、静脉血管扩张剂，静注后 2 ~ 5 分钟起效，起始剂量 $0.3\mu g/$（kg·min）滴入，根据血压逐步增加剂量，最大量可用至 50 ~ $100\mu g/$（kg·min），维持量为 50 ~ $100\mu g/min$。硝普钠含有氰化物，用药时间不宜连续超过 24 小时，因其见光易分解，应现配现用，避光输入。

（4）**强心苷类药物** 可考虑用毛花苷 C 静脉给药，最适合用于有心房颤动伴有快速心室率并已知有心室扩大伴左心室收缩功能不全者。对急性心肌梗死第一个 24 小时内、单纯二尖瓣狭窄所致肺水肿，不宜用强心苷药物。后两种情况如伴有心房颤动快速心室率则可应用小剂量强心苷类药物，以减慢心室率，缓解肺水肿。

（5）**氨茶碱** 对伴有支气管痉挛者可选用氨茶碱稀释后静脉缓慢注入，可减轻支气管痉挛，扩张冠状动脉和加强利尿。

（6）**机械辅助治疗** 主动脉内球囊反搏和临时心肺辅助系统，对极危重患者，有条件的医院可采用。

5. 心理护理 向患者介绍监护室的环境、疾病的知识及使用监测设备的必要性；鼓励患者说出内心感受，分析产生恐惧的原因。医护人员在抢救时应保持镇静自若，工作忙而不乱，使患者产生信任感和安全感。避免在患者面前谈论病情，以减少误解。加强床旁陪护，给予精神安慰及心理支持。

（四）健康教育

向患者及家属介绍急性心力衰竭的病因和诱因，嘱患者积极治疗原发性心脏疾病。指导患者在静脉输液前主动告知护士自己是否有心脏病病史，以便静脉输液时控制输液量和速度。定期复查，如有异常应及时就诊。

第三节　心律失常患者的护理

心律失常是指由于各种原因导致心脏冲动形成异常和（或）心脏的冲动传导异常而使心脏的节律或频率发生异常。按发生原理，心律失常可分为自律性异常、折返形成、触发激动及传导异常；按起源部位，可分为窦性、房性、房室交界性和室性；按心律失常心率的快慢，可分为快速和缓慢性心律失常；根据心律失常时循环障碍的严重程度和预后，可分为良性和恶性，或分为致命性、潜在致命性和良性；也可根据心脏及全身有无病变分为生理性（功能性）和病理性（器质性）。

心律失常的常见病因有：①各种器质性心脏病：如高血压性心脏病、冠状动脉粥样硬化性心脏病等。②自主神经功能紊乱：如β肾上腺素能受体反应亢进综合征、心脏神经症。③电解质紊乱、内分泌紊乱：如低血钾症、甲状腺功能亢进症等。④麻醉、低温、胸腔或心脏手术。⑤各种感染、中毒、贫血、缺氧及药物作用。⑥过度疲劳、情绪激动、烟酒过度、失眠等。

（一）护理评估

1. 健康史 询问患者有无心脏病史，有无过度紧张、疲劳、酗酒、过量吸烟等诱因，有无甲状腺功能亢进症、贫血、电解质及酸碱平衡失调。有无服用强心苷类、肾上腺素、阿霉素等药物史。询问有无乏力、胸闷、心悸、头晕、晕厥、心搏停顿感等心律失常引起的症状，并评估这些症状的程度、时间以及对患者生活的影响。

2. 身体状况

（1）**窦性心律失常** ①窦性心动过速时患者感到心悸、胸闷、烦躁不安，检查心率多在101～160次/分钟（不超过200次/分钟），心律整齐；②窦性心动过缓时如果心率不低于50次/分钟，一般无明显症状，心率过慢可出现头晕、头痛、胸闷、乏力等，严重时可诱发心力衰竭、心绞痛、低血压、晕厥等。

（2）**期前收缩** 最常见，又称早搏，多数患者有心悸或心跳暂停感；频发期前收缩由于心排血量减少，可引起头晕、乏力、胸闷、晕厥，也可诱发心绞痛。听诊时心律不规则，有提前发生的搏动，随后有较长的代偿间歇，第一心音增强、第二心音减弱，可有脉搏短绌。

（3）**阵发性心动过速** 患者可感心悸、头晕、胸痛、心绞痛甚至发生心力衰竭、休克，症状轻重取决于发作时的心率及持续时间。听诊心室率可到160～220次/分钟，心律绝对规则，心尖部第一心音强度恒定。

（4）**扑动与颤动** 心房扑动与颤动时，患者多有心悸、乏力、胸闷，严重者甚至发生心力衰竭、心绞痛和晕厥，心房扑动时听诊心律规则也可不规则，心房颤动时第一心音强弱不等，心室率绝对不规则；心室颤动一旦发生，患者可立即出现意识丧失、抽搐、呼吸停顿甚至死亡，体检不能触及颈动脉搏动、心音消失，血压无法测到。

（5）**房室传导阻滞** 一度多无自觉症状；二度患者可有心悸与心搏脱漏感，如心室脱漏频繁而致心室率过慢时，可出现头晕、乏力、胸闷，甚至发生心源性晕厥，听诊有心音脱漏；三度临床症状取决于心室率的快慢，轻者可有乏力、胸闷、头晕；严重者可发生阿-斯综合征，听诊心律规则，第一心音强弱不等，有时特别响亮，称为"大炮音"。

3. 心理-社会状况 患者由于缺乏心律失常的知识及心律失常发作时引起头晕、乏力、心悸、心跳停顿感等不适，往往产生恐惧、紧张和焦虑的消极情绪。

4. 辅助检查

（1）心电图　是诊断心律失常最重要的无创性检查技术。

1）窦性心律失常

①窦性心动过速：窦性心律，P – QRS – T 波顺序出现，PP 间期 < 0.60 秒，频率 100 ~ 150 次/分钟（图 3 – 1）。

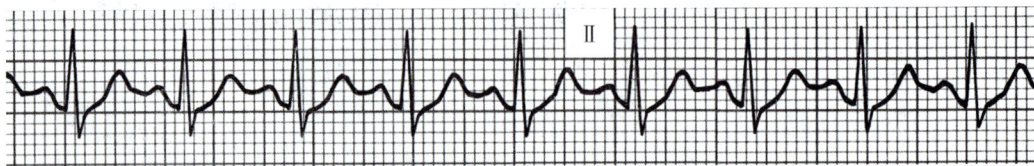

图 3 – 1　窦性心动过速

②窦性心动过缓：窦性心律，P – QRS – T 波顺序出现，PP 间期 > 1.0 秒，频率在 60 次/分以下，但一般不低于 40 次/分。常伴窦性心律不齐（图 3 – 2）。

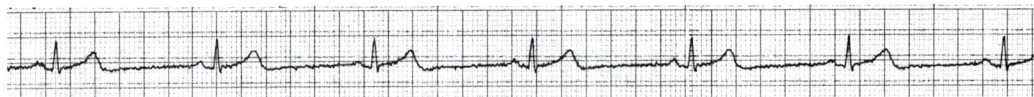

图 3 – 2　窦性心动过缓

2）期前收缩

①房性期前收缩：提前出现的房性异位 P′波，其形态与窦性 P 波不同。P′ – R 间期 > 0.12 秒。QRS 波群形态和时间基本正常，多为不完全性代偿间歇，即期前收缩前后两个窦性 P 波之间的间距小于正常 P – P 间距的 2 倍（图 3 – 3）。

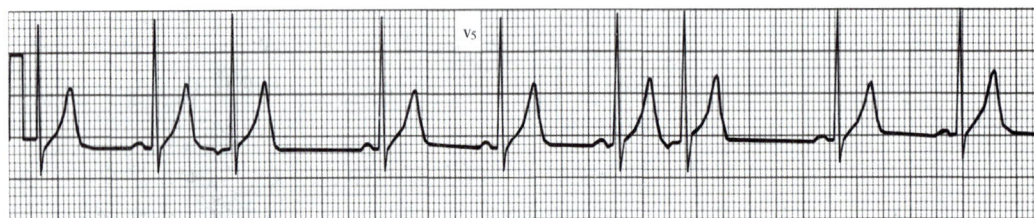

图 3 – 3　房性期前收缩

②房室交界性期前收缩：提前出现的 QRS 波群，其形态基本正常；QRS 波群之前可无异位 P′波，如有 P′波常为逆行性（P′在 Ⅱ 、Ⅲ 、aVF 导联倒置，在 aVR 直立），因异位激动可同时传向心房和心室，逆行 P′波可在 QRS 波形之前（P′ – R 间期 < 0.12 秒），也可在 QRS 波群之中或之后（R – P′间期 < 0.20 秒）；常有完全性的代偿间歇，即期前收缩前后两个窦性 P 波之间的间距等于正常 P – P 间距的 2 倍（图 3 – 4）。

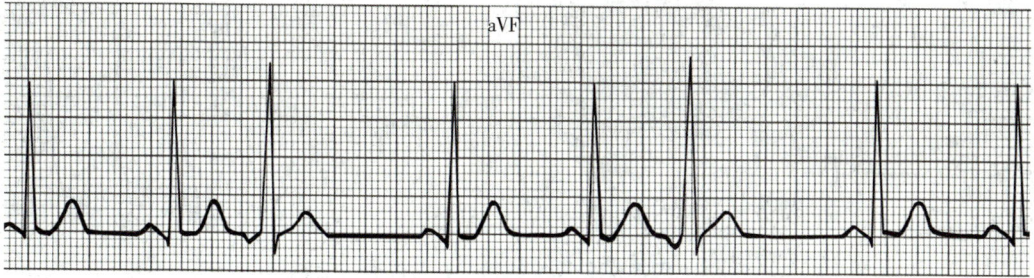

图 3 - 4　房室交界性期前收缩

③室性期前收缩：提前出现的 QRS 波群，形态宽大畸形，时限 >0. 12 秒，T 波方向与 QRS 波群主波方向相反；QRS 波群前无相关的 P 波。多为完全性代偿间歇（图 3 - 5）。

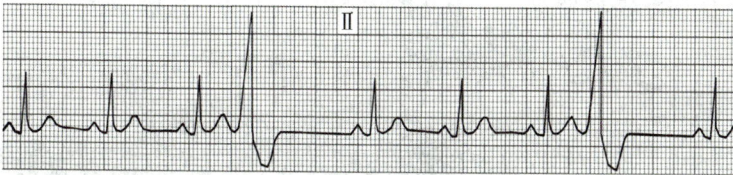

图 3 - 5　室性期前收缩

3）阵发性心动过速

①阵发性室上性心动过速：连续 3 个或 3 个以上快速匀齐的 QRS 波群，形态与时限正常，如发生室内差异性传导或原有束支传导阻滞时，QRS 波群宽大畸形；心率 150 ~ 250 次/分，P - R 间期绝对规则；P 波往往不易辨认，可直立或逆行；常伴有继发性 ST - T改变（图 3 - 6）。

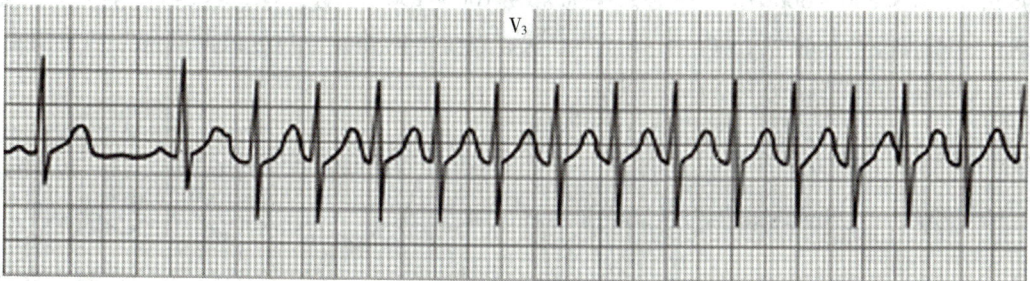

图 3 - 6　阵发性室上性心动过速

②阵发性室性心动过速：3 个或 3 个以上的室性期前收缩连续出现；QRS 波群宽大畸形，时限 >0. 12 秒；ST - T 波方向与 QRS 波群主波方向相反；心室率通常为 140 ~ 200 次/分，R - R 间期略不规则；P 波与 QRS 波群无固定关系，形成房室分离，偶尔个别或所有心室激动逆传夺获心房，出现逆行 P 波；常可见到心室夺获或室性融合波，是确立阵发性室性心动过速诊断的重要依据（图 3 - 7）。

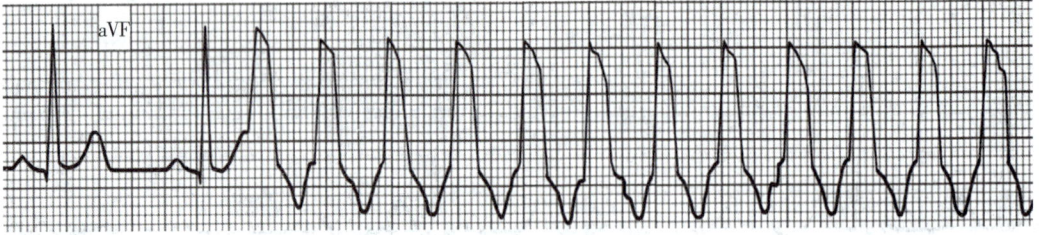

图 3 - 7　阵发性室性心动过速

4）扑动与颤动

①心房扑动：P 波消失，代之间隔均匀、形状相似的锯齿状心房扑动波（F 波），其频率为 250～350 次/分；F 波与 QRS 波群成某种固定的比例，最常见的比例为 2∶1 房室传导，有时比例关系不固定，则引起心室律不规则；QRS 波群形态一般正常，伴有室内差异性传导者 QRS 波群增宽、变形（图 3 - 8）。

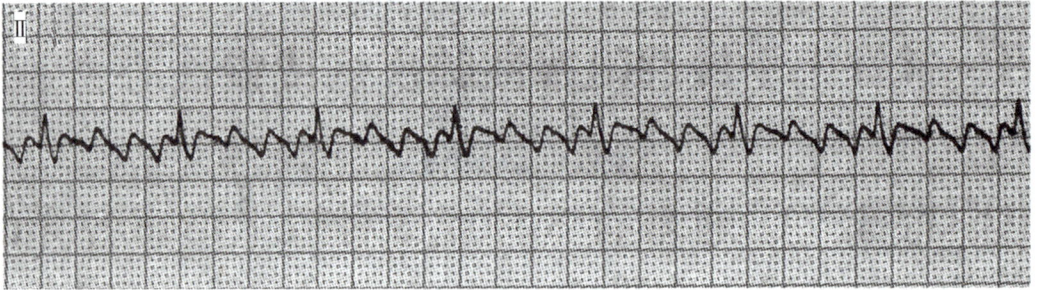

图 3 - 8　心房扑动

②心房颤动：P 波消失，代之以大小不等、形态不一、间期不等的心房颤动波（f 波），频率为 350～600 次/分，心室率通常在 100～160 次/分；QRS 波群间隔绝对不规则；QRS 波群形态通常正常，当心室率过快，发生室内差异性传导或原有束支传导阻滞时，QRS 波群增宽、变形（图 3 - 9）。

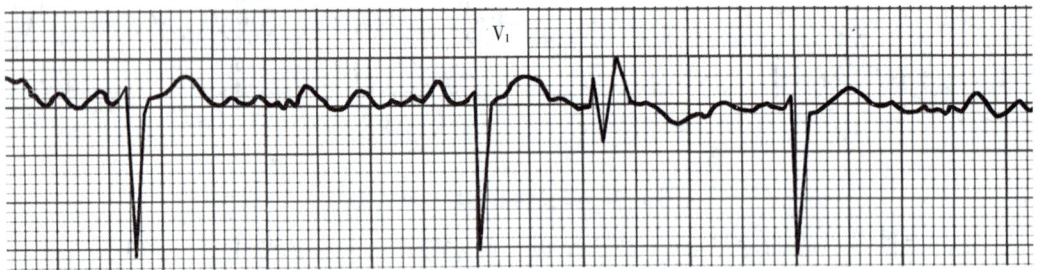

图 3 - 9　心房颤动

③心室扑动：P - QRS - T 难以区分，代之以 150～300 次/分波幅大而较规则的正弦波（室扑波）图形（图 3 - 10）。

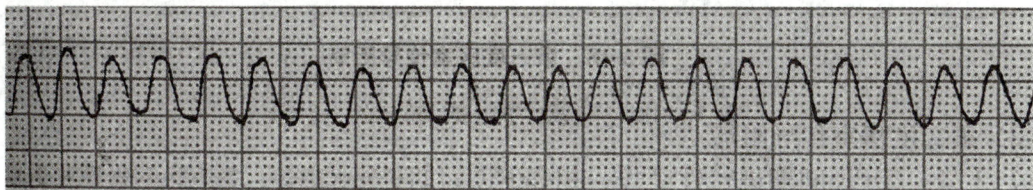

图 3 - 10　心室扑动

④心室颤动：P－QRS－T 波群完全消失，代之以形态、振幅与间隔绝对不规则的颤动波（室颤波），频率为 150～500 次/分（图 3－11）。

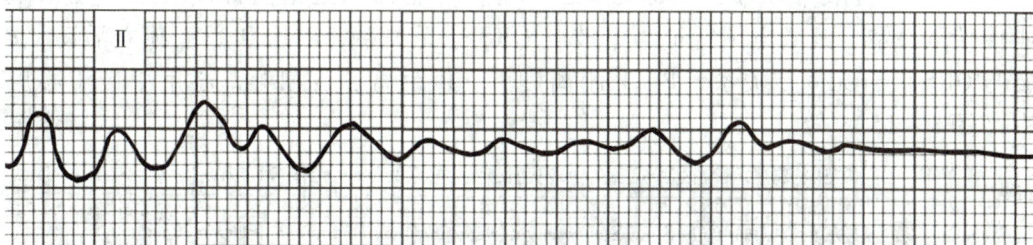

图 3 - 11　心室颤动

5）房室传导阻滞

①一度房室传导阻滞：P－R 间期延长，超过 0.20 秒（老年人 >0.21 秒），每个 P 波后均有 QRS 波群（图 3－12）。

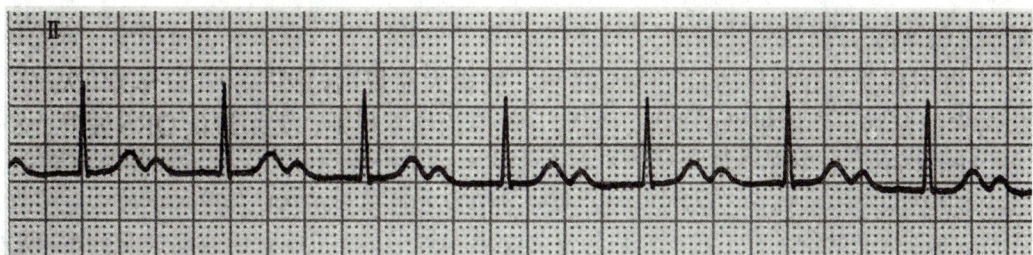

图 3 - 12　一度房室传导阻滞

②二度房室传导阻滞：又分为Ⅰ型（文氏或称莫氏Ⅰ型）和Ⅱ型（莫氏Ⅱ型）。

Ⅰ型：P－R 间期逐渐延长，最后发生 QRS 波群脱漏，如此周而复始（图 3－13）。

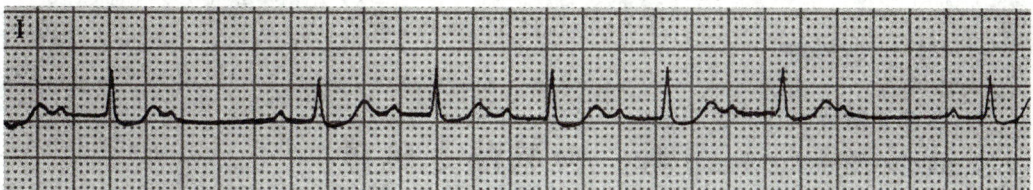

图 3 - 13　二度房室传导阻滞（Ⅰ型）

Ⅱ型：P－R 间期固定不变，每隔 1、2 或 3 个 P 波后有一次 QRS 波群脱漏（图 3－14）。

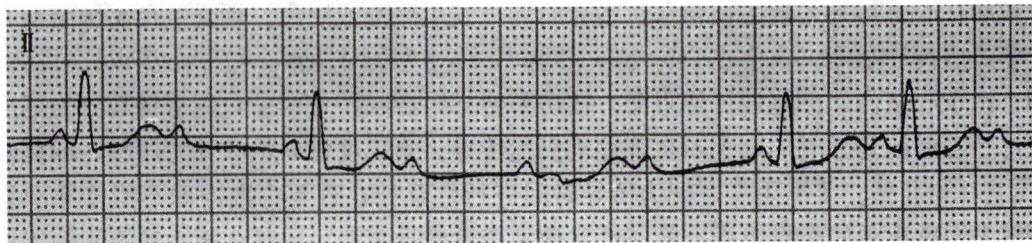

图 3 - 14　二度房室传导阻滞（Ⅱ型）

③三度房室传导阻滞：又称完全性房室传导阻滞，是指全部的心房冲动都不能传导至心室。其心电图特征为 P 波与 QRS 毫无关系，心房和心室独立活动，P 波与 QRS 波群无固定关系，P - P 距离和 R - R 距离各自相等，心室率慢于心房率（图 3 - 15）。

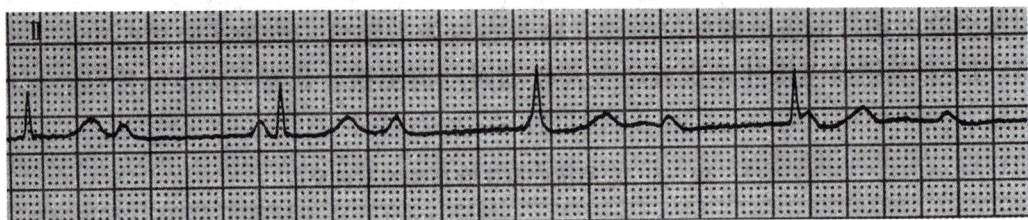

图 3 - 15　三度房室传导阻滞

（2）**动态心电图**　又称 Holter 心电图，可获得受检者日常生活状态下连续 24 小时甚至更长时间的心电图资料，可检查不易发现的心律失常。

（3）**其他检查**　食管心电图、临床心电生理检查有助于鉴别复杂的心律失常。

5. 治疗要点　心律失常本身是否需要治疗，主要取决于心律失常产生的基础及性质，更取决于其对血流动力学的影响，对血流动力学影响明显或存在潜在致命的心律失常应立即采取有效的治疗措施；对血流动力学影响较小，无危险性的心律失常，不需要特殊处理，以治疗原发病为主。心律失常的治疗主要包括：

（1）**病因治疗**　针对不同病因进行治疗是心律失常的根本治疗措施。

（2）**药物治疗**　选择抗快速性心律失常药物或慢性心律失常药物。

（3）**其他治疗**　心脏电复律、人工心脏起搏、导管射频消融术等治疗。

（二）护理诊断

1. 活动无耐力　与严重心律失常导致心排血量减少有关。

2. 焦虑　与心律失常反复发作、疗效欠佳有关。

3. 有受伤的危险　与心律失常引起的头晕或晕厥有关。

4. 潜在并发症　猝死。

（三）护理措施

1. 一般护理 保证患者充分的休息与睡眠，保持情绪稳定，做好心理护理。当心律失常发作导致胸闷、头晕等不适时，可采取高枕卧位、半卧位或其他舒适体位。选择低脂易消化饮食，戒烟酒，避免咖啡、浓茶。

2. 病情观察 密切观察病情变化，定期监测生命体征，重点观察心率、脉率和心律变化。对严重心律失常患者进行 24 小时心电监护。出现频发、成对、多元性室性期前收缩，期前收缩落在前一心动周期的 T 波之上（R on T 现象），阵发性室性心动过速及二度Ⅱ型或三度房室传导阻滞等严重心律失常时立即报告医师并及时处理。

3. 用药护理 所有的抗心律失常药物都有致心律失常作用，部分抗心律失常药物对血流动力学也有影响。因此在抗心律失常药物的选用过程中，应严格掌握适应证并注意观察病情变化，要有确切可靠的评定指标。宜选用疗效高、副作用小的药物，必要时可以联合用药，对于某些病例，可行电生理检查，作药物筛选试验以指导临床用药。在用药过程中应严格按医嘱给予抗心律失常药物。静脉注射药物速度要缓慢，一般 5～15 分钟内注完，观察用药后患者心率、心律、脉搏、呼吸、意识和心电图变化及有无不良反应。常用抗心律失常药物的适应证与不良反应见表 3－1。

表 3－1 常用抗心律失常药物适应证与不良反应

药物	适应证	不良反应
奎尼丁	房性与室性期前收缩；心房扑动与颤动，房室结内折返性心动过速；室性心动过速；预防上述心律失常复发	恶心、呕吐、腹泻、腹痛、畏食；视觉、听觉障碍、意识模糊；皮疹、发热、血小板减少、溶血性贫血；窦性停搏、房室传导阻滞、QT 间期延长与尖端扭转型室速、晕厥、低血压
普罗帕酮	各种类型室上性心动过速；室性期前收缩，难治性、致命性室速	眩晕、味觉障碍；视力模糊；胃肠道不适；可能加重支气管痉挛；窦房结抑制、房室阻滞、加重心力衰竭
利多卡因	急性心肌梗死或复发性室性快速性心律失常治疗；心室颤动复苏后防止复发	眩晕、感觉异常、意识模糊、谵妄、昏迷；少数引起窦房结抑制、室内传导阻滞
胺碘酮	各种室上性与室性快速型心律失常；肥厚性心肌病，心肌梗死后室性心律失常、复苏后预防室性心律失常复发	最严重心外毒性为肺纤维化，转氨酶升高，偶致肝硬化；光过敏，角膜色素沉着；胃肠道反应；甲状腺功能亢进或甲状腺功能减退；心动过缓，偶尔发生尖端扭转型室速
维拉帕米	各种折返性室上性心动过速，预激综合征利用房室结作为通道的房室折返性心动过速；心房扑动与颤动时减慢心室率；某些特殊类型室速	偶有肝毒性，增加地高辛血浓度；低血压、心动过缓、房室阻滞、心脏停搏；禁用于：严重心力衰竭，二、三度房室阻滞，心房颤动经房室旁路作前向传导，严重窦房结病变，室性心动过速，心源性休克以及其他低血压状态

4. 心理护理 鼓励患者说出自己的心理感受，给予耐心的解释安慰，消除患者的焦虑和恐惧，加强床边巡视，以增加患者的安全感。

（四）健康教育

1. 向患者及家属讲解心律失常的常见病因、诱因及防治知识。

2. 注意劳逸结合、生活规律，保持乐观、稳定的情绪。

3. 有晕厥史的患者避免从事驾驶、高空作业等有危险的工作，有头晕、黑蒙时立即平卧避免摔伤。

4. 遵医嘱用药，不可自行增减药量或撤换药物，教会患者观测药物疗效和不良反应，如有异常及时就诊。

5. 教会患者自测脉搏用于自我病情监测。对可能发生猝死的严重心律失常患者，应教会家属掌握心肺复苏术以备紧急时应用。

第四节　心脏瓣膜病患者的护理

心脏瓣膜病指由于炎症、黏液样变、退行性变、先天性畸形、缺血性坏死、创伤等原因引起单个或多个瓣膜结构（包括瓣叶、瓣环、腱索或乳头肌）的功能或结构异常，导致瓣口狭窄和（或）关闭不全，产生血流动力学显著改变的一组疾病。本节将主要介绍风湿性心瓣膜病。

风湿性心瓣膜病是急性风湿性心脏炎后遗留的慢性心瓣膜病，简称为风心病。风心病是我国最常见的心脏病之一，在我国北方地区常见。本病最常侵犯二尖瓣，其次为主动脉瓣，三尖瓣和肺动脉瓣病变相对少见。临床表现早期以心脏杂音、房室增大为主，后期可出现心力衰竭。多发生于 20～40 岁，女性多于男性，尤以青少年、育龄期女性多见。在慢性瓣膜病的基础上，如有反复的风湿炎症发作，称为风湿活动，风湿活动可导致病情发作和病情加重。常见的风心病的类型有：

1. 二尖瓣狭窄　正常成人二尖瓣开口面积为 4～6cm^2，当二尖瓣开口面积 < 3.5cm^2，称为二尖瓣狭窄。根据病程主要分为三个阶段：①左心房代偿期，瓣口面积减至 3.5cm^2 以下，左心房压力升高，左心房代偿性扩大、肥厚；②左心房失代偿期，瓣口面积小于 1.5cm^2 以下，左心房内压持续升高，致失代偿，肺静脉压力增高，最终导致肺循环淤血；③右心衰竭期，长期肺循环淤血导致肺动脉高压，增加右心室负荷，右心室扩大、肥厚，最终导致右心功能衰竭。

2. 二尖瓣关闭不全　当左心室收缩时，二尖瓣不能完全关闭，部分血液反流到左心房，使心房的充盈压增加，左心室的排血量降低。左心室舒张时，左心室的回心血量增多，导致左心房和左心室肥大，最后引起左心衰竭。左心衰竭使左心室舒张末期压力增高，左心房压力进一步增高，以致肺淤血和肺动脉压力增高，引起右心室肥大和衰竭，最后发展为全心衰。

3. 主动脉瓣关闭不全　主动脉瓣关闭不全时，左心室前负荷增加，左心室肥厚扩张，最终导致左心衰竭，继后可引起右心衰竭。若反流量大，主动脉舒张压显著降低，可引起冠状动脉灌注不足而产生心绞痛。

4. 主动脉瓣狭窄　正常成人主动脉瓣口面积≥3cm²。当瓣口面积小于一半时，收缩期仍无明显跨瓣压差，临床表现不明显；当瓣口面积≤1.0cm²时，左心射血阻力增加，使左心室后负荷增加，久之使左心室肥大，导致左心衰竭。严重主动脉瓣狭窄时，由于左心室极度肥厚，心肌耗氧增加，加之瓣口的高速血流对冠状动脉起着抽吸作用，使冠脉血流进一步下降，心肌缺血明显，脑供血不足，很容易导致心绞痛、昏厥、猝死。

风湿性心瓣膜病同时有两个或两个以上瓣膜损害时，称为联合瓣膜病。不同组合的多瓣膜病变可以产生不同的血流动力学效应和相应的临床表现。

（一）护理评估

1. 健康史　询问患者有无风湿热及反复链球菌所致的咽、扁桃体炎或咽峡炎等病史；近期有无呼吸道感染、风湿活动、心律失常、妊娠及使病情加重的其他诱发因素。

2. 身体状况

（1）二尖瓣狭窄

1）症状：代偿期仅有轻微症状或无症状，失代偿期可有不同程度的呼吸困难、咳嗽、血痰或血丝痰，尤其是冬天，也可出现大咯血声嘶等。右心受累时可出现食欲下降、腹胀、恶心、少尿、水肿等。

2）体征：二尖瓣面容；心尖部可触及舒张期震颤；听诊心尖区第一心音亢进，若闻及二尖瓣开瓣音提示瓣膜活动尚可；心尖区可闻及低调的舒张中、晚期隆隆样杂音，局限，不传导。右心功能衰竭时可出现颈静脉怒张、肝大、下肢水肿等。

3）并发症：①充血性心力衰竭：是晚期常见并发症及主要死亡原因。②心律失常：心房颤动最常见，可为患者就诊的首发症状。③栓塞：20%的患者出现，常发生在心房颤动的基础上，以脑栓塞最多见，其次可见于下肢动脉栓塞。④急性肺水肿：是重度二尖瓣狭窄的严重并发症，抢救不及时可致死亡。⑤肺部感染：常见，是诱发心力衰竭的主要原因之一。⑥感染性心内膜炎：较少见。

（2）二尖瓣关闭不全

1）症状：早期无症状。严重反流时可出现疲乏无力、呼吸困难、头晕等。

2）体征：心尖搏动呈抬举性，向左下移位。心尖部第一心音减弱，可闻及全收缩期粗糙的高调吹风样杂音，向左腋下、左肩胛传导。

3）并发症：与二尖瓣狭窄相似，而感染性心内膜炎较多，栓塞、肺水肿较少见。

（3）主动脉瓣关闭不全

1）症状：早期常无症状，或仅有心悸、头部搏动感，活动后头晕、耳鸣，晚期可出现左右心衰的表现；严重的主动脉瓣关闭不全患者可出现心绞痛，少数患者可出现晕厥甚至猝死。

2）体征：心尖搏动向左下移位。胸骨左缘第3、4肋间可闻及舒张期叹气样杂音，向心尖部传导。颈动脉搏动明显，严重时可出现周围血管征，如毛细血管搏动征、水冲脉、大动脉枪击音等。

3）并发症：左心衰竭，亚急性感染性心内膜炎、脑动脉栓塞、室性心律失常，其他与二尖瓣狭窄相似

（4）主动脉瓣狭窄

1）症状：轻度狭窄可无症状，中、重度狭窄时出现疲乏无力，活动后呼吸困难，易出现心绞痛、昏厥、猝死。心绞痛、呼吸困难和晕厥为典型的主动脉瓣狭窄三联征。个别可出现急性左心功能衰竭，甚至猝死。

2）体征：心尖搏动呈抬举性，主动脉瓣第一听诊区可触及收缩期震颤、闻及粗糙而响亮的收缩期吹风样杂音，脉搏平而弱、收缩压和脉压均下降。

3）并发症：心律失常，心源性猝死，体循环栓塞等。

3. 心理－社会状况　患者出现各种并发症，影响活动、休息及睡眠，产生烦躁、焦虑心理甚至产生悲观、厌世等情绪。

4. 辅助检查

（1）超声心动图　是诊断心脏瓣膜病最有价值的方法，二维和多普勒超声可见瓣膜狭窄、关闭不全及血液反流的程度等，可测量瓣口面积，提供正确房室大小。

（2）X 线检查　二尖瓣狭窄可见左心房及右心室增大，呈梨形心，肺淤血征象；二尖瓣关闭不全可见左心房及左心室增大；主动脉瓣关闭不全可见左心室增大，呈靴形心；主动脉瓣狭窄可见左心室增大和主动脉瓣钙化影。

（3）心电图　二尖瓣狭窄时，出现二尖瓣型 P 波；二尖瓣关闭不全时，表现为左心室肥厚及非特异性 ST－T 改变；主动脉瓣关闭不全和狭窄时，可见左心室肥大。

（4）主动脉造影　主动脉关闭不全时可显示舒张期主动脉血液反流至左心室现象。

5. 治疗要点　本病内科无特异性治疗方法，无症状的患者不必限制日常活动，并鼓励患者适当锻炼，增强体质，但应避免重体力活动，预防风湿活动，保护心脏功能，对已有风湿活动者，予以水杨酸制剂或肾上腺皮质激素治疗；失代偿期予低钠饮食、利尿剂等抗心衰治疗。无心力衰竭的房颤患者可用 β 受体阻滞剂。长期心衰和房颤患者要用华发林抗凝治疗，预防栓塞。根治治疗主要行人工瓣膜置换术。

（二）护理诊断

1. 活动无耐力　与心排出量减少、冠状动脉供血不足、脑供血不足有关。

2. 感染的危险　与机体抵抗力降低有关。

3. 潜在并发症　心力衰竭、栓塞、心房颤动、亚急性感染性心内膜炎。

（三）护理措施

1. 一般护理

（1）休息与活动　按心功能分级安排活动量：适当的活动可防止静脉血栓的形成、增加侧支循环、保持肌肉功能、防止便秘。心功能一级：不限制活动，但应免重体力活动；心功能二级：中度限制；心功能三级：应严格限制体力活动；心功能四级：应绝对卧床休息。

（2）**预防和护理风湿热复发**　风湿热复发时应注意休息，病变关节应制动、保暖，并用软垫固定，避免受压和碰撞，可用局部热敷或按摩，增加血液循环，减轻疼痛，遵医嘱使用止痛剂。

（3）**预防和护理心衰**　严格控制入量及输液滴速、预防呼吸道感染及风湿活动、保持大便通畅、注意休息，如发生心力衰竭，安置患者半卧位同时吸氧；给予低热量、易消化饮食，宜少量多餐，心衰缓解后可适量补充营养，提高机体抵抗力。

（4）**防止栓塞发生**　①腿部活动保持肌肉张力，以防发生下肢静脉血栓形成，指导患者避免长时间盘腿或蹲坐、避免穿高弹袜裤、勤换体位、肢体保持功能位。②合并房颤者服用阿司匹林，防止附壁血栓形成。③避免剧烈运动和突然改变体位，以免诱发附壁血栓脱落、栓塞动脉。

2. 用药护理　遵医嘱应用抗生素、利尿剂、强心苷类、抗心律失常药物及抗凝药物等，观察疗效和不良反应。

（四）健康教育

1. 疾病知识指导　告知患者本病的病因、诱因及病程进展等情况，树立治疗信心，有手术适应证者尽早择期手术，坚持遵医嘱用药，定期门诊复查。

2. 预防复发　预防风湿性心瓣膜病发生和复发的根本措施是防止风湿热的发生和复发。其主要的预防方案有：

（1）**一级预防**　对象为急性乙型链球菌感染者，以苄星青霉素为主，青霉素过敏者可选用红霉素，连用 10～14 天。对于有慢性病灶反复发作的，予以手术去除。

（2）**二级预防**　对象为近期患过风湿热或已有慢性风湿性心瓣膜病者，积极预防风湿热复发，接受预防措施直至 40 岁，末次发作至少 10 年或终身预防。首先用普鲁卡因青霉素 7～14 天根除病灶，继之用苄星青霉素每月注射 1 次；对青霉素过敏者，可用磺胺嘧啶，但要注意观察血象。

第五节　原发性高血压患者的护理

原发性高血压是以血压升高为主要临床表现的综合征，通常简称为高血压。高血压是多种心、脑血管疾病的重要病因和危险因素，影响重要脏器例如心、脑、肾的结构与功能，最终导致这些器官的功能衰竭。在血压升高的患者中，约 5% 为继发性高血压，即指由某些明确而独立的疾病引起的血压升高。

我国高血压患病率一直呈现明显的上升趋势，根据 2002 年中国居民营养及健康状况报告的调查数据，我国 18 岁以上成人高血压患病率为 18.8%，患病人数约 1.6 亿，与 1991 年相比较患病率上升了 31%，人数增加了 7000 多万人，而据 2007 年的中国心血管病报告估算，我国已有约 2 亿高血压患者，约占全球高血压总人数的 1/5。我国人群高血压流行北方高于南方，东部高于西部，城市高于农村。

原发性高血压病因尚不清楚，目前认为可能是存在一定的遗传易感性，加上多种后天环境因素的相互作用，使正常血压调节机制失代偿所致。

1. 遗传因素　高血压具有明显的家族聚集性。

2. 环境因素

（1）饮食　不同地区人群血压水平和高血压患病率与钠盐平均摄入量有关，钠盐摄入越多，血压水平和患病率越高。此外，低钾、低钙、高蛋白质饮食、长期酗酒等也与血压水平呈正相关。

（2）精神应激　脑力活动者高血压发病率明显高于体力活动者，长期处于精神紧张、焦虑、环境噪声的人群发病率也显著高于正常人。高血压患者经过休息，血压往往有一定程度的改善。

3. 其他因素

（1）体重　超重和肥胖是高血压的重要危险因素之一，国内外多项研究也证明肥胖人群的高血压患病率明显高于正常体重的人群。

（2）避孕药　长期口服避孕药可以引起血压轻度增高，在终止服用后血压常恢复正常。

（3）阻塞性睡眠呼吸暂停综合征　约有 50% 的阻塞性睡眠呼吸暂停综合征患者有高血压，而且与病程相关。

（一）护理评估

1. 健康史　询问患者有无高血压家族史；饮食习惯是否高钠、低钾，是否摄入高蛋白饮食和过多饱和脂肪酸；有无烟酒等不良嗜好；了解患者个性特征、职业、人际关系，是否从事精神紧张度高的职业和工作环境是否有长期噪声；有无肥胖、心脏病、肾脏疾病、糖尿病、高脂血症及痛风等病史及用药情况。

2. 身体状况

（1）一般表现　患者起病缓慢，早期常无症状，偶于体检时发现血压高，少数患者在出现心、脑、肾等并发症后才被发现。有症状者可表现为头痛、头晕、气急、疲劳、心悸、耳鸣等，患者病情进展缓慢，可持续几年、十几年，又称之为缓进型高血压。

（2）并发症　血压持续升高可有脑、心、肾、血管、眼底血管损伤等靶器官损害。

①脑血管病：可引起脑动脉粥样硬化导致脑血管事件的发生，是原发性高血压患者的最常见死因。

②心力衰竭：左心室长期后负荷加重，心肌肥厚与扩大，出现左心衰竭。长期血压增高有利于动脉粥样硬化的形成而发生冠心病。

③慢性肾功能衰竭：肾小球毛细血管压力增高，引起肾小球的肥大、硬化；肾小球通透性增加，造成肾小管损害，最终导致肾衰竭。

④血管病变：除心、脑、肾血管病变外，严重高血压可促使形成主动脉夹层并破裂，可致命。

⑤视网膜改变：视网膜小动脉早期发生痉挛，随发展出现硬化、视网膜动脉狭窄、渗出、出血、视乳头水肿。

（3）高血压急症

①急进型高血压：又称恶性高血压，发病机制不清。多见于青、中年。也可由缓进型高血压转变而来。起病急剧，发展迅速，以舒张压增高为主（≥130mmHg），视网膜受损严重，肾功能损害显著，如不给予及时治疗，早期就可因肾衰竭而死亡。

②高血压危象：指在高血压病程中周围小动脉发生暂时性强烈痉挛，导致血压急剧增高，尤其是收缩压升高为主所引起的一系列临床表现。

③高血压脑病：指在高血压病程中发生急剧脑血液循环障碍，引起脑水肿和颅内高压，表现为血压增高，以舒张压为主，伴剧烈头痛、呕吐、视力模糊。严重时可出现抽搐、意识障碍甚至昏迷。

3. 心理－社会状况 高血压是一种慢性病，病程迁延不愈，需终身服药，且并发症多而严重，给患者带来痛苦和精神压力，常使患者出现紧张、烦躁、焦虑及忧郁等消极心理。

4. 辅助检查

（1）实验室检查 尿常规、血糖、血胆固醇、血甘油三酯、肾功能、血尿酸和心电图有助于发现相关的危险因素和靶器官损害。

（2）影像学检查 X线、超声心动图等检查可帮助判断有无心脏损害。

（3）眼底检查 可示视网膜动脉痉挛、狭窄、眼底出血、渗出及视神经盘水肿。

5. 高血压分级和高血压危险度分层

（1）高血压分级 目前我国采用国际上统一的血压分类和标准（表3－2），高血压定义为收缩压≥140mmHg和（或）舒张压≥90mmHg，根据血压升高水平，又进一步将高血压分为1、2、3级。

表3－2 血压的定义和分类（WHO/ISH，1999年）

类别	收缩压（mmHg）	舒张压（mmHg）
理想血压	<120	<80
正常血压	<130	<85
正常高值	130～139	85～89
高血压		
1级（轻度）	140～159	90～99
2级（中度）	160～179	100～109
3级（重度）	≥180	≥110
单纯收缩期高血压	≥140	<90

当收缩压和舒张压分属于不同分级时，以较高的级别作为标准。

（2）高血压危险度分层 高血压的预后不仅与血压升高水平有关，而且与其他心血管危险因素以及与靶器官的损害程度有关。因此，从指导治疗和判断预后的角度，现主张对原发性高血压作心血管危险度分层，将高血压患者分为低危、中危、高危和极高危。分层依据为血压增高水平（1级，2级，3级），同时结合其他心血管危险因素（如男性 >55 岁、女性 >65 岁，吸烟，高脂血症，糖尿病，早发心血管疾病家族史等）、靶器官损害以及并发症的情况进行综合判断（表3 - 3）。

表3 - 3　高血压患者心血管危险分层标准

其他危险因素和病史	血压		
	1 级	2 级	3 级
无其他危险因素	低危	中危	高危
1 ~ 2 个危险因素	中危	中危	极高危
3 个以上危险因素或糖尿病或靶器官损害	高危	高危	极高危
有并发症	极高危	极高危	极高危

6. 治疗要点　高血压病治疗的目的不仅在于降低血压本身，还在于全面降低心血管病的发病率、死亡率和致残率。应使患者了解，由于高血压病发病机制不清，目前还没有彻底的根治方法，但高血压可以控制，如果能做到消除恐惧，劳逸结合，膳食合理，按时服药，定期随诊，长期坚持定会获益。在治疗中应坚持综合性、长期性、个体性原则，对已知的相关危险因素也要同时进行治疗。高血压病的治疗主要包括非药物治疗和药物治疗。

（1）改善生活行为　非药物治疗适合各型高血压患者，主要通过改善生活行为，降低心血管疾病的危险性。事实上，某些轻度高血压患者只要长期坚持良好的生活方式，不用药物，血压就可以得到很好的控制。其具体措施有：①减轻体重，尽量将体重指数控制在 <25。②限制钠盐摄入在每日 6g 以内。③补充钙和钾，坚持食用新鲜蔬菜和牛奶。④减少脂肪摄入，特别是饱和脂肪酸的摄入，多食用不饱和脂肪酸。⑤戒烟戒酒。⑥坚持运动，根据年龄和身体状况选择适合自身的运动方式和强度等。

（2）降压药物治疗　血压持续升高，改善生活行为后血压仍未获得有效控制患者、血压 2 级或以上患者、高血压合并糖尿病或靶器官损害患者须使用降压药物治疗；高危和极高危患者必须使用降压药物强化治疗。主张血压控制目标值为 <140/90mmHg，糖尿病或者慢性肾脏病合并高血压患者，血压控制目标值为 <130/80mmHg。

目前抗高血压药物多达 100 余种，大致可分六大类：利尿剂，β 受体阻滞剂，钙拮抗剂，血管紧张素转换酶抑制剂（ACEI），血管紧张素 II 受体拮抗剂和 α 肾上腺素能受体阻滞剂。使用降压药物时应注意：①低剂量开始，如血压未能达到目标，应根据耐受情况增加该药的剂量。②如第一种药无效，应选用合理的联合用药，通常是加用小剂量的第二种降压药，而不是加大第一种药物的剂量。③如果第一种药物疗效很差或耐受性很差，可换另一类降压药，而不是加大第一种药物的剂量或加用第二个药物。④最好选用一天一次、具有 24 小时平稳降压效果的长效药物。

（3）高血压急症的治疗　及时正确处理高血压急症十分重要，在短时间内缓解病情，预防进行性或不可逆靶器官损害，降低死亡率。

1）迅速降血压：监测血压情况下静脉用药，根据血压随时改变药物剂量。

2）控制性降压：为保证机体重要器官的血流灌注，要避免短时间内血压骤然下降，可采用逐渐降压，即24小时内降压20%～25%，48小时内血压不低于160/100mmHg。

3）选择合适降压药：要求使用起效快、作用持续时间短、不良反应小的药物。

①硝普钠：是高血压急症的首选治疗药物，可扩张动脉和静脉，降低心脏前后负荷。适用于各种高血压急症，尤其适用于伴有急性心力衰竭患者。静脉滴注10～25μg/min，但需密切观察血压变化。通常剂量下不良反应较轻，但不宜长期、大量使用，否则可引起硫氰酸中毒，特别是肾功能不好患者。

②硝酸甘油：扩张静脉，选择性扩张冠状动脉和大动脉。主要用于急性心力衰竭或急性冠脉综合征时高血压急症，起效快。使用时应密切观测血压，静脉滴注5～10μg/min，然后每5～10分钟增加滴速至20～30μg/min。不良反应有心动过速、面色潮红、头痛、呕吐等。

4）有高血压脑病时，给予甘露醇、快速利尿剂等脱水剂。

5）有烦躁、抽搐者，可用地西泮、巴比妥类药物肌内注射或水合氯醛保留灌肠。

6）脑出血时只有在血压极度升高情况时，即 >200/130mmHg，才考虑严密血压监测下进行降压治疗，血压控制目标不能低于160/100mmHg。

7）急性冠脉综合征患者控制目标是疼痛消失，舒张压低于100mmHg。

（二）护理诊断

1. 疼痛 头痛，与高血压脑血管痉挛有关。

2. 活动无耐力 与并发心力衰竭有关。

3. 有受伤的危险 与头晕和视力模糊有关。

4. 知识缺乏 缺乏高血压疾病的相关知识。

5. 潜在并发症 高血压急症、心力衰竭、脑血管意外、肾衰竭。

（三）护理措施

1. 一般护理 高血压初期可不限制一般的体力活动，避免重体力活动，保证足够的睡眠。血压较高、症状较多或有并发症的患者应卧床休息，避免体力和脑力的过度兴奋。

2. 饮食护理 以清淡、易消化的食物为宜，多食富含维生素的食物。限制每日热量摄入，减少钠盐摄入，每人每日食盐量以不超过6g为宜。补充钙和钾盐。减少脂肪摄入，膳食中脂肪量应控制在总热量的25%以下，戒烟戒酒。

3. 病情观察 定期测血压，发现血压剧增、剧烈头痛、呕吐、大汗、视力模糊、面色及神志改变、肢体运动障碍应立即通知医师。

4. 用药护理 常用降压药物的不良反应及禁忌证见表3-4。

表 3 – 4　常用降压药的不良反应及禁忌证

类别	药物	不良反应及禁忌证
利尿剂	氢氯噻嗪	乏力，血钾、血钠降低，血尿酸增高；痛风患者禁用
	螺内酯	血钾增高、加重氮质血症，不宜与血管紧张素转化酶抑制剂合用；肾功能不全者禁用
β 受体阻滞剂	普萘洛尔、美托洛尔	负性肌力作用、心动过缓；急性心力衰竭、支气管哮喘禁用，病态窦房结综合征、房室传导阻滞和外周血管病禁用
钙通道阻滞剂	硝苯地平	头痛、面部潮红、心率增快、下肢水肿
血管紧张素转化酶抑制剂	卡托普利、依那普利	刺激性干咳、血管神经性水肿；高钾血症、妊娠妇女和双肾动脉狭窄患者禁用
血管紧张素 Ⅱ 受体阻滞剂	氯沙坦、缬沙坦	轻微而短暂的头晕、皮疹、腹泻等；禁忌证与血管紧张素转化酶抑制剂相同

5. 心理护理　指导患者学会自我调节放松技术，保持健康的心理状态。给患者以理解、宽容和支持，保证患者有安静舒适的休养环境。

（四）健康教育

1. 疾病知识指导　向患者及家属介绍高血压的有关知识和危害性，让患者了解控制血压的重要性和终身治疗的必要性。教会患者和家属正确的测量血压的方法，说明长期坚持治疗将血压控制在正常范围可预防和减轻靶器官损害。

2. 生活方式指导　①戒烟、戒酒或限制饮酒可使血压下降；②减轻和控制体重；③合理膳食；④增加体力活动；⑤减轻精神压力保持心理平衡。

3. 用药指导　强调长期药物治疗的重要性，详细告知患者降压药物的名称、作用、用法、剂量、疗效与不良反应的观察及应对方法，嘱患者遵医嘱服药，不可随意增减药量，或漏服、补吃药物，或突然停药。

第六节　冠状动脉粥样硬化性心脏病患者的护理

　　冠状动脉粥样硬化性心脏病（CHD）简称冠心病，指由于冠状动脉粥样硬化使管腔狭窄、阻塞和（或）痉挛，引起心肌供氧和需氧失衡，导致心肌缺血、缺氧而引起的心脏病，亦称缺血性心脏病。

　　冠心病是危害人类健康的常见疾病，是动脉粥样硬化导致器官病变的最常见类型。本病多发生于 40 岁以后，男性多于女性，脑力活动者较多，是工业发达国家的流行病，已成为欧美国家最多见的心脏病病种。在我国，本病不如欧美国家多见。但随着人们生活水平的不断提高，饮食结构、生活方式的改变，本病也逐渐成为常见病，据统计，在 35 岁以上的人群中，患病率为 3% ~5%，因本病死亡人数占心脏病死亡人数的 10% ~ 20%，并呈逐年上升趋势。发病地区北方高于南方，城市高于农村。

　　流行病学资料显示，本病与许多因素有关，称之为冠心病危险因素，其中主要包括：①高血压；②高脂血症；③吸烟；④糖尿病和糖耐量异常；⑤肥胖；⑥年龄与性别；⑦其他：如 A 型性格、长期缺乏体育锻炼、心理－社会因素、甲状腺功能减退、微量元素的缺乏等。

由于冠状动脉病变的部位、范围和程度不同，本病可分为五种临床类型：①无症状型冠心病；②心绞痛型冠心病；③心肌梗死型冠心病；④缺血性心肌病型冠心病；⑤猝死型冠心病。上述五型冠心病可以单独存在，也可合并出现。近年来把非 Q 波型急性心肌梗死、Q 波型急性心肌梗死、不稳定心绞痛型称之为"急性冠脉综合征"（ACS），具有一定的临床指导意义。本节重点介绍心绞痛和心肌梗死两种类型。

一、心绞痛

心绞痛是由于冠状动脉供血不足，导致心肌急剧的、暂时的缺血与缺氧所引起的临床综合征。心绞痛可分为稳定型心绞痛和不稳定型心绞痛。

目前认为心绞痛的基本病因是冠状动脉粥样硬化。当冠状动脉的供血量不能满足心肌代谢的需求引起心肌急剧的、暂时的缺血、缺氧，心肌内积聚过多的代谢产物如乳酸、丙酮酸等酸性物质或类似激肽的多肽类物质，刺激心脏内自主神经的传入纤维末梢而产生心绞痛。

（一）护理评估

1. 健康史　询问患者有无高血压、高血脂、糖尿病、肥胖等危险因素；有无重体力劳动、情绪激动、吸烟、休克等诱发因素。

2. 身体状况

（1）症状　以发作性胸痛为主要表现，疼痛的特点为：

①部位：主要在胸骨体上段或中段之后，可波及心前区，约手掌大小范围，界限不清。常放射至左肩、左臂内侧达无名指和小指，或至咽、下颌部、颈、背、上腹部等。

②性质：胸痛常为压迫、发闷、紧缩性、烧灼感，但无锐痛或刺痛，偶伴濒死的恐惧感，发作时患者常不自觉地停止原来的活动。

③诱因：发作常由体力活动或情绪激动（如愤怒、焦急等）所激发，饱餐、寒冷、吸烟、心动过速等也可诱发。

④持续时间：疼痛逐步加重，3～5 分钟内逐渐缓解消失，一般不＜1 分钟，也不＞15 分钟，可数天或数周发作一次，或一日内多次发作。

⑤缓解方式：休息或舌下含服硝酸甘油可缓解。

（2）体征　心绞痛发作时，患者面色苍白、出冷汗、心率加快、血压升高，有一过性心尖部收缩期杂音、舒张期奔马律，可触及交替脉。

3. 心理－社会状况　患者多为易激动、急躁性格者，心绞痛发作时的濒死感，使患者精神紧张不安，易产生恐惧、焦虑、抑郁等心理。

4. 辅助检查

（1）心电图检查　是诊断心绞痛最常见的检查方法，心绞痛发作时，可出现暂时性 ST 段压低、T 波低平或倒置，发作后数分钟内恢复正常。运动心电图及 24 小时动态心电图可显著提高缺血性心电图的检出率。见图 3 - 16。

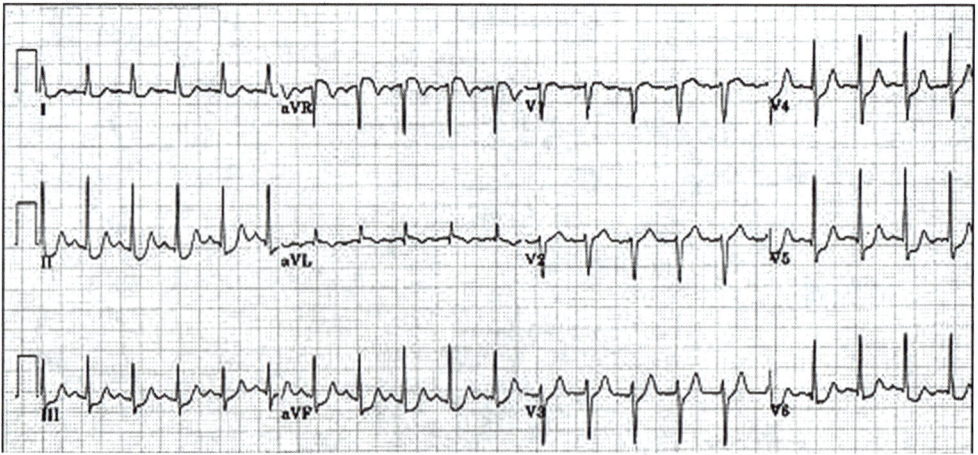

图 3 - 16 ST 段下移

（2）放射性核素检查 利用放射性铊心肌显像可显示心肌缺血区的部位和范围，对心肌缺血诊断有价值。

（3）冠状动脉造影 选择性冠状动脉造影可发现冠状动脉及其分支病变部位及程度，具有确诊价值。

（4）多排探测器螺旋 X 线计算机断层显像（MDCT） 进行冠状动脉三维重建，有助于冠状动脉病变的诊断。

5. 治疗要点 心绞痛的治疗原则是改善冠状动脉的血液供应和减轻心肌耗氧，同时治疗动脉粥样硬化。发作时立即休息，舌下含服硝酸酯制剂，吸氧。缓解期治疗除避免各种诱因外，可预防性选用硝酸酯制剂、β 受体阻滞剂、钙通道阻滞剂、抗血小板药物及调节血脂等，以防粥样斑块形成。

（二）护理诊断

1. 疼痛 胸痛，与冠状动脉供血不足导致心肌缺血、缺氧有关。

2. 活动无耐力 与心肌氧的供需失调有关。

3. 知识缺乏 缺乏控制诱因及预防心绞痛发作的知识。

4. 潜在并发症 急性心肌梗死。

（三）护理措施

1. 一般护理 发作时让患者立即坐下或半卧，必要时吸氧 2 ~ 4L/min。给予低盐、低脂、高维生素和易消化饮食。缓解期的患者一般不需卧床休息，可适当运动。

2. 病情观察 密切观察患者疼痛的部位、性质、程度、持续时间及缓解方式等，监测生命体征及心电图变化，观察患者有无面色苍白、大汗、恶心、呕吐等，发现异常立即报告医生并协助处理。

3. 用药护理 遵医嘱用药改善冠状动脉血供。

（1）**常用药物及用法** 硝酸酯类药物除扩张冠状动脉，增加冠状动脉血流量外，还可扩张外周血管，减轻心脏负荷，从而缓解心绞痛。常用药物：①硝酸甘油0.3～0.6mg舌下含化，1～2分钟起效，约30分钟后作用消失；②硝酸异山梨酯5～10mg舌下含化，2～5分钟内起效，作用维持2～3小时。

（2）**不良反应及注意事项** 使用速效硝酸酯制剂应告知患者舌下含化时，舌下保留一些唾液，让药物完全溶解，不要急于咽下。含药时宜平卧，以防止低血压。用药后注意观察患者胸痛变化情况，如服药后3～5分钟仍不缓解可重复使用。对于心绞痛发作频繁者，可遵医嘱给予硝酸甘油静滴，但应控制滴速和用药浓度，并告知患者及家属不可擅自调节滴速，以防止低血压发生。部分患者用药后出现面部潮红、头部胀痛、头晕、心动过速、心悸等不适，应告知患者是由于药物所产生的血管扩张作用所致，以解除顾虑。

4. 心理护理 心绞痛发作时安慰患者，增加安全感。指导患者采取放松技术，如缓慢性深呼吸、全身肌肉放松等，缓解焦虑和恐惧。

（四）健康教育

1. 疾病知识指导 ①生活要有规律，保证充足的休息和睡眠。②合理膳食：宜摄入低热量、低脂、低胆固醇、低盐饮食，多食蔬菜、水果和粗纤维食物，避免暴饮暴食，注意少量多餐。③控制体重。④适当运动，运动方式应以有氧运动为主，注意强度和时间，必要时需在监测下进行。⑤戒烟。⑥减轻精神压力。教会患者及家属心绞痛发作时的缓解方法。⑦对于规律性发作的心绞痛，可进行预防性用药，如于外出、就餐、排便等活动前含服硝酸甘油。如病情加重，应立即到医院就诊，警惕心肌梗死的发生。不典型心绞痛发作时可能表现为牙痛、上腹痛等，为防止误诊，可按心绞痛发作处理并及时就医。⑧指导患者出院后遵医嘱服药，不要擅自增减药量，自我监测药物的不良反应。外出时随身携带硝酸甘油以备急需。硝酸甘油见光分解，应放在棕色瓶内存放于干燥处。药瓶开封后每6个月更换1次，以确保疗效。

2. 避免诱发因素 告知患者及家属心绞痛的诱因，应注意尽量避免。

3. 定期复查 复查心电图、血糖、血脂等。

二、心肌梗死

心肌梗死系在冠状动脉病变的基础上，发生冠状动脉血供急剧减少或中断，使相应的心肌严重而持久地急性缺血导致心肌坏死。心肌梗死属于冠心病的严重类型。

本病的基本病因是冠状动脉粥样硬化，造成血管管腔狭窄和心肌供血不足，而侧支循环尚未充分建立。一旦血供急剧减少或中断，使相应心肌严重而持久地急性缺血达1小时以上，即可发生心肌梗死。心肌梗死的原因多数是不稳定粥样斑块破溃，继而出血或管腔内血栓形成，使血管管腔完全闭塞，少数情况是粥样斑块内或其下发生血管或血管持续痉挛，促使冠状动脉完全闭塞。

促使粥样斑块破溃出血及血栓形成的诱因有：休克、脱水、出血、外科手术或严重心律失常，使心排血量骤降，冠状动脉灌流量锐减；重体力活动、饱餐特别是进食多量高脂饮食后，情绪过分激动或血压剧升，使心肌需氧量猛增，冠状动脉供血明显不足；晨起 6 时至 12 时交感神经活动增加，机体应激反应增强，冠状动脉供血明显不足。

（一）护理评估

1. 健康史 询问患者有无冠心病危险因素及心绞痛病史；有无重体力劳动、情绪激动、饱餐、用力排便等诱发因素。

2. 身体状况

（1）症状

①先兆：大多数患者在发病前数日有乏力、胸部不适、活动时心悸、气急、烦躁及心绞痛等前驱症状，以新发生的心绞痛或原有心绞痛加重最为突出。心绞痛发作较以往频繁、性质较剧、持续时间长、硝酸甘油疗效差、诱因不明显。心电图示 ST 段一过性明显抬高或压低，T 波倒置。发现先兆，及时住院处理，可使部分患者避免发生心肌梗死。

②疼痛：为最早、最突出的症状。疼痛的性质和部位与心绞痛相似，但程度更剧烈，多伴有大汗、烦躁、恐惧或濒死感，持续时间可达数小时或数天，休息和含服硝酸甘油不缓解。部分患者疼痛不典型，如上腹痛或下颌、颈、背部痛，常被误诊为急腹症；少数患者无疼痛，一开始即表现为休克或急性心力衰竭。

③全身症状：发病 1～2 日后有发热、心动过速、白细胞增高和血沉增快等，由坏死物质吸收所引起。体温 38℃左右，很少超过 39℃，持续约 1 周。

④胃肠道症状：疼痛剧烈时常伴有恶心、呕吐、上腹胀痛，与迷走神经受坏死心肌刺激和心排血量降低组织灌注不足等有关。肠胀气亦不少见，重者可发生呃逆。

⑤心律失常：见于 75%～95% 的患者，多发生在起病 1～2 周，24 小时内最多见，可伴乏力、头晕、晕厥等症状。各种心律失常中以室性期前收缩最多见，尤其是当室性早搏频发、成联律、多源性或 R on T 以及室性心动过速时，常为室颤的先兆。室颤是急性心肌梗死早期患者，特别是入院前主要的死亡原因。房室传导阻滞常见于下壁心肌梗死的患者，室上性心律失常则少见，多发生在心力衰竭者中。前壁心肌梗死如发生房室传导阻滞表明梗死范围广泛，情况严重。

⑥休克：多在起病后数小时至一周内发生，如疼痛缓解而收缩压仍低于 80mmHg，且患者表现为烦躁不安、面色苍白、皮肤湿冷、脉细而快、大汗淋漓、尿少、神志迟钝、甚至晕厥者，则为休克表现。

⑦心力衰竭：主要为急性左心衰竭，可在起病最初几天发生，为梗死后心脏舒缩力减弱或不协调所致。表现为呼吸困难、咳嗽、发绀、烦躁等症状，严重者可发生急性肺水肿，随后可发生颈静脉怒张、肝大、水肿等右心衰竭表现。右室心肌梗死者可一开始就出现右心衰竭表现，伴血压下降。

（2）体征 心脏浊音界可正常或轻至中度增大；心率多增快，也可减慢；心尖区第一心音减弱；可闻及舒张期奔马律；心尖区收缩期杂音（为二尖瓣乳头肌功能失调或断裂所致）；部分患者在起病第 2～3 天出现心包摩擦音，为反应性纤维素性心包炎所致；可出现各种心律失常、心力衰竭及休克的相应体征。

3. 心理－社会状况 因突发剧烈疼痛和呼吸困难使患者产生恐惧、濒死感，加之不能接受亲人探视感到孤独、忧郁。因活动耐力、自理能力下降而产生悲哀、焦虑的情绪。

4. 辅助检查

（1）心电图检查　心电图检查对心肌梗死的诊断、定位、定范围、估计病情演变和预后都有重要价值。

1）特征性改变：ST段抬高性急性心肌梗死心电图表现特点为：①宽而深的异常Q波（Q≥0.04秒，>1/4R），在面向心肌坏死区的导联上出现；②ST段抬高呈弓背向上型，在面向坏死区周围心肌损伤区的导联上出现；③T波倒置，在面向损伤区周围心肌缺血区的导联上出现。见图3-17、表3-5。

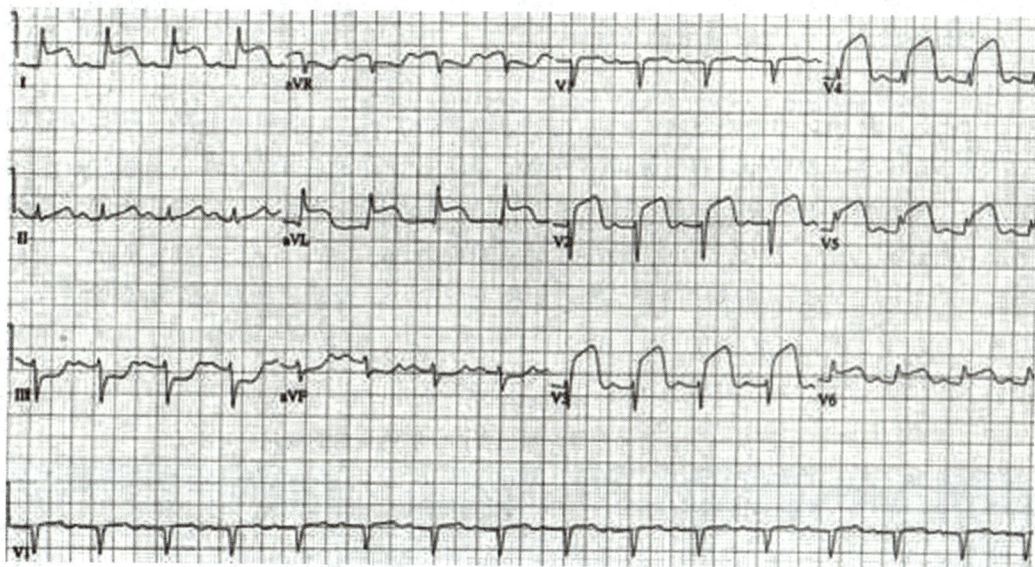

图3-17　急性广泛前壁心梗

表3-5　心肌梗死的心电图定位诊断

导联	前间隔	前侧壁	广泛前壁	下壁	下侧壁	高侧壁	正后壁
V1	+		+				
V2	+		+				
V3	+		+				
V4			+				
V5		+	+		+		
V6		+			+		
V7		+			+		+
V8							+
aVR							
aVL		+	+/-	-	-	+	
aVF				+	+	-	
I		+	+/-	-	-	+	
II				+	+	-	
III				+	+	-	

2）动态性改变：①起病数小时内，可无异常或出现异常高大两肢不对称的 T 波，为超急性期改变。数小时后，ST 段明显抬高，弓背向上，与直立的 T 波形成单向曲线；②数小时 ~ 2 日内出现病理性 Q 波，同时 R 波减低；③数日至 2 周左右 ST 段逐渐回到基线水平，T 波平坦或倒置；④ Q 波在 3 ~ 4 天内稳定不变，永久存在。

（2）放射性核素检查 急性期静脉注射^{99m}Tc 焦磷酸盐等核素使缺血和梗死部位的心肌显影；慢性可利用^{201}Tl 等核素使正常心肌显影而缺血、坏死心肌不显影的特点，从而判断心肌梗死的部位和范围。

（3）实验室检查

①血液检查：血白细胞增高至 $10 \times 10^9/L$ ~ $20 \times 10^9/L$，中性粒细胞增高，血沉增快。

②血心肌坏死标志物检测：心肌坏死标记物增高水平与心肌梗死范围及预后明显相关。其中肌红蛋白在急性心肌梗死后出现最早，敏感性较高，但特异性不是很强；肌钙蛋白出现稍延迟，但特异性和敏感性都很高，是诊断心肌梗死最敏感的指标，并可反映微型心肌坏死，缺点是持续时间比较长，对期间再出现心肌梗死判断不利。肌酸磷酸激酶同工酶不如肌钙蛋白敏感，但对早期心肌梗死的诊断、判断范围以及判断溶栓治疗是否成功有较重要价值；传统的 CK、AST、LDH 的检测，其特异性、敏感性远不如上述指标，但仍有一定的参考价值（见表 3 - 6）。

表 3 - 6　血清心肌酶与肌红蛋白、肌钙蛋白的变化

	开始升高	峰值	恢复正常
肌红蛋白	3 ~ 4 小时	12 小时	24 小时
肌钙蛋白 I	3 ~ 4 小时	11 ~ 12 小时	7 ~ 10 小时
肌钙蛋白 T	3 ~ 4 小时	24 ~ 48 小时	10 ~ 14 小时
肌酸磷酸激酶同工酶（CK - MB）	4 小时内	16 ~ 24 小时	3 ~ 4 日
肌酸磷酸激酶（CK）	6 小时内	24 小时	3 ~ 4 日
天门冬氨酸氨基转移酶（AST）	6 ~ 12 小时	24 ~ 48 小时	3 ~ 6 日
乳酸脱氢酶（LDH）	8 ~ 10 小时	2 ~ 3 日	1 ~ 2 周

5. 治疗要点 对 ST 段抬高的急性心肌梗死，强调早发现、早入院治疗，加强入院前的就地抢救。治疗原则是尽早使心肌血液再灌注（到达医院后 30 分钟内开始溶栓或 90 分钟内开始介入治疗）以挽救濒死的心肌，防止梗死面积扩大或缩小心肌缺血范围，保护和维持心脏功能，及时处理严重心律失常和各种并发症，防止猝死。

（二）护理诊断

1. 疼痛 胸痛，与心肌缺血坏死有关。

2. 活动无耐力 与心肌氧的供需失调有关。

3. 恐惧 与剧烈胸痛伴濒死感有关。

4. 有便秘的危险 与进食少、活动少、不习惯床上排便有关。

5. 潜在并发症　心律失常、心力衰竭、心源性休克、乳头肌功能失调或断裂、心脏破裂、栓塞、心室壁瘤、心肌梗死后综合征。

（三）护理措施

1. 一般护理

（1）监测　立即住进冠心病监护室，进行心电、血压、呼吸监测 3～5 天，必要时进行血流动力学监测。

（2）休息与活动　急性期 12 小时卧床休息，保持环境安静，谢绝探视，若病情稳定无并发症，24 小时内应鼓励患者在床上行肢体活动，24 小时后可允许患者坐床边椅，协助患者洗漱、进餐，逐渐过渡到床边活动。若无低血压，第 3 天可在病室内行走；心肌梗死后第 4～5 天后，室外走廊散步逐步增加活动直至每天 3 次步行 100～150 米。若有并发症，则应适当延长卧床时间。

（3）给氧　鼻导管给氧，氧流量 2～5L/min。间断或持续吸氧 2～3 天。

（4）饮食护理　起病后 2～3 日内给予流质饮食，以减轻胃扩张。随后过渡到低钠、低脂、低胆固醇清淡饮食，提倡少量多餐。

2. 用药护理

（1）减轻疼痛　遵医嘱尽快给予：①哌替啶（杜冷丁）50～100mg 肌注或吗啡 5～10mg 皮下注射，注意有无呼吸功能的抑制；②疼痛较轻者可用可待因或罂粟碱 0.03～0.06g 肌注或口服；③再试用硝酸甘油或硝酸异山梨酯，随时监测血压变化，维持收缩压在 100mmHg 以上。

（2）遵医嘱应用溶栓、抗凝药，促使冠脉再通　①溶栓药物：心肌梗死后 6 小时内给药。国内常用尿激酶（UK）150～200 万 U，30 分钟内静滴。链激酶（SK）或重组链激酶（rSK）150 万 U 静滴，60 分钟内滴完。重组组织型纤维蛋白溶酶原激活剂（rt‑PA），注意观察有无不良反应：过敏反应如寒战、发热、皮疹等；低血压（收缩压低于 90mmHg）；出血：包括皮肤黏膜出血、血尿、便血、咯血、颅内出血等，一旦发生出血，应紧急处置。②抗凝疗法：目前多用在溶栓治疗后，单独应用者少，对防止梗死面积扩大及再梗死有积极疗效。常用药物有肝素或低分子肝素钠（克塞），口服抗凝药有阿司匹林、双香豆素等。对有出血倾向者、活动性溃疡病、新近手术创面未愈合者、血压过高及严重肝肾功能不全者禁用抗凝治疗。

（3）防治并发症

1）心律失常：急性期严密心电监护，及时发现心率及心律的变化，设专人床旁心电监测。发现室性早搏频发、成联律、成对性、多源性、短阵室速或 R on T 及严重的房室传导阻滞时，应立即通知医生，遵医嘱使用药物，警惕室颤或心脏停搏的发生。监测电解质和酸碱平衡状况。准备好急救药物和抢救设备如除颤器、起搏器等，随时准备抢救。①一旦发现室性期前收缩或室性心动过速，立即用利多卡因 50～100mg 静注，必要时可重复使用，至早搏消失或总量达 300mg，继以 1～3mg/min 的速度静滴维持，如室性心律失常反复发作者可用胺碘酮；②发生心室颤动迅速采用非同步直流电除颤，室性心动过速药物疗效不满意时也应及早用同步直流电复律；③对于缓慢的心律失常可用阿托品 0.5～1mg 肌肉或静脉注射；④二度或三度房室传导阻滞，伴有血流动力学障碍者，宜用临时人工心脏起搏器；⑤室上性快速心律失常药物治疗不能控制时，可考虑同步直流电复律。

2）控制休克：应在血流动力学监测下，补充血容量，应用升压药、血管扩张剂和纠正酸中毒等抗休克处理，药物首选多巴芬丁胺。如上述处理无效时，应选用在主动脉内球囊反搏术选择性行直接 PTCA 或支架植入，使冠状动脉及时再通，也可做急诊主动脉 - 冠状动脉旁路移植术。

3）心力衰竭：严密观察患者有无呼吸困难、咳嗽、咳痰、少尿、颈静脉怒张、低血压、心率加快等，听诊肺部有无湿啰音。一旦发生心力衰竭，主要是治疗急性左心衰竭，以应用吗啡（或哌替啶）和利尿剂为主，亦可选用血管扩张剂减轻心脏负荷。心肌梗死发生后 24 小时内不宜用洋地黄制剂。有右心室梗死的患者应慎用利尿剂。

（4）遵医嘱用药改善心肌代谢，改善预后

①促进心肌代谢药物：维生素 C、辅酶 A、肌苷酸钠等缓慢静滴每日 1 次，两周为一疗程；1，6 - 二磷酸果糖（FDP）能提高心肌细胞膜的稳定性，改善心肌代谢。

②极化液疗法：用氯化钾 1.5g、胰岛素 10U 加入 10% 葡萄糖溶液 500ml 内静滴，每天 1 次，7～14 天为一疗程，有利于心脏正常收缩，减少心律失常。

③β 受体阻滞剂、钙通道阻滞剂和血管紧张素转换酶抑制剂：早期应用可改善预后，降低死亡率。

3. 防止便秘 指导患者养成每日定时排便的习惯，多食水果、蔬菜等富含纤维素的食物；无糖尿病者每天清晨给予蜂蜜 20ml 加温开水同饮；适当腹部按摩（按顺时针方向）以促进肠蠕动；必要时遵医嘱给予缓泻剂或甘油灌肠；排便时避免用力，以防诱发心力衰竭甚至心脏骤停。

4. 心理护理 疼痛发作时应有专人陪伴，给予心理支持。向患者讲明住进 CCU 后病情在医护人员的严密监护下能得到及时的治疗，以缓解患者的恐惧心理。医护人员工作应紧张有序，避免忙乱而带给患者不信任感和不安全感。将监护仪的报警声尽量调低，以免增加患者的心理负担，影响患者休息。

（四）健康教育

1. 疾病知识指导 绝对卧床期间，训练患者养成床上排便习惯，病情稳定后，逐渐增加活动量，避免剧烈运动。建议患者出院后进行康复训练，适当运动有利于患者身心健康。运动中以达到患者最大心率的 60%～65% 的低强度长期锻炼是安全有效的。运动方式包括步行、慢跑、太极拳、骑自行车、游泳、健美操等，每周运动 3～4 天。

2. 饮食指导 合理膳食，给予低盐、低脂、低胆固醇、易消化饮食，少量多餐。

3. 心理指导 指导患者保持乐观、平和的心情，正确对待病情，积极配合。

4. 自我监测及定期随访 应教会家属心肺复苏的基本技术以备急用。按医嘱服药，定期门诊随诊。

第七节 感染性心内膜炎患者的护理

感染性心内膜炎为心脏内膜表面的微生物感染，伴赘生物形成。瓣膜为最常受累部位。根据病程分为急性感染性心内膜炎和亚急性感染性心内膜炎，以后者更常见；又可分为自体瓣膜心内膜炎、人工瓣膜心内膜炎和静脉药瘾者心内膜炎。本节重点介绍自体瓣膜心内膜炎。

急性感染性心内膜炎主要由金黄色葡萄球菌引起，少数由肺炎球菌、淋球菌、A族链球菌和流感杆菌等所致。急性感染性心内膜炎的特征为：①中毒症状明显；②病程进展迅速，数天至数周引起瓣膜破坏；③感染迁移多见；④病原体主要为金黄色葡萄球菌。

亚急性感染性心内膜炎最常见的致病菌是草绿色链球菌，其次是D族链球菌和表皮葡萄球菌；真菌、立克次体和衣原体为少见致病微生物。细菌可由呼吸道感染、拔牙、导尿、心导管检查、扁桃体切除术等途径侵入血流引起心内膜炎。亚急性感染性心内膜炎的特征为：①中毒症状轻；②病程数周至数月；③感染迁移少见；④病原体以草绿色链球菌多见，其次为肠球菌。

知识链接

链球菌感染的疾病：

1. 风湿性心瓣膜病：A族乙型溶血性链球菌。
2. 亚急性感染性心内膜炎：草绿色链球菌。
3. 猩红热：A族乙型溶血性链球菌。
4. 风湿热：A族乙型溶血性链球菌。
5. 急性蜂窝织炎：溶血性链球菌。
6. 急性淋巴结炎、淋巴管炎：化脓性链球菌。

（一）护理评估

1. 健康史 询问患者有无心脏瓣膜病、先天性心脏病、心肌病、肺源性心脏病等病史；近期有无上呼吸道感染、扁桃体炎及身体其他部位感染史；是否施行口腔手术如拔牙、导尿、泌尿系统器械检查、心导管检查及心脏手术等。

2. 身体状况

（1）**症状** 感染中毒症状：发热是最常见的症状。亚急性者起病隐匿，可有全身不适、乏力、食欲不振和体重减轻等非特异性症状，可有弛张性低热，体温多低于39℃，可伴有畏寒。头痛、背痛、肌肉关节痛常见。部分患者有杵状指、脾肿大。急性者呈暴发性败血症过程，有高热、寒战。突发心力衰竭者较为常见。

（2）体征

①心脏杂音：可由基础心脏病和（或）心内膜炎导致瓣膜损害所致。急性者比亚急性者更易出现杂音强度和性质的变化，或出现新的杂音。

②周围体征：近年已不多见，包括：瘀点：可出现在任何部位，以锁骨以上皮肤、口腔黏膜和睑结膜常见。指（趾）甲下线状出血。Roth 斑：视网膜的卵圆形出血斑，中心呈白色。Osler 结节：常见于亚急性者，在指和趾垫出现的豌豆大的红或紫色痛性结节。Janeway 损害：为手掌和足底处直径 1~4mm 的无痛性出血红斑，主要见于急性患者。

③动脉栓塞：可发生在机体的任何部位，常见于脑、心脏、脾、肾、肠系膜和四肢。

（3）并发症　可出现心力衰竭、细菌性动脉瘤、迁移性脓肿、神经系统及肾脏受累的表现。

3. 心理－社会状况　由于感染不易控制，病情反复致患者出现精神紧张、焦虑、悲观等心理反应。

4. 辅助检查

（1）血培养　是诊断菌血症和感染性心内膜炎的最重要方法，药物敏感试验可为治疗提供依据。近期未接受过抗生素治疗的患者阳性率可高达95%以上，2 周以内用过抗生素或采血、培养技术不当，常降低血培养的阳性率。

（2）血常规检查　亚急性者正常色素型正常细胞性贫血常见，白细胞计数正常或轻度升高，中性粒细胞轻度增高、核左移。血沉增快。

（3）尿液检查　可见镜下血尿和轻度蛋白尿，肉眼血尿提示肾梗死。红细胞管型和大量蛋白尿提示弥漫性肾小球性肾炎。

（4）免疫学检查　25%的患者可有高丙种球蛋白血症。80%的患者出现循环中免疫复合物。病程超过 6 周以上的亚急性患者可检出类风湿因子阳性。

（5）超声心动图　经胸超声可检出 50%~75%的赘生物，经食管超声可检出 <5mm 的赘生物，敏感性高达95%以上。未发现赘生物时需密切结合临床。

（6）其他　X 线检查可了解心脏外形、肺部表现等。心电图偶见急性心肌梗死、心律失常。

5. 治疗要点　抗生素治疗为最重要的治疗措施。原则为：①早期应用，在确立临床诊断并采取血培养标本后即可开始治疗；②大剂量、长疗程杀菌性抗生素应用，保证较高和稳定的血药浓度，以完全消灭藏于赘生物内的致病菌；③联合应用两种或两种以上抗生素，以增强抗生素的疗效。对抗生素治疗无效、严重心内并发症者应考虑手术治疗。

（二）护理诊断

1. 体温过高　与感染有关。

2. 焦虑　与发热、病情反复有关。

3. 潜在并发症 栓塞、心力衰竭。

4. 知识缺乏 缺乏感染性心内膜炎的预防保健知识。

(三)护理措施

1. 一般护理

（1）休息与活动 急性感染性心内膜炎患者应卧床休息，限制活动；亚急性感染性心内膜炎患者可适当活动，避免剧烈活动。高热患者卧床休息，予冰袋物理降温，并记录降温后的体温变化。出汗较多时，可在衣服与皮肤之间垫以柔软毛巾便于更换。

（2）合理饮食 给予清淡、高蛋白、高热量、高维生素、易消化的半流质或软食。鼓励患者多饮水。

2. 病情监测 动态监测体温变化情况，每 4～6 小时测量体温 1 次并准确绘制体温曲线，判断病情进展及治疗效果。

3. 用药护理 遵医嘱应用抗生素控制炎症。本病大多数致病菌对青霉素敏感，可作为首选药物。还可选用氨苄西林、万古霉素、庆大霉素或阿米卡星等，真菌感染者选两性霉素 B。观察药物疗效及不良反应。严格按时间用药。注意保护静脉，可使用静脉留置针。

4. 正确采集血标本，及早明确诊断

（1）告知患者及家属为提高血培养结果的准确率，需反复多次采血，在必要时甚至需停用抗生素，希望给予理解和配合。

（2）对于未经治疗的亚急性患者，应在第 1 日间隔 1 小时采血 1 次，共 3 次。如次日未见细菌生长，重复采血 3 次后，开始抗生素治疗。

（3）已用过抗生素者，停药 2～7 天后采血。急性患者应在入院后 3 小时内，每隔 1 小时采血 1 次共取 3 次血标本后开始治疗。本病的菌血症为持续性，无需在体温升高时采血。每次取静脉血 10～20ml 作需氧和厌氧培养，至少应培养 3 周。

5. 心理护理 向患者说明本病的发展过程及预后，耐心解释卧床休息的必要性，关心患者，协助生活料理，多与患者交谈，帮助患者树立战胜疾病的信心。

6. 防治并发症 观察患者有无栓塞征象，重点观察瞳孔、神志、肢体活动及皮肤温度等。心脏超声可见巨大赘生物的患者，应绝对卧床休息，防止赘生物脱落。当患者突然出现胸痛、气急、发绀和咯血等症状，要考虑肺栓塞的可能；出现腰痛、血尿等考虑肾栓塞的可能；当患者出现神志和精神改变、失语、吞咽困难、肢体功能障碍、瞳孔大小不对称，甚至抽搐或昏迷征象时，警惕脑血管栓塞的可能。发现异常，应及时报告医生并协助处理。

(四)健康教育

1. 疾病知识指导 向患者及家属介绍本病的病因、发病机制和用药知识。在施行口腔手术如拔牙、扁桃体摘除术、上呼吸道手术或操作及泌尿、生殖、消化道侵入性诊治或其他外科手术治疗前，应说明自己有心瓣膜病、心内膜炎等病史，以预防性使用抗生素。

2. 生活指导 嘱患者平时注意防寒保暖，避免感冒，加强营养，增强机体抵抗力，合理安排休息。保持口腔和皮肤清洁，少去公共场所。勿挤压疖、痈等感染病灶，减少病原体入侵的机会。

3. 自我监测及定期随访 教会患者自我监测体温变化、有无栓塞表现，定期门诊就诊。

第八节 心肌炎患者的护理

心肌炎是指心肌本身的局灶性或弥漫性的炎症病变。许多因素可引起心肌炎，感染因素包括细菌、病毒、螺旋体、立克次体、真菌、寄生虫等，其中以病毒最为常见；非感染因素包括药物、毒性物质、变态反应、放射照射等。近年来病毒性心肌炎的发病率显著增多，其他因素引起的心肌炎逐渐减少。本节重点叙述病毒性心肌炎。

病毒性心肌炎的发病除了病毒的直接感染以外，免疫介导和免疫损伤也共同参与了心肌的损害和微血管的损伤。较常见的感染病毒有柯萨奇病毒、埃柯病毒、腺病毒、脊髓灰质炎病毒、肝炎病毒、流感病毒、疱疹病毒、艾滋病病毒等，其中以柯萨奇 B 病毒最多见，占病毒性心肌炎的 30% ~ 50%。

（一）护理评估

1. 健康史 询问患者发病前有无病毒感染史，有无细菌感染、寒冷、过度疲劳等诱因。

2. 身体状况 患者临床表现差异很大，轻者可无明显症状，重者呈暴发过程，甚至引起猝死。

（1）症状 约半数患者发病前 1~3 周有病毒感染的前驱症状，如发热、全身倦怠感，即"感冒"症状或呕吐、腹泻等消化道症状，然后出现心悸、胸闷、气急、心前区隐痛、乏力等心脏受累表现，部分患者可有心功能不全。重者可出现心源性休克。

（2）体征 出现各种心律失常，可见心率加快与体温升高不成比例，心尖部第一心音减弱，出现第三心音或杂音，重者可出现舒张期奔马律、心包摩擦音及心脏不同程度的扩大。危重者血压下降，脉细弱，出现肺部湿啰音及肝大等心力衰竭体征。

3. 心理 – 社会状况 当病情严重出现症状和各种心律失常时，患者担心预后以及学习、工作等可出现焦虑、恐惧情绪。

4. 辅助检查

（1）血液检查 白细胞计数轻度增高，血沉增快。

（2）病毒血检查 第二份血清中同型病毒抗体滴度较第一份血清高 4 倍（2 份血清相隔 2 周以上）或一次抗体效价≥640 为阳性。

（3）血清检查 血清心肌钙蛋白 I 或肌钙蛋白 T（强调定量测定）、肌酸激酶（CK）及其同工酶提高；C 反应蛋白提高。

（4）**心电图检查** 出现 ST-T 改变，出现病理性 Q 波以及各种心律失常，特别是室性心律失常和房室传导阻滞等。

5. 治疗要点 心肌炎目前无特殊治疗。急性期应卧床休息，加强营养，辅以改善心肌营养和代谢产物；治疗主要是针对心力衰竭，使用利尿剂、血管扩张剂、血管转换酶抑制剂。完全性房室传导阻滞可考虑使用临时起搏器。发生严重心律失常者，采用抗心律失常药物治疗或安装临时心脏起搏器；早期不主张应用糖皮质激素。患者出现全身毒血症状、心源性休克、高度房室传导阻滞和难治性心力衰竭可短期慎用糖皮质激素。

（二）护理诊断

1. 活动无耐力 与心肌受损、心律失常有关。

2. 焦虑/恐惧 与缺乏相关疾病知识、担心疾病预后、学习和前途等有关。

3. 潜在并发症 心力衰竭、心律失常。

（三）护理措施

1. 一般护理

（1）**休息与活动** ①向患者解释急性期严格卧床休息和病情稳定后逐渐增加活动量的重要性。急性期需要卧床休息一个月；症状明显，血清心肌酶增高，伴有心律失常、心功能不全者需卧床三个月以上。症状消失和心电图检查恢复正常后，方可起床轻微活动。②环境应安静、舒适，限制探视，减少不必要的干扰，保证患者充足的休息和睡眠。③病情稳定后，与患者及家属一起制订并实施每日活动计划。活动过程中，要注意心率、心律和血压的变化，出现胸闷、气急、心悸等应停止活动。

（2）**饮食护理** 摄取易消化、高蛋白、高维生素食物，多吃新鲜的蔬菜和水果，禁烟酒、禁饮浓茶、咖啡。

2. 并发症的观察与护理 急性期应进行心电监测，注意心率、心律和心电图的变化。病毒性心肌炎患者可发生心力衰竭和各种类型的心律失常。应指导患者尽量避免呼吸道感染、剧烈运动、情绪激动、饱餐、用力排便等诱发因素，加强心电监护和床边巡视，观察生命体征、尿量、皮肤黏膜颜色，注意有无呼吸困难、咳嗽、易疲劳、水肿、肺部湿啰音等表现；准备好抢救物品，一旦发现危险信号立即嘱患者绝对卧床、取半卧位并给予吸氧，并报告医生；如心电图出现 ST-T 下移、QT 延长、QRS 波增宽及 U 波，应立即与医生联系。

3. 用药护理 心肌炎患者一般不用激素，以免抑制干扰素合成而加重心肌损害；重症患者用激素可抑制抗原抗体作用，减少过敏反应，以保护心肌细胞，减轻水肿，控制心力衰竭。心肌炎患者对洋地黄的耐受性差，易发生中毒，所以应慎用洋地黄药物，使用过程中应特别注意其毒性反应。一般选用利尿剂、血管扩张药物以减轻心脏负荷。

4. 心理护理 向患者说明本病的发展过程及预后，耐心解释卧床休息的必要性，关心患者，协助生活护理，多与患者交谈，帮助患者树立战胜疾病的信心。

（四）健康教育

1. 疾病知识指导 向患者及家属讲解本病的有关知识，以及合理休息、适当锻炼、加强营养的重要性。和家属一起讨论家庭环境及生活方式等可能与心肌炎发生有关的因素，积极避免各种诱因，如过劳、缺氧、营养不良、呼吸道感染等。

2. 饮食指导 指导患者进食高蛋白、高维生素、易消化的食物，尤其是补充含维生素 C 的食物如新鲜蔬菜、水果等，以促进心肌代谢与修复；戒烟酒。

3. 自我监测及定期随访 定期随访，病情变化时应及时就医。向患者说明病毒性心肌炎适当治疗大多可治愈，患者出院后需继续休息，避免劳累。体力恢复需要一定的时间，不要急于求成。3 ~ 6 个月后可考虑恢复部分或全部轻体力工作或学习。

第九节　心肌病患者的护理

心肌病是指伴有心肌功能障碍的心肌疾病。其分类包括扩张型心肌病、肥厚型心肌病、限制型心肌病、致心律失常型右室心肌病。临床常见的类型是扩张型心肌病和肥厚型心肌病，限制型心肌病比较罕见。

1. 扩张型心肌病 病因迄今未明，除家族遗传因素外，近年认为持续病毒感染是其重要原因。持续病毒感染对心肌组织的直接损伤，自身免疫包括细胞、自身抗体或细胞因子介导的心肌损伤等可导致和诱发扩张型心肌病。此外，代谢异常、神经激素受体异常等因素亦可引起本病。扩张型心肌病主要特征是一侧或双侧心腔扩大，心肌收缩功能减退，可产生心力衰竭。本病常伴有心律失常，病死率较高。

2. 肥厚型心肌病 本病常有明显家族史，约 1/3 患者有家族史，目前认为是常染色体显性遗传疾病，肌节收缩蛋白基因突变为致病因素。还有研究认为儿茶酚胺代谢异常、细胞内钙调节机制异常、高血压、高强度运动等均可作为本病发病的促进因子。肥厚型心肌病的主要特征是心肌非对称性肥厚、左心室血液充盈受阻、舒张期顺应性下降。临床根据左心室流出道有无梗阻可分为梗阻性肥厚型心肌病及非梗阻性肥厚型心肌病。本病常为青年猝死的原因。

（一）护理评估

1. 健康史 询问有无心肌病家族史；有无病毒性心肌炎史；发病前有无病毒感染、酒精中毒等情况；有无情绪激动、高强度运动、高血压等诱因。

2. 身体状况

（1）症状

①扩张型心肌病：起病缓慢，可发生在任何年龄，早期患者可有心脏轻度扩大而无明显症状，逐渐出现疲劳、乏力、心悸甚至端坐呼吸、肝大、水肿等心力衰竭的表现。常出现各种心律失常。部分患者可发生血栓栓塞或猝死。

②肥厚型心肌病：多数患者有劳力性呼吸困难、心悸、胸痛和猝死，伴流出道梗阻

的患者可发生晕厥，甚至神志丧失，病情晚期可出现心力衰竭的表现，严重心律失常是肥厚型心肌病晚期猝死的主要原因。

（2）体征

①扩张型心肌病：心脏明显扩大，有交替脉、奔马律、肝大、水肿、胸腹水等。

②肥厚型心肌病：心脏扩大，心尖部可闻及收缩期吹风样杂音。流出道梗阻的患者可在胸骨左缘第3~4肋间听到粗糙的喷射性收缩期杂音。

3. 心理 - 社会状况　由于长期疾病的折磨，病程中反复出现心慌、气促甚至心衰，逐渐丧失劳动力而导致患者心情烦躁、忧郁甚至绝望等心理。

4. 辅助检查

（1）胸部 X 线检查　扩张型心肌病者心影明显增大，心胸比 >50%，有肺淤血征。肥厚型心肌病者心影增大多不明显，如有心衰则心影明显增大。

（2）超声心动图　对本病的诊断有重要意义。扩张型心肌病者心腔明显扩大，以左室为主。肥厚型心肌病者室间隔非对称性肥厚，活动度差，心室腔变小。

（3）心电图　可见多种心电异常如心房颤动、房室传导阻滞、室性心律失常等多种心律失常改变。此外，尚有 ST - T 异常及病理性 Q 波。

（4）其他　心导管检查和心血管造影、心内膜心肌活检、放射性核素检查等均有助于诊断。

5. 治疗要点　扩张型心肌病的治疗原则是纠正心力衰竭、控制各类心律失常。但本病易发生洋地黄中毒，应慎用洋地黄。晚期条件允许可行心脏移植。肥厚型心肌病的治疗原则是缓解症状，改善心功能及血液动力学效应。可用 β 受体阻滞剂和钙通道阻滞剂等，对重症梗阻性患者可作介入或手术治疗。

（二）护理诊断

1. 活动无耐力　与心肌病变使心肌收缩力降低、心输出量减少有关。

2. 疼痛　胸痛，与肥厚心肌耗氧量增加、流出道狭窄、冠状动脉供血相对不足有关。

3. 潜在并发症　心律失常、栓塞、猝死。

（三）护理措施

1. 一般护理

（1）休息与活动　心肌病患者限制体力活动非常重要，并发心力衰竭时，需绝对卧床休息，加强生活护理，心力衰竭控制后仍应限制活动。肥厚型心肌病者应避免情绪激动、屏气、提取重物及激烈运动如球类比赛等，避免晕厥和猝死。

（2）饮食护理　给予高蛋白、高维生素的清淡饮食，少量多餐，心力衰竭时低盐饮食，限制水分摄入。

2. 缓解疼痛

（1）评估疼痛情况　评估疼痛的部位、性质、程度、持续时间、诱因及缓解方式，注意血压、心率、心律及心电图变化。

(2) **发作时护理** 立即停止活动，卧床休息；安慰患者，解除紧张情绪；遵医嘱使用β受体阻滞剂或钙通道阻滞剂，注意有无心动过缓等不良反应；不宜用硝酸酯类药物；持续吸氧，氧流量3~4L/min。

3. 用药护理 遵医嘱服药，观察药物疗效与不良反应：①扩张型心肌病对洋地黄耐受性差，使用时尤应警惕发生中毒。严格控制输液量与速度，以免发生急性肺水肿；②应用β受体阻滞剂和钙通道阻滞剂时，注意有无心动过缓等不良反应；③梗阻性肥厚型心肌病患者，心绞痛发作时不宜用硝酸酯类药物，因其可减少静脉回心血量，加重流出道梗阻，导致胸痛症状加重；④应用抗心律失常药物时，应密切观察心率、心律及不良反应，发现异常及时报告医生并协助处理。

4. 心理护理 多与患者交谈，帮助患者树立战胜疾病的信心。

(四) 健康教育

1. 疾病知识指导 扩张型心肌病应避免劳累、病毒感染，合理休息。肥厚型心肌病者应避免情绪激动、屏气、提取重物及激烈运动如球类比赛等，预防晕厥和猝死的危险。有晕厥病史或猝死家族史者应避免独自外出活动，以免发生意外。

2. 饮食指导 指导患者合理饮食，给予高蛋白、高维生素的清淡饮食，以促进心肌代谢，增强机体抵抗力。心力衰竭时低盐饮食，限制含钠高的食物。

3. 用药与随访 遵医嘱服药，教会患者及家属观察药物疗效及不良反应。定期门诊随访，症状加重立即就诊。

第十节　心包炎患者的护理

心包炎是指心包脏层和壁层的急性炎症，按病因分为感染性和非感染性心包炎。按病情进展可分为急性心包炎和慢性心包炎（如慢性心包积液、粘连性心包炎和缩窄性心包炎）。缩窄性心包炎是指心脏被致密厚实的纤维化或钙化心包所包围，临床上以急性心包炎和缩窄性心包炎最常见。

1. 急性心包炎 是细菌、病毒、自身免疫、物理、化学等因素导致的心包脏层与壁层的急性炎症。本病以往主要病因是风湿热、结核等细菌感染，近年来，病毒感染、肿瘤、尿毒症及心肌梗死导致的发病率明显增高。可表现为纤维蛋白性心包炎、渗出性心包炎和心脏压塞。

2. 缩窄性心包炎 继发于急性心包炎，急性炎症后心包的脏、壁层形成了不同程度的粘连，继而导致纤维组织增生、钙化，最终在心包上形成坚厚的瘢痕，心包失去伸缩性，使心室舒张受限，充盈减少，心搏量下降，长期缩窄，心包可萎缩。在我国，以结核性心包炎最为常见，其次是由化脓性或创伤性心包炎演变而来。少数与心包肿瘤、急性非特异性心包炎及放射性心包炎有关。

（一）护理评估

1. 健康史 询问患者有无结核、病毒感染等病史；有无自身免疫性疾病、肿瘤、尿毒症、心肌梗死等病史。

2. 身体状况

（1）**急性心包炎** 表现为纤维蛋白性心包炎和渗出性心包炎。

1）纤维蛋白性心包炎。

①症状：心前区疼痛是早期的主要症状，疼痛位于心前区，性质尖锐，常因深呼吸、咳嗽、变换体位或作吞咽时加重。疼痛可放射到颈部、左肩、左臂、左肩胛骨，甚至达上腹部。

②体征：心包摩擦音是典型体征，心前区听到心包摩擦音即可作出诊断。当出现心包积液时摩擦音消失。

2）渗出性心包炎：临床表现取决于积液对心脏的压塞程度。

①症状：呼吸困难是最突出的症状。

②体征：心尖搏动减弱或消失。大量积液时可在左肩胛骨下出现浊音及左肺受压迫所引起的支气管呼吸音称心包积液征（Ewart 征）。

3）心脏压塞：由于心包积液短时间内大量增多，使心室舒张充盈受限，外周静脉压增高，心排血量降低导致。急性心脏压塞表现为体循环衰竭、心动过速、血压下降、脉压变小、休克。慢性心脏压塞表现为体循环静脉淤血，如颈静脉怒张、肝大腹水及下肢水肿。

（2）**缩窄性心包炎**

①症状：劳力性呼吸困难、疲乏、疼痛等。

②体征：有颈静脉怒张、肝大、腹水、下肢水肿、心率增快、可见 Kussmaul 征、奇脉。

3. 心理－社会状况 由于呼吸困难、心前区疼痛症状逐渐加重，影响患者的活动、休息及睡眠，使患者产生焦虑心理；后期因病情迁延影响日常生活而丧失信心，甚至产生悲观、绝望心理。

4. 辅助检查

（1）**血液检查** 如感染性者有外周血白细胞计数增加、血沉增快等。

（2）**胸部 X 线检查** 渗出性心包炎时，可见心影向两侧增大，而肺部无明显充血现象，是心包积液的有力证据。

（3）**超声心动图** 急性心包炎可见液性暗区。缩窄性心包炎可见心包增厚、心室腔缩窄、室间隔矛盾运动，诊断心包积液简单、可靠。

（4）**心电图** 常规导联（除 aVR 外）表现为 ST 段呈弓背向下抬高。渗出性心包炎时可有 QRS 波低电压，无病理性 Q 波。

（5）**心包穿刺** 穿刺指征是心脏压塞和未能明确病因的渗出性心包炎。抽取心包积液可进行常规涂片、细菌培养和寻找肿瘤细胞等。

5. 治疗要点 急性心包炎的治疗要点包括：①病因治疗：如应用抗生素、抗结核药物、化疗药物等；②对症治疗：呼吸困难者给予半卧位、吸氧，疼痛者应用镇痛剂等；③心包穿刺：可解除心脏压塞和大量渗液引起的压迫症状，必要时在心包腔内注射抗菌药或化疗药物；④心包切开引流、心包剥离或心包切除术。缩窄性心包炎应早期施行心包切除术。

（二）护理诊断

1. 气体交换受损 与心包积液有关。

2. 疼痛 胸痛，与心包炎症有关。

3. 知识缺乏 缺乏心包炎的预防保健知识。

（三）护理措施

1. 一般护理

（1）**休息与活动** 协助患者采取舒适体位，半卧位或前倾坐位，使膈肌下降，利于呼吸。心脏压塞的患者应提供可依靠的床上小桌便于伏案休息。指导患者卧床休息，勿用力咳嗽、深呼吸或快速改变体位，以免引起疼痛加重。

（2）**饮食护理** 给予高热量、高蛋白、高维生素、易消化饮食，适当限制钠盐摄入。

（3）**吸氧** 注意观察氧疗效果。

2. 病情观察 观察患者的生命体征、意识状态、呼吸困难的程度、有无心脏压塞的表现。

3. 配合治疗

（1）**药物治疗** 遵医嘱使用解热镇痛剂，注意观察患者的胃肠道反应、出血等不良作用。剧痛者可用吗啡类药物止痛。使用糖皮质激素、抗生素、抗结核药物、抗肿瘤药物等治疗时做好相应观察及护理。

（2）**心包穿刺** 配合医生行心包穿刺术，以缓解压迫症状，或心包腔内注射药物达到治疗的目的。①术前准备：解释说明手术的意义，打消患者的顾虑，必要时遵医嘱用镇静剂、镇咳剂。建立静脉通路，准备抢救药物如阿托品。进行心电、血压监测。协助术前超声检查，以确定积液量和穿刺部位。②术中配合：嘱患者术中勿咳嗽或深呼吸；抽液时随时夹闭胶管防止气体进入心包腔；抽液时速度缓慢，第一次抽液量不应超过 100～200ml，若液体中有鲜血，应立即停止抽液，密切观察患者有无心脏压塞征出现；记录液体量、性质，按要求留取标本送检；抽液后观察患者的反应如面色、脉搏、呼吸、血压、心率及心电图等，一旦出现改变，协助处理。③术后处理：协助拔出穿刺针，穿刺部位覆盖无菌纱布、胶布固定。穿刺后 2 小时内持续心电、血压监测。心包引流者做好引流管护理，待心包引流液 <25ml/d 时拔出导管。

（3）**心包切开引流** 病情严重者及早行心包切开术，并做好相应护理。

（四）健康教育

1. 疾病知识指导　增强体质及抵抗力，注意保暖，避免呼吸道感染。

2. 饮食指导　加强营养，指导患者合理饮食，给予高蛋白、高维生素的清淡饮食，以促进心肌代谢。心力衰竭时低盐饮食，限制含钠量高的食物。

3. 用药与随访　向患者讲解长期正规用药（如抗结核药）的重要性，嘱患者不能擅自减少药量或停药；指导患者识别药物不良反应；定期随访。对缩窄性心包炎的患者及家属说明心包切除术的重要性，消除患者的疑虑，早期接受手术。术后嘱患者坚持休息半年以上，注意营养的摄入。定期门诊随访，症状加重立即就诊。

附：循环系统常用诊疗技术及护理

一、人工心脏起搏器安置术患者的护理

人工心脏起搏器疗法是通过人工心脏起搏器发放一定频率的脉冲电流刺激心脏，以带动心搏的治疗方法。即模拟正常心脏的冲动形成和传导，以治疗由于某些心律失常所致的心脏功能障碍。心脏起搏器简称起搏器，由脉冲发生器和起搏电极导线组成。主要用于治疗缓慢的心律失常，也用于治疗快速心律失常。

（一）适应证和禁忌证

1. 适应证

（1）**永久性心脏起搏器**　①房室传导阻滞；②病态窦房结综合征；③反复发作的颈动脉窦性昏厥和心室停顿；④异位快速心律失常；⑤肥厚型梗阻性心肌病合并窦性心动过缓、房室传导阻滞或心力衰竭；⑥心脏病的诊断。

（2）**临时心脏起搏器**　①治疗性起搏；②预防性或保护性起搏；③诊断及研究性起搏。

2. 禁忌证　无明显禁忌证。

（二）术前准备

1. 患者准备

（1）心理准备：向患者及家属说明手术的必要性、手术过程、注意事项等，消除紧张及顾虑，取得配合。

（2）指导患者完成必要的实验室检查，同时做药物过敏试验。术前禁食，排空大小便。

（3）皮肤准备：临时起搏器备皮范围为双侧腹股沟及会阴部，埋藏式起搏器备皮范围是左上胸部，包括颈部和腋下。备皮完毕协助患者清洗干净。

（4）药物准备：镇静，术前半小时给予地西泮 10mg 肌肉注射，术前停用抗凝剂至

凝血酶原时间恢复正常范围内。

2. 用物准备

（1）检查起搏系统性能，预先进行测试。

（2）起搏器和起搏导管进行严格消毒，用75%酒精浸泡双极起搏导管2根、静脉穿刺针、静脉导管导引鞘及导引钢丝2小时，若极为紧急时可用10%甲醛浸泡半小时。

（3）检查抢救设备及备齐急救药品，室内应备有手提式X线机和心电示波仪。

（三）术中配合

1. 建立静脉通路及准备心电监护仪，护送患者至X线透视室。

2. 术中密切观察患者面色、脉搏、呼吸、血压及心电图示波变化情况；关注患者的感受，了解患者术中疼痛情况及其他不适主诉，发现异常立即通知医生，并做好安慰解释工作。

3. 永久起搏器埋入后，伤口放置橡皮引流条，缝合后覆盖无菌纱布并包扎。

4. 护送患者回病室，平移至病床上，详细交接班。

（四）术后护理

1. 监测　术后描记12导联心电图，持续心电监护24小时，监测起搏和感知功能。观察有无并发症发生如腹壁肌肉抽动、心脏穿孔等表现；监测脉搏、心率和心律心电变化及患者自觉症状，及时发现有无电极导线移位或起搏器感知障碍，立即报告医生并协助处理。出院前常规拍摄胸片。

2. 休息与活动　安置埋藏式起搏器的患者卧床休息1~3天，取平卧或半卧位，不宜右侧卧位，防止电极移位。术侧肢体不宜过度活动，勿用力咳嗽，咳嗽时应用手按压伤口。安置临时心脏起搏器的患者应绝对卧床休息，术侧肢体避免屈曲和过度活动。

3. 伤口护理　埋藏式起搏器局部伤口沙袋压迫6小时，且每隔2小时解除压迫5分钟。每天更换伤口敷料，术后7~10天拆线。观察伤口愈合情况，有无伤口渗血、渗液、红肿，患者有无局部疼痛、皮肤变暗发紫、波动感等，尽早发现出血、感染等并发症。

4. 预防感染　遵医嘱应用抗生素5~7天。

5. 出院指导　①告知患者和家属简单排除起搏器故障的方法，以及伤口处理、防止感染的注意事项，嘱其随身携带"心脏起搏器识别卡"。②手术后6周内体力活动应加限制，任何手臂、肩部活动，剧烈咳嗽、深呼吸等都可使电极移位或自嵌顿部脱落；避免强磁场和高电压。③衣服不可太紧，妇女勿用过紧胸罩，避免使用挂肩背包。④如发现电器设备干扰了起搏器，应立即离开电器（或房间）或关掉电器电源。电复律时，电极应远离起搏器，术后对起搏器进行程控，检查有无损害。⑤如出现气急、头昏、疲乏、晕厥、胸痛、呃逆等现象，提示起搏器发生故障，应立即就医。⑥教会患者自己测量脉搏，发现脉率异常或有脉搏短绌现象，应立即报告医师。⑦定期复查：出院后半年内每1~3个月随访1次以测试起搏器功能，情况稳定后每半年随访1次，接近起搏器使用年限（一般心脏起搏器的使用寿命为 6～8 年）时，应缩短随访间隔时间，在电池耗尽之前及时更换起搏器。

二、心血管病介入性诊疗技术护理

心血管介入诊疗术是指通过导管术将诊断或治疗用的各种器材送入心脏或血管内，进行疾病诊断和治疗的方法。介入性诊断技术包括心导管检查术、冠状动脉造影术、外周动脉或静脉造影等。介入性治疗包括心导管射频消融术、经皮穿刺腔内冠状动脉成形术、经皮穿刺冠状动脉内支架植入术、经皮穿刺球囊二尖瓣成形术等。

冠状动脉造影术（CAG）可以提供冠状动脉病变的部位、性质、范围及侧支循环状况等准确资料，是诊断冠心病最可靠的方法。

经皮冠状动脉介入治疗（PCI）是用心导管技术疏通狭窄甚至闭塞的冠状动脉管腔，从而改善心肌的血流灌注的方法。包括经皮冠状动脉腔内成形术（PTCA）、经皮冠状动脉支架植入术、冠状动脉内旋切术、旋磨术和激光成形术，统称为冠状动脉介入治疗。其中，PTCA 和支架植入术是冠心病的重要治疗手段。

PTCA 是扩张冠状动脉内径、解除其狭窄，使相应心肌供血增加，缓解症状，改善心功能的一种非外科手术方法，是冠状动脉介入诊疗的最基本手段。

经皮冠状动脉支架植入术是将不锈钢或合金材料制成的支架植入病变的冠状动脉内，支撑其管壁，以保持管腔内血流通畅。是在 PTCA 基础上发展而来的，目的是为了防止和减少 PTCA 后急性冠状动脉闭塞和后期再狭窄，以保证血流畅通。

（一）适应证与禁忌证

1. 适应证

（1）PTCA ①稳定型心绞痛药物治疗效果不佳或不稳定型心绞痛患者有单支或不完全性狭窄；②变异型心绞痛；③急性心肌梗死；④冠脉旁路移植手术的对象；⑤冠状动脉不完全性狭窄，狭窄程度在 75% 以上；⑥单支或多支冠状动脉孤立性、局限性病变及严重狭窄病变；⑦复杂病变，如分叉病变、近端弯曲和成角病变、钙化病变、严重偏心病变、开口部病变、狭窄段较长病变、慢性闭塞病变；⑧有临床症状的 PTCA 术后再狭窄；⑨新近发生的单支冠状动脉完全阻塞。

（2）经皮冠状动脉内支架安置术 ①PTCA 并发夹层动脉瘤、严重内膜撕裂、急性闭塞或濒临闭塞者；②冠状动脉成形术疗效不佳或术后发生狭窄。

2. 禁忌证

（1）PTCA 绝对禁忌证：①冠状动脉僵硬或钙化性狭窄，狭窄程度 <50%；②严重弥漫性病变；③左冠状动脉主干狭窄或病变在主干分叉附近；④不适合心脏外科旁路移植患者。相对禁忌证：①出血性疾病或高凝状态；②无心肌缺血的临床证据者；③多支冠脉病变；④小于 70% 的临界性狭窄有临床症状，但无心肌缺血证据；⑤变异型心绞痛，病变狭窄程度 <70%；⑥有弥漫性病变的大隐静脉旁路移植血管，易发生栓塞并发症；⑦慢性完全闭塞病变。

（2）**经皮冠状动脉支架置入术** 无绝对禁忌证，一般认为以下情况不宜行支架术：①有出血倾向者；②病变血管直径＜2.5mm；③冠状动脉成形处有血栓；④近端血管明显扭曲或伴钙化。

（二）术前准备

1. 患者准备

（1）向患者和家属耐心介绍 PTCA 的目的、必要性、手术基本方法、效果和安全性，消除患者疑虑和恐惧心理，取得合作。

（2）术前 24 小时做碘过敏试验、腹股沟部备皮。

（3）术前 24 小时抽取血标本，作血型鉴定和交叉配血试验，备血 1000ml。

（4）术前常规检查血小板计数、出凝血时间、凝血酶原时间、肝肾功能、电解质、胸部 X 线片和 12 导联心电图。

（5）术前用药：①术前 5 天停服抗凝剂。②手术前晚餐后口服肠溶阿司匹林 0.3g 及潘生丁 5mg。③手术日早晨口服阿司匹林 0.3g，肌注吗啡 10mg 和东莨菪碱 0.2mg；术前 1 小时口服硝苯地平 10mg，以防术中发生冠状动脉痉挛。

（6）手术前晚 10 时后禁食至术毕。

（7）进放射手术室前更换内衣，解小便，连接心电监护仪。

2. 用物准备
经过消毒和充电、充液检查的球囊导管一根、套针一只、导管鞘、指引导管引导钢丝各一根、三通管的密封装置、心电监护仪、血液动力学测压仪、无菌动脉穿刺包和手套、肝素、生理盐水、60% 泛影葡胺、注射器、抢救药品及复苏设备。

（三）术中配合

1. PTCA
①置患者平卧位，连接心电监护仪，常规消毒右侧腹股沟部，协助术者作局部麻醉。②经皮穿刺右侧股动脉，逆行插入导管鞘，为防冠脉内血栓形成，静注肝素 5000～10000U。以后每延长 1 小时追加 1000～2000U。在导管鞘内插入指引导管至左或右冠脉开口部进行冠脉造影，显示指引导管到位后插入导丝，使其通过狭窄的病变部达病变血管的最远端，然后将排完空气的球囊导管套在导线上，逐渐推进至病变部，注入造影剂，见到球囊已达正确位置，立刻开始加压扩张球囊。③球囊加压扩张，压力为 4～8 个大气压，时间通常为 30～60 秒，扩张次数 2～3 次。此过程需严密监测心电图有无心律失常、缺血改变、血压有否下降，了解患者有无胸闷、心绞痛发作症状，做好解释工作并及时与术者沟通。④PTCA 成功后将导丝和球囊一并退入指引导管内，通过指引导管再次作冠脉造影，满意后将指引导管连同球囊导管和导丝一并退出导管鞘。⑤保留导管鞘 12～24 小时，在其入口部皮肤处缝一针与导管鞘固定，以防其滑脱，局部包扎后送患者回监护室。

2. 经皮冠状动脉支架植入术
①在 PTCA 基础上以球囊预扩张狭窄的病变，然后退出球囊，送入支架至病变处；②充盈球囊，打开支架，加压 6～10 秒，球囊减压后撤出；③重复冠脉造影，了解支架植入效果。

（四）术后护理

1. 一般护理 安置患者在 CCU 进行监护。行 PTCA 者绝对卧床休息 24 小时，卧床休息 48 小时，术肢制动 24 小时，48～72 小时可床上活动，72 小时可下床活动。

鼓励患者多饮水，进食低脂、低胆固醇、清淡、易消化饮食，以利造影剂的排出。

2. 心电监护 持续监测心电图、血压 24～48 小时，如有并发症应酌情延长监测时间。

3. 病情观察

（1）检查穿刺部位有无出血、皮下血肿及双侧足背动脉搏动情况，询问患者有无不适或胸痛。术后 1 小时每 15 分钟观察 1 次，第 2 小时每 30 分钟观察 1 次，以后每 1 小时观察 1 次直到第 6 小时。

（2）并发症观察。

1）PTCA 的并发症：①冠状动脉闭塞；②冠状动脉栓塞；③冠状动脉夹层；④冠状动脉痉挛；⑤冠脉破裂或穿孔及急性心脏压塞；⑥室性心律失常；⑦造影剂反应；⑧外周血管并发症：包括感染、假性动脉瘤、股动脉撕裂、动静脉瘘、皮下血肿、血栓和栓塞等。

2）冠状动脉支架植入术的并发症：①支架内血栓：多发生在术后 5 天以内；②出血及血管损伤；③支架变形；④支架脱位或栓塞；⑤边支丢失；⑥血管穿孔；⑦支架内再狭窄。

4. 药物护理 建立两条静脉通路，一条为补液通道，术后第 1 天补液 2500～3000ml，第 2 天补液 2000ml 左右；另一条静脉通路行肝素抗凝治疗。肝素持续静滴 3000U，每 6 小时 1 次，共 3～5 天，检查出凝血时间，每天 2 次。常规给予抗生素 3～5 天，以预防感染。遵医嘱坚持长期服用阿司匹林，100～300mg，1 次/天；噻氯匹啶 250mg，2 次/天，1 个月后停用，若未置入支架，可以不再服用噻氯匹啶。钙通道阻断剂如硫氮草酮 30mg，3 次/天，长期服用。

5. 动脉鞘管的护理 患者回病房后立即给予肝素冲洗鞘管，动脉鞘管以低浓度肝素盐水（生理盐水 500ml + 肝素 12500U）持续微量泵推注以冲洗鞘管，静脉鞘管以高浓度肝素盐水（生理盐水 50ml + 肝素 12500U）持续微量泵推注，若未保留静脉鞘管，则以静脉输液通道维持肝素治疗，以防导管鞘内血栓形成。

6. 拔管的护理 动静脉鞘管一般于术后 4 小时左右拔除，若为复杂严重病变或病情不稳定，则保留鞘管至次日晨，以便发生紧急情况时重新处理。拔鞘管前 1 小时应停用肝素，拔除鞘管后，按压穿刺部位 30～60 分钟，以弹力绷带加压包扎，沙袋压迫 6～8 小时，术后制动 24 小时，防止出血。

7. 抗凝治疗的护理 拔除鞘管后 1 小时继续静脉用肝素 24 小时，如果术前未用抗凝剂或应用抗凝剂时间不足 2～3 天，肝素应用适当延长至术后 48～72 小时，然后改用低分子肝素皮下注射，每 12 小时注射 1 次；急性心肌梗死的患者可适当再延长。用药过程中，严密观察有无出血倾向，如伤口渗血、牙龈出血、鼻出血、血尿、呕血或黑便及脑出血征象等，定期监测出凝血时间及凝血酶原时间。

8. 术后活动指导 术后 24 小时床上轻微活动，逐渐增加活动量，起床、下蹲时动作缓慢，不要突然用力，术后 1 周内避免重体力劳动，以防止伤口再度出血或出现假性动脉瘤。

9. 出院指导 指导患者半年内避免过度劳累、剧烈运动及重体力劳动，遵医嘱坚持服药，不可自行减量，定期监测出凝血时间及凝血酶原时间，定期门诊随访。如有不适，应随时就诊。

第四章　消化系统疾病患者的护理

知识要点

1. 掌握消化系统疾病患者的护理评估及护理措施。
2. 熟悉消化系统疾病患者的护理诊断。
3. 了解概念、病因、病理生理相关知识。

消化系统由消化管和消化腺组成。前者包括口腔、咽、食管、胃、肠和肛门；后者包括唾液腺、肝、胰和消化管内的黏膜腺。消化系统主要生理功能是摄取和消化食物、吸收营养及排泄废物，为机体新陈代谢提供物质和能量来源。此外，还有内分泌、防御和免疫功能。

第一节　常见症状及其护理

一、恶心与呕吐

恶心为上腹部不适、紧迫欲吐的感觉，可伴有迷走神经兴奋的症状，是延髓呕吐中枢受刺激的结果。呕吐是通过胃的强烈收缩迫使胃或部分小肠内容物经食管、口腔而排出体外的现象。

（一）护理评估

1. 健康史

（1）周围性呕吐　主要由消化系统疾病引起，如胃炎、消化性溃疡并发幽门梗阻、胃癌；肝、胆囊、胆管、胰腺、腹膜的急性炎症；胃肠功能紊乱引起的心理性呕吐，亦称精神性呕吐。

（2）中枢性呕吐　常见于颅内压增高、尿毒症、代谢性酸中毒、洋地黄类药物中毒等。

2. 身体状况　妊娠、尿毒症多为清晨空腹呕吐；幽门梗阻多在下午或晚间呕吐，量大，含酸性发酵宿食，不含胆汁；上消化道出血时呕吐物呈咖啡色，甚至鲜红色；低位肠梗阻时呕吐物带粪臭样；颅内高压所致者，多无恶心先兆，呈喷射状，呕吐后无轻

松感。

3. 心理 - 社会状况 患者可有烦躁不安，甚至焦虑和恐惧心理。

（二）护理诊断

有体液不足的危险 与大量呕吐导致失水有关。

（三）护理措施

1. 体位 呕吐时应帮助患者坐起或侧卧位，头偏向一侧，吐毕给予漱口。

2. 病情观察 观察生命体征；注意观察呕吐物的特点，记录呕吐物的量、次数、性质、颜色及气味；准确记录出入量，定期观察尿比重、体重的变化，积极补充水分和电解质。

3. 用药护理 应用止吐药，并加强观察，防止掩盖其他病情。

4. 饮食护理 如呕吐不严重，可每次进少量易消化食物。

二、腹痛

腹痛按起病急缓、病程长短分为急性与慢性腹痛。

（一）护理评估

1. 健康史 急性腹痛多由腹腔脏器的急性炎症、扭转或破裂，空腔脏器梗阻或扩张，腹腔内血管阻塞等引起；慢性腹痛的原因常为腹腔脏器的慢性炎症、腹腔脏器包膜的张力增加、消化性溃疡、胃肠神经功能紊乱、肿瘤压迫及浸润等。此外，某些全身性疾病、泌尿生殖系统疾病、腹外脏器疾病如急性心肌梗死和下叶肺炎亦可引起腹痛。

2. 身体状况 腹痛可表现为隐痛、钝痛、灼痛、胀痛、刀割样痛、钻痛或绞痛等，可为持续性或阵发性疼痛，其部位、性质和程度常与疾病有关。如胃、十二指肠疾病引起的腹痛多为中上腹部隐痛、灼痛或不适感，伴畏食、恶心、呕吐、嗳气、反酸等。小肠疾病多呈脐周疼痛，并有腹泻、腹胀等表现。大肠病变所致的腹痛为腹部一侧或双侧疼痛。急性胰腺炎常出现上腹部剧烈疼痛，为持续性钝痛、钻痛或绞痛，并向腰背部呈带状放射。急性腹膜炎时疼痛弥漫全腹，腹肌紧张，有压痛、反跳痛。

3. 心理 - 社会状况 患者可有烦躁不安，甚至焦虑和恐惧心理。

（二）护理诊断

1. 疼痛 腹痛，与腹腔或腹外脏器的炎症、缺血、梗阻、肿瘤或功能性疾病等有关。

2. 焦虑 与剧烈腹痛、反复或持续腹痛不易缓解有关。

（三）护理措施

1. 疼痛监测 观察并记录患者腹痛的部位、性质及程度，发作的时间、频率，持续时间，以及相关疾病的其他临床表现。

2. 非药物性缓解疼痛的方法　对疼痛，特别是慢性疼痛的主要处理方法，能减轻患者的焦虑、紧张，提高其疼痛阈值和对疼痛的控制感。具体方法：①行为疗法：指导性想象（回忆一些有趣的往事可转移对疼痛的注意）、深呼吸、冥想、音乐疗法、生物反馈等。②局部热疗法：除急腹症外，对疼痛局部可应用热水袋进行热敷，从而解除肌肉痉挛而达到止痛效果。③针灸止痛：根据不同疾病和疼痛部位选择针疗穴位。

3. 遵医嘱合理用药　急性剧烈腹痛诊断不明时，不可随意使用镇痛药物，以免掩盖症状，延误病情。

三、腹胀

腹胀是一种腹部胀满、膨隆的不适感觉，可由胃肠道积气、积食或积粪、腹水、气腹、腹腔内肿物及胃肠功能紊乱等引起，亦可由低钾血症所致。

（一）护理评估

1. 健康史　注意评估患者有无急性胃扩张、幽门梗阻、急性胰腺炎、急性肠梗阻及中毒性肠麻痹，肝硬化、结核性腹膜炎、癌性腹膜炎、溃疡性结肠炎等病史；有无腹腔内巨大肿瘤；有无低钾血症、腹部外伤及腹部手术等病史。评估患者饮食是否规律，膳食结构以及是否长期卧床、是否经常参加体育活动等状况。

2. 身体状况　注意腹胀发生的缓急、持续时间、程度、影响因素。急性胰腺炎的腹胀常与腹痛同时发生，继发感染后腹膜后炎症越严重，腹胀越明显，腹水时可加重；幽门梗阻多表现为上腹部饱胀不适，餐后加重，呕吐后可减轻；肠梗阻逐渐出现不同程度的腹胀，高位肠梗阻因呕吐频繁腹胀不明显，低位肠梗阻及麻痹性肠梗阻腹胀显著，遍及全腹；腹膜炎患者常有腹胀感，腹水时加重。

3. 心理－社会状况　患者可有烦躁，焦虑或抑郁心理。

（二）护理诊断

焦虑　与胃肠道积气、积食或积粪，腹水，腹腔内肿物，低钾血症等引起的腹胀有关。

（三）护理措施

1. 饮食护理　给予高热量、清淡、易消化饮食，避免产气多的食物，如豆浆、牛奶、地瓜及韭菜等。急性胃扩张、幽门梗阻、急性胰腺炎、急性肠梗阻及中毒性肠麻痹应禁食、禁水，遵医嘱行胃肠减压和静脉高营养。低钾引起者宜多食含钾丰富的食物。

2. 缓解腹胀　腹部保暖，用热水袋热敷或排气。轻轻按摩腹部，采取放松疗法或转移患者注意力。针灸内关、合谷及足三里等穴位。有手术适应证者遵医嘱做好术前准备。

四、腹泻

腹泻是指大便次数超过每日 3 次，且稀薄，容量及水分增加。发生机制为肠蠕动亢进、肠分泌增多或吸收障碍。腹泻可分为急性与慢性两种，超过两周者属慢性腹泻。

（一）护理评估

1. 健康史

（1）肠道感染：如细菌性痢疾、霍乱和阿米巴痢疾。

（2）急性中毒：如毒蕈、河豚、砷、磷等中毒。

（3）服用某些药物：如利血平、新斯的明及洋地黄类药物等。

（4）变态反应性肠炎、溃疡性结肠炎、肠道肿瘤、胰腺疾病及肝胆疾病。

（5）全身性疾病：如甲状腺亢进症、糖尿病肠病、尿毒症及神经功能性腹泻等。

（6）不洁饮食史。

2. 身体状况　急性感染性腹泻每天排便次数多达 10 次以上，如为细菌感染，常有黏液血便或脓血便；阿米巴痢疾的粪便呈暗红色或果酱样。慢性腹泻，每天排便数次，可为稀便，也可带黏液和脓血，常见于慢性痢疾、炎症性肠病、结肠癌及直肠癌等。小肠病变引起的腹泻，粪便呈糊状或水样，可含有未完全消化的食物成分，大量水泻易导致脱水和电解质丢失。结肠病变引起的腹泻，粪便中含较多黏液，量少、次数较多。

3. 心理－社会状况　患者可有忧郁、紧张等心理，也可有自卑心理。

（二）护理诊断

1. 腹泻　与胃肠道疾病或全身疾病有关。

2. 有体液不足的危险　与大量呕吐导致失水有关。

（三）护理措施

1. 病情监测　严格记录患者排便次数、粪便性状、颜色和量。记录患者每日摄入量，注意监测全身状况、血生化指标及粪便常规等。

2. 饮食护理　以少渣、低脂、易消化及低纤维素食物为主，避免生冷、硬及辛辣等刺激性食物。嘱患者多饮水，以防频繁腹泻引起脱水。

3. 休息与活动　急性起病，全身症状明显者应卧床休息，注意腹部保暖，可用暖水袋热敷。慢性、轻症可适当活动。准确记录出入量，定期观察尿比重、体重的变化，积极补充水分和电解质。

4. 加强肛周皮肤的护理　排便后应用温水清洗肛周，保持清洁干燥，涂无菌凡士林或抗生素软膏。

第二节　胃炎患者的护理

胃炎是指不同病因所致的胃黏膜炎症，常伴有上皮损伤和细胞再生，是最常见的消化道疾病之一。按临床发病缓急和病程长短，一般将胃炎分为急性胃炎和慢性胃炎。

一、急性胃炎

急性胃炎是指各种原因引起的胃黏膜急性炎症，有充血、水肿、糜烂、出血等改变，甚至出现一过性浅表溃疡。病变可局限于胃的任何一部分或弥漫分布于全胃。按临床分类，最常见的是单纯性胃炎，其次为糜烂性胃炎。急性糜烂性胃炎也称急性糜烂出血性胃炎，因这类炎症多由急性应激造成，故又称急性胃黏膜损害。引起急性胃炎常见的因素有：

（1）**生物因素**　主要是细菌及其毒素，常见细菌有沙门菌、嗜盐杆菌、致病性大肠杆菌等，病毒感染也可引起本病。

（2）**理化因素**　包括过冷、过热、辛辣、粗糙食物、烈酒、咖啡、药物（特别是非甾体类抗炎药如阿司匹林、吲哚美辛）等，均可损伤胃黏膜，破坏黏膜屏障，引起炎症性改变。破坏黏膜屏障，引起上皮细胞损害、黏膜出血和糜烂。

（3）**急性应激**　各种严重的脏器病变、严重创伤、大面积烧伤、大手术、颅脑病变和休克，甚至精神心理因素等。

（一）护理评估

1. 健康史　询问患者近期是否有胃肠道急性感染史，有无服用水杨酸制剂、糖皮质激素等损害胃黏膜的药物及酗酒等；有无严重脏器疾病，接受过大手术、大面积烧伤、休克以及严重外伤等病史。

2. 身体状况　大多无明显症状，或仅有上腹部不适、腹胀、食欲减退等消化不良的表现，或症状被原发病掩盖。临床上急性糜烂出血性胃炎患者多表现为应激后突发呕血和（或）黑粪。大量出血可引起晕厥或休克，伴贫血。上腹部压痛是常见体征。

3. 心理－社会状况　起病急、症状重者有紧张，尤其是出血时易有焦虑、恐惧心理。

4. 辅助检查

（1）**粪便检查**　粪便隐血试验可呈阳性。

（2）**胃镜检查**　确诊依据。一般在大出血后 24～48 小时内进行。镜下可见胃黏膜多发性糜烂、出血和浅表溃疡，表面附有黏液和炎性渗出物。

5. 治疗要点　针对病因和原发疾病采取防治措施。有急性应激者在积极治疗原发病的同时，可给予抑制胃酸分泌的药物；药物引起者应立即停药，并服用 H_2 受体拮抗剂、质子泵抑制剂抑制胃酸分泌，或硫糖铝和米索前列醇等保护胃黏膜。

（二）护理诊断

1. 知识缺乏　缺乏有关本病的病因及防治知识。

2. 营养失调　低于机体需要量，与食欲缺乏、消化吸收不良有关。

（三）护理措施

1. 休息　患者应注意多休息，减少活动，急性应激引起者应卧床休息。

2. 饮食护理　进食应定时、有规律，忌暴饮暴食，避免辛辣刺激食物。一般进少渣、温凉半流质饮食。少量出血可给牛奶、米汤中和胃酸，有利于胃黏膜的修复。急性大出血或呕吐频繁时应禁食。

3. 用药指导　指导正确使用阿司匹林、吲哚美辛等对胃黏膜有刺激的药物，必要时应用制酸剂、胃黏膜保护剂预防疾病的发生。

（四）健康教育

向患者及家属介绍本病的有关知识、预防方法和自我护理措施。根据患者的具体情况进行指导，如避免使用对胃黏膜有刺激的药物，必须使用时应同时服用制酸剂；进食要有规律，避免过冷、过热、辛辣等刺激性食物及浓茶、咖啡等饮料；嗜酒者应戒酒，防止乙醇损伤胃黏膜；注意饮食卫生，生活要有规律，保持轻松愉快的心情。

二、慢性胃炎

慢性胃炎是指由不同病因引起的胃黏膜慢性炎症性病变或萎缩性病变。其实质是胃黏膜上皮遭受反复损害后，由于黏膜的特异再生能力，以致黏膜发生改建，且最终导致不可逆的胃黏膜固有腺体萎缩，甚至消失。可发生于胃黏膜的任何部位，临床根据部位不同，分为浅表性、萎缩性和特殊类型三大类。慢性萎缩性胃炎又分为：多灶萎缩性胃炎（B 型胃炎），好发生于胃窦部；自身免疫性胃炎（A 型胃炎），好发生于胃体部，以前者最常见。慢性胃炎的常见病因有：

（1）**幽门螺杆菌感染（Hp）**　是公认的多灶萎缩性胃炎最常见病因。

（2）**自身免疫**　是自身免疫性胃炎最常见的病因。病变以富含壁细胞的胃体黏膜萎缩为主，患者血清中可检测出壁细胞抗体（PCA）和内因子抗体（IFA）。还可影响维生素 B_{12} 的吸收导致恶性贫血。

（3）**理化因素**　胆汁反流，长期服用非甾体抗炎药物，长期饮用浓茶、酒、咖啡以及食用过冷过热、过于粗糙的食物等因素均可引起胃黏膜损害。

（一）护理评估

1. 健康史　应了解患者的饮食方式和行为，饮食有无规律，是否经常饮酒、浓茶、咖啡，或食用过热、过冷、过于粗糙的食物，有无吸烟嗜好等。是否长期大量服用水杨酸制剂、糖皮质激素等药物。了解患者有无心力衰竭、肝硬化、尿毒症、营养不良等慢性疾病史。

2. 身体状况　慢性胃炎病程迁延，多无明显症状，且症状缺乏特异性，多数为上腹部隐痛或不适、反酸、上腹部饱胀、嗳气、食欲缺乏、恶心、呕吐等，少数患者有呕血与黑粪。自身免疫性胃炎患者还可出现贫血、体重减轻等症状。极少数慢性萎缩性胃炎经长期演变发展为胃癌，可出现食欲减退、体重减轻及上腹痛等。

3. 心理－社会状况 反复发作和疼痛可使患者有焦虑、急躁情绪；有并发症时有紧张、恐惧心理；慢性过程、担心癌变有焦虑、抑郁、恐惧心理。

4. 辅助检查

（1）胃镜及活组织检查 诊断慢性胃炎最可靠的方法。慢性浅表性胃炎可见红斑（点、片状或条状）、黏膜粗糙不平、出血点/斑；慢性萎缩性胃炎可见黏膜呈颗粒状、黏膜血管显露、色泽灰暗、皱襞细小。

（2）Hp 检测 见消化性溃疡部分。

（3）血清学检测 自身免疫性胃炎时，抗壁细胞抗体和内因子抗体阳性，血清促胃液素明显增高。多灶萎缩性胃炎时，血清促胃液素水平正常或偏低。

5. 治疗要点

（1）抗幽门螺杆菌 对幽门螺杆菌引起的胃炎，应抗幽门螺杆菌治疗，常用抗生素阿莫西林、克拉霉素、替硝唑等和（或）枸橼酸铋钾四联或三联治疗。

（2）对症处理 有胆汁反流可用氢氧化铝凝胶吸附，因非甾体类抗炎药引起者，应停药并给予抗酸药。

（二）护理诊断

1. 慢性疼痛 腹痛，与胃黏膜慢性炎症有关。

2. 营养失调 低于机体需要量，与食欲缺乏、消化吸收不良有关。

（三）护理措施

1. 休息 急性发作期应卧床休息，恢复期患者生活要有规律，避免过度劳累，注意劳逸结合。

2. 饮食护理 鼓励患者养成良好的饮食习惯，定时定量，少量多餐，细嚼慢咽，给予高热量、高蛋白、高维生素及易消化的饮食，避免摄入过咸、过甜及过辣的刺激性食物。胃酸低者可酌情食用浓肉汤、鸡汤、山楂及食醋等刺激胃酸分泌。

3. 用药指导 详见消化性溃疡。

（四）健康教育

1. 疾病知识指导 向患者及家属介绍本病的有关病因，指导患者避免诱发因素。教育患者保持良好的心态，平时生活要有规律，合理安排工作和休息时间，注意劳逸结合，积极配合治疗。

2. 饮食指导 指导患者加强饮食卫生和饮食营养，养成有规律的饮食习惯；避免过冷、过热、辛辣等刺激性食物及浓茶、咖啡等饮料；嗜酒者应戒酒，防止乙醇损伤胃黏膜。

3. 用药指导 根据患者的病因、具体情况进行指导，如避免使用对胃黏膜有刺激的药物，必须使用时同时服用制酸药或胃黏膜保护药；介绍药物的不良反应，如有异常及时复诊，定期门诊复查。

附：纤维胃镜、十二指肠镜检查术的护理

一、适应证与禁忌证

1. 适应证

（1）不明原因的消化道出血。

（2）X 线钡餐检查，发现上消化道有病变，不能确定性质等。

（3）反复或持续出现上消化道症状和（或）粪便隐血阳性，尤其是老年者。

（4）须按期随访，如慢性萎缩性胃炎伴肠上皮不典型化生，防恶变，药物治疗后随访或手术后效果的观察。

（5）需内镜治疗者，如摘取异物、急性上消化道出血的止血、食管静脉曲张的硬化剂注射与结扎、食管狭窄的扩张治疗等。

2. 禁忌证

（1）严重的心、肺、肝、肾功能不全者。

（2）局部有障碍因素，如口、咽、食管、胃的急性炎症，特别是腐蚀性炎症，主动脉瘤。

（3）严重的凝血障碍、活动性肝炎。

（4）神志不清及精神失常者。

二、操作前准备

1. 向患者讲解检查的目的及过程，教给患者检查中的配合方法及可能出现的不适反应与应对方法，以减轻患者的恐惧、焦虑心理。

2. 检查前禁食、禁药、禁烟 12 小时，有幽门梗阻者检查前 2～3 天进流质饮食，检查当天晚应先抽尽胃内容物，必要时洗胃。因为钡剂会影响胃镜的观察，因此检查前 3 天内不宜做钡餐检查。

3. 遵医嘱检查前半小时皮下注射阿托品，以达到止吐、减少分泌，使平滑肌松弛的作用。

4. 帮助患者摘除口腔内的假牙，协助医师进行患者咽喉部的麻醉，使用口含麻醉液时，应嘱患者头尽量向后仰，使咽喉部充分麻醉，5 分钟后再吐出药液或咽下。使用喷雾法麻醉咽部时，应在患者发"啊"音的同时喷药，并嘱患者每次喷药后做吞咽动作，以麻醉咽喉下部，减少呕吐反射及疼痛。

三、操作中配合

1. 置患者于左侧卧位，头稍向后仰，两腿屈曲，放松腰带和领扣。

2. 胃镜到达咽喉部时应嘱患者做吞咽动作，以助胃镜顺利通过，恶心时可嘱患者做深呼吸。

3. 检查过程中，应观察患者面色、呼吸、脉搏等，如有异常应立即报告检查者，停止检查并作相应处理。

四、操作后护理

1. 术后禁食2小时后进流质饮食，做活体组织检查者，4小时后方可进冷流质，以减少对黏膜创面的刺激和防止出血。

2. 检查后若出现咽部症状，可含喉片或温水，以减轻疼痛。并应告知患者这种症状1~2天会自行消失，以减轻患者恐惧心理。

3. 检查后数日内严密观察是否有穿孔、出血、感染等并发症的发生。

第三节　消化性溃疡患者的护理

消化性溃疡是指发生在胃和十二指肠球部的慢性溃疡，即胃溃疡（GU）和十二指肠溃疡（DU），由于溃疡的形成与胃酸及胃蛋白酶的消化作用有关，故称为消化性溃疡。临床上十二指肠溃疡较胃溃疡为多见，男性多见，前者可见于任何年龄，但以青少年居多，后者的发病年龄较迟，平均晚十年。

消化性溃疡的病因和发病机制较为复杂，迄今尚未完全阐明。概括起来，是胃、十二指肠局部黏膜损害因素（致溃疡因素）和黏膜保护因素（黏膜抵抗因素）之间失去平衡所致，这是溃疡发生的基本原理。保护因素有胃黏膜黏液分泌、胃黏膜屏障完整性、丰富的黏膜血液和上皮细胞的再生等。可能的损害因素主要有：

（1）幽门螺杆菌感染（Hp）　为消化性溃疡的重要发病原因。

（2）胃酸和胃蛋白酶　在损害因素中，胃酸–胃蛋白酶的侵袭作用，尤其是胃酸的作用占主导地位。

（3）非甾体类消炎药　如阿司匹林、布洛芬、消炎痛等，除具有直接损伤胃黏膜的作用外，还能抑制前列腺素和前列环素的合成，从而损伤黏膜的保护作用。

（4）饮食　粗糙和刺激性食物或饮料可引起黏膜的物理性和化学性损伤。

（5）精神因素　持久和过度精神紧张、情绪激动等精神因素。

（6）吸烟

（7）遗传因素　研究发现，O型血型者比其他血型容易患DU。家族中有患消化性溃疡倾向者，其亲属患病机会比没有家族倾向者高三倍。

（一）护理评估

1. 健康史　应评估有无消化性溃疡家族史和患者的性格特征；有无不良的生活习惯，如饮食无规律、暴饮暴食，长期食用过冷、过热、过硬或刺激性食物及烟酒嗜好等；是否长期服用对胃有刺激的药物如非甾体类消炎药、糖皮质激素等；有无精神刺激、过度疲劳、气候变化等诱发或加重因素。

2. 身体状况　消化性溃疡在临床上以慢性病程、周期性发作、节律性上腹痛为特点，一般在秋冬和冬春交际季节易发作，常与不良精神刺激、情绪波动、饮食失调等有关。

（1）症状　上腹部疼痛为主要症状，疼痛程度不等，可为钝痛、胀痛、灼痛或剧痛，也可仅有饥饿样不适感。典型患者有明显的节律性疼痛：十二指肠溃疡患者常于早餐后 1～3 小时开始出现上腹痛，如不进食或服药则持续至午餐后才缓解，食后 2～4 小时又痛，也需进食缓解疼痛。半数以上患者有夜间痛，常被痛醒。胃溃疡患者常于餐后 1/2～1 小时出现疼痛，至下次餐前消失。夜间痛也可发生，但不如十二指肠溃疡多见。凡溃疡疼痛节律性的消失，往往预示着有并发症的产生。部分患者无上述典型疼痛，仅表现为上腹饱胀、厌食、反酸、嗳气等症状。

（2）体征　溃疡活动期上腹部可有局限性轻压痛。

（3）并发症

①出血：是消化性溃疡最常见的并发症。出血引起的临床表现取决于出血的速度和量，轻者表现为呕血与黑便。重者可出现周围循环衰竭，甚至出血性休克。

②穿孔：急性穿孔是消化性溃疡最严重的并发症。最常发生于十二指肠前壁或胃前壁，表现为突发腹部剧痛和急性腹膜炎的体征，腹肌紧张，有明显压痛和反跳痛，肝浊音界缩小或消失，肠鸣音减弱或消失。

③幽门梗阻：主要由十二指肠溃疡或幽门管溃疡引起。溃疡急性发作引起充血水肿和幽门平滑肌痉挛形成暂时性梗阻；溃疡愈合后瘢痕收缩形成持久性梗阻。表现为餐后加重的上腹胀痛，频繁呕吐，呕吐物为有酸腐味的宿食，呕吐后症状可以缓解。有胃蠕动波、振水音，重者出现失水和低氯低钾性碱中毒。

④癌变：少数胃溃疡可发生癌变。对长期慢性胃溃疡病史，年龄在 45 岁以上，疼痛节律改变或消失、进行性消瘦、大便隐血持续阳性，应考虑癌变可能。

3. 心理 - 社会状况　反复发作和疼痛可使患者有焦虑、急躁情绪；有并发症时有紧张、恐惧心理；慢性过程、担心癌变有焦虑、抑郁、恐惧心理。

4. 辅助检查

（1）胃镜检查与黏膜活检　胃镜检查可直接观察溃疡部位、病变大小、性质，并可在胃镜直视下取活组织病理检查和幽门螺杆菌测定。是确诊消化性溃疡的首选方法，也是最有价值的方法，是术前最可靠的检查。

（2）X 线钡餐检查　溃疡的 X 线直接征象为龛影，是诊断溃疡的重要依据。

（3）幽门螺杆菌的检查　是消化性溃疡的常规检查项目。可通过侵入性（如快速尿素酶测定、组织学检查等）和非侵入性（^{13}C 或 ^{14}C 尿素呼气试验等）方法检测幽门螺杆菌。

（4）胃液分析　GU 患者胃酸分泌正常或稍低于正常，DU 患者则常有胃酸分泌过高。

（5）粪便隐血试验　隐血试验阳性提示溃疡有活动性，如胃溃疡患者持续阳性，提示癌变可能。

5. 治疗要点　消化性溃疡的治疗目的在于消除病因，缓解疼痛，促进溃疡愈合，减少复发和避免并发症的发生。治疗以药物治疗为主，当有急性穿孔、幽门梗阻、大量出血和恶性溃疡等并发症时选择手术治疗。药物治疗主要有：

（1）抗幽门螺杆菌治疗　近年研究发现质子泵阻滞剂或胶体铋剂与抗菌药物（如氨苄青霉素、甲硝唑、克拉霉素等）三联治疗，Hp 根除率可达80%以上。

（2）减少损害因素，降低胃内酸度

①H_2受体拮抗剂：能阻止组胺与其 H_2 受体相结合，使壁细胞分泌胃酸减少。常用药物有西咪替丁、雷尼替丁和法莫替丁。副反应较少，主要为乏力、头昏、嗜睡和腹泻。

②质子泵阻滞剂：是已知的作用最强的胃酸分泌抑制剂，以奥美拉唑为代表。作用时间长，可抑制壁细胞分泌胃酸的关键酶 H^+-K^+-ATP 酶（质子泵）使之失去活性，有效地减少胃酸分泌。常用的药物有洛赛克、兰索拉唑等。

③抗酸剂：使胃内酸度降低。常用药物有氢氧化铝、碳酸氢钠、氢氧化镁合剂等。

（3）保护黏膜

①枸橼酸铋钾：形成一层防止酸和胃蛋白酶侵袭的保护屏障。此外，还具有抗幽门螺杆菌的作用。

②硫糖铝：可与溃疡面上带阳电荷的渗出蛋白质相结合，形成一覆盖溃疡的保护膜，它还可能刺激局部内源性前列腺素的合成，对黏膜起保护作用。

③前列腺素：如米索前列醇。

（二）护理诊断

1. 疼痛　上腹痛，与消化道黏膜溃疡有关。

2. 营养不良　低于机体需要量，与疼痛导致摄入量减少、消化吸收障碍有关。

3. 知识缺乏　缺乏溃疡病防治的知识。

4. 焦虑　与疼痛、症状反复出现、病程迁延不愈有关。

5. 潜在并发症　上消化道出血、消化道穿孔、幽门梗阻、癌变。

（三）护理措施

1. 指导缓解疼痛　观察患者疼痛的规律和特点，并按其疼痛特点指导缓解疼痛的方法。如 DU 表现为空腹痛或午夜痛，指导患者在疼痛前或疼痛时进食碱性食物如苏打饼干或服用制酸剂。也可采用热敷或针灸止痛。

2. 休息与活动　较重的活动性溃疡患者或大便隐血试验阳性患者应卧床休息 1～2周。病情较轻的患者边工作边治疗，注意劳逸结合，避免过度劳累。

3. 饮食护理　①嘱患者定时进餐，少量多餐。进餐时应细嚼慢咽，不宜过快过饱，以免胃窦部过度扩张引起胃酸分泌增加。②食物应以清淡、富有营养的饮食为主，如牛奶、鸡蛋及鱼等，在溃疡活动期主食以面食为主。③脱脂牛奶适量，安排在两餐之间，不宜过多，牛奶中的钙质刺激胃酸分泌。④避免粗糙、过冷、过热、刺激性食物或饮料，如油煎食品、浓茶、咖啡、辛辣调味品等。

4. 用药护理 遵医嘱正确服用药物，抗酸药应在餐后 1 小时及睡前服用 1 次，H_2 受体拮抗剂在餐中或餐后即刻服用，硫糖铝宜在餐前 1 小时服用。

5. 心理护理 护理人员应关心患者，鼓励其说出心中的顾虑与疑问，护士应耐心倾听并给予解答以帮助患者减轻焦虑紧张心理。

（四）健康教育

1. 疾病知识指导 告知病人导致消化性溃疡发病和病情加重的相关因素。指导病人如何避免病因和诱因。

2. 治疗指导 教育患者按医嘱正确服药，学会观察药效及不良反应，不随便停药或减量，防止溃疡复发。指导患者慎用或勿用致溃疡药物，如阿司匹林、咖啡因、泼尼松等。定期复诊。若上腹疼痛节律发生变化或加剧，或者出现呕血、黑便时，应立即就医。

知识链接

幽门螺杆菌检查方法

1. 抽血采样检测。一般需要数月半载才呈阳性，因而幽门螺杆菌感染初期做该项检测时，检测结果常常会出现假阴性，从而使患者失去治疗的最佳时机。此外，由于幽门螺杆菌即使被根除，但该抗体下降缓慢，患者往往需要 1～2 年才能转阴，这样必然使治愈者长期背着"阳性"的黑锅而接受多余的治疗。

2. 胃镜采样检测。患者做胃镜活检采样时一起做显微镜检查。检测是否有幽门螺杆菌。如果为阳性，即可确诊幽门螺杆菌感染阳性。为了给患者制订合适的治疗方案，有时还可加做细菌培养和药物敏感试验。

3. 呼气采样检测。该项检查灵敏度、检出率和符合率也很高，且患者无痛苦。检查前受检者至少需空腹三个小时，受检查者先内服一颗胶囊，20 分钟后吹气留取样本，就能十分准确地检测出是否存在幽门螺杆菌感染。^{14}C 呼气试验已被公认为目前检测幽门螺杆菌的较好方法。

第四节　肝硬化患者的护理

肝硬化是指一种或多种病因长期反复作用于肝脏引起的以肝细胞广泛性坏死、再生、纤维组织弥漫性增生为特征的慢性肝病，并形成再生结节和假小叶，导致肝小叶正常结构和血管解剖的破坏。本病早期无明显症状，后期出现肝功能减退、门脉高压及多种严重并发症。

肝硬化分类如下。

1. 按病因分类 肝硬化有多种病因，在我国以病毒性肝炎为主要原因，西方国家以酒精中毒性肝硬化多见。

（1）**病毒性肝炎** 主要为乙型、丙型和丁型病毒重叠感染发展成慢性肝炎后肝硬化。甲型、戊型肝炎一般不演变为肝硬化。

（2）**慢性酒精中毒** 每天摄入乙醇达 80g 且达 10 年以上者，乙醇及其中间代谢产物可直接引起酒精性肝炎，继而发展为肝硬化。

（3）**药物或化学毒物** 长期服用双醋酚丁、甲基多巴等药物，或长期接触磷、砷、四氯化碳等化学毒物，可引起中毒性肝炎，最终演变为肝硬化。

（4）**胆汁淤积** 持续性肝内胆汁淤积或肝外胆管梗阻，可引起原发性或继发性胆汁性肝硬化。

（5）**循环障碍** 慢性充血性心力衰竭、缩窄性心包炎、肝静脉阻塞等。

（6）**代谢紊乱** 由于遗传或先天性酶缺陷，致其代谢产物沉积于肝，使肝细胞变性、坏死、结缔组织增生而发展为肝硬化。如血色病（铁质沉积于肝组织）、肝豆状核变性（铜沉积于肝组织）。

（7）**营养失调** 慢性炎症性肠病，长期食物中缺乏蛋白质、维生素、抗脂物质等，可致吸收不良和营养失调，导致肝细胞脂肪变性和坏死，降低肝对其他致病因素的抵抗力等。

（8）**血吸虫病** 长期或反复感染血吸虫者，虫卵主要沉积在汇管区，造成肝实质细胞损伤，大量结缔组织增生，致肝纤维化和门脉高压。因再生结节不明显，故现称血吸虫病性肝纤维化。

（9）**原因不明** 目前尚有部分肝硬化不能查明原因，称为隐源性肝硬化。

2. 按病理形态分类 根据结节形态，可分四型：

（1）**小结节型肝硬化** 结节大小相近，直径一般在 3～5mm，最大不超过 1cm，纤维间隔均匀且较窄，假小叶大小一致，此型最常见。

（2）**大结节型肝硬化** 结节粗大，大小不均，直径一般在 1～3cm，最大可达 5cm，纤维间隔宽窄不一，假小叶大小不等。

（3）**大小结节混合型肝硬化** 为上述两型的混合，绝大多数肝硬化属此型。

（4）**不完全分隔型肝硬化** 多数小叶被纤维隔包围形成结节，纤维隔伸入小叶但不完全分隔小叶，再生结节不明显，故又称再生结节不明显型肝硬化，此型以血吸虫病所致多见。

（一）护理评估

1. 健康史 询问患者有无肝炎或输血史，了解居住环境和职业，是否有疫水接触史，是否长期接触四氯化碳、磷、砷等化学毒物；有无长期使用损肝药物和酗酒，用量多少和持续的时间；是否有慢性肠道感染、慢性心力衰竭、缩窄性心包炎等病史。

2. 身体状况 肝硬化的起病与病情发展一般均缓慢，隐匿。分为：

（1）**肝功能代偿期** 早期症状轻，以乏力、食欲缺乏为主要表现。

（2）**肝功能失代偿期** 症状显著而突出。

1）肝功能减退的表现：①全身症状：一般情况较差，消瘦、乏力、面色灰暗。②消化系统症状：食欲明显减退。③出血倾向和贫血：因为肝合成凝血因子减少和脾功能亢进，常出现鼻出血、牙龈出血、皮肤紫癜和胃肠出血等倾向。④内分泌失调：肝硬化肝对雌激素、醛固酮和抗利尿激素的灭活作用减弱，导致雌激素、醛固酮和抗利尿激素增多。表现为男性患者性欲减退、睾丸萎缩、毛发脱落及乳房发育；女性患者月经失调、闭经、不孕等。部分患者出现蜘蛛痣，主要分布在面颈部、上胸、肩背和上肢等上腔静脉引流区域。手掌大小鱼际和指端腹侧部位皮肤发红称肝掌。

2）门静脉高压的表现。

①脾大：晚期脾大常有脾功能亢进，表现为全血细胞减少。

②侧支循环的建立和开放：重要的侧支循环有：食管胃底静脉曲张；腹壁和脐周静脉曲张，血流方向为脐以上向上，脐以下向下；痔静脉扩张。

③腹水：是肝硬化功能失代偿期最为显著的临床表现。腹水形成的主要因素有门静脉压力增高；低白蛋白血症；肝淋巴液生成过多；抗利尿激素增多；继发性醛固酮增多；肾因素。

（3）**体征** 肝早期肿大，表面光滑，晚期缩小，坚硬，表面结节状。

（4）**并发症**

①上消化道出血：是肝硬化最常见的并发症，大多数是由于食管胃底静脉曲张破裂所致，常导致出血性休克或诱发肝性脑病。

②肝性脑病：是晚期肝硬化最严重的并发症，也是最常见的死亡原因。

③感染：常易并发细菌感染。

④原发性肝癌：肝硬化患者短期内出现肝迅速增大，持续性肝区疼痛，腹水增多且为血性，不明原因的发热等。

⑤肝肾综合征：又称功能性肾衰竭，表现为难治性腹水基础上出现少尿或无尿、氮质血症、稀释性低钠血症和低尿钠。

3. 心理－社会状况 注意有无个性、行为的改变，有无焦虑、抑郁、易怒、悲观等情绪。

4. 辅助检查

（1）**血常规** 代偿期多正常，失代偿期有轻重不等的贫血，脾功能亢进时全血细胞减少。

（2）**尿液检查** 失代偿期有蛋白尿及管型。尿中尿胆原增加，黄疸患者尿中胆红素可呈阳性反应。

（3）**肝功能检查** 代偿期正常或轻度异常，失代偿期转氨酶轻、中度增高（尤其是 ALT）。清蛋白降低，球蛋白增高，清蛋白/球蛋白比值降低或倒置。

（4）**腹水检查** 为漏出液，腹水呈血性应考虑癌变可能。

（5）**影像学检查** 食管吞钡 X 线检查显示食管静脉曲张呈现虫蚀样或蚯蚓状充盈缺损，胃底静脉曲张呈菊花样充盈缺损。超声、CT 检查可显示肝、脾形态改变及腹水征象。

5. 治疗要点 肝硬化治疗采取综合性措施，首先针对病因进行治疗；注意休息和饮食，使病情缓解；适当选用保肝药物，如葡醛内酯、维生素及助消化药物。

（二）护理诊断

1. 营养失调　低于机体需要量，与肝功能减退、门静脉高压引起食欲减退、消化和吸收障碍有关。

2. 体液过多　与肝功能减退、门静脉高压引起水钠潴留有关。

3. 活动无耐力　与肝功能减退、大量腹水有关。

4. 有皮肤完整性受损的危险　与水肿营养不良、水肿、皮肤干燥、瘙痒及长期卧床有关。

5. 潜在并发症　上消化道出血、肝性脑病。

（三）护理措施

1. 休息与活动　代偿期患者应适当减少活动，但仍可参加轻体力工作；失代偿期则应以卧床休息为主，避免劳累对治疗非常重要。

2. 饮食护理　给予高热量、高蛋白、高维生素、易消化饮食。肝功能显著损害或有肝性脑病先兆时，应限制或禁食蛋白质；有腹水时应少盐或无盐。禁酒及避免进食粗糙、坚硬的食物，否则易引起呕血、黑便。

3. 皮肤护理　每日可用温水擦浴，避免用力搓擦，瘙痒外用炉甘石洗剂止痒，嘱患者不搔抓皮肤，以免引起皮肤破损、出血和感染。

4. 病情观察　准确记录 24 小时液体出入量，定期测量腹围和体重，观察腹水的消长。监测血清电解质和酸碱度的变化。

5. 腹水护理

（1）**体位**　大量腹水患者取半卧位，以减轻呼吸困难；少量腹水取平卧位，并可抬高下肢，以增加肝、肾血流量。

（2）**限制水、钠摄入**　遵医嘱给予低盐或无盐饮食，钠限制在每日 500～800mg（氯化钠 1.2～2.0g）；进水量限制在每日 1000ml 左右。向患者介绍各种食物的成分，尽量少食高钠食物，如咸肉、酱菜及罐头食品等。患者如感觉食物淡而无味，可适量添加柠檬汁、食醋等。

（3）**用药护理**　主要使用螺内酯和呋塞米。使用利尿剂时，注意维持水、电解质和酸碱平衡，利尿速度不宜过快，以每日体重减轻不超过 0.5kg 为宜。

（4）**腹腔穿刺放腹水的护理**　术前说明注意事项、测量腹围、体重、生命体征、排空膀胱以免损伤；术中及术后监测生命体征，观察有无不适反应；术毕用无菌敷料覆盖穿刺部位，如有溢液可用吸收性明胶海绵处置；术毕束紧腹带，以免腹内压骤降；记录抽出腹水的量、性质和颜色，标本及时送检。

（四）健康教育

1. 疾病知识指导　向患者及家属介绍肝硬化的基本知识，分析和消除不利于个人和家庭应对的各种因素，树立治疗信心，保持愉快心情，把护理计划落实到日常生活中。坚持定期门诊复查。

2. 用药指导　护士应向患者详细介绍所用药物的名称、剂量、给药时间和方法，教会其观察药物疗效和不良反应。如服利尿剂期间出现软弱无力、心悸等症状时，提示低钠、低钾血症，应及时就医。同时，应避免使用对肝脏有损害的药物，如大环内酯类抗生素等。

附：腹腔穿刺术的护理

腹腔穿刺术是为了诊断和治疗疾病，对有腹腔积液的患者进行腹腔穿刺、抽取积液的操作过程。

一、适应证与禁忌证

1. 适应证

（1）抽取腹腔积液进行各种实验室检查，以寻找病因。

（2）对大量腹水患者，可适当抽取腹水，以缓解胸闷、气短等症状。

（3）腹腔内注射药物，以协助治疗疾病。

2. 禁忌证　有肝性脑病先兆者，禁忌腹腔穿刺放腹水。

二、操作前准备

1. 患者准备　做普鲁卡因皮肤试验，并将皮试结果记录于病历上。洗净腹部穿刺部位皮肤。嘱患者排尿，为放腹水者测量腹围并记录。

2. 环境准备　清洁、安静、温度适宜，注意视觉隐蔽，如在病床上操作，则用屏风或床帘遮挡。

3. 用物准备　腹腔穿刺用物、急救药品和器械。

三、操作中配合

1. 安置体位　安置患者于舒适体位，一般坐在靠背椅上；体弱者在床上取坐位、半卧位、平卧位或侧卧位，暴露腹部。放腹水者，腹下部置橡胶单和治疗巾。

2. 选择穿刺点　①左下腹部脐与髂前上棘连线中外 1/3 的交界点，此处不易损伤腹壁动脉。②脐与耻骨联合连线的中点上方 1.0cm 稍偏右或偏左 1.0～1.5cm，此处无重要器官且易愈合。③侧卧位，在脐水平线与腋前线或腋中线之延长线相交处，此处常用于诊断性穿刺。

3. 消毒、铺孔巾、局部麻醉　常规消毒穿刺部位皮肤。打开腹腔穿刺包，术者戴手套、铺孔巾，护士用胶布固定孔巾两上角。打开 1% 普鲁卡因溶液或 2% 利多卡因安瓿供术者抽吸，在穿刺点自皮肤到腹膜壁层做局部麻醉。

4. 协助穿刺、放液、腹腔内注药　术者左手固定穿刺部皮肤，右手持针垂直刺入腹壁，待进入腹腔后，用注射器抽取腹水标本。诊断性穿刺时，可直接用 20ml 或 50ml

注射器进行。如为腹腔内注药，待抽到腹水时即可将药注入腹腔。大量放液时可用针尾连接橡皮管的 8 号或 9 号针头，在放液过程中，用血管钳固定针头并夹持橡皮管。术中观察患者有无头晕、恶心、心悸、气短、面色苍白等，一旦出现应立即停止操作，并对症处理。

5. 放液结束后拔出穿刺针 穿刺部位盖上无菌纱布，并束以多头腹带，以防腹内压骤降、内脏血管扩张而发生血压下降或休克。

四、操作后护理

1. 体位 术后嘱患者平卧 8～12 小时，或卧向对侧，使穿刺针孔位于上方以免腹水继续漏出。如有腹水漏出时，可用蝶形胶布粘贴，及时更换浸湿的敷料、腹带。

2. 并发症观察与护理 密切观察血压、神志、尿量、穿刺点有无渗液及其他不良反应，对肝硬化腹水患者应警惕诱发肝性脑病。

五、注意事项

1. 无菌操作 严格无菌操作，防止腹腔内继发感染。

2. 控制放液的量与速度 放液速度不宜过快，放液量不宜过多，初次放腹水者不宜超过 3000ml。

第五节 原发性肝癌患者的护理

原发性肝癌是指肝细胞或肝内胆管细胞发生的癌，为我国常见恶性肿瘤之一，其死亡率在消化系统恶性肿瘤中列第三位，仅次于胃癌和食管癌。原发性肝癌可以血行、淋巴及种植等方式造成癌细胞扩散。肝内血行转移发生最早、最常见，易侵犯门静脉分支形成肝内多发性转移灶，并向肝外转移至肺、肾上腺及骨等处形成肝外转移灶。原发性肝癌的病因与发病机制尚未完全肯定，目前认为可能与病毒性肝炎（乙型、丙型肝炎）、肝硬化、黄曲霉素、亚硝胺类致癌物、水土因素等有密切有关。

（一）护理评估

1. 健康史 询问患者有无慢性肝炎、肝硬化病史，有无长期酗酒史，了解有无家族遗传史，有无血吸虫病病史，有无长期接触霉变食物史，了解居住环境和职业。

2. 身体状况 早期缺乏特异性表现，晚期可有局部和全身症状。一旦出现症状，就诊者病程大多已进入中晚期。

（1）症状

①肝区疼痛：为最常见和最主要的症状，约半数以上患者以此为首发症状，多呈间歇性或持续性钝痛或刺痛。

②消化道和全身症状：常有食欲减退、腹胀、恶心、呕吐或腹泻等，乏力、进行性消瘦、发热及营养不良等，晚期出现恶病质。

③其他：可有癌旁综合征的表现，如低血糖、红细胞增多症、高胆固醇血症及高钙血症；如发生肺、骨、脑等肝外转移，可呈现相应部位的临床症状。

（2）体征　肝大，中、晚期肝癌患者可出现黄疸和腹水。

（3）并发症

①肝性脑病：是肝癌终末期的并发症，约 1/3 的患者因此死亡。

②上消化道出血：表现为呕血和黑粪，可引起失血性周围循环衰竭或诱发肝性脑病。

③肝癌结节破裂出血：如破入腹膜引起急性腹痛和腹膜刺激征。

3. 心理－社会状况　起病急、症状重者有紧张情绪，尤其是出血时易有焦虑、恐惧心理。

4. 辅助检查

（1）实验室检查　甲胎蛋白（AFP）是诊断肝细胞癌最特异性的标志物，AFP 测定是目前诊断原发性肝癌最常用、最重要的方法。

（2）影像学检查　超声显像、CT 检查、MRI 检查及选择性腹腔动脉造影对肝癌诊断很有价值。

（3）肝穿刺活检、腹腔镜检查　可确诊，必要时可行剖腹探查。

5. 治疗要点　原发性肝癌关键在于早期诊断、早期治疗。

（1）手术治疗　肝切除术是目前治疗肝癌最有效的方法。

（2）非手术疗法　首选肝动脉化疗栓塞治疗。

（3）其他　包括放疗、免疫治疗、基因治疗等。

（二）护理诊断

1. 预感性悲哀　与担忧疾病预后和生存期限有关。

2. 疼痛　与肿瘤迅速生长导致肝包膜张力增加或手术、放疗、化疗后的不适有关。

3. 营养失调　低于机体需要量，与厌食、化学药物治疗的胃肠道不良反应及肿瘤消耗有关。

（三）护理措施

1. 加强心理支持　对患者的心理状态、承受能力、文化修养进行全面的调查和评估，根据不同的心理类型给予疏导和鼓励。同时应安慰和关心家属，使其保持稳定的情绪，在有限的时间内，多给患者亲情、温情，使患者能积极配合治疗和护理。

2. 减轻或有效缓解疼痛　癌性疼痛注意按需给药的原则，有效控制患者的疾病，必要时遵医嘱采用患者自控镇痛（PCA）法进行止痛。

3. 饮食护理　给予高蛋白、高热量、高维生素饮食。选择患者喜爱的食物种类，安排舒适的环境，少量多餐。必要时还可以给予营养支持、输血等。

4. 肝动脉栓塞化疗患者的护理　①术后禁食 2~3 日，逐渐过渡到流质饮食，少量多餐。②拔管后局部按压 15 分钟再加压包扎，沙袋压迫 6 小时，保持穿刺侧肢体伸直

24 小时，并观察穿刺部位有无血肿及渗血。③密切观察病情变化，多数患者于术后 4 ~ 8 小时体温升高，持续 1 周左右。高热者采取降温措施。④鼓励患者深呼吸、有效排痰，预防肺部感染，必要时吸痰。⑤肝动脉栓塞化疗术 1 周，遵医嘱静脉输入清蛋白，适量补充葡萄糖液，准确记录 24 小时出入液量。

（四）健康教育

1. 疾病知识指导　向患者及家属介绍肝癌的有关知识，积极治疗病毒性肝炎和肝硬化，定期对肝癌高发地区的人群进行普查；教会患者和家属观察病情的方法，以便早期发现病情变化，及时就诊；嘱患者按医嘱服药，忌服损害肝脏的药物。

2. 生活指导　指导患者合理进食，避免摄入高脂、高热量和刺激性食物，戒烟、戒酒，以免加重肝脏负担；注意饮食和饮水卫生，不吃发霉粮食和食品，保护水源，防止污染；生活要有规律，避免过度劳累和情绪激动。给予精神上的支持，鼓励患者和家属共同面对疾病。

知识链接

患者自控镇痛（PCA）

患者自控镇痛（PCA）：该方法是用计算机化的注射泵，经由静脉、皮下或椎管内连续性输注止痛药，患者可自行间歇性给药。该方式用药灵活，可根据患者需要提供合适的止痛药物剂量、增减范围、间隔时间，从而做到个体化给药。可在连续性输注中间歇性给药，从而控制患者突发的疼痛，克服了用药的不及时性，减少了患者对止痛药的总需要量和对专业人员的依赖性，增加了患者自我照顾和对疼痛的自主控制能力。

第六节　肝性脑病患者的护理

肝性脑病是由严重肝病引起的、以代谢紊乱为基础、中枢神经系统功能失调的综合征，其主要临床表现为行为举止异常和不同程度意识障碍。引起肝性脑病的病因主要是各型肝硬化（病毒性肝炎后肝硬化最多见）引起；也可由门脉高压的门体分流手术引起；少数患者见于重症病毒性肝炎、中毒性肝炎和药物性肝病的急性或暴发性肝功能衰竭阶段；极少数患者见于原发性肝癌、严重胆道感染、妊娠期急性脂肪肝等。

有关肝性脑病发病机制有许多学说，主要有氨中毒学说，γ - 氨基丁酸/苯二氮䓬（GABA/BZ）复合体学说，胺、硫醇和短链脂肪酸的协同毒性作用，假神经递质学说，氨基酸代谢不平衡学说，其中以氨中毒学说的研究最多。氨代谢紊乱引起氨中毒是肝性脑病，特别是门体分流性脑病的重要发病机制。氨主要在结肠部位以非离子型（NH_3）弥散入肠黏膜内而被吸收。游离的 NH_3 有毒性，且能透过血 - 脑屏障，NH_4^+ 相对无毒。氨对大脑的毒性作用主要是干扰大脑的能量代谢。

（一）护理评估

1. 健康史　询问患者有无肝病史，尤其是肝硬化病史以及发展过程、治疗等，有无门体静脉分流手术史等。以及有无进食少、呕吐、腹泻、大量排钾利尿、放腹水、摄入过多的含氮食物（高蛋白饮食）或药物、上消化道出血、感染、便秘、应用镇静安眠药、麻醉药及手术等诱发因素。

2. 身体状况　肝性脑病分为四期：

一期（前驱期）：轻度性格改变和行为失常。可有扑翼样震颤。脑电图多数正常。

二期（昏迷前期）：以意识错乱、睡眠障碍及行为失常为主。定向力和理解力均减退，对时间、地点和人物的概念混乱。睡眠时间倒错，行为异常，甚至出现幻觉、躁狂等严重精神症状。此期患者有明显的神经体征，如腱反射亢进、肌张力增高、踝阵挛及锥体征阳性，扑翼样震颤存在，脑电图有特征性异常。

三期（昏睡期）：以昏睡及精神错乱为主。扑翼样震颤仍可引出，肌张力明显增高，锥体束征阳性。脑电图明显异常。

四期（昏迷期）：意识完全丧失，不能唤醒，扑翼样震颤不能引出。脑电图明显异常。

3. 心理-社会状况　患者逐渐丧失工作和自理能力、长期治疗增加经济负担可出现焦虑、抑郁心理；昏迷后家属出现紧张、恐惧心理。

4. 辅助检查

（1）血氨　正常人空腹血氨是 $40 \sim 70 \mu g/dl$，慢性肝性脑病患者血氨增高。急性肝衰竭所致脑病血氨正常。

（2）脑电图检查　不仅有诊断价值，且有一定的预后意义，典型的改变为节律变慢。

（3）心理智能测验　主要用于早期肝性脑病，尤其是轻微肝性脑病的诊断。

5. 治疗要点

（1）减少肠内毒物的生成和吸收　开始数天禁食蛋白质；灌肠或导泻；口服抗生素抑制肠道细菌生长，首选新霉素，减少氨的形成和吸收；口服乳果糖，使肠内呈酸性。

（2）促进有毒物质的代谢清除　降氨药物，L-精氨酸；谷氨酸钾、谷氨酸钠；支链氨基酸制剂可减少假神经递质的形成。

（3）对症治疗　包括防治脑水肿，纠正水、电解质和酸碱平衡紊乱等。

（二）护理诊断

1. 急性意识障碍　与血氨升高，干扰脑细胞能量代谢引起大脑功能紊乱有关。

2. 营养不良　低于机体需要量，与肝功能衰竭、消化吸收障碍、限制蛋白质摄入有关。

3. 照顾者角色紧张　与患者意识障碍、照顾者缺乏经验有关。

4. 知识缺乏　缺乏预防肝性脑病的有关知识。

（三）护理措施

1. 饮食护理　①暂停蛋白质摄入，以减少氨的生成。清醒后可逐步增加蛋白质饮食，给予植物性蛋白如豆制品。②供给足够的热量，5000～6700kJ/d，以糖类为主，昏迷者鼻饲或静脉滴注 25% 葡萄糖液，以减少体内蛋白质的分解。③不宜用维生素 B_6，因其可使多巴在外周神经处转为多巴胺，影响多巴进入脑组织，减少中枢神经系统正常递质的传导。④减少脂肪摄入，脂肪能延缓胃排空应少摄入。

2. 去除和避免诱因　①积极预防和控制上消化道出血，出血停止后应灌肠或导泻，清除肠道积血。②避免快速利尿和大量放腹水，以免有效循环血容量减少、大量蛋白质丢失及水电解质紊乱而加重肝脏损害。③保持大便通畅，减少毒物的吸收。便秘者，可口服或鼻饲 25% 硫酸镁导泻，也可用生理盐水或弱酸溶液灌肠，忌用肥皂水灌肠，因其为碱性，可增加氨的吸收。导泻时应注意观察患者的血压、脉搏、尿量及排便量。④避免使用催眠镇静药、麻醉药等，防止感染。⑤避免大量输液，以免血液稀释、血钠过低而加重昏迷。

3. 严密观察病情变化　密切观察肝性脑病的早期征象，观察患者思维及认知的改变。监测并记录患者血压、脉搏、呼吸、体温及瞳孔变化。

4. 用药护理　①新霉素：长期服用可出现听力或肾功能损害，使用不宜超过 1 个月，用药期间监测听力和肾功能。②谷氨酸钾和谷氨酸钠：患者尿少时少用钾剂，明显腹水和水肿时少用钠剂。③精氨酸：为酸性制剂，不宜和碱性药物配伍。静脉输液速度不宜过快，注意观察有无流涎、呕吐及面色潮红等不良反应。④乳果糖：可引起腹胀、腹绞痛、恶心、呕吐及电解质紊乱等，服用时从小剂量开始。

5. 心理护理　评估照顾者角色和应对能力，了解他们的基本情况以及存在的具体困难；提供社会支持；协助照顾者制订照顾计划。

（四）健康教育

1. 疾病知识指导　向患者和家属介绍肝性脑病的有关知识，避免诱因。教会家属识别肝性脑病的先兆。

2. 饮食指导　根据病情调整饮食，坚持合理的饮食，戒烟酒。

3. 用药指导　按医嘱用药、告知主要不良反应及应对方法，定期随访复诊。

第七节　急性胰腺炎患者的护理

急性胰腺炎是指胰腺分泌的消化酶在胰腺内被激活后引起胰腺组织自身消化的化学性炎症。其临床特征为急性上腹痛、恶心、呕吐、发热、血、尿淀粉酶增高。按病理组织学可分为水肿型和出血坏死型。前者多见，预后良好，后者少见，但病情严重，并发症多，病死率高。

急性胰腺炎的病因较多，我国以胆道疾病为常见病因，西方国家以大量饮酒引起者多见。

（1）胆道疾病 急性胰腺炎约 50% 由胆石症、胆道感染或胆道蛔虫引起，其中胆石症最为常见。

（2）胰管阻塞 胰管结石、狭窄、肿瘤或蛔虫钻入胰管等。

（3）酗酒和暴饮暴食 是急性胰腺炎的重要诱因，可使胰液分泌增加及十二指肠乳头水肿或 Oddi 括约肌痉挛，使胰液排出受阻，引起急性胰腺炎。

（4）其他 手术创伤、内分泌与代谢障碍、感染（腮腺炎、肝炎、伤寒等）、药物（农药、磺胺、噻嗪类及糖皮质激素）。

（一）护理评估

1. 健康史 详细询问患者有无胆道疾病，如胆道结石、感染、蛔虫等；有无胰、十二指肠病史，有无腹部手术与创伤、内分泌与代谢疾病、急性传染病或应用噻嗪类利尿剂、糖皮质激素、高钙血症、高脂血症等病情；有无酗酒、暴饮暴食等诱发因素。

2. 身体状况

（1）症状

①腹痛：为本病的主要表现和首发症状，常在暴饮暴食或饮酒后突然发生。呈持续性、阵发性加剧，可为钝痛、钻痛、绞痛或刀割样痛，疼痛位于中上腹，常向腰背部呈带状放射，取弯腰抱膝位可减轻疼痛，一般胃肠解痉药无效，进食加剧。水肿型腹痛一般 3～5 天可缓解。坏死型腹痛剧烈，持续时间较长，由于渗液扩散可引起全腹痛。

②恶心、呕吐与腹胀。

③发热：多数患者出现中度以上发热，持续 3～5 天。若持续不退提示胰腺脓肿或胆道炎症等继发感染。

④低血压或休克：多见于急性坏死型胰腺炎。

⑤水、电解质及酸碱平衡紊乱：呕吐频繁患者可有代谢性碱中毒。出血坏死型者常有脱水和代谢性酸中毒，血钾、血镁及血钙降低，血糖升高。部分患者因严重低血钙引起手足抽搐，提示预后不良。

（2）体征 轻症急性胰腺炎腹部体征轻，可有上腹部压痛，无肌紧张和反跳痛，可有肠鸣音减弱。重症急性胰腺炎常呈急性病容、脉搏增快、呼吸急促及血压下降。患者腹肌紧张，全腹显著压痛和反跳痛。由于胰酶或坏死组织液穿过筋膜和肌层进入腹壁两侧皮下，患者腰部两侧可出现灰紫色瘀斑，称 Grey - Turner 征，脐周皮肤出现青紫，称 Cullen 征。胰头炎性水肿压迫胆总管时可出现黄疸。

（3）并发症 主要见于重症急性胰腺炎。局部并发症有胰腺脓肿和假性囊肿。全身并发症有急性肾衰竭、急性呼吸窘迫综合征、消化道出血、脓毒症、菌血症与弥散性血管内凝血。

3. 心理－社会状况 反复发作和疼痛可使患者有焦虑、急躁情绪；有并发症时有紧张、恐惧心理；慢性过程、担心癌变有焦虑、抑郁、恐惧心理。

4. 辅助检查

（1）血、尿淀粉酶 是胰腺炎早期最有价值的实验室诊断。血淀粉酶在发病后 6～

12 小时开始增高，48 小时开始下降，3~4 天后逐渐降到正常。血清淀粉酶超过 500U/L 有诊断意义。尿淀粉酶升高较晚，常在发病后 12~14 小时开始增高，持续 1~2 周逐渐恢复正常，超过 256 U/L 有诊断意义，但受患者尿量的影响。

（2）血清脂肪酶　常在病后 24~72 小时开始增高，持续 7~10 天，对就诊较晚的急性胰腺炎患者有诊断价值，且特异性也较高。

（3）生化检查　可有血钙降低，其降低程度与临床严重程度平等，若低于 1.5mmol/L 则预后不良。暂时性血糖升高较常见，持久空腹血糖高于 10mmol/L 反映胰腺坏死。

（4）血清正铁血清蛋白　血清正铁血清蛋白增高是确诊出血坏死型胰腺炎最早期可靠的指标。

（5）影像学检查　B 超检查为常规初筛检查，还可做腹部 CT 检查，对鉴别水肿型和坏死型病变有重要价值，还可了解胰腺周围病变。

5. 治疗要点　治疗以解痉止痛，抑制胰液分泌，补足血容量，维持水、电解质和酸碱平衡，防止和治疗并发症为原则。

（1）减少胰液分泌　①禁食、胃肠减压：减少胃酸与食物刺激胰液分泌，减轻呕吐与腹胀。②抗胆碱能药及减少胃酸分泌药：阿托品、山莨菪碱（654-2）、雷尼替丁。③生长抑素如奥曲肽等。

（2）解痉止痛　可用阿托品、山莨菪碱，疼痛剧烈者可用哌替啶，禁用吗啡，以免引起 Oddi 括约肌痉挛。

（3）抑制胰酶活性　仅用于重症胰腺炎早期，抑肽酶、加贝酯。

（4）抗感染　早期使用抗生素，积极控制感染。

（5）抗休克及纠正水、电解质平衡紊乱　补充液体和电解质，维持有效循环血容量。

（二）护理诊断

1. 疼痛　与胰腺及周围组织炎症有关。

2. 体温过高　与胰腺炎症、坏死或继发感染有关。

3. 有体液不足的危险　与禁食、呕吐及胃肠减压或出血有关。

4. 知识缺乏　缺乏相关疾病防治及康复的知识。

5. 潜在并发症　休克、急性腹膜炎、急性肾衰竭、急性呼吸窘迫综合征。

（三）护理措施

1. 休息与体位　患者应绝对卧床休息，协助患者取弯腰、屈膝侧卧位，以减轻疼痛。

2. 饮食与胃肠减压　多数患者禁食 1~3 天，禁食期间每日应补液 3000ml，明显腹胀者需胃肠减压，其目的在于减少胃酸分泌，进而减少胰液分泌，以减轻腹痛和腹胀。腹痛缓解后，可进少量低糖、低脂饮食，忌富含油脂食品，可选用优质蛋白质。

3. 缓解疼痛 遵医嘱给予解痉止痛药阿托品，止痛效果不佳时遵医嘱配合使用哌替啶，禁用吗啡，以免引起 Oddi 括约肌痉挛，加重病情。注意用药后疼痛有无减轻，疼痛的性质有无改变。

4. 病情观察 观察呕吐物的量和性质，行胃肠减压者，观察和记录引流量及性质。

（四）健康教育

1. 疾病知识指导 向患者及家属介绍本病的主要诱发因素和疾病的过程，教育患者积极治疗胆道疾病，注意防治胆道蛔虫。

2. 生活指导 指导患者建立良好的饮食习惯，避免暴饮暴食及刺激性食物。注意饮食卫生，防止蛔虫感染，戒除酗酒习惯。

第八节　上消化道出血患者的护理

上消化道出血是指屈氏韧带以上的消化道，包括食管、胃、十二指肠、胰、胆道病变引起的出血，以及胃空肠吻合术后的空肠病变出血。上消化道大出血是指在数小时内出血量超过 1000ml 或循环血容量的 20%，表现为呕血和（或）黑便，常伴有急性周围循环衰竭。是临床常见的急症之一，抢救不及时可危及生命。

上消化道出血的原因很多，其中最常见的是消化性溃疡，最严重为肝硬化食管胃底静脉曲张破裂出血，还有急性糜烂出血性胃炎、胃癌及食管贲门黏膜撕裂综合征等。胰、胆道病变如胆囊或胆管结石、胰腺癌，某些全身性疾病如白血病、血友病、尿毒症等亦可引起出血。

（一）护理评估

1. 健康史 询问患者既往身体状况，有无消化性溃疡、门脉性肝硬化以及外伤、手术、中毒、重症感染、烧伤等急性应激史；有无胆道疾病、胰腺疾病史，有无出血性疾病病史；了解患者的饮食状况，有无酗酒、暴饮暴食、急性呕吐史；在慢性疾病的基础上，有无过冷、过热、粗糙、坚硬、刺激性饮食史。

2. 身体状况 上消化道出血的临床表现主要取决于出血量、部位及出血速度。

（1）呕血与黑便 是上消化道出血的特征性表现，出血部位在幽门以上者常有呕血和黑便，幽门以下者可仅表现为黑便。但出血量少而速度慢的幽门以上病变亦可仅见黑便，而出血量大、速度快的幽门以下病变可因血液反流入胃，引起呕血。呕血多呈咖啡色，黑便呈柏油样，黏稠而发亮。若出血量大，血液在肠内推进较快，粪便可呈暗红或鲜红色，呕吐的血可为鲜红或有血块，是由于血液未经与胃酸充分混合而呕出。

（2）失血性周围循环衰竭 上消化道大量出血时，患者可出现头晕、心悸、乏力、出汗、口渴、晕厥等一系列组织缺血的表现。

（3）氮质血症 上消化道大量出血后，肠道中血液的蛋白质消化产物被吸收，使血中尿素氮升高，称为肠源性氮质血症。常在出血数小时后开始上升，24～48 小时达高峰，一般不超过 14.3mmol/L，3~4 天恢复正常。

（4）发热 多数患者在 24 小时内出现发热，一般不超过 38.5℃，可持续 3~5 天。

3. 心理-社会状况 患者可有恐惧、紧张、焦虑及烦躁心理，也可有悲观心理。

4. 辅助检查

（1）实验室检查 出血 3~4 小时后可有贫血。出血 24 小时内网织红细胞可增高，出血停止后逐渐降至正常。血尿素氮在出血后 2~5 小时后升高，止血后 2~3 天恢复正常。

（2）内镜检查 是上消化道出血病因诊断的首选检查措施。一般在上消化道出血 24~48 小时进行急诊内镜检查，不但可以明确病因，还可做止血治疗。

（3）X 线钡餐造影检查 在出血停止数天和病情基本稳定后进行检查。此检查对经胃镜检查出血原因不明或可疑病变在十二指肠降段以下小肠段，有特殊的诊断价值。

5. 治疗要点 治疗原则是积极补充血容量、止血、去除病因、防治并发症。

（1）补充血容量 保持血红蛋白在 90~100g/L 为佳，肝硬化患者需新鲜血，因库存血氨多易诱发肝性脑病。

（2）止血 对于胃、十二指肠出血，可遵医嘱应用去甲肾上腺素胃内灌注治疗。

①非食管胃底静脉曲张破裂出血：常用 H_2 受体拮抗剂或质子泵抑制剂，如西咪替丁、雷尼替丁及奥美拉唑等，有活动性出血或暴露血管的可在内镜直视下止血。

②食管胃底静脉曲张破裂出血：常用血管加压素、生长抑素类药物如奥曲肽，药物不能控制出血时暂时使用双气囊三腔管压迫止血，必要时内镜直视下止血。大量出血内科治疗无效时，应考虑外科手术治疗。

（二）护理诊断

1. 体液不足 与上消化道出血有关。

2. 活动无耐力 与失血后贫血、急性期禁食有关。

3. 恐惧 与消化道出血对生命威胁有关。

4. 知识缺乏 缺乏有关引起上消化道出血的疾病及其防治的知识。

5. 潜在并发症 失血性休克。

（三）护理措施

1. 休息与体位 大出血患者应绝对卧床休息，取平卧位并将下肢抬高，以保证脑部供血；呕吐时头偏向一侧，防止窒息或误吸；给予吸氧。

2. 饮食护理 少量出血无呕吐者可适当进流质，大量出血者暂禁食，出血停止后 24~48 小时，可给予温凉流质、半流质及易消化的软食，并应少量多餐。

3. 病情监测 评估上消化道出血患者病情的严重性，最为关键的是出血的速度。对大量呕血的患者每 5~20 分钟测量血压、脉搏 1 次，观察呕血、便血的量和颜色，记录尿量（如尿量 >30ml/h 提示上消化道出血已停止），注意患者的主观感觉、意识状态、肢体温度和湿度、皮肤和甲床色泽以及颈静脉充盈情况。

（1）**出血量的估计** 大便隐血试验阳性提示每天出血量 >5～10ml；出现黑便表明出血量在 50～70ml 以上；胃内积血达 250～300ml 时可引起呕血；1 次出血量在 400ml 以下时，可不出现全身症状；出血量超过 400～500ml 可出现头晕、心悸、乏力等症状；出血量超过 1000ml 临床即可出现周围循环衰竭的表现。

（2）**继续或再次出血的判断** 有下列征象，提示有活动性出血或再次出血：①反复呕血，甚至呕吐物由咖啡色转为鲜红色。②黑便次数及量增多，色泽转为暗红色，伴肠鸣音亢进。③在 24 小时内经积极输液、输血仍不能稳定血压和脉搏，或经过输液、输血后中心静脉压仍在下降。④血红蛋白、红细胞计数与血细胞比容继续下降，网织红细胞计数持续增高。⑤在补液足量、尿量正常的情况下，血尿素氮持续或再次增高。

4. 双气囊三腔管压迫止血术的应用及护理 见本节附录。

5. 心理护理 对大量出血患者应注意陪同和照顾，及时处理不适症状，使其有安全感。及时清除血迹，向患者和家属解释各项检查、治疗的目的，以减轻恐惧心理。

（四）健康教育

1. 疾病知识指导 帮助患者和家属掌握上消化道出血的病因和诱因、预防和护理知识，降低再次出血的危险；教会患者和家属早期识别出血征象及应急措施，一旦出现异常及时就诊。

2. 生活指导 指导患者保持良好的心境，避免长期精神紧张，合理安排休息与活动；注意饮食卫生，禁烟及浓茶、咖啡等刺激性食物。

附：双气囊三腔管压迫止血术的护理

双气囊三腔管压迫止血术是指利用双气囊三腔管的气囊压力直接压迫胃底和食管下段静脉予以止血的技术，是一种临时急救止血的措施。

一、适应证与禁忌证

1. 适应证 门静脉高压所致的食管下端、胃底静脉破裂出血。

2. 禁忌证 其他原因引起的上消化道出血。

二、操作前准备

1. 患者准备 ①向患者详细讲解操作目的、方法、注意事项，解除其思想顾虑，取得配合。②检查前 12 小时应禁食。③术前取下活动性义齿，以免误咽。

2. 环境准备 清洁、安静、温度适宜。

3. 用物准备 双气囊三腔管压迫止血术用物、急救药品和器械。使用前检查三腔管的性能，如气囊是否漏气、气囊膨胀是否均匀、管道是否通畅等。方法：用 50ml 注射器向胃气囊注气 200～300ml，压力为 40～45mmHg；食管气囊注气 100～150ml，压力为 30～40mmHg，用弹簧夹夹住管口后仔细检查气囊有无变形、损坏或漏气。

检查漏气的方法：①放入水中，察看有无气泡逸出。②抽出气量少于注入气量。③将气囊放在耳边倾听有无漏气声。

三、操作中配合

1. 体位　安置患者于半坐卧位或平卧位，头偏向一侧，颌下铺治疗巾。

2. 清洁鼻腔　用湿棉签清洁患者插管侧鼻腔。

3. 协助插三腔管　将三腔管前端及气囊外面涂上液状石蜡，然后由患者鼻孔慢慢插入，管端到达咽喉部或喉部时嘱患者做吞咽动作。当三腔管插入 50～65cm 时，抽胃液证实已达胃腔，可暂做固定。

4. 协助充气、牵引　先向胃气囊内注气 200～300ml，压力维持在 40～45mmHg，末端即刻用弹簧夹夹住，然后反折以细纱绳扎紧，将三腔管轻轻外拉，至有阻力感为止，表示胃气囊已压在胃底部。再在距三腔管尾端 10～20cm 处用蜡绳扎住，穿过牵引架上的滑轮以牵引物进行持续牵引，牵引角度呈 40°左右，牵引物离地面 30cm 左右。如仍有出血，再向食管气囊注气 100～150ml，压力维持在 30～40mmHg，以压迫食管静脉，同样将该管末端反折夹紧。

5. 定时放气　三腔管放置 12～24 小时后，食管气囊应放气 15～30 分钟，同时放松牵引，并将三腔管向胃内送少许，以解除胃底贲门压力，然后再充气牵引，避免局部黏膜因受压过久而发生糜烂、坏死。

6. 拔管　出血停止后，放松牵引，放出囊内气体，保留管道继续观察 24 小时，未再出血可考虑拔管。拔管前口服液状石蜡 20～30ml，使黏膜与管外壁润滑后，再缓慢拔出三腔管。气囊压迫一般以 3～4 天为限，继续出血者可适当延长。

四、操作后护理

1. 止血期观察与护理　压迫止血期间应该经常抽吸胃内容物，避免胃膨胀引起呕吐，也可观察胃内容物的颜色、量，如见新鲜血液，说明止血效果不好，应检查牵引松紧或气囊压迫，并给予适当调整；若提拉不慎或患者用力咳嗽，可引起胃气囊拉出而阻塞咽喉部，导致呼吸困难或窒息，应该抽出气囊内气体，必要时拔管。

2. 鼻饲流食　出血停止后，定时从胃管腔内注入流质饮食，但必须确认为胃腔后再注入，以免误入气囊发生意外。

3. 口、鼻腔清洁　保持患者口、鼻腔清洁，嘱患者不要将唾液、痰液咽下，以免误入气管引起吸入性肺炎，每日两次向鼻腔滴入少量液状石蜡，以免三腔管黏附于鼻黏膜。

五、注意事项

1. 操作前应仔细检查双气囊三腔管的性能。

2. 三腔管牵引方向应顺身体纵轴，与鼻唇部呈 40°左右，以防该处鼻腔黏膜和唇部皮肤过度受压而产生糜烂、坏死。

3. 拔管前放气留管观察 24 小时，如仍无出血，即可拔管。

第五章　泌尿系统疾病患者的护理

📘 **知识要点**

1. 掌握泌尿系统疾病患者的护理评估与护理措施。
2. 熟悉泌尿系统疾病患者的护理诊断。
3. 了解概念、病因、病理生理相关知识。

　　泌尿系统由肾、输尿管、膀胱、尿道和有关血管及神经等组成，其最主要的功能就是生成和排泄尿液，帮助机体排泄代谢废物，调节体内水分、电解质和酸碱平衡，以维持人的生命活动。新陈代谢过程中体内产生的尿素、尿酸、肌酐、氨等水溶性废物和过剩的激素、葡萄糖、水和各种电解质等，以及进入人体内的各种药物、毒物等，经血液循环在肾内形成尿液，再由输尿管、膀胱和尿道排出体外。若肾功能发生障碍，这些物质蓄积于体内，就会破坏机体内环境的稳定，从而导致相应的疾病，严重者可危及生命。此外，肾脏还可产生多种重要的内分泌激素（如前列腺素、激肽释放酶、1α - 羟化酶、促红细胞生成素等），调节肾血循环和肾小球滤过率，并与其他激素共同维持血压和水盐代谢平衡，并调节钙磷代谢和促进血红蛋白合成。

　　引起泌尿系统疾病的因素很多，如变态反应、感染、药物、毒素、创伤、肿瘤、结石、肾血管病变、代谢异常、先天性疾病及减少肾血流等均可造成对泌尿系统尤其是肾脏的损害。泌尿系统疾病，往往病程较长、病情较重，严重影响人体健康，如慢性肾功能衰竭是近 20 年来人类主要死亡原因之一，是人类生存的重要威胁。

第一节　常见症状与体征及其护理

　　泌尿系统疾病患者常见的症状和体征有肾性水肿、肾性高血压、尿异常和尿路刺激征等。

一、肾性水肿

　　因肾脏疾病引起人体组织间隙内有过多的液体积聚使组织肿胀称为肾性水肿，包括肾炎性水肿和肾病性水肿两种类型，其区别见表 5 - 1。

表 5 – 1　肾炎性水肿和肾病性水肿

	肾病性水肿	肾炎性水肿
发生机制	大量蛋白尿导致血浆胶体渗透压降低	"球－管失衡"引起水钠潴留
起始部位	下肢最常见，长期卧床时则为腰骶部	眼睑、颜面部等组织疏松处最多见
水肿特点	常为全身性、体位性和凹陷性水肿，指压凹陷明显且恢复较慢	晨起明显，指压凹陷不明显
水肿程度	多较严重，常伴胸水、腹水	一般较轻，重时可发展为全身性水肿
伴随状况	血容量常减少，一般无高血压	血容量常增加，高血压较常见

（一）护理评估

1. 健康史　各种急性和慢性肾小球肾炎、肾病综合征等肾小球疾病是引起肾性水肿最常见的原因；此外心脏、肝脏及内分泌等疾病也可引起水肿。

2. 身体状况　严重水肿时，水肿部位皮肤张紧发亮，甚至有液体渗出。伴胸水时患者可有呼吸困难，听诊时可有胸腔积液征、心包摩擦音；伴腹水时患者腹部膨隆，有腹胀感，亦可有呼吸困难，叩诊时可有移动性浊音。

3. 心理－社会状况　肾脏疾病时水肿常反复出现，加之疾病病程较长及某些肾脏疾病的治疗效果不佳和预后不良等因素，患者常产生严重的心理负担，可出现紧张、焦虑等不良心理反应。部分患者还可因水肿时自我形象紊乱，产生自卑情绪甚至出现拒绝社交的行为。

4. 辅助检查

（1）尿常规、尿蛋白定性和定量检查　可了解蛋白质丢失情况。

（2）肾功能检查　可明确水肿原因。

（3）血清电解质检查　以了解患者有无电解质紊乱。

（二）护理诊断

1. 体液过多　与水钠潴留或大量蛋白尿致血浆胶体渗透压降低等因素有关。

2. 有皮肤完整性受损的危险　与皮肤水肿、抵抗力降低等因素有关。

3. 自我形象紊乱　与水肿、激素副作用等导致身体外形改变有关。

（三）护理措施

1. 皮肤护理

（1）保持床单平整、干燥，嘱患者穿着柔软、宽松、透气的棉或丝质衣物，衣物上避免金属拉链、硬质饰物等，尽量避免佩戴饰物，以免刺激、损伤皮肤。

（2）经常用温水清洁皮肤，清洗时动作轻柔且不用刺激性较强的沐浴液或香皂，避免刺激损伤皮肤。

（3）密切观察皮肤黏膜的颜色和完整性，注意有无发红、破损等，尤其要注意受压部位皮肤；协助患者经常更换卧位，用软垫支撑受压部位以防压疮。

（4）水肿较重者应避免肌内注射，静脉穿刺严格消毒，尽量选择小号针头。穿刺前先轻轻推开皮下水分，静脉显露明显时再消毒、进针；一次穿刺不成功时，不可在原处反复进针。穿刺拔针时，应以无菌棉球或敷贴按压穿刺部位及穿刺部位稍上处至无液体外渗为止。

（5）天气寒冷时不宜用热水袋保暖，以防水肿部位皮肤感觉敏感度降低而发生烫伤。

2. 休息与体位　卧床休息时肾脏负担减轻，可促进利尿，有利于水肿的消退。宜协助患者取舒适卧位，适当卧床休息，尤其要避免劳累。休息时尽可能协助患者抬高水肿部位，促进静脉回流以减轻水肿。如下肢水肿时以软枕垫高下肢，颜面部水肿时适当垫高枕头，胸腔积液时取半卧位，阴囊水肿时将阴囊托起。

知识链接

水肿的分度

临床上将水肿的程度分为轻、中、重三度。

1. 轻度：水肿仅发生在眼睑、眶下等软组织，胫骨前及踝部皮下组织，指压后组织轻度凹陷，平复较快。

2. 中度：全身疏松组织均可见明显水肿，指压后出现较深的组织凹陷，平复缓慢。

3. 重度：全身组织严重水肿，身体低垂部位皮肤张紧发亮，甚至有液体渗出，可伴腹水、胸水。

3. 饮食护理　合理的饮食对病情亦尤为重要，可促进水肿的消退，饮食安排应注意：

（1）保持水平衡　水肿较轻者，不宜过分限水，口渴时可适量饮水；中、重度水肿者，则应根据具体情况灵活控制，一般摄入的液量为前一天的尿量加500ml。

（2）限制钠盐　轻度水肿者，摄入食盐2～3g/d，禁腌渍品、含钠高的食品及含钠盐的调味品，如腊肉、火腿、香肠、咸菜、泡菜、发酵食物、酱油、味精等；中、重度水肿应给予无盐饮食。尿量减少时还应限制钾、磷的摄入。

（3）合理摄入蛋白质　肾功能正常的低蛋白血症者，可给予优质蛋白（如瘦肉、蛋、禽类、鱼等）饮食，约1.0g/（kg·d）；肾功能不全的水肿患者应限制蛋白质的摄入，具体的摄入量可根据肾小球滤过率（GFR）来调节，同时应适当增加碳水化合物和脂类在饮食热量中的比例。

（4）供给充足的热量　为避免负氮平衡，应给患者补充足够的热量，每日供给热量125.5～146.3kJ（30～35kcal）／kg。

4. 病情观察　严密观察生命体征尤其是血压的变化；经常观察水肿消长及伴随症状情况，定期测体重、腹围；准确记录患者24小时出入液体量；遵医嘱应用利尿剂。监测尿常规、肾功能及电解质等的变化情况，并及时通知医生。

知识链接

24 小时出入液量及记录方法

24 小时出入液量是指一天内进入人体的各种液量（包括饮水量、输液量、输血量、食物或药物所含的水量等）和排出人体外的各种液量（包括尿量、粪便中的含水及其他排出液量，如胃肠减压吸出液、胸腹腔引流液、痰液、汗液、呕吐液、伤口渗出液、胆汁引流液及透析的超滤液等）。出入量一般记录在出入量记录单或特殊护理记录单上，从第一日晨 7 时起，至第二日晨 7 时止为一个 24 小时。晨 7 时至晚 7 时用蓝笔记录；晚 7 时至次晨 7 时则用红笔记录。晚 7 时，作 12 小时小结；次晨 7 时，作 24 小时总结，并将 24 小时液体总的入量和出量分别记录在体温单相应栏内。

5. 用药护理　遵医嘱使用利尿剂、糖皮质激素或其他免疫抑制剂，观察药物的疗效及其副反应（具体副反应的观察及护理见相关章节）。

6. 心理护理　护士应多向患者及家属解释疾病有关知识，尊重、关心、爱护患者，鼓励患者表达身体不适和各种情绪，耐心倾听。帮助并教会患者通过修饰、适当的穿着、搭配技巧来掩饰身体外形的改变，以满足患者的自尊需要。鼓励患者积极与他人交往，积极参加社会活动，充分认识自己的优势和个人能力，以增强自信心，使患者能正视自己及分散对外在形象的注意力。

（四）健康教育

1. 疾病知识指导　向患者及家属介绍水肿出现的原因及诱因，教会患者及家属观察水肿变化以及保护水肿部位皮肤的方法；解释限制水钠对水肿消退的重要性。告知患者及家属患者的病情、各项检查和治疗的目的及必要性，以提高患者对治疗的依从性。

2. 感染的预防　告诉患者及家属限制探视人员是预防交叉感染的重要措施，尤其对有上呼吸道感染者应严格限制；同时应避免去公共场所及人多聚集的地方，以防止交叉感染。

二、肾性高血压

肾性高血压是继发性高血压常见的原因之一，因肾实质性疾病或肾动脉狭窄所致。肾性高血压有多种分类方法：

（1）**按病因**　可分为肾血管性高血压和肾实质性高血压。

（2）**按发病机制**　可分为容量依赖型高血压（主要由水钠潴留引起，约占 80%；应用利尿剂或限制水钠摄入可明显降低血压）和肾素依赖型高血压（因肾素－血管紧张素－醛固酮系统被激活所致，应用血管紧张素转换酶抑制剂、血管紧张素 II 受体阻滞剂可使血压下降，利尿剂效果一般不佳）。肾实质性高血压中，80% 以上为容量依赖型，肾素依赖型较少，不足 10%。

（一）护理评估

1. 健康史 肾性高血压是肾脏疾病的常见症状之一。肾血管性高血压常因肾动脉狭窄或阻塞所致，占 5%～15%；肾实质性高血压一般由急性或慢性肾小球肾炎、慢性肾衰竭等肾实质性疾病引起，是肾性高血压的常见原因。此外糖尿病、原发性醛固酮增多症、嗜铬细胞瘤、肾素分泌瘤等也可致血压升高。

2. 身体状况 长期血压升高可影响多个脏器，影响心、脑时患者可有心悸、头痛、视物模糊、恶心、呕吐等，严重时可引起意识障碍。肾性高血压时，血压升高的特点、程度、波动范围、持续情况与原发病有一定的关系。如：肾血管性高血压程度一般较重，进展快，易发展为急进型高血压，患者四肢血压升高多不对称；急性肾小球肾炎血压升高多为一过性，以舒张压升高为主，程度多为中、高度高血压；慢性肾小球肾炎和慢性肾功能衰竭患者常为持续中度以上的高血压。

3. 心理－社会状况 持续的血压升高、疾病病程长、治疗效果不佳等因素，常使患者表现出焦虑、抑郁甚至绝望等负面情绪。

4. 辅助检查 血常规检查、尿常规检查、肾功能及影像学检查可协助诊断。

（二）护理诊断

1. 疼痛 头痛，与血压升高关。

2. 焦虑 与病情反复、担心预后等因素有关。

3. 潜在并发症 高血压脑病、高血压危象。

（三）护理措施

1. 环境与休息 为患者提供安静、舒适、光线适宜的休息环境，保持心情舒畅，适当卧床休息。重度高血压患者绝对卧床休息。

2. 饮食护理 为患者提供高热量、富含维生素、含钙高、膳食纤维丰富、易消化的食物。明显水肿和重度高血压者应适当限制水、钠的摄入；氮质血症者应适当减少饮食中蛋白质的供给比例。保持大便通畅，预防便秘。

3. 病情观察 监测生命体征，尤其是血压的变化情况，掌握血压变化的规律；重视患者的主诉，了解患者的头痛、头晕、心悸、失眠等症状的变化情况，警惕心、脑血管并发症的发生，发现异常，及时通知医师。

4. 用药护理 遵医嘱正确给予降压药和利尿剂，指导患者按时服药，密切观察药物的疗效和副反应，防止降压过快、过低，以免影响肾脏等重要器官的血流灌注。

5. 心理护理 积极主动向患者及家属讲解病情及引起血压升高的原因和预防知识，调动患者参与血压控制的主动性，适度鼓励患者，增强患者的治疗信心，给患者传授一些放松的方法（如深呼吸、意向放松等），以缓解患者的紧张情绪，释放精神压力，促进患者康复。

（四）健康教育

1. 疾病知识指导 向患者及家属介绍肾性高血压的原因和治疗方法，告诉患者积极治疗原发病的意义。

2. 生活指导 告知患者合理的饮食、劳逸结合、保持心情愉快对血压的控制有重要的意义。同时告知患者服用某些降压药时，改变体位应动作缓慢，以防体位性低血压。保持排便通畅，防止便秘诱发血压升高。避免使用损害肾脏的药物。

三、尿异常

尿异常是泌尿系统疾病最常见的症状之一，包括尿量异常和尿质异常。尿量异常包括多尿、少尿、无尿和夜尿增多。正常成人 24 小时尿量为 1000～2000ml，其中夜间尿量为 300～400ml。常见的尿质异常有血尿、蛋白尿、白细胞尿或脓尿、菌尿、管型尿等。

（一）护理评估

1. 健康史

（1）持续性多尿的常见原因

①肾脏原因：肾性尿崩症、各种原因引起的肾小管功能不全，如慢性肾盂肾炎、肾动脉硬化、肾髓质退行性变、急性肾功能衰竭等。

②内分泌代谢障碍：如糖尿病、垂体性尿崩症等。

③精神因素：精神紧张、焦虑者常自觉烦渴而大量饮水引起多尿。

（2）少尿和无尿的基本原因

①肾前性：各种原因引起的有效血容量减少（如休克、重度失水等）和心排血量下降（如各种原因引起的心功能不全、严重的心律失常等）及肾血管病变（如肾血管狭窄或炎症、肾动脉栓塞）。

②肾后性：多见于各种原因引起的尿路机械性梗阻（如结石、坏死组织、血凝块引起的输尿管阻塞等）和排尿功能障碍（如肿瘤压迫、前列腺增生引起尿路狭窄）。

③肾性：见于肾小球和肾小管病变（如重症急性肾炎、慢性肾小球肾炎、急性肾小管坏死等）。

（3）夜尿增多 常见于肾小管浓缩功能减退。

（4）血尿 多见于泌尿系统炎症、结石、肿瘤、结核、外伤等，也可见于血液系统疾病（如血友病、血小板减少性紫癜等）和一些全身性疾病（风湿性疾病等）等。肾下垂、剧烈运动后可出现功能性血尿。

（5）蛋白尿 正常人在剧烈运动、发热、寒冷、精神紧张时可有生理性蛋白尿；病理性蛋白尿多见于各种肾脏及肾外疾病。

（6）白细胞尿或脓尿、菌尿 常见于泌尿系统感染，如肾盂肾炎、膀胱炎等。

（7）管型尿 常见于肾病综合征、慢性肾炎等肾小球疾病。正常人尿液中偶见透明管型，但在运动、重体力劳动、发热、麻醉、用利尿剂时可出现一过性增多。

2. 身体状况　患者出现明显的尿量异常，同时可有意识、体温、心率、呼吸、血压等的变化。

（1）**多尿**　24 小时内尿量超过 2500ml 为多尿，有暂时性多尿（因短期内摄入过多的水分、使用利尿剂或某些药物后）和持续性多尿（常为病理状态）之分。多尿可导致脱水、低钾血症和高钠血症等，患者出现相应的症状和体征。

（2）**少尿和无尿**　24 小时内尿量少于 400ml 称为少尿；若少于 100ml 则称为无尿或尿闭。少尿和无尿时可导致机体水、电解质及酸碱失衡，如水肿、血压升高、高钾血症、低钠血症、代谢性酸中毒等。

（3）**夜尿增多**　夜尿量等于日尿量或夜间尿量持续超过 750ml 称为夜尿增多。患者夜间排尿次数也明显增多，夜间睡眠可受影响，严重时患者可出现睡眠障碍。

（4）**血尿**　可分为镜下血尿和肉眼血尿两种。新鲜尿离心后沉渣镜检每高倍视野红细胞计数超过 3 个称为镜下血尿，镜下血尿时肉眼无法察觉；每升尿液中含血量超过 1ml 时，尿液外观呈血样、淡红色云雾状、洗肉水样或混有血凝块，称为肉眼血尿，肉眼血尿根据出血量的多少可呈现出淡红或粉红云雾状、洗肉水样至血样不同颜色或混有血凝块。由于血尿产生的部位不同还可出现起始段血尿、终末血尿和全程血尿。血尿时可伴有尿路刺激征表现。

（5）**蛋白尿和管型尿**　尿蛋白定性试验阳性或 24 小时尿蛋白定量试验超过 150mg 时称为蛋白尿；若 24 小时尿蛋白定量超过 3.5g，则称为大量蛋白尿。蛋白尿可分为生理性蛋白尿和病理性蛋白尿。管型是蛋白质、细胞或碎片在肾小管、集合管中凝固而成的圆柱形蛋白聚体。尿中管型可分为细胞管型、透明管型、颗粒管型、蜡样管型等。若 12 小时尿沉渣计数管型超过 5000 个或镜检出现其他类型管型时，称为管型尿。蛋白尿和管型尿常伴水肿、高血压、血尿、肾区疼痛、尿路刺激征、肾功能减退等症状或体征。

（6）**白细胞尿或脓尿和菌尿**

①白细胞尿或脓尿：新鲜尿离心后沉渣每高倍视野白细胞 >5 个或 1 小时新鲜尿液白细胞计数超过 40 万。新鲜脓尿外观有白色絮状沉淀，有时有坏死组织碎片，加热或加酸沉淀不消失，可有氨味。

②菌尿：新鲜清洁中段尿涂片镜检每高倍视野均可见细菌或尿培养菌落计数超过 10^5/ml。新鲜菌尿外观呈云雾状浑浊，加热或加酸尿液不能变澄清，也可有氨味。白细胞尿或脓尿和菌尿时患者常有尿路刺激征，可有发热、肾区疼痛等。

3. 心理 - 社会状况　尿量异常尤其是少尿和无尿时常导致机体出现全身多系统的严重症状，患者和家属对疾病的治疗丧失信心，常产生恐惧、悲观绝望等消极情绪；血尿的直观刺激使患者常出现恐惧心理；脓尿、菌尿时尿路刺激征可影响患者的工作、休息甚至社交，患者可出现焦虑、紧张甚至自卑情绪。

4. 辅助检查　尿常规、血常规、肾功能、血液生化和影像学检查等可协助诊断。

（二）护理诊断

1. 体液过多　与肾小球滤过率下降，尿量减少有关。

2. 有体液不足的危险　与肾功能不全，尿量过多有关。

3. 排尿异常、血尿、蛋白尿、白细胞尿或脓尿、菌尿、管型尿　与各种因素引起肾小球滤过率增加及泌尿系统炎症、损伤出血等有关。

（三）护理措施

1. 环境与休息　保持病室清洁、安静、光线柔和、温度和湿度适宜。患者宜多休息，症状严重者应绝对卧床休息，对多尿、尿频、尿急患者，床旁备好屏风，便器置于易取处；少尿或无尿病情危重须绝对卧床休息者，协助做好日常生活护理。

2. 饮食护理

（1）指导患者合理饮食，少尿、无尿和水肿、高钾血症患者要适当限制水、钠的摄入，尽量避免食用含钾较多的食物，如蘑菇、榨菜、马铃薯、柑橘、香蕉等。

（2）多尿的患者应鼓励其多饮水。

（3）对血尿、脓尿和菌尿患者，若无禁忌宜大量饮水（＞2000ml/d）以增加尿量，达到冲洗尿路的目的。

（4）对蛋白尿患者，饮食应根据其病情合理补充蛋白质。嘱患者家属给予患者以理解和支持。

3. 病情观察　严密监测生命体征、意识状态、体重变化及水肿或脱水等伴随症状的变化情况，准确记录24小时出入量，遵医嘱采集各种标本，监测肾功能及电解质、血气分析结果，及时发现电解质紊乱及酸碱平衡失调。

4. 用药护理　遵医嘱准确使用药物，密切观察药物的疗效及不良反应，以防引起或加重水、电解质和酸碱失衡。告知患者及家属用药目的、药物可能发生的不良反应及用药注意，以取得其配合。配合医生及时采集各种检查标本。

5. 心理护理　护士应多向患者解释病情特点及治疗、护理内容，鼓励患者表达自己的感受，耐心向患者解释病情，介绍疾病的诊疗进展，以消除其焦虑不安和紧张、恐惧、悲观失望的不良情绪，关心、爱护、尊重患者，鼓励患者积极参与自身的健康管理，以帮助患者树立对治疗的信心。嘱患者家属给予患者以理解和支持。

（四）健康教育

向患者和家属解释尿异常的原因，指导其观察尿质异常和尿量变化的方法，解释各项检查和治疗的目的及必要性，以促进患者和家属的配合。

四、尿路刺激征

尿路刺激征是泌尿系统疾病常见的症状之一，又称膀胱刺激征，是指由于膀胱颈和膀胱三角区受到炎症或理化因素刺激，膀胱痉挛而导致的尿频、尿急和尿痛，可伴下腹坠痛不适和排尿不尽感。

（一）护理评估

1. 健康史　尿路刺激征表现常见于尿路感染性疾病（如膀胱炎、肾盂肾炎等）、结石、肾脏疾病、肿瘤、前列腺炎等。另外，泌尿系统畸形、妇科炎症、结核病史以及近期留置导尿管、行侵入性尿路器械检查等与尿路感染的发生密切相关，因而也和尿路刺激征的发生关系紧密。

2. 身体状况

（1）尿频　患者每日排尿次数增多，常超过 5～6 次/天，严重时每日可排尿数十次，而每次尿量不多。

（2）尿急　患者一有尿意即要排尿，不能控制，并常伴尿失禁。尿失禁时会阴部皮肤长期受尿液刺激可发红、破损。

（3）尿痛　排尿时患者可有会阴或下腹部疼痛或烧灼感。

（4）其他症状　患者可有发热、脓尿、血尿、下腹坠痛、肾区压痛和叩击痛等。

3. 心理－社会状况　由于尿频、尿急、尿痛可能影响患者的工作、生活和休息，尿失禁时患者衣裤弄脏并伴有异味，常影响患者的正常社交，患者往往出现焦虑、紧张不安甚至自卑情绪。

4. 辅助检查　尿常规、尿细菌镜检和定量培养、肾功能检查和影像学检查等可明确病因。

（二）护理诊断

1. 排尿型态异常　尿频、尿急、尿痛，与泌尿系统感染或理化因素刺激有关。

2. 焦虑　与尿路刺激征引起的不适、疾病反复发作等有关。

（三）护理措施

1. 环境与休息　保持病室安静、清洁、通风，维持适宜的温、湿度，将便盆置于床旁椅上，便于患者使用，注意保护患者隐私。嘱患者多休息，急性发作期应卧床休息，保持心情愉快，避免紧张，以免加重尿频。护士尽可能将各种治疗护理操作集中进行，避免过多打扰患者。

2. 饮食护理　如无禁忌证，嘱患者多饮水（每日饮水 2000ml 以上，同时注意嘱患者将每日的饮水量均匀分布在白天）、勤排尿，以达到冲洗尿路、缩短细菌在尿路停留时间、减轻尿路刺激征症状的目的。

3. 病情观察　监测患者体温的变化及尿频、尿急、尿痛的程度有无改变，观察排尿情况尤其是尿量变化，患者伴随症状有无减轻或消失，了解各种辅助检查结果的变化情况等，及时和医生沟通。

4. 疼痛护理　告知患者尽量放松，教会患者放松和转移对疼痛注意力的方法（如听音乐、看书报、看电视、与室友聊天或做患者自己感兴趣的事情），指导患者热敷或按摩膀胱区和肾区以缓解局部疼痛；针灸肾俞、三阴交等穴位亦可起到止痛作用；高热头痛者可给予物理降温或使用退热剂；腰部疼痛者可给予镇痛剂。

5. 用药护理 遵医嘱使用抗生素，用药时应注意观察药物的治疗反应及有无出现副作用，督促患者按要求服药，不擅自加、减药量或停药、换药，以达到最佳治疗效果。指导患者正确留取各种尿标本，以便根据尿菌药物敏感试验结果选择有效抗生素。

6. 心理护理 护士应多向患者及家属解释疾病有关知识，尊重、关心、爱护患者，鼓励患者表达身体不适和各种情绪，耐心倾听。告知患者及家属紧张情绪会加重尿频，帮助患者放松情绪，保持心情愉快，以减轻紧张焦虑情绪对生理的影响。

（四）健康教育

帮助患者建立良好的卫生生活习惯，采取正确的外阴清洁方法，避免擦便纸污染尿道口，注意会阴部及肛周皮肤的清洁，经常清洗外阴；女性月经期、妊娠期、产褥期应增加会阴清洗次数，女婴应特别注意尿布及会阴部卫生。平时生活注意劳逸结合，避免劳累，加强营养，积极锻炼身体，增强机体抵抗力。鼓励患者多饮水，摄入清淡、易消化、营养丰富的食物。

第二节 尿路感染患者的护理

各种病原微生物在尿路中生长、繁殖而引起的尿路感染性疾病称为尿路感染，简称尿感。尿感多见于育龄期妇女（未婚者1%～3%，已婚者约5%）、老年女性（10%～12%）、免疫力低下及尿路畸形者。男女发病率比例约1∶8，除非存在易感因素，成年男性极少发生尿路感染；50岁以后男性因前列腺肥大的发生率增高，尿感发生率约为7%。细菌进入膀胱后，是否发生尿感主要取决于两大因素，即细菌的致病力和机体的防御能力，正常情况下，进入膀胱内的细菌可以很快被清除，只有当进入体内的细菌致病力增强或者机体免疫力下降的情况下，才可导致尿感的发生。

尿感的最常见致病菌是革兰阴性杆菌，其中以大肠埃希菌最多见，占尿感的80%～90%，其他依次为变形杆菌、克雷白杆菌、产气杆菌等。5%～10%的尿路感染由革兰阳性细菌引起，主要是粪链球菌和凝固酶阴性的葡萄球菌。结核分枝杆菌、真菌、衣原体等也可导致尿路感染。

1. 感染途径

（1）上行感染 细菌沿尿道上行至膀胱、输尿管及肾脏引起感染，是最常见的感染途径，约占尿感的95%。

（2）血行感染 病原菌通过血运到达肾脏和尿路其他部位引起的感染，常见于金黄色葡萄球菌、沙门菌属、假单胞菌属和白色念珠菌属等，较少见，约占3%。

（3）直接感染 泌尿系统周围器官、组织发生感染时，病原菌偶可直接侵入到泌尿系统导致感染，少见。

（4）淋巴管感染 罕见。

2. 易感因素 常见的易感因素有：

（1）尿路梗阻和尿流不畅 尿路结石最多见，是最主要的易感因素，其他如尿路狭窄、肿瘤、畸形、前列腺增生、妊娠等。

（2）膀胱－输尿管反流 因输尿管壁内段及膀胱开口处黏膜形成的、阻止尿液从膀胱输尿管口反流至输尿管的屏障功能或结构异常，尿液易从膀胱逆流到输尿管甚至肾盂。

（3）机体免疫力低下 如长期使用免疫抑制剂、严重的慢性病等。

（4）女性 女性的尿道较男性短、宽，且尿道口邻近肛门常被细菌污染。

（5）医源性因素 应用尿道侵入性操作或器械检查，如导尿、膀胱镜检查等。

（6）其他 性生活、月经、妊娠、应用杀精子避孕药物、妇科炎症、细菌性前列腺炎、遗传等。存在这些因素时，尿路的抵抗力减弱，易发生尿感。

（一）护理评估

1. 健康史 重点评估有无尿感的易感因素，如有无尿路结石、尿路畸形以及尿路流通不畅的因素，有无导致机体抵抗力下降的慢性病病史；同时，应了解有无诱因的存在，既往有无尿路感染史以及诊疗经过。

知识链接

导尿等侵入性医疗操作和尿感的关系

在临床医疗过程中，一些侵入性操作如导尿或留置导尿管、膀胱镜等可致尿路黏膜损伤，并将细菌带入尿路，从而引发尿路感染。据称，严格无菌操作，单次导尿后，尿感的发生率为 1%~2%；留置导尿管 1 天，感染发生率可达 50% 以上；超过 3 天者，感染发生率可达 90% 以上。

2. 身体状况

（1）膀胱炎 占尿感的 60% 以上，主要表现为膀胱刺激征，一般无明显的全身感染症状，少数患者出现腰痛、低热或中等度发热。部分患者可迅速出现排尿困难，尿液常浑浊，并有异味，约 30% 可出现血尿。

（2）急性肾盂肾炎 各年龄段均可发生，但育龄期女性最多见。通常起病较急，其临床表现与感染严重程度相关。

①全身症状：发热（多超过 38.0℃）、寒战、头痛、全身酸痛、恶心、呕吐等，部分患者出现革兰阴性杆菌败血症。

②泌尿系统症状：可有膀胱刺激征、排尿困难、下腹部疼痛、腰痛（多为钝痛或酸痛，程度轻重不一）等，也有部分患者膀胱刺激征不典型或缺如。

③护理体检：常有心动过速和全身肌肉压痛，可有一侧或两侧肋脊角或输尿管点压痛和（或）肾区叩击痛。

④尿液变化：尿液浑浊，可见脓尿和血尿。

（3）**慢性肾盂肾炎** 临床表现复杂，全身及泌尿系统局部表现均可不典型。一半以上患者可有急性肾盂肾炎病史，后出现程度不同的发热、间歇性尿频、排尿不适、腰部酸痛及肾小管功能受损表现（如夜尿增多、低比重尿等），严重时可发展为慢性肾衰竭。急性发作者症状明显，类似急性肾盂肾炎。

（4）**无症状性菌尿** 指患者有真性细菌尿，而无尿路感染的症状，又称隐匿型尿感，致病菌多为大肠埃希菌，可由症状性尿感演变而来。患者可长期无症状，尿常规可无明显异常，但尿培养有真性菌尿，也可在病程中出现急性尿路感染症状。多见于老年人和孕妇，孕妇约7%可发生无症状性细菌尿，如不治疗，约20%以后会发生急性肾盂肾炎。

（5）**并发症** 如能及时治疗，尿感并发症很少，但伴有糖尿病和（或）存在复杂因素的肾盂肾炎未及时治疗或治疗不当可出现：

①肾周围脓肿：原有症状加重，常出现明显的单侧腰痛，向健侧弯腰时疼痛可加剧，因严重肾盂肾炎直接扩展而致，患者多存在糖尿病、尿路结石等易感因素。

②肾乳头坏死：主要表现为寒战、高热、剧烈腰痛或腹痛和血尿等，如有坏死组织脱落从尿中排出，阻塞输尿管时可发生肾绞痛。可同时伴发革兰阴性杆菌败血症和（或）急性肾衰竭。

3. 心理－社会状况 尿路感染时，患者常有尿频、尿急、尿痛等尿路刺激症状，往往会影响患者的工作、生活和休息，且本病易复发和重新感染，患者常产生紧张、焦虑甚至是自卑情绪。

4. 辅助检查

（1）**尿常规** 镜检尿白细胞明显增多，尿白细胞 >5/HP，若见白细胞管型提示肾盂肾炎；红细胞也常增多，可见肉眼血尿，尿沉渣红细胞 >3/HP。尿蛋白阴性或微量。

（2）**血常规** 急性期白细胞计数和中性粒细胞比例升高。

（3）**尿细菌学检查** 可采用清洁中段尿、导尿及膀胱穿刺做尿细菌培养，其中耻骨上膀胱穿刺尿细菌培养结果最可靠。菌落计数 $\geq 10^5$/ml，为真性菌尿，可确诊尿路感染；如无尿路感染症状，需做两次中段尿细菌定量检查，培养菌落计数 $\geq 10^5$/ml，且为同一菌种；如菌落计数 $< 10^4$/ml 为污染，$10^4 \sim 10^5$/ml 为可疑阳性，需复查或结合病情判断。尿细菌学检查是诊断尿感的主要依据。

（4）**影像学检查** 为及时发现可经外科手术纠正的复杂尿路等易感因素可采用 B超、X 线腹平片、静脉肾盂造影（IVP）、排尿期膀胱输尿管反流造影等影像学检查。

知识链接

IVP 的指征

1. 女性 IVP 的指征为：

①再发的尿感。

②疑为复杂性尿感。

③有肾盂肾炎的临床证据。

④变形杆菌等少见细菌的感染。

⑤妊娠期曾有无症状细菌尿或尿感者。

⑥感染持续存在，对治疗反应差。

2. 男性首次尿感应做 IVP。尿感急性期不宜做 IVP。

5. 治疗要点 去除致病因素，合理使用抗菌药物，控制症状。在没有药物敏感试验结果时，选用对革兰阴性杆菌有效的抗菌药物，常用的是磺胺类（复方磺胺甲噁唑）或喹诺酮类（如氧氟沙星、环丙沙星）抗生素。同时临床据尿感部位和类型不同分别给予不同的治疗。

（1）**急性膀胱炎** 临床多给予复方磺胺甲噁唑、氧氟沙星等抗生素进行 3 日疗法。同时还可给予碳酸氢钠口服以碱化尿液，增强抗菌效果、缓解尿路刺激征。此疗法效果较好，医疗费用低廉，副作用较少。

（2）**急性肾盂肾炎** 病情较轻者同"急性膀胱炎"，若无效可据药敏试验结果选择敏感抗生素；较重者宜静脉或肌内注射抗菌药物，药敏结果出来前可暂时选择庆大霉素或妥布霉素或头孢唑啉钠，最后可据药敏试验结果合理选择抗生素。注射用药至患者退热 72 小时后，改为口服有效抗生素，完成两周疗程；重症者宜静脉用药，药敏试验结果出来前常选用半合成的广谱青霉素、氨基糖苷类和第三代头孢菌素。

（3）**慢性尿路感染** 最重要的治疗措施是寻找病因，去除易感因素，解除尿流不畅和尿路梗阻，提高机体免疫功能。急性发作时同急性尿感的处理，可按药物敏感试验结果同时选择两类药物联合应用，疗程适当延长，一般需用药 2～3 周，必要时采用中西医结合方法治疗。对再发性尿感，可采用低剂量长期抑菌疗法预防用药，如复方新诺明、氟哌酸等任一种药的 1 次剂量，每晚排尿后睡前服用，疗程需长达 6～12 个月，才能有效防止再发。

（4）**无症状性菌尿** 对于非妊娠妇女的无症状细菌尿，一般不予治疗；对妊娠妇女和学龄前儿童必须治疗，治疗与一般尿路感染相同，选用肾毒性较小的抗菌药物，如青霉素类、头孢菌素类等。不宜用氯霉素、四环素、磺胺类。氨基糖苷类慎用。

（二）护理诊断

1. 排尿异常 尿频、尿急、尿痛，与尿路感染所致的膀胱刺激征有关。

2. 体温过高 与上尿路感染有关。

3. 知识缺乏 缺乏有关饮食、用药的知识。

4. 焦虑 与尿频、尿急、尿痛及病情反复等有关。

（三）护理措施

1. 环境与休息 保持病室环境清洁、安静、光线柔和、温湿度适宜，必要时床边加屏风或围帘、为患者提供床旁小便器。急性发作期患者、急性肾盂肾炎和慢性肾盂肾炎急性发作第一周需适当卧床休息，慢性肾盂肾炎非发作期一般不宜劳累及从事重体力活动。帮助其采取合适的体位缓解疼痛，协助其完成各种日常生活活动，以减轻患者的不适感。避免对患者的一切恶性刺激，各项护理操作最好能集中进行，且动作应轻柔。

2. 饮食护理　饮食原则为高热量、高维生素、营养丰富、清淡、易消化的食物，并注意多饮水、勤排尿，若无禁忌证，每天饮水量应超过 2000ml，且应注意水量均匀分布于全天。必要时可通过静脉补液以增加尿量，达到冲洗尿路、促进细菌和炎症分泌物排泄的目的。

3. 皮肤护理　发热及疼痛可使患者出汗量增多，应及时更换衣物和床单、被褥等。内衣裤应为宽松、干净、吸汗且透气性好的棉质。保持会阴部皮肤的清洁、干爽。

4. 病情观察　注意观察患者尿频、尿急、尿痛的程度的改变、体温的变化、情绪的改变等，分析病情加重或减轻的原因，如患者精神紧张，膀胱刺激征会加重。对尿痛者可进行膀胱区热敷或按摩，若高热持续不退或体温继续升高，伴有腰痛加剧常提示肾周脓肿和肾乳头坏死等并发症，应及时报告医师并协助处理。

5. 对症护理

（1）**高热**　宜行物理降温，必要时给予药物降温；患者出汗较多时应注意皮肤护理，及时更换衣物及被褥等，以防受凉。

（2）**疼痛**　嘱患者卧床休息，采用屈曲位，尽量避免站立或坐立，以免肾脏下移被牵拉而加重疼痛。可采用局部按摩或热敷的方法缓解疼痛；也可根据患者的兴趣爱好，选择一定的活动，分散患者对疼痛的注意力，如听轻音乐、阅读小说、看电视等；针灸肾俞、三阴交等穴位亦可起到较好止痛作用。多关心患者，注意做好心理护理。

（3）**膀胱刺激征**　多饮水、勤排尿是减轻膀胱刺激征的重要措施，告诫患者憋尿会加重病情。同时应分散患者的注意力，解除患者紧张情绪，以缓解尿频和排尿不适感。尿失禁时，应采取积极措施，教患者正确使用会阴垫、集尿器等，鼓励患者，并做好局部皮肤护理。

6. 用药护理　解释药物的作用、剂量、用法、疗程及注意事项；督促患者严格遵医嘱按时、按量、按疗程服药。磺胺类药物服用期间应多饮水，同时服用碳酸氢钠，碱化尿液，以增强疗效、减少磺胺结晶的形成堵塞肾小管；喹诺酮类药物有消化道反应、皮肤瘙痒等不良反应，宜饭后服用；应用头孢菌素类药物前应询问患者过敏史。

知识链接

尿感时抗生素的用药原则

1. 选用致病菌敏感的抗生素。尿培养细菌学结果明确前，一般首选对革兰阴性杆菌有效的抗生素，尤其是首发尿感。治疗 3 天症状无改善，应按药敏结果调整用药。

2. 抗生素在尿和肾内的浓度要高。

3. 选用肾毒性小，副作用少的抗生素。

4. 单一药物治疗失败、严重感染、混合感染、耐药菌株出现时应联合用药。

5. 对不同类型的尿路感染给予不同的治疗时间。

7. 尿细菌学检查的护理 向患者解释检查的意义和方法。做尿细菌定量培养时需注意：

（1）在应用抗生素之前或停用抗生素 5 日后留取尿标本。

（2）取清晨第一次（尿液在膀胱内停留 4~6 小时或以上的尿液为佳）的清洁中段尿送检。

（3）留取尿标本时，用清水充分清洗会阴部，再用灭菌水冲洗尿道口。若男性患者包皮过长，应将包皮翻开冲洗。女性患者留尿时，注意避开月经期，防止阴道分泌物及经血混入。

（4）留取标本时先排尿，将前段尿弃去，留取中段尿 10ml，置于灭菌容器内。

（5）尿标本应在 1 小时内做细菌培养，或冷藏保存。

8. 心理护理 护士应关心患者，多向患者解释疾病有关知识，告之过分紧张可加重尿频，应尽量放松心情，以利康复。与患者进行语言和非语言的情感交流中，尊重、爱护患者，注意保护其隐私以赢得患者的信任。尤其是尿失禁患者会存在自卑感，护士应积极主动与之交流沟通，鼓励其表达内心的感受，帮助患者逐渐建立信心。

（四）健康教育

1. 疾病知识及预防指导 向患者及其家属讲解引起和加重尿路感染的相关因素，以减轻焦虑、紧张情绪。如指导患者从事一些感兴趣的活动，分散注意力，如听轻音乐、看电视等，以减轻其紧张、恐惧等不良心理反应。根据患者的排尿习惯选择合适的便器及排尿方式。积极治疗并去除易感因素，如尽量避免尿路器械检查；与性生活有关的反复发作者，性生活前后应排尿；有膀胱-输尿管反流者，养成"二次排尿"的习惯。避免憋尿，多饮水、勤排尿（每 2~3 小时排尿 1 次）是最简便而有效的预防尿感的措施。对半年内发生 2 次以上重新感染者，可用长疗程低剂量抑菌治疗，即每晚临睡前排尿后服用小剂量抗生素 1 次，连用半年。

知识链接

再发性尿路感染

再发性尿路感染包括复发和重新感染。

1. 复发：治疗后症状消失，尿菌转阴后在 6 周内再出现菌尿，菌种与上次相同（菌种相同且为同一血清型）称为复发。复发且为肾盂肾炎者，特别是复杂性肾盂肾炎，在祛除诱发因素（如结石、梗阻、尿路异常等）的基础上，应按药敏试验结果选择强有力的杀菌性抗生素，疗程不少于 6 周。反复发作者，给予长疗程低剂量抑菌疗法。

2. 重新感染：治疗后症状消失，尿菌阴性，但在停药 6 周后再次出现真性细菌尿，菌株与上次不同，称为重新感染。多数病例有尿路感染症状，治疗方法与首次发作相同。

2. 生活卫生指导　帮助患者建立良好的卫生生活习惯，采取正确的外阴清洁方法，避免擦便纸污染尿道口，注意会阴部及肛周皮肤的清洁，经常清洗外阴；女性月经期、妊娠期、产褥期应增加会阴清洗次数，女婴应特别注意尿布及会阴部卫生。平时生活注意劳逸结合，避免劳累，加强营养，积极锻炼身体，增强机体抵抗力。育龄期女性急性期治愈后 1 年内应避免怀孕。

3. 用药指导　严格遵医嘱用药，不随意停药或减量，定期复查，如有不适及时就医。

第三节　慢性肾小球肾炎患者的护理

慢性肾小球肾炎（CGN）简称慢性肾炎，是指一组起病方式不同，但均以蛋白尿、血尿、高血压、水肿为基本表现，病情迁延，病变进展缓慢，可有不同程度肾功能减退并最终将发展成慢性肾衰竭的肾小球疾病。本病可发生于任何年龄，但中青年发病较多，男性多于女性。大多数慢性肾炎的确切病因尚不清楚，起病即为慢性，起始因素多为免疫介导性炎症。仅少数慢性肾炎是由急性肾炎发展所致（直接迁延或临床痊愈若干年后再现）。

（一）护理评估

1. 健康史　主要评估有无急性肾炎病史，起病年龄，既往发作状况，尤其要注意询问此次发病前有无诱因，如感染、劳累、妊娠、应用肾毒性药物及高蛋白、高磷、高脂饮食等。

2. 身体状况　慢性肾炎的病理类型多且病程阶段不同，其临床表现可各不相同。多数慢性肾炎起病隐匿、缓慢，病情时轻时重，疾病早期可有乏力、疲倦、腰部疼痛、纳差等表现，有的患者可无临床症状。随着病情进展，肾功能可出现不同程度的损害，逐渐发展为慢性肾衰竭。

> **知识链接**
>
> **慢性肾小球肾炎的病理类型**
>
> 慢性肾炎的常见病理类型有系膜增生性肾炎、系膜毛细血管性肾炎、膜性肾病及局灶性节段性肾小球硬化等，到晚期均进展成硬化性肾小球肾炎，最后病情不断恶化进入尿毒症阶段。

（1）**蛋白尿**　是本病必有的表现，尿蛋白定量常在 $1 \sim 3g/d$。长期尿中丢失蛋白，可导致低蛋白血症和机体抵抗力下降。

（2）**血尿**　多为镜下血尿，偶可见肉眼血尿。

（3）**高血压**　肾衰竭时约 90% 患者有高血压，且主要为肾实质性高血压，与水钠潴留、血中肾素和血管紧张素的增加有关。部分患者表现为血压（尤其是舒张压）持续升高，伴头晕头痛、失眠、注意力不集中等，并有眼底出血、渗出、视乳头水肿等，若血压持续升高还可出现心脑血管并发症。持续的高血压可加速肾功能恶化，是慢性肾炎不断进展，最终发展成慢性肾衰竭的主要原因之一。

(4) 水肿 主要为肾炎性水肿，一般不严重，由水、钠潴留和低蛋白血症共同引起，常为本病的首发症状。

(5) 肾功能受损 肾功能正常或轻度受损，这种情况可持续数年至数十年，肾功能逐渐恶化并出现相应的临床表现（如贫血、血压增高等），进入尿毒症阶段。多数慢性肾炎患者肾功能呈慢性渐进性损害，其进展快慢与是否合理治疗和认真保养等相关。如：对有高血压症状的患者，若血压控制不理想，肾功能恶化较快，预后较差；还有部分患者因感染、劳累呈急性发作，或用肾毒性药物后病情急骤恶化，若未及时去除诱因和适当治疗则可能由此进入不可逆的慢性肾衰竭。

(6) 其他 肾功能衰竭时可有不同程度的贫血；低蛋白血症、营养不良者可并发各种感染，以呼吸道和泌尿道感染多见。

3. 心理－社会状况 本病病程迁延，病变进展缓慢，反复发作，加上长期服药，疗效不佳，药物副作用大，预后不良，患者常产生焦虑、恐惧和悲观的情绪。如有经济负担，会进一步加重患者和家属的心理负担。

4. 辅助检查

(1) 尿液检查 尿蛋白定性检查 + ~ + + +，尿蛋白定量 1 ~ 3g/d；尿沉渣镜检可有红细胞增多，可见管型；肾浓缩功能异常时尿比重可偏低。

(2) 血液检查 肾功能减退的患者可有肾小球滤过率（GFR）下降，血肌酐（Scr）、血尿素氮（BUN）升高，可有不同程度的贫血；晚期还可出现低钙、高磷血症、酸中毒等。

(3) 影像学检查 B超可见双肾结构紊乱、缩小等。

(4) 肾组织活检 肾组织穿刺活检可以确定慢性肾炎的病理类型，对慢性肾炎的治疗及预后有重要意义。

5. 治疗要点 慢性肾炎的治疗应以防止或延缓肾功能进行性衰退、改善或缓解临床症状、防治严重并发症为主要目的，而不以消除尿红细胞或轻微尿蛋白为目标。本病的基本治疗措施为：

(1) 积极控制高血压和减少尿中蛋白（如适当限水、钠，合理应用利尿剂、ACEI、ARB 等）。

(2) 限制食物中蛋白质和磷的摄入量。

(3) 应用血小板解聚药物（如双嘧达莫、阿司匹林等）。

(4) 避免劳累、感染、妊娠和应用肾毒性强的药物（如抗真菌药、氨基糖苷类抗生素等）等加重肾损害的因素。

(二) 护理诊断

1. 体液过多 与肾小球滤过率下降、水钠潴留、低蛋白血症有关。

2. 营养失调 低于机体需要量，与限制蛋白质摄入、低蛋白血症等有关。

3. 有感染的危险　与皮肤水肿、营养失调、机体抵抗力降低有关。

4. 焦虑　与疾病的反复发作、预后不良有关。

5. 潜在并发症　慢性肾功能不全。

（三）护理措施

1. 休息与活动　慢性肾炎患者应保证充分的休息和睡眠，轻者可生活自理或从事轻工作，但避免劳累；明显水肿、血尿、持续性高血压或有进行性肾功能损害的患者应卧床休息。

2. 饮食护理　给予患者高热量、富含维生素、低脂、低磷、易消化的饮食，并适当限制水、钠和蛋白质的摄入。

（1）**水的摄入**　明显水肿、高血压患者应限制水的摄入，水按"量出为入"的原则补充。

（2）**钠的摄入**　轻度水肿者即应限盐（<3g/d），并限制摄入含钠量高的食物如发酵粉、汽水等，尽量不吃罐头及冷冻食品；中、重度水肿应给予无盐饮食。

（3）**蛋白质的摄入**　低蛋白饮食是延缓慢性肾功能损害发生的重要措施，应限制蛋白质的摄入，供给量为 $0.5 \sim 0.8g/（kg \cdot d）$。尽量选择优质的动物蛋白，并适量补充必需氨基酸。

（4）**保证热量的供给**　低蛋白饮食的患者需注意提供足够的热量，一般为 $125.5 \sim 146.0kJ/（kg \cdot d）$，主要从碳水化合物供给，并注意补充各种维生素。

> **知识链接**
>
> **常见含磷高的食物**
>
> 　　常见的食物中，动物内脏、乳类及制品（如牛奶、奶酪、奶粉等）、坚果类（南瓜子仁、杏仁、西瓜子仁、松子、花生等）、蛋黄、海产品（如丁香鱼、扇贝、斑节对虾、海带、紫菜等）、干豆及豆制品、蘑菇、酵母、全谷类（糙米、全麦面包）、芝麻酱、巧克力、木耳、绿茶等食物含磷量均较高。采用低磷饮食者应避免摄入这些食物。某些食物在烹调前用沸水烫过，可去除部分磷。
>
> **什么是优质蛋白质**
>
> 　　优质蛋白质是指蛋白质中的氨基酸利用率高，各种氨基酸的比率符合人体蛋白质氨基酸的比率，产生代谢废物如氨、尿素等少，又称高生物效价蛋白质。这类食物如鱼、蛋清、牛奶、牛肉、家禽、猪瘦肉等动物蛋白质，其中以鱼类蛋白质最好。

3. 病情观察　密切观察生命体征，尤其是血压的变化，以防血压突然升高或持续高血压加重肾功能的损害；注意观察水肿的消长情况，定期测量患者的体重、腹围等变化，了解有无出现胸腔、腹水等；监测尿量的变化及肾功能，警惕肾衰竭的发生；及时发现皮肤、呼吸道、泌尿道等部位的感染征象。

4. 对症护理 水肿、高血压等的护理见本章第一节。

5. 用药护理 观察利尿效果及应用利尿剂后的不良反应，如低钾、高钾、低钠血症等电解质紊乱和酸碱平衡紊乱；血管紧张素转换酶抑制剂（如贝那普利）可能引起高钾血症、干咳、血管性水肿等不良反应，并及时告知医生；应用血小板解聚药时注意观察有无出血倾向，并监测出血、凝血时间等。糖皮质激素及免疫抑制剂常用于慢性肾炎伴肾病综合征的患者，应观察该类药可能出现的副作用，如类库欣综合征、血压升高、血糖升高、消化性溃疡、骨质疏松、继发感染等；应用环磷酰胺时应特别注意观察患者可能出现出血性膀胱炎。

6. 心理护理 护士应积极主动与患者沟通，鼓励其说出内心的感受，对其提出的问题给予耐心解答，做好心理疏导工作，以减轻患者的心理负担，提高对治疗的信心。

（四）健康教育

1. 生活指导 指导患者生活中注意劳逸结合，多卧床休息，尤其要避免劳累。严格按饮食计划进餐，注意饮水、钠、蛋白质的合理摄入。不断增强患者的自我保护意识，避免各种应激因素。

2. 疾病知识指导 告知患者及家属本病的病因复杂、起病缓慢或隐匿、病情迁延，避免常见的诱因（如感染、持续高血压、使用肾毒性药物、劳累等，可引起肾功能的急剧减退）和控制病情进展极为重要。指导患者遵医嘱坚持药物治疗，教会患者及家属观察药物的疗效及不良反应，定时测量血压、体温和记录 24 小时尿量，观察尿色和尿比重等；遇有少尿、无尿或脱水等情况，及时就医。定期门诊随访。

3. 妊娠指导 育龄期女性在血压和 BUN 正常时，可在专业医师指导下安全怀孕；如有高血压，且 BUN 较高时，则应注意避孕，必要时行人工流产。

4. 感染的预防及护理 保持环境清洁、空气新鲜，加强个人卫生，保持口腔和皮肤的清洁；注意防寒保暖，预防感冒；疾病流行季节避免去公共场所，一旦出现感染症状及时就医。

附：肾穿刺术的护理

肾穿刺术即肾穿刺活体组织检查术（肾活检），是经皮穿刺取肾脏活体组织作电镜及免疫荧光检查，以明确肾脏病变性质和指导治疗的一种方法。

一、禁忌证与适应证

1. 适应证 肾病综合征、诊断不明的持续性无症状蛋白尿、弥漫性结缔组织病、急性肾小管间质疾病、独立性血尿、肾移植后确定排斥还是疾病复发等。

2. 禁忌证 分为绝对禁忌证和相对禁忌证。

（1）**绝对禁忌证** 明显出血倾向未能纠正、中重度高血压未能控制者、精神病或不配合操作者、孤立肾或肾脏融合畸形（如马蹄肾、固缩肾、肾脏长径 <7cm 的小肾等）。

（2）相对禁忌证　活动性肾脏感染、肾肿瘤或肾动脉瘤、多囊肾或肾脏大囊肿、肾脏位置过高（深吸气时肾下极也达不到12肋下）或游走肾、肾内血管畸形、慢性肾衰竭尿毒症、肾钙化、大量腹水、过度肥胖合并心力衰竭和严重贫血、妊娠、剧烈咳嗽、全身衰竭或高龄等。

二、操作前准备

1. 患者准备

（1）给患者讲解肾穿刺活体组织检查的目的、意义和配合方法（如憋气及床上排尿等）。

（2）作普鲁卡因皮试，测定血红蛋白、血小板及出凝血指标，了解有无出血倾向及严重贫血。

（3）查血型，备血。

（4）肾功能检查。

（5）作B超检查确定穿刺点。

（6）术前2~3日肌注维生素K。

（7）术前禁食8小时，术前1小时肌内注射安定等。

2. 用物准备

（1）常规消毒治疗盘。

（2）无菌肾脏穿刺包（内有肾穿刺针、腰椎穿刺针、5ml和50ml注射器、7号针头、尖头手术刀、治疗碗、洞巾、纱布等）、1%普鲁卡因溶液、无菌手套、棉签、胶布、多头腹带、小沙袋、甲醛固定液标本瓶、冰瓶等。

三、操作中护理

1. 协助患者取舒适俯卧位，腹下垫10cm左右的硬枕，将肾顶向背侧。

2. 在B超定位下选择穿刺点并做标记，一般取右侧背部12肋下缘0.5~1.0cm处，距后中线6.0~7.5cm处进针。

3. 消毒穿刺部位皮肤，打开无菌肾脏穿刺包，协助术者戴无菌手套，作局部麻醉。

4. 嘱患者深吸气后屏气。术者先用腰椎穿刺针穿刺探试肾脏距皮肤深度，再以尖刀刺破穿刺点皮肤。嘱患者再次深吸气后屏气。术者按探针方向和深度用穿刺针刺入肾囊取得肾组织后，拔出穿刺针，将肾活组织置入标本瓶内，外置冰瓶送检。

5. 消毒针孔后以无菌纱布覆盖，胶布固定局部后置一小沙袋，并用多头腹带包扎以防出血。

四、操作后护理

1. 术后4小时内每30分钟测血压、脉搏一次，如无异常改为每小时测一次，连测4次。俯卧4小时后取沙袋，然后平卧20小时，至病情稳定，无肉眼血尿可取下多头腹带，起床活动。否则应延长卧床时间，至肉眼血尿消失。术后1~2周内避免剧烈活动。

2. 病情允许时鼓励患者多饮水，并常规输入5%碳酸氢钠溶液250ml以碱化尿液，静脉输液促进少量积血排出。

3. 术后连续留取 5 次尿液作尿常规检查，并观察有无肾周围血肿、肾区痛、腹痛、发热及血尿等术后并发症的发生，发现异常，立即和医师联系。

第四节　肾病综合征患者的护理

肾病综合征（NS）是由多种不同病理类型的肾小球疾病引起的以大量蛋白尿（尿蛋白 >3.5g/d）、低蛋白血症（血浆清蛋白 <30g/L）、水肿、高脂血症为临床表现的一组综合征。可分为原发性和继发性两大类，本节重点介绍原发性肾病综合征。

原发性肾病综合征是泌尿系统常见病、多发病，男性多见，男女之比约 2∶1。其发病机制主要是由于免疫介导性炎症所致的肾损害。原发于肾脏本身肾小球疾病，如急性肾炎、急进性肾炎、慢性肾炎等在发病过程中均可发生肾病综合征。多数患者急性起病，少数患者可隐匿起病。

（一）护理评估

1. 健康史　主要评估患者有无急性肾炎、急进性肾炎、慢性肾炎等病史，既往的诊疗情况，此次发病前有无上呼吸道感染、受凉、过度疲劳等诱发因素。

知识链接

肾病综合征的分型

肾病综合征按照患者对激素治疗的反应可分为三种类型：激素敏感型即治疗 8 周内肾病综合征缓解；激素依赖型即药量减到一定程度即复发；激素抵抗型即激素治疗无效。

2. 身体状况

（1）消化系统症状　患者可有食欲减退、恶心、呕吐、腹胀等表现。

（2）水肿　水肿是 NS 最常见、最突出的体征。患者表现出肾病性水肿的特点。

（3）血尿　部分患者有镜下血尿，甚至是肉眼血尿，如系膜增生性肾小球肾炎、细末毛细血管性肾小球肾炎和局灶性节段性肾小球硬化等病理类型者多数有血尿。

（4）高血压　患者可有轻到中度的高血压，可随着水肿的消退逐渐降至正常。

（5）并发症

①感染：患者常出现呼吸道、泌尿道、皮肤等的感染，是常见的并发症。感染的发生与蛋白质营养不良、免疫功能紊乱及应用糖皮质激素治疗有关。若感染治疗不及时或不彻底，易导致 NS 复发甚至造成死亡，是复发和疗效不佳的主要原因之一。

②血栓、栓塞：因血液浓缩（有效血容量减少）、高脂血症和应用利尿剂和糖皮质激素等因素，极易造成患者血液黏稠度增加而易于发生血栓、栓塞等并发症。其中以肾静脉血栓最为常见（发生率 10%～50%，其中 3/4 病例因慢性形成，临床并无症状）；

其他还可出现肺血管血栓、栓塞，下肢静脉、下腔静脉、冠状血管血栓和脑血管血栓等。血栓、栓塞并发症是直接影响 NS 治疗效果和预后的重要原因。

③急性肾衰竭：患者可因有效血容量不足而致肾血流量下降，诱发肾前性氮质血症，若积极扩容、利尿后可得到恢复。少数病例可出现急性肾衰竭，尤以微小病变型肾病者居多，发生多无明显诱因，表现为少尿甚或无尿，扩容利尿无效。该急性肾衰机制尚未明确。

④蛋白质及脂肪代谢紊乱：长期大量蛋白尿可导致严重的负氮平衡和营养不良，引起儿童生长发育障碍；免疫球蛋白减少造成机体免疫力低下、易致感染；高脂血症使血液黏稠度增加，促进了血栓、栓塞并发症的发生，还将增加心血管系统并发症，促进肾脏病变的慢性进展。

3. 心理－社会状况　由于本病症状明显，病程长，病情反复发作，患者易出现焦虑、悲观、失望心理。加之由于长期应用糖皮质激素，患者出现类库欣综合征表现，少数患者出现自卑、抑郁、绝望的心理。

4. 辅助检查

(1) 尿液检查　尿蛋白定性一般为＋＋＋～＋＋＋＋，尿中可有红细胞、管型等。24 小时尿蛋白定量超过 3.5g。

(2) 血液检查　血浆清蛋白低于 30g/L，血中胆固醇、甘油三酯、低密度脂蛋白及极低密度脂蛋白增高。血 IgG 可降低。

(3) 肾功能检查　肾衰竭时血 BUN、血 Cr 升高。

(4) 肾 B 超检查　双肾正常或缩小。

(5) 肾组织病理活检　可明确肾小球的病变类型，对指导治疗及明确预后具有重要意义。

5. 治疗要点　肾病综合征的主要治疗措施有一般治疗（如休息，低脂饮食，适当限水、限盐及控制饮食中蛋白质的摄入等）、对症治疗（如以利尿剂利尿消肿、应用 ACEI 等降血压减少尿蛋白等）、抑制免疫与炎症反应、中医药治疗及并发症治疗等。

（二）护理诊断

1. 体液过多　与低蛋白血症致血浆胶体渗透压下降等因素有关。

2. 营养失调　低于机体需要量，与大量蛋白质的丢失、胃肠黏膜水肿致蛋白质吸收障碍等因素有关。

3. 有感染的危险　与皮肤水肿，大量蛋白尿致机体营养不良，机体免疫功能低下有关。

4. 焦虑　与疾病造成的形象改变及病情复杂，易反复发作有关。

5. 潜在并发症　感染、栓塞、急性肾衰竭、心脑血管并发症。

（三）护理措施

1. 休息与活动　卧床可增加肾血流量，使尿量增加。凡有严重水肿、低蛋白血症者需卧床休息。水肿消失、一般情况好转后，可起床活动。严重水肿伴胸腹腔积液，出现呼吸困难者应绝对卧床休息，取半坐卧位。卧床期间协助患者在床上作肢体的屈伸运动，以防深静脉血栓形成。病情缓解后，可协助患者逐渐增加活动量，以减少并发症的发生。老年患者为防体位性低血压，改变体位时宜缓慢。

2. 饮食护理 合理饮食能改善患者的营养状况，减轻肾脏负担，尤其是蛋白质的合理摄入甚为重要。患者宜给予高热量饮食，热量不少于每日每公斤体重 126～147kJ（30～35kcal），同时饮食还应富含维生素、低脂、低胆固醇、低盐（<3g/d）、正常量优质蛋白 [0.8～1.0g/（kg·d）]、易消化。为减轻高脂血症，应少进富含饱和脂肪酸（动物油脂）的饮食，而多吃富含多聚不饱和脂肪酸（如植物油、鱼油）及富含可溶性纤维（如燕麦、米糠及豆类）的饮食。

3. 病情观察 监测生命体征、体重、腹围，出入量的变化及各种辅助检查结果。观察是否存在体温升高、咳嗽、咳痰、肺部湿啰音、尿路刺激征、皮肤破溃化脓等感染征象；有无腰痛、下肢疼痛、胸痛、头痛等肾静脉、下肢静脉、冠状动脉及脑血管血栓等并发症；有无肾衰竭及营养不良、内分泌紊乱及微量元素缺乏等。如有异常，应及时通知医师。

4. 对症护理

（1）**水肿的护理** 见本章第一节。

（2）**感染的预防及护理** 保持清洁的病区环境，病室保持合适的温度和湿度，定时开放门窗通风换气，定期做好病室的空气消毒及用具消毒。做好生活护理，加强患者的个人卫生，协助患者做好全身皮肤、口腔黏膜的清洁并避免损伤。限制探视和陪伴人员，尤其应避免接触上呼吸道感染等疾病者。指导患者避免去人多聚集的公共场所。出现感染征象时，应遵医嘱正确采集各种标本并送检，根据药敏试验使用有效且肾毒性小的抗生素治疗，并观察疗效。

5. 用药护理

（1）**糖皮质激素** 糖皮质激素是治疗肾病综合征的首选药物，但长期大量服用糖皮质激素可出现类库欣综合征（如满月脸、向心性肥胖、多毛、痤疮等）表现、水钠潴留、低血钾、血糖升高、继发感染、精神兴奋性增高、骨质疏松、消化性溃疡等副作用，应密切观察。口服激素应饭后服用，以减少对胃黏膜的刺激。嘱患者勿自行减量或停用，以免引起反跳现象。

（2）**细胞毒类药物** 环磷酰胺的不良反应有骨髓抑制、中毒性肝炎、性腺抑制（尤其男性）、脱发及出血性膀胱炎等。使用时应注意观察其副作用，嘱患者多饮水，促进药物从尿中排出。为了预防出血性膀胱炎，环磷酰胺不宜在下午6时后使用，以免代谢产物存留于膀胱时间过长。

（3）**利尿药物** 观察利尿药的治疗效果及有无出现副作用，如脱水、低钾、高钾、低钠、低氯血症性碱中毒等。

（4）**环孢素** 用药期间需监测血药浓度，观察有无出现肝肾毒性、高血压、高尿酸血症、多毛和牙龈增生等不良反应。

（5）**中药** 雷公藤制剂可引起性腺抑制、肝肾损害及外周血白细胞减少等不良反应。

6. 心理护理 护士应积极主动与患者沟通，鼓励患者说出内心的感受，对其提出的问题给予耐心解答。做好患者的疏导工作，与家属一道使患者保持良好的心态，以减轻心理负担，提高治疗疾病的信心。

（四）健康教育

1. 生活指导 注意休息，劳逸结合，避免受凉、感冒，避免劳累和剧烈体育运动；适当的床上、床下运动，以防血栓、栓塞等并发症的发生；有水肿时注意限水、盐，同时注意每日勿摄入过多蛋白；乐观开朗，保持对疾病治疗的信心。

2. 疾病知识指导 向患者介绍有关疾病的基本知识，使其对所患疾病的基本特点及控制方法有所了解；学会每天用浓缩晨尿自测尿蛋白，此为疾病活动的可靠指标；遵医嘱用药，勿自行减量或停用激素，了解激素及细胞毒药物的常见副作用；定期门诊随访，密切监测肾功能的变化，育龄妇女坚持避孕。

3. 感染的预防指导 见"对症护理"。

第五节　慢性肾功能衰竭患者的护理

慢性肾衰竭（CRF）是指慢性肾脏病引起的肾小球滤过率下降及与此相关的代谢紊乱和临床症状组成的综合征，简称慢性肾衰。见于各种慢性肾病的晚期，为各种原发性和继发性慢性肾病持续发展的共同转归。

任何能破坏肾脏正常结构和功能的泌尿系统疾病均可导致肾功能衰竭。在我国慢性肾衰的常见病因依次为：肾小球肾炎、糖尿病肾病、高血压肾病、多囊肾及梗阻性肾病等；国外以糖尿病肾病、高血压肾病、肾小球肾炎和多囊肾等多见。该病机制目前尚未完全明了，主要与肾单位高灌注和高滤过状态、肾单位高代谢、尿毒症毒素作用、肾组织上皮细胞表型转化的作用、某些细胞因子－生长因子的作用、细胞凋亡增多以及矫枉失衡等共同作用有关。

> **知识链接**
>
> **慢性肾脏病**
>
> 　　各种原因引起的慢性肾脏结构和功能障碍（肾脏损伤病史 >3 个月），包括肾小球滤过率（GFR）正常和不正常的病理损伤、血液或尿液成分异常，及影像学检查异常，或不明原因的 GFR 下降（GFR <60ml/min）超过 3 个月，称为慢性肾脏病（CKD）。
>
> 　　慢性肾脏病的防治已经成为世界各国所面临的重要公共卫生问题之一。据有关发达国家统计，近 30 年来慢性肾病的患病率有上升趋势。我国慢性肾脏病的患病率为 8% ～10%，近 20 年来慢性肾衰在人类主要死亡原因中占第五位至第九位，是人类生存的重要威胁之一。

（一）护理评估

1. 健康史　评估有无慢性肾小球肾炎、慢性肾盂肾炎、遗传性肾炎、肾小管间质性疾病、多囊肾等原发性肾脏病病史；评估有无高血压、糖尿病、系统性红斑狼疮、前列腺肥大等继发性肾脏病病史；询问起病前有无明显的诱因，如：感染、血容量不足、使用肾毒性药物、尿路梗阻、高血压、心力衰竭、手术及创伤、水和电解质平衡失调、高蛋白饮食等；同时要了解既往的发病情况，诊疗经过。

2. 身体状况　我国将慢性肾衰竭分为四个阶段（见表5-2），慢性肾衰的病情所处的阶段不同，症状的轻重不一，其临床表现也各不相同。肾衰早期，患者可无明显临床症状，仅表现为基础疾病的症状。晚期患者常有氮质血症，常出现水、电解质和酸碱失衡（如水肿或脱水、血清电解质增高或降低、代谢性酸中毒等）及各系统功能失调的表现。具体症状和体征如下。

表5-2　慢性肾功能衰竭分期

肾衰分期	肌酐清除率（ml/min）	血肌酐（μmol/L）	临床表现
肾功能代偿期	50~80	133~177	无肾功能不全症状
肾功能失代偿期	20~50	186~442	可有轻度贫血、多尿和夜尿
肾功能衰竭期	10~20	451~707	贫血明显及水电解质失调，出现消化道、心血管和中枢神经系统的症状
尿毒症期	<10	≥707	各系统症状和血生化异常明显

（1）**消化系统**　食欲不振是本病最早最常见的表现。恶心、呕吐、口腔有尿味是其主要表现；腹胀、腹泻、口腔溃疡及消化道出血也较常见，多与体内毒素刺激胃肠黏膜，引起胃黏膜糜烂或消化性溃疡有关。

（2）**心血管系统**　患者常死于心血管系统病变。

①高血压：由于水钠潴留及肾素活性增高，大部分患者存在不同程度的高血压，少数发生恶性高血压。

②心力衰竭：是常见死亡原因之一，主要与水钠潴留及高血压有关，部分患者亦与尿毒症心肌病有关。

③心包炎：见于尿毒症终末期或透析不充分者，表现与一般心包炎相同，但心包积液多为血性，可能与毛细血管破裂有关。严重者可出现心脏压塞。

④动脉粥样硬化：患者常有高甘油三酯血症及轻度胆固醇升高，其动脉粥样硬化发展迅速，是慢性肾衰主要死亡原因之一。

（3）**血液系统**

①贫血：肾衰竭患者常有轻到中度正色素性正细胞性贫血，是尿毒症患者必有的症状。主要原因为肾脏内分泌功能障碍而致红细胞生成素（EPO）生成减少，故又称为肾性贫血。若同时有铁摄入不足、失血、体内叶酸和蛋白质缺乏及血中有抑制血细胞生成的物质等，可使贫血程度加重。

②出血倾向：晚期 CRF 患者由于血小板功能降低、凝血因子Ⅷ缺乏，多有出血倾向。轻者可出现皮下或黏膜出血点、瘀斑、鼻出血或月经过多等；重者可发生胃肠道出血、脑出血等。

③白细胞异常：中性粒细胞趋化、吞噬和杀菌的能力减弱，易发生感染。部分患者白细胞计数可减少。

（4）**呼吸系统**　代谢产物潴留可引起尿毒症性支气管炎、肺炎、胸膜炎等，酸中毒时呼吸深而长。

（5）**神经肌肉系统**　早期患者常有疲乏、失眠、注意力不集中等精神症状，后期出现性格改变、抑郁、记忆力下降、谵妄、幻觉及昏迷等。晚期患者常有周围神经病变，感觉神经障碍更为显著，最常见的是肢端袜套样分布的感觉丧失，也可有肢体麻木、烧灼感或疼痛感、深反射迟钝或消失及肌无力等，以下肢多见。

（6）**皮肤症状**　皮肤瘙痒是常见症状，患者面色萎黄，轻度水肿，呈"尿毒症"面容，与贫血、尿素霜沉积有关。

（7）**肾性骨营养不良**　又称肾性骨病。可出现纤维囊性骨炎、尿毒症骨软化症、骨质疏松症和骨硬化症。肾性骨病的发生与活性维生素 D_3 不足、继发性甲状旁腺功能亢进等有关。

（8）**内分泌失调**　患者性激素分泌失常，常有性功能障碍，男性患者出现阳痿等；女性患者可出现闭经、不孕等。

（9）**继发感染**　是慢性肾衰患者的主要死亡原因之一，与机体免疫功能低下、白细胞功能异常等因素有关。肺部感染和尿路感染较常见。

（10）**代谢紊乱**　可有糖耐量异常、脂代谢异常、负氮平衡等；还可引起水、电解质和酸碱平衡失调，如高钠或低钠血症、水肿或脱水、高钾或低钾血症、低钙、高磷血症、代谢性酸中毒等。

（11）**体征**　慢性肾衰竭患者的体征常为全身性的，可有水肿、高血压、贫血面容、皮肤瘀点或瘀斑；心率增快、肺底湿啰音、肝大、颈静脉怒张等心力衰竭征象；神经反射异常；肾区叩击痛等。

3. 心理－社会状况　慢性肾衰竭患者因预后不佳，治疗费用昂贵，患者及家属心理压力和经济压力都很大，尤其是需要进行长期透析或做肾移植手术时，可出现抑郁、恐惧、悲观和绝望等不良情绪。

4. 辅助检查

（1）**尿液检查**　尿比重降低而固定在 $1.010 \sim 1.012$，尿沉渣中有红细胞、白细胞、颗粒管型、蜡样管型等。

（2）**血液检查**　血常规检查红细胞计数下降，血红蛋白浓度降低，白细胞计数升高或降低；肾功能检查时内生肌酐清除率（Ccr）降低，血肌酐（Scr）增高，血尿素氮增高；血清电解质检查可出现高钠或低钠血症、高钾或低钾血症、低钙血症、高磷血症、高镁血症等；血气分析有代谢性酸中毒等。

（3）**影像学检查**　B 超或 X 线检查可见双肾缩小。

5. 治疗要点　慢性肾衰竭的治疗应据病情所处阶段确定合理的措施。加强早中期CRF的防治，是临床的重要问题。应提高对CRF的警觉，及时有效地治疗已有的肾脏疾患和（或）糖尿病、高血压病等可能引起肾损害的疾患。

（1）对轻、中度慢性肾衰竭应及时治疗，延缓、停止或逆转CRF的进展，防止尿毒症的发生。其基本对策是：①坚持病因治疗：如对高血压病、糖尿病肾病、肾小球肾炎等，坚持长期合理治疗。②避免或消除CRF急剧恶化的危险因素。③阻断或抑制肾单位损害渐进性发展的各种途径，保护健存肾单位。

（2）慢性肾衰竭的药物治疗主要包括：

①纠正酸中毒和水、电解质紊乱（如口服或静脉应用碳酸氢钠、呋塞米，适当限水盐，限制食物及药物中钾的摄入防治高钾血症等）。

②及时、合理地治疗高血压（如合理应用ACEI、ARB、Ca^{2+}通道拮抗剂、袢利尿剂、β-受体阻滞剂等）。

③对症支持治疗（如应用重组人红细胞生成素治疗贫血；应用钙剂和骨化三醇等治疗低钙血症、高磷血症和肾性骨病；防治感染；积极控制高脂血症；应用口服氧化淀粉或活性炭制剂、大黄制剂或甘露醇等吸附疗法和导泻疗法，从胃肠道途径增加尿毒症毒素的排出等）。

（3）尿毒症时则须替代治疗如血液透析、腹膜透析、肾移植等，以维持患者的生命。成功的肾移植会恢复正常的肾功能（包括内分泌和代谢功能），可使患者几乎完全康复，是肾衰竭的最佳治疗手段。

（二）护理诊断

1. 营养失调　低于机体需要量，与长期限制蛋白质摄入、消化功能紊乱、水、电解质紊乱及贫血有关。

2. 活动无耐力　与心脏病变、贫血、水、电解质和酸碱平衡失调有关。

3. 体液过多　与肾小球滤过功能降低导致水钠潴留有关。

4. 有感染的危险　与机体免疫功能低下、白细胞功能异常及透析有关。

5. 绝望　与病情危重、不断进展及预后差有关。

6. 有皮肤完整性受损的危险　与水肿、皮肤瘙痒、机体营养状况差及抵抗力低下等因素有关。

（三）护理措施

1. 休息与活动　患者应多休息，尤其要注意增加卧床休息的时间，避免劳累。

（1）症状不明显，病情稳定者，可在护理人员或亲属的陪伴下适当活动。活动以患者不感到疲劳、胸痛、呼吸困难、头晕为度。

（2）病情较重、症状明显者应绝对卧床休息，护士应协助其做好日常生活护理。意识不清者，应加强安全护理，如加床栏防止患者坠床等。

（3）长期卧床患者，应定时为患者翻身和做被动肢体活动，防止压疮或肌肉萎缩。护士还应注意护理操作应尽可能集中进行，以免过多打扰患者，减少探视。

2. 饮食护理　提供整洁、舒适的就餐环境。加强口腔护理，进餐前最好休息片刻，以增进患者的食欲。在不影响病情的前提下，多征求患者意见，为患者提供其喜爱的、色、香、味俱佳的食物，并注意少量多餐。饮食原则是优质低蛋白质、高钙、低磷、低脂、高热量、高维生素、易消化。

（1）蛋白质　根据患者肾小球滤过率来限制蛋白质的摄入量：

①GRF < 50ml/min 时，在高热量的前提下，应限制蛋白质的摄入，蛋白质的摄入量 0.6～0.8g/（kg·d），以保证基本生理需要，维持身体的氮平衡。其中60%以上必须是优质的动物蛋白质。

②GRF 在 50～20ml/min 时，可给予40g/d 或 0.7g/（kg·d）的优质蛋白质。

③GRF 在 10～20ml/min 时，可给予35g/d 或 0.6g/（kg·d）的优质蛋白。

④GRF 在 5～10ml/min 时，给予25g/d 或 0.4g/（kg·d）的优质蛋白。

⑤GRF < 5ml/min 时，摄入优质蛋白的量应限制在 20g/d 或 0.3g/（kg·d）以下，并尽量减少植物蛋白的摄入。如避免食用植物蛋白丰富的食物，如花生、豆类及制品，米、面中的植物蛋白也应设法除去，如可采用麦淀粉作为主食。此时患者需静脉输入必需氨基酸。

（2）热量　供给患者充足的热量，减少体内蛋白质消耗。每天应供给热量为 125.6～146.5kJ/kg（30～35kcal/kg），主要由糖类和脂肪供给。如感饥饿，可食用甜薯、芋头、马铃薯、苹果等。

（3）维生素　食物应富含 B 族维生素、维生素 C 和叶酸。

（4）水和盐类　为防止出现水钠潴留，需适当限制水、钠摄入量，一般钠摄入量应不超过 3g/d，水按"量出为入"的原则补充。有明显水肿、高血压者，钠摄入量一般说来 2～3g/d，严重病例应限制为 1～2g/d。CRF 应限制含磷高的食物，每日进食磷 400～600mg；有高钾血症时，限制含钾高的食物；低钙血症者，应进食富含钙的食物。

知识链接

常见含钾高的食物

常见含钾高的食物及其钾的含量（mg/100g）：

1. 蔬菜类：南瓜（445）、苦苣菜（350）、韭菜（241）、藕（293）、青萝卜（248）、白皮茄子（238）；莴笋叶、空心菜、甘蓝、芥蓝等的含钾量超过 300；鸡毛菜、娃娃菜、塌棵菜、花椰菜等含钾量超过 200。

2. 菌藻类：此类食物钾含量都比较高，如白蘑菇（350），干制的香菇、茶树菇、海带、木耳等含钾量可达 700～3000。

3. 水果类：水果类食物中的钾含量普遍较蔬菜类低，常见含钾量高的有樱桃番茄（262）、榴莲（261）、酸木瓜（260）、香蕉（208）。

4. 干果类：此类食物中的钾含量相对较高，如无花果干（898）、桂圆（891）、干小枣（486）。

3. 皮肤护理 保持病床单位整洁，嘱患者穿着宽松、柔软、透气的棉质衣物，以减少对皮肤的不良刺激；皮肤瘙痒时切勿用力搔抓，以免被抓破或擦伤而引起皮肤感染，并协助患者修剪指（趾）甲，可酌情应用止痒剂。保持皮肤的清洁干燥，忌用肥皂或其他刺激性液体洗浴。长期卧床的患者还应预防压疮。

4. 病情观察 严密监测患者生命体征、意识状态；准确记录 24 小时出入液量；如短期内体重迅速增加、血压升高、意识改变及心率加快等，则可能为液体量过多；有无电解质代谢紊乱和代谢性酸中毒表现；有无感染的征象等；发现异常，及时和医师联系。

5. 治疗配合及护理 积极向患者及家属解释治疗的方法、目的、意义、配合要求及治疗进展等。

6. 对症护理

（1）代谢性酸中毒的护理 护理时应加强观察代谢性酸中毒的症状，如乏力、纳差、恶心、呕吐、深大呼吸、心律失常、血压降低、嗜睡，甚至休克和昏迷等；酸中毒时，一般患者口服补充碳酸氢钠即可，严重时可静脉输入。静脉输液时注意控制滴数，观察患者的呼吸型态有无改变，要防止碳酸氢钠输入总量过多、过快。在纠正酸中毒的同时还应注意维持水、电解质的平衡，遵医嘱补钙，以防低钙血症引起手足抽搐。

（2）高血压的护理 据病情限制水和盐的摄入，首选 ACEI 类降压药，具体护理措施见本章第一节。

（3）肾性贫血的护理 活动无耐力时，嘱患者多休息，如出现呼吸困难、心慌气促等，立即协助患者取舒适的半卧位，并予以氧气吸入。EPO 是治疗肾性贫血的特效药，遵医嘱给患者皮下注射促红细胞生成素并注意补充铁剂和叶酸等造血原料物质。

7. 用药护理 遵医嘱用药，密切观察药物疗效及不良反应。应用利尿剂时应重点观察用药后水和钾的平衡；使用促红细胞生成素纠正贫血时，观察患者用药后有无头痛、高血压、癫痫发作等不良反应，定期查血常规；使用骨化三醇治疗肾性骨病时，要监测血钙、血磷浓度；必需氨基酸疗法，宜口服给药，若需静脉输入，应注意控制输液速度，以免引起或加重恶心、呕吐等不良反应。切忌在氨基酸内添加其他药物，以免发生不良反应。

8. 心理护理 护士应给予患者高度的同情，主动向患者及家属解释疾病有关知识，耐心解答患者的疑虑。如条件许可，可组织病情相似的患者集中交流，做好心理疏导，使患者能正确对待疾病，保持乐观的情绪，树立信心，积极配合治疗和护理。

（四）健康教育

1. 疾病知识指导 向患者及家属讲解与疾病有关的基本知识，并告知患者 CRF 病程渐进性发展的危险因素，包括高血糖控制不满意、高血压、蛋白尿（包括微量白蛋白尿）、低蛋白血症、吸烟等。

2. 配合治疗、护理的指导 嘱患者遵医嘱用药，避免使用肾毒性较大的药物，如氨基糖苷类抗生素、抗真菌药等。定期复查肾功能、血清电解质，记录每日尿量、血压、体重。CRF 患者应注意保护血管，输液时应注意保护血管，尽量保留前臂、肘部的大静脉，以备用于血透治疗。已行血液透析治疗者，应有计划地使用血管，并注意保护好动 - 静脉瘘管。行腹膜透析者，保护好腹膜透析管道。

3. 饮食指导 强调合理饮食对本病的重要性，严格遵循饮食治疗的原则，尤其是蛋白质的合理摄入和适当限制水、钠的摄入。注意劳逸结合，根据病情和活动耐力适当活动，避免劳累和重体力活动。

4. 感染的预防指导 指导患者注意个人卫生，早晚刷牙，勤漱口，勤洗澡、勤换内衣、勤剪指（趾）甲，保持皮肤、会阴部的清洁；注意保暖、防寒，避免呼吸道感染。

附：透析患者的护理

一、血液透析

血液透析（HD）简称血透，是临床最常用的血液净化技术。其工作原理是在患者的血液与透析液之间隔一半透膜，利用半透膜的弥散、渗透和超滤作用，使血液中的代谢产物和过多的电解质弥散到透析液中，透析液中的碳酸氢钠等物质弥散到血液中，而血液内的水因渗透和超滤作用向透析液单向渗流，从而达到去除体内过多的水分，清除血液中的有害物质，纠正体内电解质紊乱，维持酸碱平衡的目的。血液透析技术是维持急、慢性肾功能衰竭患者生命的重要手段之一。

（一）适应证及禁忌证

1. 适应证 各种原因引起的急性肾衰竭、慢性肾衰竭、急性药物和毒物中毒、常规方法治疗效果不佳的严重水、电解质及酸碱失衡。

2. 禁忌证 严重休克或低血压、心肌梗死、心力衰竭、心律失常、严重出血或感染、恶性肿瘤晚期、极度衰竭及精神病不合作者等，均不宜作血液透析。

（二）操作前准备

1. 患者准备 包括心理准备、检查准备及建立血液通路。

（1）心理准备 对第一次施行血液透析者，应详细解释透析的目的、操作过程及手术和透析配合等，以缓解患者的恐惧感。

（2）检查准备 需按要求抽血检查肾功能及电解质等，并测量体重、生命体征。

（3）建立血液通路 血液通路即血液从人体内引出至透析器，再返回到体内的通道，是进行血液透析治疗的必备条件。血液通路的种类有永久性的血液通路（代表性的如：动 - 静脉内瘘）和临时性血液通路（如：动 - 静脉外瘘、人工血管和导管等）之分。

2. 透析设备准备 透析设备包括血液透析机、透析液、透析供水系统、透析管道和穿刺针。其中透析器是物质交换的场所。透析机可控制透析液的流量、温度、脱水量、血液的流量等，并具有体外循环的各种监护系统。使用前应先检查机器运转是否正常、透析管道连接、透析器等是否完好及消毒日期是否在可用范围。

3. 透析药品准备 透析用药包括生理盐水、肝素、5%碳酸氢钠、急救用药、高渗葡萄糖注射液、10%葡萄糖酸钙、地塞米松及透析液（分为醋酸盐和碳酸氢盐两类）等。

（三）操作中护理

1. 操作过程

（1）核对患者姓名、测体重、生命体征及问尿量等。

（2）协助患者采取坐位或者平卧位。

（3）铺无菌盘、准备穿刺用肝素等。按无菌方法消毒瘘管处，在距吻合口3cm以上处进行穿刺，静脉针和动脉针应相距5cm以上。每次更换穿刺部位，避免定点穿刺，以免形成假性动脉瘤及血栓。

（4）检查管路、透析器的完好性。打开水、电及透析机开关，将动静脉瘘打开接透析器，再将血液和透析液分别引入透析器中由半透膜隔开的血区和透析液区，让两者紧贴半透膜，通过广阔的接触面发生弥散和渗透，起到血液净化的作用。

2. 透析过程中的护理

（1）定期帮助患者改变体位，以增加舒适度，预防压疮；关心爱护患者，给患者以心理支持。

（2）遵医嘱使用抗凝剂，并注意观察有无出血症状。

（3）定时检测患者的生命体征、血液流量、血路压力及温度、浓度等指标；记录透析时间、脱水量、抗凝剂用量及透析过程中患者的反应等；密切观察并处理机器的报警及故障。

（4）严密观察并预防并发症的发生。常见的并发症有：

①低血压：是常见的并发症之一。低血压时患者可出现恶心、呕吐、胸闷、面色苍白、出汗、意识改变等表现，可能与脱水过快、心源性休克、过敏反应等有关。一旦发生，立即减慢速度，协助患者平卧、抬高床尾、吸氧，静脉注射10%氯化钠10~20ml或50%葡萄糖40~60ml，必要时输新鲜全血或使用升压药，同时监测血压，若血压不升，应停止透析。

②失衡综合征：开始透析时患者出现头痛、恶心呕吐、高血压、抽搐、昏迷等，易发生于严重高尿素氮血症的患者。主要是由于血透后血液中的毒素迅速下降，使血浆渗透压下降，而血脑屏障的存在使脑脊液中的毒素下降缓慢，以致脑脊液中的渗透压大于血液中的渗透压，水分由血液进入脑脊液中形成脑水肿所致。轻者可不予处理，重者可给予葡萄糖、镇静剂及对症治疗等。若首次透析时间小于3小时，尿素氮的下降限制在30%以内，可有效避免失衡综合征的发生。

③致热源反应：患者出现寒战、发热等反应，多为内毒素进入体内所致。护理时应

注意严格遵守无菌操作，做好透析管道、透析器的消毒等。一旦发生，可应用异丙嗪、地塞米松等。

④出血：多为肝素应用不当，高血压、血小板功能不良所致。可表现为牙龈出血、消化道出血，甚至颅内出血等。应加强观察，并注意减少肝素的用量、静脉注射鱼精蛋白中和肝素，或改用无抗凝剂透析等。

⑤过敏反应、心绞痛、心律失常、栓塞、溶血等。

（四）操作后护理

1. 透析针拔出后应按压至少10分钟，如果是人工血管则按压30分钟以上，以防穿刺处出血；穿刺处消毒后覆盖无菌纱布，并保持局部清洁干燥，预防感染。

2. 准确测量生命体征、体重、血肌酐、尿素氮、电解质等，观察有无并发症发生。

3. 透析后8小时内避免在穿刺部位作静脉穿刺、侵入性检查、手术、测血压等；严禁热敷，以防出血。

4. 给患者提供高热量（至少每公斤体重125.5kJ/d）、高维生素、低盐、低钾、清淡、易消化的饮食，并注意蛋白质的摄入，供给量为 1.0 ~ 1.2g／（kg·d），其中60%以上应为优质动物蛋白质，脂肪供能占 30% ~ 40%，其余由碳水水化合物供给。透析期间应限制入水量，无尿患者每日摄入液量约为1000ml，体重增长不宜超过 0.5kg。

5. 消毒器械并作好其他处理。

二、腹膜透析

腹膜透析（PD）简称腹透，是一种向患者腹腔内输入透析液，利用患者腹膜作为透析膜，借助重力作用，使体内潴留的水、电解质与代谢废物经超滤和渗透作用进入腹腔，而透析液中的某些物质经毛细血管进入血液循环补充体内需要，以达到清除体内代谢产物和多余水分目的的血液净化方法。腹膜透析法包括间歇性腹膜透析（IPD）、持续性非卧床性腹膜透析（CAPD）、持续循环式腹膜透析等。

（一）适应证及禁忌证

1. 适应证　同血液透析。

2. 禁忌证　腹膜炎、腹膜广泛粘连、腹部大手术后、结肠造瘘或粪瘘、腹壁广泛感染或蜂窝织炎、腹腔内恶性肿瘤、膈疝、严重肺部疾病伴呼吸困难者、妊娠及糖尿病等都不宜行腹膜透析治疗。

（二）操作前准备

1. 患者准备

（1）向患者及家属说明腹膜透析的目的、过程和防止透析反应的措施，以消除患者的恐惧和紧张心理。

（2）测量体重、脉搏、血压，了解患者的心、肺、肝功能等。

（3）备皮（下腹部及会阴部），作普鲁卡因皮试。

（4）术前禁食，排空膀胱、灌肠、排便，减少腹胀和（或）膀胱直肠损伤。

2. 用物准备 腹透管、透析液、透析用药、穿刺插管或手术切开包、急救用药等。

（三）操作中护理

1. 操作者洗手，穿衣，戴口罩、帽子、消毒手套，做腹腔插管（在成人脐下中上 1/3 交界处，通过手术将小号硅化塑料管的一端放入腹腔最低处的膀胱直肠窝内，另一端通过皮下隧道引出），以备透析。透析过程中要严格无菌操作。

2. 消毒导管接口，连接好透析管、透析液袋，抬高透析袋，使透析液在 10 分钟内流入腹腔，然后夹紧管口，1 小时后将透析袋放于低于腹腔位置，使腹腔内透析液引流出，如此周而复始，一般可灌入透析液 10000～12000ml/d。

3. 监测生命体征，注意伤口有无渗漏，有无脱水及水潴留、高钾、低钾、低钠等水电解质紊乱表现。

4. 注意保持管道通畅。引流不畅或腹膜透析管堵塞的常见原因有：腹膜透析管移位、受压、扭曲、纤维蛋白堵塞、大网膜的粘连等，可采用改变患者的体位、排空膀胱、服用导泻剂或灌肠等方法处理，也可遵医嘱于腹膜透析管内注入肝素、尿激酶、生理盐水、透析液等，使堵塞透析管的纤维块溶解，或配合医生在 X 线透视下调整透析管的位置或重新手术置管。

5. 严密观察腹部情况，警惕腹膜炎的发生，如腹痛伴寒战、发热、腹部压痛及反跳痛、透析液混浊等，感染多来自透析管道的皮肤出口处，用透析液 1000ml 连续冲洗 3～5 次，暂时改做 IPD、腹膜透析液内加入抗生素及肝素等方法处理。另外注意调节好透析液的温度或酸碱度及透析液流入或流出的速度，以免发生腹痛。

6. 作好记录，如透析液每次进入腹腔的时间、量及流出液的色泽和透明度等，如有混浊，应留标本做细菌培养等检查。若引流量明显少于灌注量，应暂停透析，寻找原因；若体重增加 1kg 以上，明显浮肿，提示水分过多，需增加透析液渗透压；若出现体液不足症状时，应输入低渗透析液，防止严重脱水。

7. 腹膜透析可能的并发症有脱水、低血压、腹腔出血、腹膜透析管滑脱和肠粘连、腹膜后硬化等，应注意观察，一旦发生，应及时通知医生。

（四）操作后护理

1. 保持透析管道出口处皮肤清洁，观察置管局部的渗血、渗液情况，定期更换敷料。

2. 保持腹膜透析管通畅，避免受压、扭曲、堵塞等。

3. 给予高热量、高生物效价优质蛋白、高维生素、低钠饮食。蛋白质的摄入量为 1.2～1.3g/（kg·d），其中 60% 以上应为优质蛋白，必要时静脉补充清蛋白。水的摄入量应根据每日的出量来决定，如出量在 1500ml 以上，患者无明显高血压、水肿等，可正常饮水。

4. 监测并记录患者生命体征、体重的变化情况、24 小时出入水量及水肿消长情况等。

5. 定期送引流液做各种检查；定期查肾功能、生化等指标。

第六节　急性肾功能衰竭患者的护理

急性肾衰竭（ARF）是指由各种原因引起的、短期内（数小时至数周）肾功能突然下降而出现氮质废物在体内蓄积和尿量减少的综合征。急性肾衰竭可发生在原来无肾脏病的患者，也可发生在慢性肾脏病（CKD）患者。急性肾衰竭有广义和狭义之分，狭义的急性肾衰竭是指急性肾小管坏死（ATN），急性肾小管坏死是肾性急性肾衰竭最常见的类型。急性肾衰竭的发病机制仍未完全阐明，涉及肾血流动力学改变、肾毒素或肾缺血 – 再灌注所致肾小管上皮细胞损伤及上皮细胞脱落、管型形成和肾小管腔阻塞等。

广义急性肾衰竭的病因可分为肾前性、肾性和肾后性三类（见表 5 – 3）。

表 5 – 3　广义急性肾衰竭的病因分类

分类	原因	举例
肾前性	血容量减少、有效动脉血容量减少、肾内血流动力学改变	各种原因的体液丢失（如严重吐泻、烧伤等）和出血、心排血量下降等
肾后性	急性尿路梗阻	尿路结石、前列腺肥大和肿瘤等
肾性	肾实质损伤	肾缺血、肾毒性物质损伤肾小管上皮细胞（如生物、化学毒物等，血红蛋白、肌红蛋白等）

（一）护理评估

1. 健康史　主要评估患者有无严重心衰、重症感染、肾结核、急性创伤、休克、大出血病史；有无食物、药物中毒史；有无尿路结石、前列腺肥大、肿瘤等尿路梗阻等因素存在。

2. 身体状况　急性肾衰竭主要表现为氮质废物血肌酐（Cr）和尿素氮（BUN）升高，水、电解质和酸碱平衡紊乱及全身各系统并发症。常伴有少尿，但也可以无少尿表现。急性肾小管坏死（ATN）典型者临床病程可分为三期：

（1）**起始期**　此期患者主要表现为原发病因（如低血压、缺血、脓毒血症和肾毒素等）的表现。此期尚未发生明显的肾实质损伤，ARF 是可预防的。

（2）**维持期**　又称少尿期，患者可出现少尿。但也有些患者可没有少尿，尿量在 400ml/d 以上，称为非少尿型急性肾衰竭，其病情大多较轻，预后较好。此期一般为 7～14天，也可短至几天或长至 4～6 周。但不论尿量是否减少，随着肾功能减退，临床上均可出现尿毒症一系列表现。

1）全身并发症。

①消化系统：食欲减退、恶心、呕吐、腹胀、腹泻等，严重者可发生消化道出血。

②呼吸系统：除感染外，因过度容量负荷，尚可出现呼吸困难、咳嗽、憋气、胸痛

等症状。

③循环系统：可出现高血压、心力衰竭、肺水肿、各种心律失常及心肌病变。

④神经系统：可出现意识障碍、躁动、谵妄、昏迷等尿毒症脑病症状。

⑤血液系统：可有出血倾向及轻度贫血。

2）水、电解质和酸碱平衡紊乱：代谢性酸中毒、高血钾、低血钙、高血磷等。

（3）恢复期　由于肾小球滤过功能逐渐恢复，少尿型患者开始出现利尿，可有多尿表现，每日尿量可达 3000～5000ml 或更多。通常持续 1～3 周，继而逐渐恢复；而肾小管上皮细胞功能（溶质和水的重吸收）常需数月后才能恢复。少数患者可遗留不同程度的肾脏结构和功能缺陷。

3. 心理 – 社会状况　因病情危重及肾功能的急骤恶化，患者生命受到威胁，常产生焦虑、恐惧感，加上治疗可能产生的昂贵医疗费用，患者家属也会产生沉重的心理负担。

4. 辅助检查

（1）血液检查　少尿期可有轻度贫血、血肌酐（每日平均增加≥44.2μmol/L）和尿素氮（每日平均增加≥176.8μmol/L）进行性上升。血清钾浓度升高，常大于5.5mmol/L。血 pH 值常低于 7.35，碳酸氢根离子浓度多低于 20mmol/L。血清钠浓度正常或偏低。血钙降低，血磷升高。

（2）尿液检查　尿蛋白多为 ±～+；尿沉渣检查可见肾小管上皮细胞、上皮细胞管型和颗粒管型及少许红、白细胞等；尿比重降低且较固定，多在 1.015 以下；尿渗透浓度低于 350mmol/L。

（3）影像学检查　尿路超声显像、CT、MRI 或放射性核素等检查可协助诊断。

（4）肾活检　是重要的诊断手段，并可明确病因。

5. 治疗要点　急性肾衰竭的治疗主要包括早期纠正可逆的病因、维持酸碱及体液平衡、预防和处理高钾血症、预防感染、营养支持和透析治疗等。

知识链接

高钾血症的紧急处理

血钾超过 6.5mmol/L，心电图表现为 QRS 波增宽、T 波高尖等明显的变化时，应予以紧急处理，包括：

1. 停用一切含钾的药物，避免摄入含钾高的食物。

2. 钙剂（10% 葡萄糖酸钙 10～20ml）稀释后静脉缓慢（5 分钟）注射。

3. 11.2% 乳酸钠或 5% 碳酸氢钠 100～200ml 静滴，以纠正酸中毒并同时促进钾离子向细胞内流动。

4. 50% 葡萄糖溶液 50～100ml 加普通胰岛素 6～12U 缓慢静脉注射，可使钾离子向细胞内移动。

5. 口服离子交换（降钾）树脂（15～30g，每日 3 次）。

6. 以上措施无效，或为高分解代谢型 ATN 的高钾血症患者，则应积极行透析治疗。

急性肾衰竭的预后

　　ARF 的结局与并发症的严重程度密切相关，无并发症的 ATN 死亡率为 7%～23%，而手术后或危重病合并多器官功能衰竭的 ATN 死亡率高达 50%～80%，死亡率随衰竭器官数的增加而增加。ARF 如能存活出院，长期存活率好。有部分 ARF 患者肾功能不能完全恢复，特别是原有 CKD 的患者，这也是导致慢性肾衰竭的一个主要原因。

（二）护理诊断

1. 排尿异常　与急性肾功能受损有关。

2. 体液过多　与肾小管滤过功能受损、水分控制不严等因素有关。

3. 有感染的危险　与限制蛋白质饮食、透析、机体抵抗力降低等因素有关。

4. 潜在并发症　高血压脑病、急性左心衰、心律失常、多脏器功能衰竭等。

5. 恐惧　与肾功能急骤恶化及症状重等因素有关。

（三）护理措施

　　1. 休息与活动　卧床休息可减轻肾脏负担，降低机体代谢率，减少机体蛋白质分解，有利于减轻氮质血症，故患者宜多休息，少尿期要绝对卧床休息。尿量增加、病情好转后患者可逐渐增加活动量，但应注意循序渐进，以不感到疲劳为度，以免过度活动使病情恶化。

　　2. 饮食护理　给患者提供高热量、高糖、高维生素、易消化的食物，并注意适度补充蛋白质、水分和钾盐等。

　　（1）蛋白质　对于一般少尿期患者，蛋白质限制为每公斤体重 0.5g/d，其中 60% 以上应为优质蛋白；若尿素氮太高，则应给予无蛋白饮食；接受透析的患者应给予高蛋白饮食，每日蛋白质的给予量为每公斤体重 1.0～1.2g/d；腹膜透析者则为每公斤体重 1.2～1.3g/d。对于恢复期的患者，如尿素氮低于 8.0mmol/L 时，可给予正常量的蛋白质。

　　（2）水分　少尿期水分的摄入应按"量出为入"的原则，补液量一般在前一天出量的基础上加上 500ml；恢复期尿量较多时应适当补充水分，以维持利尿作用和避免脱水。

　　（3）其他　少尿期患者应限制钠、钾、磷等的摄入；恢复期尿量增多时不必过度限制。

　　3. 病情观察　严密监测患者的生命体征、神志、尿量、体重等的变化，记录 24 小时出入液量；注意尿常规、肾功能、电解质及血气分析等的变化，警惕高钾血症、酸中毒、高血压脑病、急性左心衰及水中毒（患者可有头痛、嗜睡、意识障碍、共济失调、昏迷、抽搐等）的症状和体征，发现异常及时和医师联系。

4. 对症护理   见慢性肾衰竭患者的护理。

5. 用药护理   应用利尿剂呋塞米和脱水药甘露醇时应注意观察有无电解质失衡、脑萎缩、溶血、耳聋等不良反应；应用扩血管药时注意有无低血压、头晕等表现；使用肝素及血小板解聚药时注意有无出血倾向等；抗感染治疗时应注意避免肾毒性强的药物；禁止输库血等，以防加重高钾血症。

6. 预防感染   感染是急性肾衰患者少尿期死亡的主要原因之一，应采取积极有效措施预防感染。主要措施为：

（1）将患者置于单间病房，并做好病室清洁消毒工作。

（2）限制探视、陪伴人员，尤其要注意避免接触可能传染的感染患者。

（3）加强基础护理，尤其是意识不清的患者，以避免口腔、呼吸系统、泌尿系统及皮肤等的感染。

（4）尽量避免侵入性操作，如导尿、留置尿管、膀胱镜检查等；如确需进行这些操作，应严格无菌操作，加强消毒和感染的监测。

（5）使用腹膜透析或血液透析治疗的患者，应严格无菌操作。

（6）避免各种意外伤害。

7. 心理护理   护士应关心体贴患者，多向患者及家属讲解疾病有关知识、治疗情况、疗效及治疗新进展等，鼓励患者，以提高患者和家属对治疗的信心。多陪伴患者，指导家属多给予患者关怀、温暖，并教会患者自我放松的方法，以减少患者的恐惧和焦虑情绪。

（四）健康教育

1. 疾病知识及预防指导   给患者讲解引起本病的各种病因、疾病表现及可能的后果，告知患者应积极治疗引起肾小管坏死的各种原发病和避免诱发因素，如纠正肾缺氧状态、控制感染、组织损伤后彻底清除坏死组织、慎用氨基糖苷类抗生素和抗真菌药等；避免接触重金属、工业毒物；误服或误食毒物要立即洗胃或导泻，并采用有效解毒剂；野外作业时要注意来自生物的威胁，如毒蛇、毒蜂、毒虫等咬伤；肾功能未完全恢复时应避免妊娠、手术、外伤等。

2. 生活指导   嘱患者合理休息、劳逸结合；严格遵守饮食计划，注意加强营养；注意卫生，保暖防寒，预防各种感染等。

3. 病情监测指导   教会患者自测血压、体重、尿量及水肿的观察，定期门诊监测肾功能、电解质等；并让患者明确高血压脑病、左心衰、高钾血症及代谢性酸中毒的表现；并告知患者发现异常，及时就医。

第六章　血液系统疾病患者的护理

📚 知识要点

1. 掌握血液系统疾病患者的护理评估及护理措施。
2. 熟悉血液系统疾病患者的护理诊断。
3. 了解概念、病因、病理生理。

　　血液系统疾病是指原发或主要累及血液、造血器官和组织的疾病，简称血液病。血液由血浆及血液中的细胞成分（红细胞、白细胞、血小板）组成。造血器官和组织包括骨髓、脾、肝、淋巴结以及分布在全身各处的淋巴组织和单核－吞噬细胞系统，其中骨髓是人体最主要的造血器官，由造血干细胞和造血微环境构成。红细胞、粒细胞及血小板均在骨髓内形成，淋巴细胞则产生于淋巴组织。造血干细胞是各种血细胞的起始细胞，具有不断自我更新、多向分化与增殖的能力，又称为多能或全能干细胞。造血微环境是造血干细胞定居、存活、增殖、分化和成熟的场所，并对造血干细胞进行调控、诱导和支持，最终生成各种血细胞。

　　成熟红细胞的主要成分为血红蛋白，主要功能是运输氧和二氧化碳。成熟白细胞主要起免疫作用。血小板主要参与机体止血和凝血过程，保持毛细血管内皮的完整性。血浆成分复杂，含有多种蛋白质、凝血与抗凝血因子、补体、抗体、酶、电解质、各种激素及营养物质。

　　血液病的种类较多，包括各类红细胞疾病、白细胞疾病以及出血性疾病。其共同特点多表现为外周血中的细胞和血浆成分的病理性改变，机体免疫功能低下以及出、凝血机制的功能紊乱，还可出现骨髓、脾、淋巴结等造血组织和器官的结构和功能异常。临床确诊有赖于实验室检查。

　　近年来血液病的研究及治疗进展很快。联合化学治疗、造血干细胞移植、免疫调节剂及单克隆抗体和细胞因子的临床应用等为血液病的治疗提供了广阔有效的途径。与此同时，在配合新技术新疗法的实施过程中，血液病的专科护理也迅速发展，包括各种支持疗法、饮食指导、心理护理、防治感染、防治出血、成分输血、各种化疗药物的配制与应用、特殊治疗导管（如 PICC、输液港）的置入、应用与维护等。

第一节 常见症状及其护理

血液系统常见的症状有贫血、出血、继发感染。

一、贫血

贫血是指单位容积外周血液中的血红蛋白（Hb）浓度、红细胞计数（RBC）和血细胞比容（HCT）低于正常范围下限的一种常见的临床症状。其中以血红蛋白浓度的降低最为重要。我国成年人血红蛋白测定：男性＜120g/L，成年女性＜110g/L，孕妇＜100g/L 时可诊断为贫血。根据血红蛋白浓度可将贫血按严重程度划分为四个等级（表6-1）。

贫血是一个常见症状，而不是一种独立的疾病，各系统疾病均可引起贫血。

表6-1 贫血程度的划分标准

贫血程度	血红蛋白浓度	临床表现
轻度	＞90g/L	症状轻微
中度	60～90g/L	活动后感心悸气促
重度	30～59g/L	静息状态下仍感心悸气促
极重度	＜30g/L	常并发贫血性心脏病

（一）护理评估

1. 健康史 主要评估贫血的致病因素、贫血发生的速度和时间，以及既往的身体状况和有无其他器官疾病史。贫血常见的原因有：

（1）红细胞生成减少 见于造血物质缺乏如缺铁性贫血、巨幼红细胞性贫血等；骨髓造血功能障碍如再生障碍性贫血等。

（2）红细胞破坏过多 见于各种原因引起的溶血、脾功能亢进等。

（3）失血性贫血 见于各种原因引起的急性和慢性失血。如外伤引起的大失血、消化性溃疡出血、胃癌、痔核出血、月经过多、钩虫病等。

2. 身体状况 由于血红蛋白减少，血液携氧能力下降而引起全身各器官组织缺氧与功能障碍。贫血的临床表现与贫血的严重程度、贫血发生发展的速度、个体的代偿能力及其对缺氧的耐受性有关。各类贫血的共同临床表现主要包括以下几个方面：

（1）一般表现 疲乏、困倦、软弱无力是贫血最常见和出现最早的症状。皮肤黏膜苍白是贫血最突出的体征，常为患者就诊的主要原因，一般以睑结膜、甲床、口唇等部位明显。

（2）神经系统 脑组织对缺血缺氧很敏感，患者常可出现头痛、头晕、耳鸣、眼花、失眠、多梦、记忆力下降及注意力不集中等症状，严重贫血者可出现晕厥。

（3）呼吸系统 多见于中度以上贫血的患者，主要表现为呼吸加快及程度不同的呼吸困难。

（4）**心血管系统**　心悸、气促，活动后明显加重，是贫血患者心血管系统的主要表现。长期严重贫血，心脏超负荷工作且供氧不足，会导致贫血性心脏病，此时不仅有心率变化，还可有心律失常、心脏扩大甚至全心衰竭。

（5）**消化系统**　贫血可导致消化功能减低、消化不良，出现食欲减退、腹胀、腹泻、便秘等症状。

（6）**泌尿生殖系统**　可出现多尿、低比重尿、蛋白尿、夜尿增多等。女性可有月经异常，男性可表现为性功能减退。

3. 心理－社会状况　由于缺血缺氧引起的不适和活动无耐力，致患者自觉工作能力下降而忧虑不安，易激动、烦躁。当明确贫血是由再生障碍性贫血或白血病引起，患者心理负担加重，易悲观、恐惧。

4. 辅助检查

（1）**血液检查**

①血红蛋白、红细胞计数及血细胞比容：血红蛋白及红细胞计数是确定贫血的可靠指标。根据血红蛋白浓度、红细胞计数和血细胞比容有助于贫血的诊断及分类。

②网织红细胞计数：网织红细胞计数可以帮助了解红细胞的增生情况以及作为判断贫血疗效的早期指标，在贫血患者中应作为常规检查。网织红细胞增多见于大出血后、贫血的有效治疗后或溶血性贫血。网织红细胞减少见于再生障碍性贫血。

③血涂片检查：外周血涂片检查可观察红细胞、白细胞及血小板数量及形态方面的改变。有无异常细胞及疟原虫等，可对贫血的性质、类型提供诊断线索。

（2）**骨髓检查**　是贫血病因诊断的必要检查方法，可反映骨髓细胞的增生程度，可观察骨髓细胞质和量的变化。

（3）**病因检查**　根据患者的不同情况选择病因检查项目。

（二）护理诊断

1. 活动无耐力　与血红蛋白降低、携氧减少引起组织缺氧有关。

2. 营养失调　低于机体需要量，与各种原因导致造血物质摄入不足、消耗增加或丢失过多有关。

（三）护理措施

1. 休息与活动　指导患者合理休息与活动，减少机体的耗氧量。应根据贫血的程度、发生发展的速度及基础疾病等，与患者一起制订休息与活动计划。轻度贫血者，无需太多限制，但应避免过度劳累；中度贫血者，增加卧床休息时间，若病情允许，应鼓励其生活自理，活动量应以不加重症状为度，若活动时脉搏≥100 次/分或明显心悸气促，则应停止活动；重度贫血者，需卧床休息，采取舒适体位（如半坐卧位），并给予生活照顾。

2. 饮食护理　给予高蛋白、高热量、高维生素、易消化食物。有造血原料缺乏者，还应作相应补充，以保证全面营养。

3. 心理护理　向患者介绍贫血的有关知识和自我护理的方法，减轻患者的心理负担，使其能够积极配合相关检查及治疗。

4. 对症护理

（1）吸氧　严重贫血患者应给予吸氧，以改善组织缺氧。

（2）输血或成分输血　遵医嘱输血或输浓缩红细胞以减轻贫血和缓解机体的缺氧症状。输注前，必须认真做好查对工作；输血时应注意控制输液速度，严重贫血者，输入速度应低于每小时 1ml/kg，以防止心脏负荷过重而诱发心力衰竭。加强监测，及时发现和处理输血反应。

二、出血

出血是由于机体的止血和凝血机制障碍而引起的自发性出血或轻微损伤后出血不易停止的一种症状。

（一）护理评估

1. 健康史　应详细询问患者的出血部位、持续时间、出血量及出血是否停止；有无明确的原因和诱因；了解患者的家族史和过敏史；了解女性患者月经生育史。出血的常见原因有：

（1）血小板异常　包括血小板质和量的异常，如特发性血小板减少性紫癜、再生障碍性贫血、白血病、血小板无力症等。

（2）血管壁异常　如过敏性紫癜、遗传性出血性毛细血管扩张症等。

（3）凝血功能异常　如血友病、严重肝病、维生素 K 缺乏症等。

2. 身体状况

（1）出血部位　可遍及全身，以皮肤、牙龈及鼻腔出血最为多见。皮肤黏膜瘀点、紫癜及瘀斑，多见于血管性疾病及血小板异常；关节腔出血、软组织血肿和内脏出血等，多见于凝血机制异常；颅内出血最严重，它是出血性疾病死亡的主要原因之一。

（2）出血程度　轻度出血：出血量少于 500ml。中度出血：出血量为 500～1000ml，收缩压低于 90mmHg。重度出血：出血量超过 1000ml，收缩压低于 60mmHg，心率每分钟 120 次以上。

（3）伴随症状　伴口腔黏膜血泡提示血小板减少，是严重出血征兆；伴呕血、便血提示消化道出血；突发视物模糊、呼吸急促、喷射性呕吐、颈项强直、抽搐、昏迷，提示颅内出血；伴贫血、肝脾与淋巴结肿大、骨骼疼痛提示血液系统恶性肿瘤；伴头晕、乏力、心悸、心动过速、血压下降、大汗淋漓者，提示失血性休克。

3. 心理-社会状况　急性出血患者因为病情较重容易出现紧张、恐惧心理；慢性出血患者反复发作，病程迁延，易产生悲观、抑郁心理。再生障碍性贫血、白血病出血，不易根治，患者常常产生绝望心理。

4. 辅助检查　常用的筛选试验可确定出血原因。如筛选试验中血小板减少、出血时间延长、血块退缩不良、毛细血管脆性试验（束臂试验）阳性、凝血时间正常，可归为是血小板或血管异常；如凝血时间异常可归为凝血功能异常。

（二）护理诊断

1. 组织完整性受损　与止血、凝血机能障碍导致皮肤黏膜出血有关。

2. 恐惧　与出血量大或反复出血有关。

3. 潜在的并发症　颅内出血。

（三）护理措施

1. 休息与活动　血小板低于 $50×10^9/L$ 时应减少活动，增加卧床休息时间；严重出血或血小板低于 $20×10^9/L$ 应绝对卧床休息，协助做好各种生活护理，防止内脏自发性出血，尤其是颅内出血。

2. 饮食护理　给予高蛋白、高维生素、少渣易消化的软食或半流食，禁食过硬、粗糙的食物，以防止消化道出血。保持大便通畅，以免用力大便时增加腹压和颅内压，引起内脏出血。便秘者可用开塞露或缓泻剂。

3. 出血的预防和护理

（1）*皮肤出血的预防和护理*　重点在于避免人为的皮肤损伤。保持床单平整、被褥内衣柔软，避免皮肤摩擦和肢体受压。勤剪指甲，避免搔抓。高热患者禁用酒精或温水擦浴。尽可能减少注射次数，必须注射时，操作应轻柔，不扎止血带，不拍打静脉，不挤压皮肤，选用小针头，拔针后适当延长按压时间，防止皮下出血。

（2）*鼻出血的预防和护理*　指导患者勿用力擤鼻，忌挖鼻孔，可用液体石蜡滴鼻软化鼻痂，以防鼻出血。少量鼻出血时，可用棉球或明胶海绵填塞，无效可用 0.1% 的肾上腺素棉球或凝血酶棉球填塞，并局部冷敷。若出血不止可用凡士林油纱布条行后鼻孔填塞术。

（3）*口腔、牙龈出血的预防和护理*　指导患者使用软毛牙刷刷牙，忌用牙签剔牙，防止牙龈损伤。避免食用坚硬带刺的食物，防止口腔黏膜损伤。若牙龈渗血可用凝血酶或 0.1% 肾上腺素棉球、明胶海绵贴敷牙龈或局部压迫止血。

（4）*关节腔出血和深部血肿的预防和护理*　减少活动量，避免过度运动和创伤性运动。一旦出血，应立即停止活动，卧床休息，抬高患肢，给予冰袋冷敷或绷带压迫止血。

（5）*颅内出血的护理*　当血小板低于 $20×10^9/L$ 时，患者有颅内出血的危险。应密切观察病情变化，若发现颅内出血征兆，应立即报告医生并协助作以下处理：立即去枕平卧，头偏向一侧；随时吸出呕吐物或口腔分泌物，保持呼吸道通畅；吸氧；迅速建立 2 条静脉通道，按医嘱快速静滴或推注 20% 甘露醇、50% 葡萄糖溶液、地塞米松、呋塞米等，以降低颅内压力，防止脑疝发生，同时进行输血或成分输血；观察并记录患者生命体征、瞳孔、意识状态、尿量等变化。

4. 输血护理　出血明显时，遵医嘱输入浓缩血小板悬液、新鲜血浆或抗血友病球蛋白浓缩剂等。输血前认真核对；血小板取回后，应尽快输入；新鲜血浆于采集后 6 小时内输完。观察有无输血反应发生。

5. 心理护理 加强与患者及家属的沟通，耐心解释与疏导，特别强调紧张与恐惧不利于控制病情。可通过介绍治疗效果较好的成功病例，增强患者信心，减轻恐惧感。当患者出血突然加重时，立即通知医生并配合做好止血等救治工作，及时清除血迹，避免对患者的不良刺激，使患者保持安静。

三、继发感染

继发感染是指血液病患者由于骨髓病变导致正常成熟的白细胞减少或白细胞质量异常，加之贫血、化疗等因素造成营养不良，导致机体抵抗力低下，易受病原微生物侵袭而发生的症状。感染是白血病患者最常见的死亡原因之一。

(一) 护理评估

1. 健康史 询问患者有无白血病、再生障碍性贫血、粒细胞缺乏症及淋巴瘤等疾病；有无过度疲劳、受凉、与感染性疾病（如感冒等）患者接触史、皮肤黏膜损伤、肛裂、各种治疗与护理导管的放置（如导尿管、留置针）等。

2. 身体状况

（1）感染的部位及症状 发热是感染最常见的症状。具有持续时间长、热型不定、抗生素治疗效果不佳等特点。感染部位以口腔、牙龈和咽峡部最常见，其次为肺部感染、皮肤或皮下软组织化脓性感染、肛周炎及肛周脓肿等，严重时可发生败血症。

（2）伴随症状 发热伴口腔黏膜溃疡或糜烂者，见于口腔炎；伴咽部充血、扁桃体肿大及脓性分泌物者见于细菌性咽扁桃体炎；伴咳嗽、咳痰、肺部啰音者见于呼吸道感染；伴尿频、尿急、尿痛者见于尿路感染；伴寒战、高热者提示菌血症、败血症；伴肝、脾、淋巴结肿大者多提示白血病。

3. 心理－社会状况 血液病患者感染常反复发生且不易控制，患者多有忧虑、焦虑心理。

4. 辅助检查 外周血象检查及骨髓检查有助于血液病病因诊断。

(二) 护理诊断

体温过高 与感染、肿瘤细胞的高度分化与增生有关。

(三) 护理措施

1. 休息与活动 协助患者采取舒适体位卧床休息，减少机体消耗。

2. 饮食护理 鼓励患者进食高蛋白、高热量、高维生素食物，以全面补充营养，增强机体抵抗力。注意食品卫生，鼓励患者多饮水。

3. 对症护理

（1）高热的护理 高热患者可先给予物理降温，有出血倾向者禁用酒精擦浴，防止局部血管扩张而加重出血；慎用解热镇痛药，因其可以影响血小板数量及功能，诱发出血。必要时，遵医嘱给予药物降温。

（2）**口腔护理** 进食前后、睡前及晨起用盐水、氯已定或朵贝尔液交替漱口。口腔黏膜溃疡后，局部可用碘甘油、甲紫、冰硼散或溃疡膜涂敷。应用抗生素或化疗后容易发生真菌感染，必要时用2.5%制霉菌素液或碳酸氢钠含漱。

（3）**皮肤护理** 保持皮肤清洁，避免搔抓。高热者及时擦洗和更换汗湿的衣裤和被褥；长期卧床者，应每日温水擦浴，按摩受压部位，协助翻身，预防压疮。

（4）**肛周及会阴部护理** 每晚或排便后用1:5000高锰酸钾坐浴20分钟，预防肛周感染；女性患者每日清洗会阴2次，经期增加清洗次数。

4. 预防感染 保持病室环境清洁，定时开窗通风，每日进行紫外线空气消毒，向患者及家属讲解谢绝探视及戴口罩以防止交叉感染的重要性。当患者白细胞数低于$1 \times 10^9/L$，中性粒细胞低于$0.5 \times 10^9/L$时，应给与保护性隔离，入住层流病房，病室的地面、家具每日用消毒液擦拭。

第二节 缺铁性贫血患者的护理

缺铁性贫血是指由于体内贮存铁缺乏，使血红蛋白合成减少而引起的一种小细胞低色素性贫血。缺铁性贫血是世界上最常见的贫血，婴幼儿和育龄妇女发病率较高。据WHO报告，成年女性发病率为20%，孕妇40%，儿童高达50%，而成年男性为10%。

正常成人体内含铁总量男性约为50mg/kg，女性约为35mg/kg，其中65%的铁存在于血红蛋白中，30%以铁蛋白和含铁血黄素的形式贮存于肝、脾、骨髓中，称为贮存铁。其余为组织铁，存在于肌红蛋白及细胞内某些酶类中。

人体铁的来源有两种，内源性铁主要来源于体内衰老红细胞破坏后释放的铁，外源性铁主要来源于食物。食物中的铁主要为三价铁，在胃酸及维生素C的作用下还原成二价铁才能吸收。铁的主要吸收部位在十二指肠及空肠上段。肠黏膜能根据体内贮存铁的情况调节铁的吸收。当体内贮存铁丰富，铁的吸收就减少，反之则增多。经肠黏膜吸收的二价铁在血液中被氧化为三价铁后与血浆转铁蛋白结合成为运铁蛋白复合体，即血清铁，参与血红蛋白的合成。血浆中能与铁结合的转铁蛋白称为总铁结合力。血清铁降低时，总铁结合力升高。正常成人每日排铁量甚微，主要由粪便排泄。育龄妇女主要通过月经、妊娠、哺乳而使铁的丢失增多。

任何原因使体内铁缺乏，均可导致缺铁性贫血，常见的原因有：①需铁量增加而摄入不足：是妇女儿童缺铁性贫血的主要原因，多见于婴幼儿、青少年、妊娠和哺乳期的妇女。②铁吸收不良：胃大部切除及胃空肠吻合术后、胃酸缺乏、小肠黏膜病变、肠道功能紊乱等均可引起铁的吸收不良。③铁丢失过多：慢性失血是成人缺铁性贫血最常见、最重要的病因，如消化性溃疡出血、肠息肉、肠道肿瘤、月经过多、钩虫病、痔出血等。

（一）护理评估

1. 健康史 询问患者有无慢性失血、慢性胃肠道疾病和胃肠道手术病史；有无铁的需要量增加而摄入不足的情况，有无长期偏食和挑食等不良饮食习惯。

2. 身体状况 本病起病缓慢，临床表现与贫血的程度、进展的速度有关。

（1）**贫血共有表现** 如疲乏困倦，软弱无力，头晕耳鸣，记忆力减退，活动后心悸气短等。皮肤黏膜苍白，以口唇、甲床最明显。长期严重贫血可引起贫血性心脏病，出现心脏增大甚或心力衰竭。

（2）**缺铁性贫血的特殊表现** 由于缺血、缺氧，含铁酶及铁依赖酶的活性降低，患者可伴有组织缺铁表现。①营养缺乏：皮肤干燥、角化、萎缩、无光泽、毛发干枯易脱落、指（趾）甲扁平、不光整、脆薄易裂，甚至出现反甲（匙状甲）。②黏膜损害：表现为口角炎、舌炎、舌乳头萎缩，可有食欲减退、腹胀及恶心，严重者发生吞咽困难。③神经、精神系统异常：儿童较为明显，如过度兴奋、好动、易激惹，注意力不易集中，发育迟缓，体力下降等。少数患者可有异食癖，喜吃生米、泥土、石子等。约1/3 患者出现神经痛、末梢神经炎，严重者可出现智能发育障碍等。

（3）**原发病表现** 如消化性溃疡、慢性胃炎、肠道肿瘤、功能性子宫出血等疾病的临床表现。

3. 心理－社会状况 由于患者常感疲乏困倦，注意力、记忆力减退，使工作、学习和生活能力受到影响，患者常常焦虑、烦躁。

4. 辅助检查

（1）**血象** 典型表现为小细胞低色素性贫血。血红蛋白降低比红细胞数减少明显。血涂片中可见成熟红细胞体积较正常小，形态不一，中心淡染区扩大。网织红细胞正常或略升高。白细胞计数和血小板计数多正常。

（2）**骨髓象** 红细胞系增生活跃，以中、晚幼红细胞增生为主。骨髓涂片铁染色检查可反映体内贮存铁情况，是诊断缺铁性贫血的可靠方法。检查显示骨髓含铁血黄素（细胞外铁）消失，铁粒幼红细胞（细胞内铁）减少或消失，为缺铁的可靠依据。

（3）**生化检查** 血清铁降低；血清总铁结合力增高；血清铁蛋白测定可准确反映体内贮存铁情况，缺铁时血清铁蛋白降低（$<12\mu g/L$）。

5. 治疗要点 病因治疗是纠正缺铁性贫血、防止复发的关键环节。铁剂是治疗缺铁性贫血的有效药物，首选口服铁剂，常用药物为硫酸亚铁，每次 0.3g，每日 3 次，其胃肠道反应重。富马酸亚铁和琥珀酸亚铁胃肠反应较轻。多糖铁复合物（力蜚能）和速力菲为新型口服铁剂，目前临床应用日趋普遍。注射铁剂常用科莫菲和右旋糖酐铁。注射铁剂的指征为：口服铁剂后胃肠道反应严重、无法耐受；消化道疾病导致铁吸收障碍；病情要求迅速纠正贫血，如妊娠晚期，急性大出血者。中药治疗缺铁性贫血不良反应少，有效率达 97%。除辨证论治外，治疗贫血主要多以补气补血为主，主要药物为皂矾、山楂、陈皮、半夏、茯苓和甘草。

（二）护理诊断

1. 营养失调 低于机体需要量，与铁的供应不足、吸收不良、丢失过多或消耗增加有关。

2. 活动无耐力 与贫血导致组织器官缺氧有关。

3. 口腔黏膜受损 与贫血导致营养素缺乏有关。

4. 知识缺乏 缺乏本病的防护知识。

5. 有感染的危险 与机体免疫功能低下有关。

（三）护理措施

1. 休息与活动 轻度贫血一般不需要卧床休息，但应避免剧烈运动，活动间歇应充分休息，保证足够睡眠。严重贫血应根据其活动耐力下降情况确定活动强度、持续时间及休息方式，以不感到疲劳为度。

2. 饮食护理 纠正不良饮食习惯，指导患者保持均衡饮食，避免挑食和偏食。鼓励患者多吃含铁丰富且吸收率较高的食物，如瘦肉、动物血、肝、肾、蛋黄、豆类、海带、紫菜、木耳及香菇等。适当搭配富含维生素C的蔬菜和水果，以促进食物中铁的吸收。乳类含铁量最低，母乳喂养的婴幼儿应按时添加含铁丰富的辅食或补充铁强化食品。

3. 病情观察 观察患者生命体征有无改变，有无脉搏和呼吸增快；观察原发病及贫血症状和体征；监测心脏功能，心界是否增大，有无心脏杂音等；监测血象，了解红细胞计数和血红蛋白浓度，网织红细胞计数，以判断贫血程度及治疗效果；监测铁代谢的指标变化，了解体内贮存铁情况。

4. 用药护理

（1）口服铁剂护理 ①口服铁剂易引起恶心、呕吐、胃部不适和黑粪等胃肠道反应，故应嘱患者餐后或餐中服用。如不能耐受可从小剂量开始。②避免与牛奶、茶、蛋类及咖啡等同服，因牛奶会改变胃内的酸性环境，而茶、咖啡、牛奶、蛋类可引起铁沉淀而妨碍铁的吸收。此外，应避免同时服用抗酸药及H_2受体拮抗剂。③可与维生素C、果汁、乳酸、稀盐酸、肉类等酸性药物或食物同服，促进铁的吸收。④口服液体铁剂时须用吸管，服药后漱口，避免牙齿染黑。⑤服铁剂期间，粪便颜色会变成黑色，属正常现象。因铁与肠内硫化氢作用生成黑色的硫化铁所致，应向患者做好解释，以消除其顾虑。⑥铁剂治疗48小时后，患者自觉症状有所好转；用药后1周左右，网织红细胞数开始上升，其增加可作为铁剂治疗有效的指标；2周左右，血红蛋白开始升高，1~2个月恢复至正常。在患者血红蛋白恢复正常后，患者仍需继续服用铁剂3~6个月，或待血清铁蛋白>50g/L后再停药，目的是补充体内的贮存铁，以免复发。

（2）注射铁剂的护理 注射铁剂时，首次用药须先用0.5ml的试验剂量进行深部肌肉注射，同时备肾上腺素，做好急救准备。若1小时后无不良反应，即可遵医嘱给予常规剂量治疗。铁剂注射时，宜采用深部肌肉注射并经常更换注射部位，以促进吸收，避免硬结形成。药液溢出后可引起皮肤染黑，故应强调注射技术：①不要在皮肤暴露部位注射；②抽取药液后，要更换一新空针头注射；③可采用"Z"型注射法或留空气注射法，以免药液溢出。注射铁剂不良反应除了注射局部肿痛外，尚可引起过敏反应，表现为面色潮红、头痛、肌肉关节痛和荨麻疹，严重者可发生过敏性休克，故注射时应备有肾上腺素以便急救。部分患者可出现尿频、尿急，应嘱其多饮水。

5. 心理护理 向患者耐心解释缺铁性贫血是完全可以治愈的，且治愈后对身体无不良影响。说明神经精神症状是暂时的，在消除病因和积极治疗后会很快消失，以解除患者的心理压力。

（四）健康教育

1. 疾病知识指导 向患者及家属介绍缺铁性贫血的相关知识，说明预防肠道钩虫感染、注意妇女卫生、及时治疗各种慢性出血是防治缺铁性贫血的有效措施。同时，重视在易患人群中开展防止缺铁的卫生知识教育。

2. 饮食指导 提倡均衡饮食，荤素结合，保证足够的热量、蛋白质、维生素及相关营养素（尤其是铁）的摄入。指导患者及家属选择含铁丰富的食物，饮食多样化，不偏食，不挑食。家庭烹饪建议使用铁制器皿，从中也可得到一定量的无机铁。婴幼儿要及时添加辅食，包括蛋黄、肝泥、肉末和菜泥等。生长发育期的青少年和月经期、妊娠期与哺乳期的女性，应增加含铁食物的补充，必要时可考虑预防性补充铁剂。强调贫血纠正后，仍要坚持合理安排饮食。

附：骨髓穿刺术的护理

一、适应证与禁忌证

1. 适应证 协助诊断各种贫血、造血系统肿瘤、血小板或粒细胞减少症、疟疾或黑热病。

2. 禁忌证 血友病等出血性疾病。

二、操作前准备

1. 解释 向患者说明骨髓穿刺的目的和方法，解除思想顾虑，取得合作。

2. 化验及药物过敏试验 查出血及凝血时间。若用普鲁卡因做局部麻醉，患者需做皮试。

3. 用物准备 治疗盘、骨髓穿刺包（内有骨髓穿刺针、10ml 和 20ml 注射器、7 号针头、洞巾、纱布）、无菌手套、2% 利多卡因、玻片，按需要准备细菌培养管、所需注入的药物、酒精灯、棉签、火柴、胶布等。

4. 体位准备 根据穿刺部位协助患者采取适宜体位。髂前上棘穿刺取仰卧位；髂后上棘取侧卧位或俯卧位；胸骨柄穿刺取仰卧位，肩背部垫软枕，头后仰并转左侧，使胸部稍突出；脊椎棘突穿刺时患者面向椅背而坐，双臂交叉置于椅背上，头部枕于臂上，背部尽量后突使棘突暴露。

三、操作过程及护理

1. 选择穿刺部位 髂前上棘穿刺点、髂后上棘穿刺点、胸骨穿刺点、腰椎棘突穿刺点。

2. 消毒麻醉 常规消毒皮肤，戴无菌手套，铺无菌孔巾，用2%利多卡因行局部皮肤、皮下及骨膜麻醉。

3. 穿刺抽吸 调节骨髓穿刺针的固定器，固定于距针尖1～1.5cm处（胸骨穿刺者，固定于距1cm处）并旋紧，右手持针向骨面垂直刺入，当针尖接触骨质后则将穿刺针左右旋转，缓缓钻刺骨质，穿刺针进入骨髓腔后，拔出针芯，接上10ml或20ml无菌干燥注射器抽吸骨髓液0.1～0.2ml滴于玻片上，迅速送检做有核细胞计数、形态学及细胞化学染色检查，如需做骨髓液细菌检查，则再抽取1～2ml。

4. 拔针 抽吸完毕，重新插入针芯，用无菌纱布置于针孔处，拔出穿刺针，局部按压1～2分钟后，如无出血，再用胶布固定纱布。

四、操作后护理

1. 解释 向患者说明术后穿刺处疼痛是暂时的，不会对身体有影响。

2. 观察 注意观察穿刺处有无出血，若有渗血，立即更换无菌纱块，压迫伤口直至无渗血为止。

3. 保护穿刺处 指导患者48～72小时内不要弄湿穿刺处，多卧床休息，避免剧烈活动，防止伤口感染。

第三节　再生障碍性贫血患者的护理

再生障碍性贫血（AA）简称再障，是由多种原因引起的骨髓造血干细胞的数量减少和（或）功能异常而引起的一类贫血，又称骨髓造血功能衰竭症。主要表现为骨髓造血功能低下，进行性贫血、感染、出血和全血细胞减少。在我国，再障的年发病率为7.4/10万人口，可发生于各年龄段，老年人发病率较高；男、女发病率无明显差异。根据病因再障可分为原发性再障和继发性再障；根据患者的病情、血象、骨髓象及预后，再障可分为重型再障（SAA）和非重型再障（NSAA）。

50%以上的再障患者无法找到明确的发病原因，多见于青壮年。大量临床观察与调查结果发现，继发性再障的发生可能与下列因素有关：

（1）**药物及化学物质** 为再障最常见的致病因素。氯霉素是引起再障最常见的药物，其余有磺胺药、抗肿瘤化疗药物、四环素、链霉素、异烟肼等。化学物质以苯及其衍生物最常见，如油漆、塑料、染料、杀虫剂及皮革制品黏合剂等。

（2）**物理因素** 长期接触各种电离辐射如X线、γ射线等可干扰DNA的复制，使造血干细胞数量减少，骨髓微环境受损害。

（3）**病毒感染** 各型肝炎病毒均能损伤骨髓，风疹病毒、EB病毒、流感病毒等也可引起再障。

（4）**其他因素** 阵发性睡眠性血红蛋白尿、系统性红斑狼疮、慢性肾衰竭、恶性肿瘤等疾病可演变成再障。妊娠时也可发生再障，称为"妊娠并发的再障"，十分罕见，终止妊娠后可自行缓解，再次妊娠后可复发。

再障发病机制尚未完全阐明，目前多认为是在一定遗传易感倾向的前提下，相关致病因子导致造血干细胞缺陷、造血微环境异常、免疫异常而致病。近年来多数学者认为免疫异常是再障的主要发病机制。主要学说包括 T 细胞功能异常亢进，分泌的造血负调控因子增多，致髓系细胞凋亡亢进；细胞毒性 T 细胞直接杀伤造血干细胞使髓系造血功能衰竭；淋巴因子介导的造血干细胞过度凋亡也可引起骨髓衰竭。临床多数再障患者用免疫抑制治疗有效。

（一）护理评估

1. 健康史　详细询问患者是否用过对骨髓有明显抑制的药物、有无接触某些化学制剂、有无电离辐射接触史，接触的时间以及量；有无反复病毒感染史，以及了解患者的职业和工作环境。对于女性患者还应了解妊娠、生育状况。

2. 身体状况　再障的临床表现与全血细胞减少有关，主要为进行性贫血、出血和感染，但多无肝、脾、淋巴结肿大。

（1）**重型再障**　起病急、进展快，病情重；早期以出血和感染表现为主，随病程的延长出现进行性贫血。出血常表现为口腔、牙龈、鼻黏膜及皮肤黏膜的广泛出血；内脏出血以呼吸道和消化道出血常见，重者可发生颅内出血，此时常危及患者生命。感染以呼吸道感染最常见，其次有消化道、泌尿生殖道及皮肤、黏膜感染，严重者可发生败血症。贫血呈进行性加重。重型再障患者预后不良，如不经治疗，多在 6～12 个月内死亡，死亡原因为颅内出血和严重感染。

（2）**非重型再障**　此型较多见，起病及进展较缓慢。贫血为首发和主要表现。出血和感染较轻，常为皮肤、黏膜出血和呼吸道感染，内脏出血和严重感染者少见。预后良好，经治疗多数可长期存活，少数病例病情恶化可演变为重型再障，预后极差。

3. 心理-社会状况　重型再障因疾病进展迅速，疗效不明显，易出现悲观、恐惧心理；非重型再障患者因病程长、药物不良反应多而对疾病治疗失去信心；骨髓移植费用昂贵，患者和家属常产生巨大心理压力。

4. 辅助检查

（1）**血象**　全血细胞减少，但三系细胞减少的程度不同；网织红细胞绝对值降低。再障诊断指标应符合下列三项中的两项：①血红蛋白 <100g/L；②中性粒细胞绝对值 <1.5×10^9/L；③血小板 <50×10^9/L。若三系细胞减少未达上述标准时不能诊断为再障。

（2）**骨髓象**　为确诊再障的主要依据。重型再障骨髓增生低下或极度低下，粒、红细胞均明显减少，常无巨核细胞，淋巴细胞和浆细胞分类值增高；非重型再障增生减低或呈散在灶性增生，因此不同部位骨髓增生减低不一致，但巨核细胞均减少。

5. 治疗要点　再障应早期治疗，以骨髓尚未完全衰竭时进行治疗为好。治疗原则是及时去除病因，加强支持、对症治疗，如预防和控制感染、控制出血、纠正贫血；积极进行针对发病机制的治疗，如进行免疫抑制治疗（常用药物有抗淋巴/胸腺细胞球蛋白、环孢素等）、促进造血治疗（常用药物有雄激素、造血生长因子等）。造血干细胞移植的成功，提高了再障的治愈率。治疗时，可根据再障分型治疗。重型再障以免疫抑制治疗或造血干细胞移植为首选，可联合应用重组人粒细胞集落刺激因子（G－CSF）；非重型再障以环孢素联合雄激素治疗为主。

（二）护理诊断

1. 活动无耐力　与贫血所致机体组织的缺氧有关。

2. 有感染的危险　与粒细胞减少有关。

3. 组织完整性受损　与血小板减少，导致皮肤黏膜出血有关。

4. 恐惧　与疗效差、反复住院及经济负担重有关。

5. 潜在并发症　颅内出血。

（三）护理措施

1. 对症护理　贫血、出血及感染的护理见本章第一节。

2. 病情观察　主要是贫血、出血、感染的观察。密切监测患者体温，及时发现感染征象和感染病灶。观察患者面色、呼吸、脉搏、心率及心律变化，以判断贫血程度。观察患者皮肤黏膜有无新增出血点或内脏出血倾向。当患者出现意识障碍、瞳孔改变等颅内出血征象，应立即报告医生并配合抢救。

3. 用药护理

（1）**免疫抑制剂**　①抗胸腺细胞球蛋白（ATG）和抗淋巴细胞球蛋白（ALG），均为异种蛋白，其副作用是超敏反应、血清病（猩红热性皮疹、关节痛、发热等）、出血加重以及继发感染等。用药前应做皮肤过敏试验；用药期间应遵医嘱联合应用小剂量糖皮质激素防治过敏反应；静脉输入 ATG 时，不宜过快，每日剂量应维持滴注 12～16 小时；加强病情观察，做好保护性隔离，防止出血及感染。②环孢素，用药期间，需配合医生监测患者的血药浓度、骨髓象、血象、T 细胞免疫学改变及药物不良反应（包括肝肾功能、牙龈增生及消化道反应）等，以调整用药剂量及疗程。③环磷酰胺，用药时应观察患者有无出血性膀胱炎等不良反应，指导患者多饮水。④糖皮质激素不良反应较多，可有医源性肾上腺皮质功能亢进和机体抵抗力下降等，应密切观察有无诱发或加重感染，有无血压上升、腹痛及黑便等不良反应。

（2）**雄激素**　为目前治疗非重型再障的首选药物，常用药物有丙酸睾酮、司坦唑醇（康力龙）、达那唑，十一酸睾酮（安雄）等。雄激素治疗 3～6 个月后才见效，故应鼓励患者坚持完成疗程。雄激素长期使用可出现须毛增多、痤疮、女性闭经或男性化、肝损害等不良反应，应加强观察。丙酸睾酮为油剂，注射局部不易吸收，常可形成硬块，甚至发生无菌性坏死，故需深部缓慢分层肌内注射，并注意轮换注射部位。若发现局部硬结，应及早热敷、理疗。

（3）**造血生长因子**　主要用于重型再障。单用无效，多作为辅助性药物，在免疫抑制剂治疗时或之后应用，有促进骨髓恢复的作用。常用药物主要有：粒细胞－巨噬细胞集落刺激因子（GM－CSF）或粒细胞集落刺激因子（G－CSF）、重组人促红细胞生成素（EPO）。疗程 3 个月以上为宜。细胞因子的主要副作用有发热、骨痛、全身疲乏感等流感样症状，应注意观察。

4. 心理护理 与患者及家属建立相互信任的良好关系，注意观察患者的情绪反应及行为表现，鼓励其表达内心感受并给予有效的心理疏导。耐心解释病情，认真坦诚地回答患者的询问，介绍治疗效果好的患者与其认识，彼此交谈，获取治疗信息。鼓励患者正确面对疾病，消除不良情绪，帮助患者认识到心境平和、精神乐观、生活充实而愉快，有利于病情好转。鼓励家属关心体贴患者，积极参与患者的治疗与护理，使之感到温暖与关怀，消除悲哀情绪，提高治疗信心。

（四）健康教育

1. 疾病知识指导 向患者和家属介绍本病常见病因，避免滥用对造血系统有害的药物，如氯霉素等，如因为职业原因接触放射性物质、苯等，应做好防护工作，严格遵守操作规程，定期检查血象。

2. 生活指导 指导患者合理的饮食和休息；教会患者和家属防治出血、感染的简单措施。

3. 用药与随访指导 向患者和家属解释本病的治疗措施，嘱患者在医生指导下按时、按量、按疗程用药，不可自行更换或停药。定期复查血象，以便了解病情变化及疗效。

附：造血干细胞移植的护理

造血干细胞移植（HSCT）指对患者进行全身照射、化疗和免疫抑制预处理后，将正常供体或自体的造血干细胞经血管输注给患者，使其重建正常的造血和免疫功能。按照造血干细胞取自健康供体还是患者本身，HSCT 被分为异体 HSCT 和自体 HSCT。按造血干细胞采集部位的不同可分为骨髓移植、外周血干细胞移植和脐血移植。目前，外周血干细胞移植临床应用最广泛。

一、适应证

1. 恶性疾病 血液系统恶性疾病，如急、慢性白血病、恶性淋巴瘤、多发性骨髓瘤、骨髓异常增生综合征等。其他实体瘤，如乳腺癌、卵巢癌、睾丸癌等。

2. 非恶性疾病 如重型再障、先天性免疫缺陷病、先天性造血异常症、地中海贫血及镰形红细胞贫血等。

二、移植前准备

1. 供者准备 异体 HSCT 应选择供者，供、受者抽血作组织配型，混合淋巴细胞培养，选择组织相容的亲属为供者来源。如需采集外周血造血干细胞者，皮下注射造血生长因子 4 天，以扩增外周血中造血干细胞的数量，在第 5 天开始用血细胞分离机采集外周血干细胞，一般连续采集 2 天。

2. 无菌层流室的准备 室内一切物品及其空间经严格的清洁、消毒和灭菌处理，并在室内不同空间位置采样进行空气细菌学监测，完全达标后方可进患者。

3. 患者准备

（1）心理准备 向患者解释造血干细胞移植的有关知识、无菌层流室的基本环境及规章制度，以消除患者疑虑、恐惧感，使其处于接受治疗的最佳生理、心理状态。

（2）身体准备 ①移植前应对患者进行全面身体检查。②入室前3天开始服用肠道不易吸收的抗生素；入室前1天剪指（趾）甲、剃毛发、洁脐；入室当天沐浴后用0.05%氯己定药浴30～40分钟，再给予眼、外耳道、口腔和脐部的清洁，换穿无菌衣裤后进入层流室，即刻针对患者皮肤进行多个部位（尤其皱褶处）的细菌培养，以作移植前对照。③移植前1天行颈外静脉或锁骨下静脉置管术备用。

（3）预处理 目的是杀灭受者外周血液和骨髓中的免疫活性细胞，使之失去排斥外来细胞的能力，从而允许供体的造血干细胞植入，重建骨髓的造血功能。预处理方案主要有大剂量化疗和放疗或同时使用免疫抑制剂。

三、操作过程与护理配合

1. 造血干细胞的采集

（1）骨髓的采集 在无菌条件下，先予供体行硬膜外麻醉，再依所需骨髓量的不同，自其髂前和髂后上棘等1个或多个部位抽取骨髓。采集量以受者的体重为依据，单个核细胞数为（2～4）×10^8/kg。采集的骨髓经无菌不锈钢网，以清除内含的血凝块等，装入血袋。

（2）外周血造血干细胞的采集 外周血造血干细胞是通过血细胞分离机经多次采集而获得。采集量为单个核细胞数达到5×10^8/kg（患者体重）。自体移植者，采集的外周血造血干细胞需低温或冷冻保存，如可加入冷冻保护剂10%二甲基亚砜处理后置于-196℃液氮罐或-80℃冰箱中保存，待患者预处理结束后8小时复温输注。

（3）脐带血造血干细胞的采集 采集在手术室进行，采集的脐带血需经冷冻处理后保存在-196℃液氮罐中，要求有核细胞达到2×10^8/kg（患者体重）。

2. 造血干细胞输注的护理

（1）骨髓液输注 在无菌层流室进行。包括异体骨髓的输注和自体骨髓回输。异体骨髓输注前，遵医嘱应用抗过敏药物，如异丙嗪、地塞米松，应用呋塞米以利尿及预防肺水肿。输注时，用无滤网的输液器由静脉插管处输入，速度要慢，观察15～20分钟，无反应，再调整滴速，100滴/分钟左右，一般要求在30分钟内将300ml骨髓输完，最后的少量（约5ml）骨髓弃去，以防发生脂肪栓塞。同时经另一静脉通道同步输入适量鱼精蛋白，以中和骨髓液内的肝素。输注过程中，密切观察有无肺水肿、溶血现象及栓塞。自体骨髓回输者，一般于72小时内待预处理结束后，提前取出自体骨髓液于室温下放置0.5～1小时再回输，方法同异体骨髓输注。

（2）外周血造血干细胞输注 自体外周血造血干细胞回输前15～20分钟应用抗过敏药；冷冻保存的造血干细胞应立即用无滤网输液器从静脉导管输入，同时另一路静脉输等量鱼精蛋白以中和肝素。回输过程中为防止外周血干细胞中混有红细胞而引起的血红蛋白尿，需同时静滴5%碳酸氢钠和0.9%生理盐水、呋塞米、甘露醇，以维持足够尿量，直至血红蛋白尿消失。异体外周血造血干细胞采集后加生理盐水稀释，即刻输注。

（3）**脐带血造血干细胞输注**　脐带血回输量较少，因此输注时应注意勿出现漏液现象，一般采用微量泵推注。

四、移植后护理

1. 饮食护理　提供无菌饮食，维持水、电解质平衡，保证热量和各种营养素的供给。

2. 感染的预防和护理　感染是HSCT最常见的并发症之一，也是移植成败的关键。应做好无菌环境的保持，加强患者的无菌护理。详见护理学基础。

3. 出血　预处理后血小板极度减少是导致患者出血的主要原因，且移植后血小板的恢复较慢。因此要每天监测血小板计数，观察有无出血倾向，必要时遵医嘱输注经25Gy照射后或白细胞过滤器过滤后的单采血小板。

4. 移植物抗宿主病（GVHD）　GVHD是异基因HSCT后最严重的并发症，由供体T淋巴细胞攻击受者同种异型抗原所致。单独或联合应用免疫抑制剂和清除T淋巴细胞是目前预防GVHD最常用的两种方法。护理配合中应注意：①遵医嘱正确应用各种治疗药物，如环孢素、甲氨蝶呤、糖皮质激素等，并要注意观察各种药物不良反应；②输注各种血液制品时，必须在常规照射等处理后执行；③密切观察病情变化，如自觉症状、生命体征、皮肤黏膜、大小便性质及其排泄情况，及早发现GVHD并配合做好各种救治工作；④严格执行无菌操作。

5. 肝功能损害　造血干细胞移植前应用超大剂量的化疗药物，可导致肝静脉闭塞病，因此，移植后1周内应注意观察患者有无腹胀、体重增加、肝区胀痛、黄疸等肝功能受损表现，并协助医生进行相关检查。

第四节　特发性血小板减少性紫癜患者的护理

特发性血小板减少性紫癜（ITP）又称自身免疫性血小板减少性紫癜，是最常见的一种血小板减少性疾病。临床上以自发性的皮肤黏膜及内脏出血、血小板计数减少、血小板生存时间缩短及抗血小板自身抗体形成、骨髓巨核细胞发育及成熟障碍等为特征。年发病率约为1/10000。临床可分为急性型和慢性型，前者多见于儿童，后者好发于40岁以下的女性。男女之比约为1∶4。近年来，65岁以上老年人发病率有增加的趋势。本病病因未明，目前认为与感染、免疫因素、肝、脾作用、遗传因素及雌激素水平增高等有关。

（一）护理评估

1. 健康史　了解患者起病前1～2周有无呼吸道感染史；有无应用影响血小板的药

物；既往有无出血性疾病；详细询问家族史。

2. 身体状况

（1）急性型　多见于儿童，多在冬、春季发病，起病前 1～2 周常有呼吸道感染，特别是病毒感染史。起病急，常有畏寒、发热。出血症状轻重不一，但常较严重。主要表现为全身皮肤黏膜瘀点、瘀斑，严重者可有血泡和血肿形成。鼻出血、牙龈出血、口腔黏膜出血多见，损伤及注射部位渗血不止。严重时还可出现呼吸道、消化道、泌尿道等内脏出血。颅内出血为本病致死的主要原因。

（2）慢性型　多见于青年女性，起病隐袭，一般无前驱症状。多数出血较轻而局限，主要表现为反复出现皮肤散在的瘀点、瘀斑，牙龈出血或鼻出血，女性患者月经过多很常见，甚至是唯一的症状。部分患者可因感染致病情骤然加重，出现广泛、严重的皮肤黏膜和内脏出血。每次发作常持续数周或数月，可迁延数年，甚至终身。长期月经过多可出现与出血严重程度相一致的贫血。反复发作者常有脾肿大。

3. 心理－社会状况　由于反复发生广泛出血或出血不止，患者易出现紧张、焦虑不安；随着病程迁延不愈，患者常出现烦躁、易怒、悲观、恐惧等心理。

4. 辅助检查

（1）血象　急性型血小板多在 $20 \times 10^9/L$ 以下，慢性型多为（30～80）$\times 10^9/L$。失血多者红细胞和血红蛋白可有不同程度的下降。白细胞多正常。

（2）骨髓象　巨核细胞数正常或增多，但多为未成熟型，而由血小板形成的成熟型巨核细胞 <30%。

（3）其他　出血时间延长，血块回缩不良，束臂试验阳性。血小板寿命明显缩短。血小板相关免疫球蛋白（PAIgG）和血小板相关补体（PAC3）增高。

5. 治疗要点　治疗原则为制止出血，减少血小板破坏及提高血小板数量。药物治疗首选糖皮质激素，常用口服泼尼松 30～60mg/d，分次或顿服，病情严重者可静点地塞米松或氢化可的松；待血小板接近正常后，逐步减量，常用小剂量（5～10mg/d）维持治疗，持续 3～6 个月。必要时行脾脏切除术或免疫抑制剂治疗。危重患者可输注血小板悬液、大剂量丙种球蛋白和血浆置换。

（二）护理诊断

1. 组织完整性受损　与血小板减少有关。

2. 焦虑　与出血反复、患者缺乏相关知识有关。

3. 潜在并发症　颅内出血。

（三）护理措施

1. 一般护理　出血严重者应注意休息，保持环境安静、舒适，血小板低于 $50 \times 10^9/L$ 时，应卧床休息，当血小板低于 $20 \times 10^9/L$ 时，应绝对卧床休息，并保持心情平静。给予高蛋白、高热量、高维生素、少渣饮食。

2. 病情观察　严密观察患者的出血部位、范围、出血量，观察患者有无生命体征及神志变化。监测血象变化。一旦发现血小板计数低于 $20 \times 10^9/L$，出血严重而广泛，疑有或已发生颅内出血者，要及时报告医生并协助处理。

3. 用药护理　长期使用糖皮质激素会引起身体外形的变化、胃肠道反应或出血、诱发感染、骨质疏松等，应向患者作必要的解释和指导，如餐后服药、自我监测粪便颜色、预防各种感染、监测骨密度或遵医嘱预防性用药等。使用免疫抑制剂及大剂量丙种球蛋白时，滴速应慢，同时注意保护局部血管，预防和及时处理静脉炎。

4. 心理护理　安慰患者静心休养，保持情绪稳定。急性型病情较重，患者及家属有恐惧心理，护士应作好解释，说明病情的自限性，加强心理疏导，消除心理顾虑。告之患者药物不良反应导致的身体不适，停药后可逐渐消失，消除患者疑虑，积极配合治疗与护理。

（四）健康教育

1. 疾病知识指导　向患者介绍本病的有关知识，指导患者预防损伤。不玩尖利的玩具和使用锐利工具，不做剧烈的、有对抗性的运动，常剪指甲，选用软毛牙刷。教会患者和家属学会压迫止血的方法和识别出血征象，一旦发现严重的皮肤黏膜和内脏出血，应及时就诊。

2. 用药指导　鼓励患者坚持服药，用药期间注意复查血小板、血压、血糖等。告诫患者避免使用阿司匹林、双嘧达莫、吲哚美辛、保泰松、右旋糖酐等引起血小板减少或抑制其功能的药物。

3. 生活指导　注意保暖，预防感染。缓解期，积极锻炼身体，增强机体抵抗力。告知患者睡眠充足、情绪稳定和大小便通畅，是预防颅内出血的有效措施。

第五节　过敏性紫癜患者的护理

过敏性紫癜是一种常见的血管变态反应性出血性疾病。主要表现为非血小板减少性皮肤瘀点或紫癜，可伴有腹痛、便血、关节肿痛、血尿及血管神经性水肿和荨麻疹等过敏表现，多为自限性。约30%的患者有复发倾向。本病多见于儿童和青少年，男性略多于女性，以春秋季节发病居多。近年来过敏性紫癜的患病率有上升趋势。

本病机制尚不明确，可能是在多种致敏因素的作用下，体内发生了变态反应所致。

（一）护理评估

1. 健康史　询问患者近期有无细菌、病毒及肠道寄生虫感染史，特别是 β 溶血性链球菌引起的上呼吸道感染、猩红热感染史；是否食用过易致过敏的食物，如鱼、虾、蟹、蛋及乳类等；是否服用易致过敏的药物，包括抗生素类（如青霉素、链霉素、红霉素、氯霉素以及头孢菌素类）、磺胺药物、异烟肼、阿托品、噻嗪类利尿药、解热镇痛药（如水杨酸类、保泰松、吲哚美辛）及喹宁类等；发病前是否接触花粉、尘螨和寒冷刺激，有无昆虫咬伤或疫苗接种等。

2. 身体状况 多为急性起病，病前 1~3 周常有发热、咽痛、乏力及食欲不振等上呼吸道感染症状，随后出现本病典型的临床表现。根据受累部位及临床表现的不同，可分为下列五种类型：

（1）单纯型（紫癜型） 是最常见的临床类型。主要表现为皮肤瘀点、紫癜。多局限于四肢，以下肢及臀部多见，呈对称性分布，可分批出现；其形状大小不等，以瘀点为多，初起呈紫红色，略高出皮肤表面或融合成片，呈出血性丘疹或小型荨麻疹，可伴轻微痒感。严重者紫癜可融合成大血疱，中心呈出血性坏死。一般在数日内紫癜逐渐由紫红色变成紫色、黄褐色、淡黄色，经 7~14 日消退。

（2）腹型 除皮肤紫癜外，出现消化道症状及体征，以腹痛最常见，多位于脐周、下腹或全腹，呈突发的阵发性绞痛，可伴恶心、呕吐、腹泻、便血，肠鸣音活跃或亢进，无明显腹肌紧张及反跳痛，严重者可发生脱水或并发消化道大出血而出现周围循环衰竭。本型症状若发生在皮肤紫癜之前易误诊为急腹症。

（3）关节型 除皮肤紫癜外，出现大关节处肿胀、疼痛、压痛及功能障碍。多见于膝、踝、肘及腕关节，反复发作，呈游走性，一般在数月内消退，不留后遗症。

（4）肾型 病情最为严重，多见于成年患者。在紫癜发生后 1 周出现血尿、蛋白尿、管型尿。多数患者在 3~4 周内恢复，也可反复发作。严重者可发展为慢性肾炎或肾病综合征，伴有高血压、全身浮肿，甚至发生尿毒症。

（5）混合型 皮肤紫癜合并上述两种以上临床表现。

3. 心理 - 社会状况 本病为变态反应性疾病，过敏原多为日常接触和食用的物质，患者可因担心再次发作而产生紧张、焦虑心理；肾型患者病情较重，且有转为慢性肾脏疾病的可能，患者和家属可出现焦虑、悲观情绪。

4. 辅助检查 本病缺乏特异性实验室检查。血小板计数正常，出、凝血时间均正常，半数以上患者束臂试验阳性。肾脏受累时，可出现血尿、蛋白尿或管型尿，可有不同程度的肾功能受损。

5. 治疗要点 治疗原则为去除致病因素和药物治疗。寻找并去除各种致病因素，如消除感染病灶，驱除肠道寄生虫，避免再次接触可疑的过敏药物、食物等。药物治疗主要有：

（1）一般性药物 抗组胺类药物，如异丙嗪、阿司咪唑（息斯敏）、氯苯那敏（扑尔敏）等；也可辅助性应用大剂量维生素 C、曲克芦丁及钙剂，以降低毛细血管通透性。

（2）糖皮质激素 适用于关节型、腹型患者。常用泼尼松 30mg/d，顿服或分次口服，重者可用氢化可的松或地塞米松静注，症状减轻后改口服，疗程不超过 30 天。

（3）免疫抑制剂 上述治疗效果不佳时可酌情使用环磷酰胺或硫唑嘌呤等免疫抑制剂。

（4）对症及其他治疗 关节型患者可服用阿司匹林等以缓解关节痛；腹型患者可皮下注射阿托品或山莨菪碱等解痉剂以缓解腹痛；肾型患者，特别是以肾病综合征为主要表现者，可联合应用糖皮质激素、免疫抑制剂及抗凝剂。此外，中医中药也可作为慢性反复发作者或肾型患者的辅助治疗。

（二）护理诊断

1. 组织完整性受损 与血管壁通透性增加有关。

2. 疼痛 腹痛、关节痛，与胃肠道、关节部位血管损害有关。

3. 潜在性并发症 肾功能损害。

（三）护理措施

1. 一般护理 发作期患者均应增加卧床休息，避免过早或过多的行走活动，以免症状加重。避免食用易引起过敏的鱼、虾、蛋、乳类等食物，多吃蔬菜水果。

2. 对症护理 协助患者采取舒适体位，如腹痛者宜取屈膝平卧位等；关节肿痛者要注意局部关节的制动与保暖；必要时可遵医嘱使用解痉剂或消炎止痛剂。

3. 病情观察 ①皮肤出血的部位及范围。②腹痛的性质、部位、程度及持续时间，有无伴随症状，粪便颜色；听肠鸣音，记录便血量，并定时测量血压、脉搏。若肠鸣音活跃或亢进，多提示肠道内渗出增加或有出血；若肠鸣音消失，出现腹胀和腹肌紧张，应警惕有肠梗阻或肠穿孔发生的可能。③关节局部肿、热、痛的情况。④尿色与尿量的变化，尿常规检查结果等。

4. 用药护理 遵医嘱用糖皮质激素等药物，观察疗效与副作用。

（四）健康教育

1. 疾病知识指导 向患者与家属介绍过敏性紫癜的病因及防治知识。说明本病为过敏性疾病，避免接触与发病有关的药物或食物，是预防过敏性紫癜的重要措施。养成良好的卫生习惯，饭前便后洗手，避免食用不洁食物，以预防寄生虫感染。注意休息、营养与运动，增强体质，预防上呼吸道感染。

2. 病情监测指导 教会患者对出血情况及伴随症状或体征的自我监测。发现新出现的大量瘀点或紫癜、明显腹痛或便血、关节肿痛、血尿、水肿、泡沫尿甚至少尿者，多提示病情复发或加重，应及时就医。

第六节　白血病患者的护理

白血病是一类造血干细胞的恶性克隆性疾病。其克隆中的白血病细胞增殖失控、分化障碍、凋亡受阻，而停滞在细胞发育的不同阶段。在骨髓和其他造血组织中，白血病细胞大量增生累积，并浸润其他组织器官，而正常造血功能受抑制。临床上以进行性贫血、持续发热或反复感染、出血和组织器官的浸润等为主要表现，以外周血出现幼稚细胞为特征。在我国白血病的发病率约为 2.76/10 万，以急性白血病多见，男性发病率略高于女性，各年龄组均可发病。在恶性肿瘤所致的死亡率中，白血病居第六位（男性）和第八位（女性），但在儿童及 35 岁以下成人中则居第一位。

根据白血病细胞的成熟程度和自然病程，白血病分为急性和慢性两大类。急性白血病起病急、进展快、病程短，骨髓和外周血中以原始和早期幼稚细胞为主，原始细胞一般超过 30%；慢性白血病起病缓、进展慢、病程长，骨髓和外周血中以异常的成熟细胞为主，伴有幼稚细胞，原始细胞一般不超过 10%。根据主要受累的细胞系列，急性白血病分为急性淋巴细胞白血病和急性非淋巴细胞白血病；慢性白血病分为慢性粒细胞白血病、慢性淋巴细胞白血病及少见类型的白血病。

白血病的病因迄今尚未明了，可能与下列因素有关：①病毒感染，可能是主要因素，如成人 T 淋巴细胞白血病是由人类 T 淋巴细胞病毒 I 型所引起，该病毒为 C 型 RNA 肿瘤病毒。②放射因素，包括 X 射线、γ 射线及电离辐射。③化学因素，如苯及其衍生物可致白血病；氯霉素、保泰松、烷化剂、乙双吗啉及抗肿瘤的细胞毒药物均有可能致白血病。④遗传因素与白血病发病有关。单卵孪生者中如一个患白血病，另一人的发生率为 1/5～1/4，比双卵孪生者高 12 倍。有染色体畸变的人群白血病发病率高于正常人。⑤其他血液病，如骨髓异常增生综合征、淋巴瘤、多发性骨髓瘤等最终可能发展为白血病。上述因素均可促进遗传基因的突变或染色体的畸变，而使白血病细胞株形成，联合人体免疫功能的缺陷，使已经形成的肿瘤细胞不断增殖，最终导致白血病的发生。

（一）护理评估

1. 健康史　详细询问患者有无反复的病毒感染史；是否接触过放射性物质或化学物质，如苯、油漆、橡胶、染料或亚硝胺类物质；是否有氯霉素、保泰松或乙双吗啉及抗肿瘤药物用药史；了解患者的职业、工作环境及家族史，是否患有其他血液系统疾病。

2. 身体状况

（1）**急性白血病**　起病急缓不一，急者多为高热或严重出血，缓者常为面色苍白、疲乏或轻度出血。部分患者因月经过多或拔牙后出血不止而就医时被发现。本病症状主要为贫血、发热、出血及器官和组织浸润的表现。

1）贫血：常为首发症状，呈进行性加重，半数患者就诊时已为重度贫血。贫血的原因主要是由于骨髓中白血病细胞极度增生与干扰，造成正常红细胞生成减少。

2）发热：持续发热是急性白血病最常见的症状和就诊的主要原因之一，50% 以上的患者以发热起病。虽然白血病本身可以发热，但较高发热往往提示有继发感染。感染最主要的原因是成熟粒细胞缺乏。感染可发生于机体的任何部位，以口腔炎、牙龈炎及咽峡炎最常见，肺部感染及肛周皮肤感染亦常见，严重时可发生败血症。最常见的致病菌为革兰阴性杆菌，如肺炎克雷白杆菌、铜绿假单胞菌、大肠杆菌和产气杆菌等。近年来革兰阳性杆菌的发病率有所上升，长期应用抗生素者也可出现真菌感染。

3）出血：几乎所有的患者在整个病程中都有不同程度的出血。明显的出血倾向也是导致患者就医的主要原因之一。出血最主要的原因是血小板减少。此外，与血小板功能异常、凝血因子减少，以及白血病细胞的浸润和感染细胞毒素对血管的损伤等也有关系。出血可发生在全身各部位，以皮肤瘀点、瘀斑、鼻出血、牙龈出血、女性月经过多较常见。眼底出血可致视力障碍，严重时发生颅内出血而导致死亡。

4）器官和组织浸润的表现：①肝、脾和淋巴结：急性白血病有轻、中度肝、脾肿大；淋巴结肿大多见于急性淋巴细胞白血病。②骨骼和关节：骨骼、关节疼痛是白血病常见的症状，胸骨下段局部压痛对白血病诊断有一定价值。③眼部：急性粒细胞白血病患者可在眼眶等部位形成绿色瘤，可引起眼球突出、复视或失明。④口腔和皮肤：可有牙龈增生、肿胀；皮肤出现蓝灰色斑丘疹、皮下结节、多形红斑及结节性红斑等。⑤中枢神经系统白血病（CNSL）：以急性淋巴细胞白血病最常见，多见于儿童。由于化疗药物难以通过血脑屏障，隐藏在中枢神经系统的白血病细胞不能被有效杀灭，因而引起CNSL，成为白血病髓外复发的主要根源。CNSL 可发生在疾病的各个时期，但常发生在缓解期，轻者表现为头痛、头晕，重者可有呕吐、颈项强直、视力模糊、抽搐及昏迷等。⑥睾丸：出现无痛性肿大，多为一侧性。是仅次于 CNSL 的白血病髓外复发的根源。

（2）**慢性白血病**　我国以慢性粒细胞白血病多见，慢性淋巴细胞白血病较少见。前者发病以中年最多见，且男性多于女性。

1）慢性粒细胞白血病：①慢性期：起病缓慢，早期常无自觉症状，随病情发展可出现乏力、低热、多汗、体重减轻等代谢亢进表现。脾大为最突出的体征，随病情进展脾脏可达脐水平甚至可伸入盆腔。若发生脾梗死时，压痛明显。多数患者可有胸骨中下段压痛。此期可持续 1~4 年。②加速期：出现原因不明的高热、虚弱、体重下降、脾脏迅速肿大，骨、关节痛以及逐渐出现贫血、出血。此期历时几个月至 1~2 年。③急变期：表现与急性白血病类似，多数为急粒变，20%~30% 为急淋变。急性变预后极差，往往几个月内死亡。

2）慢性淋巴细胞白血病：90% 以后患者在 50 岁以后发病，起病缓慢，多无自觉症状，淋巴结肿大常为就诊的首发症状，以颈部、腋下、腹股沟淋巴结肿大为主。超过半数患者有肝、脾轻至中度肿大。晚期易发生出血、贫血、感染，尤其是呼吸道感染。

3. 心理－社会状况　白血病的确诊对患者及家属的心理打击很大，患者一般要经历否认期、震怒期、磋商期、抑郁期、接受期等心理过程；一旦确诊白血病，多数患者会产生强烈的恐惧、忧伤、悲观失望等负面情绪，甚至企图轻生；治疗效果不佳时，易出现忧心忡忡、悲观、愤怒和绝望；限制探视，使患者常感孤独；治疗中出现的躯体不良反应常使患者拒绝或害怕治疗；医疗费用支付困难加重了以上不良心理反应。

4. 辅助检查

（1）**血象**　多数急性白血病患者白细胞计数增高，超过 $10 \times 10^9/L$ 以上者，可称为白细胞增多性白血病；少数白细胞计数正常或减少，称为白细胞不增多性白血病；血涂片分类检查可见数量不等的原始和幼稚细胞（白细胞不增多型除外）；患者常有不同程度的正细胞性贫血，血小板减少。慢性白血病以白细胞显著增加为特征，慢粒患者白细胞计数常超过 $20 \times 10^9/L$，晚期可高达 $100 \times 10^9/L$，分类以接近成熟的白细胞为主；晚期红细胞及血小板减少。

（2）**骨髓象**　骨髓穿刺检查是确诊白血病的重要依据。急性白血病骨髓增生明显或极度活跃，细胞分类以原始细胞为主≥30%；慢性白血病骨髓增生明显活跃，细胞分类以接近成熟的白细胞为主，原始细胞不超过 10% 。

（3）**其他** 细胞化学、免疫学、染色体和基因检查等，有助于白血病类型的鉴别，90% 以上慢性粒细胞白血病患者血细胞中出现 Ph 染色体。血清尿酸浓度增高，尤以急性白血病最明显，与化疗后大量白细胞破坏有关。CNSL 患者脑脊液压力升高，脑脊液检查可发现大量白血病细胞。

5. 治疗要点

（1）**对症支持治疗**

①高白细胞血症的紧急处理：高白细胞血症（$>100 \times 10^9/L$）会增加患者早期死亡率和髓外复发率。当白细胞极度增高（$>200 \times 10^9/L$）时可发生白细胞淤滞症，表现为呼吸窘迫、低氧血症、头晕、言语不清、反应迟钝、中枢神经系统出血及阴茎异常勃起等。一旦出现可使用血细胞分离机，单采清除过高的白细胞，同时给予化疗药物和碱化尿液，应预防高尿酸血症、酸中毒、电解质平衡紊乱和凝血异常等并发症。

②防治感染：是保证急性白血病患者争取有效化疗或骨髓移植，降低死亡率的关键措施之一。患者如出现发热，应及时查明感染部位及查找病原菌，使用有效抗生素。

③防治出血：血小板低者可输单采血小板悬液，保持血小板 $>20 \times 10^9/L$。

④纠正贫血：严重贫血可吸氧，输浓缩红细胞，维持血红蛋白 $>80g/L$。但白细胞淤滞症时不宜立即输红细胞，以免进一步加重血液黏稠度。

⑤预防尿酸性肾病：由于大量白血病细胞被破坏，尤其是化疗期间，可产生尿酸肾结石，引起肾小管阻塞，严重者可致肾衰竭，患者表现为少尿、无尿。因此，应嘱患者多饮水或给予静脉补液，以保证足够尿量；应碱化尿液和口服别嘌醇。

（2）**化学药物治疗** 化疗是目前白血病治疗最主要的方法，也是造血干细胞移植的基础。急性白血病化疗过程分为两个阶段，即诱导缓解和缓解后治疗。

①诱导缓解：通过联合化疗，迅速、大量地杀灭白血病细胞，恢复机体正常造血，使患者尽可能在较短的时间内获得完全缓解，即患者的症状和体征消失，血象和骨髓象基本恢复正常。目前急淋白血病首选 VP 方案，即长春新碱 $1 \sim 2mg$ 静脉注射，每周一次，泼尼松 $40 \sim 60mg/d$，分次口服，可连续用药 $4 \sim 5$ 周，若疗效不佳时，可改用 DV-LP 或 VAP 方案。急非淋白血病一般常用 DA 方案，即柔红霉素 $40mg/d$，第 $1 \sim 3$ 天静注，阿糖胞苷 $100 \sim 150mg/d$，第 1、5、7 天静注，间隔 $1 \sim 2$ 周，开始第二疗程。慢粒白血病化疗药物首选羟基脲，也可选用白消安或阿糖胞苷，联合应用 α - 干扰素，可提高疗效。慢淋白血病的常用化疗药物为氟达拉滨和苯丁酸氮芥，前者效果较好。

②缓解后治疗：通过进一步的巩固与强化治疗，彻底消灭残存的白血病细胞，防止病情复发。缓解后治疗可用原诱导缓解方案或轮换使用多种药物，急淋白血病共计治疗 $3 \sim 4$ 年；急非淋白血病共计治疗 $1 \sim 2$ 年。

（3）**中枢神经系统白血病的防治** CNSL 患者应进行药物鞘内注射治疗或脑 - 脊髓放疗。常用药物为甲氨蝶呤、阿糖胞苷等，同时应用一定量的激素以减轻药物刺激引起的蛛网膜炎。

（4）**造血干细胞移植** 目前主张除儿童急淋白血病外，所有年龄在 50 岁以下的急性白血病应在第一次完全缓解时进行造血干细胞移植。

（二）护理诊断

1. 有感染的危险　与正常粒细胞减少及化疗有关。

2. 活动无耐力　与大量、长期化疗，白血病引起代谢增高及贫血有关。

3. 预感性悲哀　与急性白血病治疗效果差，死亡率高有关。

4. 潜在并发症　中枢神经系统白血病、化疗药物不良反应。

（三）护理措施

1. 休息与活动　急性期应卧床休息，加强生活护理，减少体力消耗。缓解期和慢性白血病患者可适当活动，但须注意防止外伤，以免出血或出血不止。

2. 饮食护理　给予高热量、高蛋白、高维生素、清淡易消化食物，以半流食为主，避免坚硬和刺激性食物。指导患者少量多餐，细嚼慢咽。向患者、家属说明化疗期间需保证足够营养，以帮助化疗顺利进行。尽可能满足患者的饮食习惯或对食物的要求，以增加食欲。避免化疗前后2小时进食，避免饭后立即平卧。当出现恶心、呕吐反应时，应暂缓进食，及时消除呕吐物，保持口腔清洁。必要时，遵医嘱给予止吐药物。

3. 病情观察　密切观察患者生命体征变化，观察患者有无感染、贫血和出血的症状和体征。慢粒患者观察有无脾栓塞或脾破裂征象。监测患者白细胞计数及分类、尿量及血尿酸水平等，发现异常及时报告医生并协助处理。

4. 用药护理

（1）常用化疗药物及不良反应见　见表6–2。

表6–2　白血病常用化疗药物及主要不良反应

药名	缩写	主要不良反应
甲氨蝶呤	MTX	口腔及胃肠黏膜溃疡、肝损害、骨髓抑制
硫嘌呤	6–MP	骨髓抑制、胃肠反应、肝损害
氟达拉滨	FLU	神经毒性、骨髓抑制、自身免疫现象
阿糖胞苷	Ara–C	消化道反应、肝损害、骨髓抑制、巨幼变
环磷酰胺	CTX	骨髓抑制、恶心呕吐、出血性膀胱炎、肝损害、脱发
苯丁酸氮芥	CLB	骨髓抑制、胃肠反应
长春新碱	VCR	末梢神经炎、脱发、腹痛、便秘
柔红霉素	DNR	骨髓抑制、心脏损害、消化道反应
左旋门冬酰胺酶	L–ASP	肝损害、过敏反应、高尿酸血症、高血糖、胰腺炎、氮质血症
泼尼松	P	类库欣综合征、高血压、糖尿病
羟基脲	HU	胃肠道反应、骨髓抑制
维甲酸	ATRA	皮肤黏膜干燥、脱屑、口角破裂、消化道反应、头晕、关节痛、肝损害

（2）**静脉炎及组织坏死的防护**　多数化疗药物对组织刺激性大，多次注射常会引起静脉炎及周围组织炎症，表现为局部血管出现条索状红斑、触之温度较高、有硬结或压痛，严重的可有血管闭锁。若注射时药液渗漏，还会引起局部组织坏死。因此，化疗时应注意：①合理使用静脉，首选中心静脉置管，如外周穿刺中心静脉导管、植入式静脉输液港。如果应用外周浅表静脉，尽量选择粗直的静脉。②输注化疗药物前，先用生理盐水冲管，确定输液顺利无渗漏后，再给予化疗药物，输注化疗药物过程中，确保针头在血管内，输注完毕再用生理盐水冲洗后拔针，按压数分钟。③联合化疗时，先输注对血管刺激性小的药物，再输注刺激性强的药物。④一旦药液外渗，立即停止输注，边回抽边退针，局部用生理盐水加地塞米松皮下注射或遵医嘱选用相应拮抗剂，局部24小时冰袋间断冷敷，并抬高患肢。⑤发生静脉炎的局部血管禁止静脉注射，患处勿受压。可用喜疗妥等药物外敷，鼓励患者多做肢体活动，以促进血液循环。

（3）**骨髓抑制的防护**　定期检查血象，每次疗程结束后复查骨髓象，了解化疗效果和骨髓抑制程度。一旦出现骨髓抑制，需加强贫血、感染和出血的预防、观察和护理，协助医生正确用药。

（4）**消化道反应的防护**　为患者提供良好的就餐环境，避免不良刺激。饮食宜清淡可口，少量多餐，必要时，遵医嘱在治疗前1~2小时给予止吐药物。减慢化疗药物输注速度。如症状严重，无法正常进食者，遵医嘱静脉补充高营养。

（5）**口腔溃疡的护理**　目的是减少溃疡面感染的几率，促进溃疡愈合。嘱患者禁食对口腔黏膜有刺激或损害的食物，如辛辣带刺的食物。对已经发生口腔溃疡者，应加强口腔护理，每天2次，并教会患者漱口液的含漱及局部溃疡用药的方法。

（6）**心脏毒性的护理**　柔红霉素、多柔比星、高三尖杉酯碱类药物可引起心肌及心脏传导损害，用药前后应监测患者心率、心律及血压；用药时缓慢静滴，＜40滴/分；注意观察患者面色和心率，以患者无心悸为宜。一旦出现毒性反应，立即报告医生并配合处理。

（7）**尿酸性肾病的护理**　化疗期间多饮水，每天饮水量3000ml以上，遵医嘱24小时持续补液。必要时遵医嘱预防性服用别嘌醇和碳酸氢钠。

（8）**鞘内注射化疗药物的护理**　协助患者采取头低抱膝侧卧位，协助医生做好穿刺点的定位和局部消毒与麻醉；推注药物速度宜慢；拔针后局部给予消毒纱布覆盖、固定，嘱患者去枕平卧位4~6小时，注意观察有无头痛、呕吐、发热等化学性脑膜炎及其他神经系统的损害症状。

（9）**其他不良反应的防护**　巯嘌呤、甲氨蝶呤、门冬酰胺酶对肝功能有损害作用，用药期间应观察患者有无黄疸，并定期检测肝功能。长春新碱可引起末梢神经炎、手足麻木感，停药后可逐渐消失。环磷酰胺可引起脱发及出血性膀胱炎、血尿等，应告知患者绝大多数患者化疗结束后头发可以再生，嘱患者多饮水，观察尿色改变，一旦出现血尿应立即停药。

5. 心理护理　护士应耐心倾听患者诉说，关心照顾患者，以取得患者的信任，鼓励患者表达内心的悲伤情感，了解其苦恼。向患者说明长期情绪低落、焦虑、抑郁等可造成内环境的失衡，并引起食欲下降、失眠、免疫力低下，反过来加重病情，从而帮助患者认识不良的心理状态对身体的康复不利。帮助患者进行自我心理调节，如采用娱乐疗法、放松疗法及转移注意力等，使患者保持积极稳定的情绪状态。向患者及家属说明白血病虽然难治，但目前治疗进展快、效果好，应树立信心，同时向患者介绍已缓解的典型病例，或请一些长期生存的患者进行现身说法，也可组织病友之间进行养病经验的交流。寻求患者家属、亲友及社会的支持，为患者创造一个安全、安静、舒适和愉悦宽松的环境，有利于疾病的康复。

（四）健康教育

1. 疾病知识指导　指导患者避免接触对造血系统有损害的理化因素及药物，因职业关系长期接触放射性核素或苯类等化学物质的工作者应注意劳动防护，定期复查血象。向患者及家属介绍白血病的治疗方法，说明急性白血病缓解后仍应坚持定期巩固强化治疗，以延长疾病的缓解期和生存期。嘱患者定期复查血象和骨髓象，发现贫血或出血加重、发热、骨骼疼痛、脾脏肿大应及时就医。

2. 生活指导　保证充足的休息和睡眠，适当加强健身活动，如散步、打太极拳、练剑等，以提高机体抵抗力。指导患者进食富含营养的少渣饮食，避免辛辣刺激，防止口腔黏膜损伤。多饮水，多食蔬菜水果，保持大便通畅。勿用牙签剔牙，刷牙用软毛牙刷，勿用手挖鼻孔，天气干燥可涂金霉素眼膏或用薄荷油滴鼻；剪短指甲，避免损伤皮肤，沐浴时水温以37℃~40℃为宜，以防水温过高促进血管扩张，加重皮肤出血；注意保暖，避免受凉，讲究个人卫生，少去人多拥挤的场所，经常检查口腔、咽部有无感染，学会自测体温，及早发现感染。

附：静脉输液港技术

　　植入式静脉输液港又称植入式中心静脉导管系统（CVPAS），是一种可以完全植入体内的闭合静脉输液系统。输液港经手术安置于皮下，只需使用无损伤针穿刺输液港底座，即可建立起输液通道，减少反复静脉穿刺的痛苦和难度，同时，输液港可将各种药物通过导管直接输送到中心静脉，依靠局部大流量、高流速的血液迅速稀释和输送药物，防止刺激性药物对静脉的损伤。输液港可长期留置，术后不影响患者日常生活。

一、适应证

1. 需长期输液治疗或反复输注刺激性药物，如肿瘤化疗。
2. 需长期或反复输血或血制品或采血。
3. 需长期输注高渗性或高黏稠度液体，如长期胃肠外营养。
4. 应用输液泵或压力输液治疗。
5. 缺乏外周静脉通路。

二、禁忌证

1. 植入部位近期有感染。
2. 已知或怀疑有菌血症或败血症。
3. 对输液港材料过敏。
4. 患者体形不适宜任意规格植入式输液港的尺寸。
5. 预定的植入部位曾经放射治疗或行外科手术。
6. 患有严重肺部阻塞性疾病。
7. 有严重出血倾向。

三、输液港的应用与维护

1. 输液港植入术后的护理 了解术中患者情况，遵医嘱常规应用抗生素3天；观察患者自觉症状、生命体征、伤口局部情况等；术后第3天更换伤口敷料，7~10天拆线，如伤口渗血、渗液多或有感染，应及时更换敷料。

2. 输液港插针 ①暴露穿刺部位，评估及清洁皮肤，操作者洗手。②打开护理包；戴无菌手套；两个注射器分别抽吸盐水（必要时用注射器抽肝素盐水备用）；连接、冲洗蝶翼针和肝素帽。③消毒皮肤：以输液港港体为中心先酒精再碘伏由内向外螺旋状消毒皮肤3次，消毒范围10cm×12cm；更换无菌手套，铺洞巾。④定位：左手触诊，找到输液港注射座，确认注射座边缘；拇指、示指、中指固定注射座，将注射座拱起。⑤穿刺：右手持蝶翼针，垂直刺入穿刺隔，经皮肤和硅胶隔膜，直达储液槽基座底部。⑥抽回血，用10~20ml生理盐水脉冲式冲管（推-停-推-停）。⑦固定：用10cm×12cm的透明贴膜固定好穿刺针，用胶布固定好延长管。⑧夹闭延长管，如需静脉用药则换输液器，如无需输液则换肝素盐水3~5ml封管，夹管并接肝素帽。⑨注明敷料更换日期、时间、操作者姓名。

3. 输液港冲洗

（1）冲管时机 抽血或输注高黏滞性液体（输血、成分血、TPN、脂肪乳剂等）后，应立即冲洗导管，再接其他输液；输注两种有配伍禁忌的液体之间需冲管；输液期间每6~8小时用20ml生理盐水常规冲管1次。治疗间歇期每周需冲管1次。

（2）冲管方法 脉冲式冲管，即推-停-推-停；冲管过程中密切观察患者有无胸闷、胸痛、药物外渗等现象。冲管后及时关闭导管锁，连接肝素帽。

4. 输液港敷料更换 ①去除敷料，75%酒精、碘伏各3次消毒皮肤；75%酒精擦拭凸出皮肤的针头、延长管。②洗手、戴无菌手套。③固定：无菌透明敷料固定，胶布妥善固定延长管及静脉输液管道。④更换肝素帽。⑤注明敷料更换日期、时间、操作者姓名。

5. 输液港拔针 ①去除敷料，消毒皮肤，移去静脉输液管道；②用酒精擦拭接口后，用20ml生理盐水冲管，夹管；③再次酒精擦拭接口，肝素盐水3~5ml封管，夹管；④用无菌纱布按压穿刺部位同时拔出针头，检查针头完整性；⑤止血后消毒皮肤，覆盖无菌敷料，用胶布固定 24 小时。

6. 患者及家属的指导

（1）**日常活动** 待伤口痊愈，患者可洗澡，日常生活可如常；避免术侧肢体过度外展、上举或负重，避免撞击穿刺部位。

（2）**定期冲管及复查** 出院后每月到医院接受肝素稀释液冲洗导管 1 次，避免导管堵塞。每 3～6 个月复查胸片 1 次。

（3）**自我监测** 放置导管部位可能会出现瘀斑，需 1～2 周会自行消失。若输液港处皮肤出现红肿热痛，则表明皮下有感染或渗漏；肩部、颈部及同侧上肢出现水肿、疼痛时，可能为栓塞表现，应立即回医院就诊。

第七章　内分泌代谢疾病患者的护理

知识要点

1. 掌握内分泌系统疾病患者的护理评估与护理措施。
2. 熟悉内分泌系统疾病患者的护理诊断。
3. 了解概念、病因、病理生理相关知识。

内分泌系统是由神经内分泌组织、内分泌腺和存在于某些脏器和组织器官中的内分泌细胞所组成的一个体液调节系统。主要功能是在神经体液支配和物质代谢的反馈调节基础上合成和释放激素，调节人体的物质代谢、脏器功能、生长发育、生殖与衰老等生理活动和生命现象，以维持人体内环境的相对稳定。内分泌代谢疾病大多为慢性过程，对患者的神经调节、生长发育和营养代谢有着明显的影响，常出现营养失调，水电解质平衡紊乱，外貌体态改变，甚至出现精神异常等表现。常见的内分泌腺及其功能如下：

1. 下丘脑　下丘脑作为神经系统和内分泌系统的联系枢纽，具有神经分泌细胞的功能，可以合成、分泌多种促激素和抑制激素。下丘脑合成和分泌的促激素和抑制激素有：促甲状腺激素释放素、促肾上腺皮质激素释放激素、促卵泡生成激素释放激素、促黄体生成激素释放激素、生长激素释放激素、生长激素抑制激素、泌乳激素释放激素、黑色细胞刺激素抑制激素及黑色细胞刺激素释放激素等十种。下丘脑视神经上核和脑室旁核还分别释放抗利尿激素和催产素贮藏于神经垂体。

2. 垂体　垂体在内分泌系统中至关重要，分为腺垂体和神经垂体两部分。腺垂体分泌的激素有：①生长激素：促进生长发育，促进骨骼的生长，还参与能量代谢的调节，促进蛋白质的合成与脂肪的分解，抑制糖代谢而使血糖升高。②促甲状腺激素：控制甲状腺，促进甲状腺激素合成和释放，刺激甲状腺增生，使细胞增大，数量增多。③促肾上腺皮质激素（ACTH）：控制肾上腺皮质，促进肾上腺皮质激素合成和释放，促进肾上腺皮质细胞增生。④促性腺激素：包括黄体生成激素和卵泡刺激素，控制性腺，促进性腺的生长发育，调节性激素的合成和分泌等。⑤泌乳素：主要是使乳腺发育、刺激泌乳、维持黄体分泌。⑥黑色素细胞刺激素：作用于皮肤内的黑色素细胞，促进黑色素沉着。神经垂体是神经组织，无分泌功能，其中贮存的抗利尿激素（ADH）可促进肾脏远曲小管和集合管对水分的重吸收。催产素主要作用是在分娩时刺激子宫收缩，同时促进分娩后泌乳和具轻度抗利尿作用。

3. 甲状腺 甲状腺合成与分泌的激素为甲状腺素（T_4）及三碘甲状腺原氨酸（T_3），两种激素的主要功能是促进能量、物质代谢和生长发育，同时对一些器官的活动，如中枢神经系统和心血管系统功能也有重要作用（如甲状腺功能亢进时，有神经兴奋性增强、心率加快等表现）。甲状腺滤泡旁细胞分泌降钙素具有抑制骨钙再吸收、降低血钙浓度的作用。

4. 甲状旁腺 甲状旁腺分泌的甲状旁腺激素（PTH）和降钙素，能够和1，25－二羟维生素 D_3 共同调节钙、磷代谢。PTH 能促进破骨细胞活动，增加骨钙的再吸收，同时促进肾小管对钙的重吸收，使血钙升高。

5. 肾上腺 肾上腺分皮质和髓质两部分。肾上腺皮质分泌的激素根据其生理作用可分为：①糖皮质激素（主要为皮质醇）：参与物质代谢，总的效应是使血糖升高，促进蛋白质和脂肪的分解，但对水盐代谢影响较小。糖皮质激素也促进淋巴细胞和嗜酸粒细胞的崩解，具有抑制免疫、抗炎、抗病毒、抗过敏和抗休克的作用。②盐皮质激素（主要为醛固酮）：主要是调节水盐代谢。醛固酮能促进肾远曲小管与集合管对水、钠的重吸收和钾的排出。③性激素：促进蛋白质的合成及骨骺愈合的作用。肾上腺髓质分泌肾上腺素和去甲肾上腺素。

6. 胰岛 胰岛 β 细胞分泌胰岛素，胰岛 α 细胞分泌胰高血糖素。胰岛素的主要作用是调节糖的代谢，是体内使血糖降低的唯一激素。胰岛素也对脂肪和蛋白质代谢起调节作用，抑制其分解，以调节血糖的稳定。胰高血糖素能促进肝糖原分解及糖异生而升高血糖，也能促进脂肪和蛋白质的分解使血糖上升，与胰岛素的作用相拮抗。

7. 性腺 男性性腺为睾丸，主要分泌雄激素；女性性腺为卵巢，主要分泌雌激素和孕激素。雄激素（主要为睾酮）能促进男性性器官的发育及男性第二性特征的出现，并能维持其成熟状态；能促进精子的生成及蛋白质的合成等。雌激素（主要为雌二醇）能促进女性性器官发育及女性第二性特征的出现，并能维持其正常状态。孕激素（主要为黄体酮）主要作用于子宫内膜，保证受精卵的着床和正常妊娠的进行，并促进乳腺充分发育，在水钠代谢方面有抗醛固酮作用。孕激素还具致热作用，使排卵后基础体温升高。

8. 其他 肾脏分泌的激素有肾素、前列腺素、红细胞生成激素、血管舒缓素，及1，25－二羟维生素 D_3。肾素－血管紧张素－醛固酮系统有调节血压、血容量和钠钾代谢的作用；前列腺素可以调节肾脏血流和滤过率；红细胞生成激素能促进骨髓中红细胞的生成；血管舒缓素与前列腺素有协同作用，可以扩张血管，有拮抗血管紧张素 II 的作用；1，25－二羟维生素 D_3 有调节钙磷代谢的作用。

第一节　常见症状及其护理

一、身体外形改变

身体外形改变多与内分泌疾病和代谢疾病有关，包括面容、身高、体形、体态、毛发、皮肤黏膜色素等方面的异常变化，是一组影响患者生理和心理状态的临床征象。

（一）病因

1. 内分泌疾病　多种内分泌疾病均可引起身体外形的改变，常见有巨人症、侏儒症、呆小症、肢端肥大症、甲状腺功能亢进症、甲状腺功能减退症、库欣综合征、嗜铬细胞瘤等。

2. 非内分泌因素　多与体质和遗传有关。身材矮小还可因胎儿时期生长发育障碍等疾病导致。

（二）身体状况

1. 体形异常　成年男性身高超过200cm、女性超过185cm为过高，见于巨人症和肢端肥大症。成年男性身高低于145cm、女性低于130cm为身材矮小，见于侏儒症和呆小症。小儿患甲状腺功能减退时，除身材矮小外，还伴有智力低下，称呆小病。库欣综合征患者可出现特殊体态，表现为向心性肥胖、水牛背等。

2. 毛发异常　毛发质地、分布的改变可表现为多毛、毛发稀疏或脱落、发质干燥枯黄等。如库欣综合征由于雄性激素分泌增多，患者可表现为躯体和面部多毛；甲状腺功能减退时，患者可出现头发干燥、稀疏、脆弱，睫毛和眉毛脱落，男性胡须生长缓慢。

3. 面容异常　如肢端肥大症患者的肢端肥大症面容，表现为面部变长，下颌增大，颧骨突出等。甲状腺功能亢进症患者的"甲亢面容"；甲状腺功能减退症患者的"黏液性水肿面容"；库欣综合征患者的"满月面容"等特殊面容。

4. 皮肤黏膜色素沉着　是由于皮肤基底层的黑色素增加导致皮肤颜色加深。如原发性慢性肾上腺皮质功能减退症，患者可出现皮肤、黏膜色素沉着，以摩擦处、掌纹、乳晕、瘢痕等处尤为明显。

（三）护理诊断

自我形象紊乱　与疾病引起身体外形改变等因素有关。

（四）护理措施

1. 改善营养状况　伴有身体外形改变的患者多有营养失调，应针对患者的具体情况，调节摄入的营养成分，制订饮食计划，以改善患者的营养状况。

2. 心理护理　评估患者对其身体外形变化的感知及认识，理解并尊重患者的心理适应过程；多与患者交谈，耐心倾听患者诉说，建立信任的护患关系；关注患者自卑、焦虑、忧郁等心理问题，鼓励患者主动表达内心感受；提供疾病相关资料和成功病例，消除患者不良情绪，帮助其树立自信心，积极配合治疗。

3. 修饰指导　教会患者适当的自我修饰。恰当的修饰能增加患者的心理舒适度和美感，改善自身形象。如甲亢突眼患者外出时佩戴有色眼镜，既可以保护眼睛又能增加美感。毛发稀疏的患者外出可戴帽子。

4. 用药护理 遵医嘱用药，治疗原发病。因内分泌代谢疾病导致身体外形改变的患者，应积极遵医嘱用药治疗原发病，加强护理，避免病情加重及并发症的发生。

二、消瘦

消瘦是指摄入的营养低于机体需要量，体重低于标准体重的10%以上者称为消瘦。轻度消瘦使患者精神萎靡、精力不足；重度消瘦则可致患者丧失劳动及社会能力；严重消瘦时可表现为恶病质状态。

（一）病因

1. 单纯性消瘦 多与体质有关，往往家族其他人体形瘦小；也可因摄入热量及营养不均衡导致，如偏食、厌食等；还可因运动过度、机体需要量增加而补充不及时所致。

2. 继发性消瘦 多见于内分泌疾病，如下丘脑疾病、甲状腺功能亢进症、糖尿病、肾上腺皮质功能减退症、嗜铬细胞瘤、内分泌腺的恶性肿瘤、神经性厌食等；也可见于消化系统疾病和消耗性疾病。

（二）身体状况

轻度消瘦多表现为精神萎靡，食欲减退，贫血，记忆力下降等。重度消瘦者劳动能力丧失，反应迟钝，淡漠，对周围事物不感兴趣甚至嗜睡，皮肤干燥、弹性差，皮下脂肪减少，肌肉甚至骨骼逐渐萎缩，皮下静脉显露。此外，消瘦患者常伴有食欲减退、精神不振、嗜睡、易疲劳、头昏眼花、直立性晕厥等，多有皮肤黏膜色素沉着，尤以摩擦处、掌纹、乳晕等处更明显。女性患者还可有阴毛、腋毛稀疏或脱落、月经失调或闭经等表现。

神经性厌食患者多为性格内向的青年女性，往往与家庭关系紧张，脱离社会，不能很好适应环境。单纯性消瘦患者，除消瘦外，多无其他器官疾病的伴随症状。

（三）护理诊断

营养失调 低于机体需要量，与机体代谢增强、消耗过多、营养摄入不足等有关。

（四）护理措施

1. 饮食护理 合理膳食，补充营养。鼓励患者进食高热量、高蛋白、易消化的饮食，开始宜少量多餐，以后逐渐增加进食量及减少进食次数，最终过渡到正常饮食。注意饮食的合理搭配，提高烹调技巧，尽量满足患者口味需要，同时增加新鲜水果和蔬菜以保证维生素及微量元素的来源。对极度消瘦或进食不良的患者可遵医嘱静脉补充营养，如蛋白质、脂肪乳、氨基酸等。

2. 判断消瘦程度，消除不良心理 评估患者的消瘦程度及伴随表现，了解患者的心理活动状态，说明消瘦对患者健康等方面的影响，纠正患者对体态偏瘦的错误认识。神经性厌食的患者帮助其解除心理障碍，指导其建立正确的进食行为。

3. 皮肤护理　极度消瘦的患者应加强皮肤护理，防止受压部位褥疮的形成。

三、肥胖

营养摄入高于机体需要量，体内脂肪堆积过多，体重超过标准体重的 20% 或体重指数（BMI）≥25 可定为肥胖。肥胖是遗传因素和环境因素共同作用的结果。可引起多方面代谢紊乱及多器官功能障碍，根据病因不同可分为单纯性肥胖和继发性肥胖。

（一）病因

1. 单纯性肥胖　有一定的遗传倾向，其家族中肥胖发生率明显增高。

2. 继发性肥胖　多由内分泌疾病所致，如肾上腺皮质功能亢进、下丘脑病变、甲状腺功能减退症、高胰岛素血症等。也可因营养摄入过多或消耗过少等代谢因素导致。

（二）身体状况

1. 单纯性肥胖　脂肪分布均匀，如肥胖发生在幼年时期，脂肪细胞数量增多，常导致终生性肥胖；若成年后发生的肥胖，此时脂肪细胞数量不变，只表现为细胞体积肥大，治疗效果较幼年发生肥胖者为佳。

2. 继发性肥胖　脂肪分布有显著特征。下丘脑所致的肥胖性生殖无能综合征，表现为大量脂肪积聚在面部、腹部、大腿及臀部。肾上腺皮质功能亢进表现为向心性肥胖，以面部、肩背部、腰部最显。

3. 伴随表现　肥胖对机体的影响较为广泛，因此伴随症状和体征也较多，如中度以上肥胖者稍事活动即可引起疲劳、气急、行动困难、多汗、多食易饥、肌肉酸痛等表现。此外，与肥胖密切相关的心血管疾病、糖尿病等患病率和死亡率也明显增加。

（三）护理诊断

营养失调　高于机体需要量，与体内激素调节紊乱、遗传、不良饮食习惯、活动量减少有关。

（四）护理措施

1. 评估肥胖程度，给予心理指导　根据肥胖发生的特点，结合性别、年龄、肥胖程度和情绪状态，给予恰当的分析和指导，使肥胖者了解其危害性并能正确对待存在的问题，积极配合检查和治疗。

2. 饮食护理　为患者制订合适的饮食计划。指导患者合理选择食物，调整饮食结构，自觉控制进食量，避免高热量饮食。肥胖者应注意改变进食方式和环境，如增加咀嚼次数、减慢进食速度；进食时避免看书报或电视；重度以上肥胖者宜低热量、低脂、低盐、适量蛋白质、高纤维素饮食，若饥饿感明显可多摄入黄瓜、冬瓜、南瓜、芹菜等低热量蔬菜，以增加饱腹感。

3. 体育锻炼 选择适合患者的运动方式，在控制饮食的基础上，鼓励患者积极参加体育锻炼并长期坚持，直至达到或接近标准体重。运动中应注意选择适合患者具体情况的运动方式，循序渐进，不可急于求成。

4. 提高保健意识，防治并发症 应指导患者提高对肥胖的认识，增加自我保健知识，遵医嘱积极治疗原发病，指导患者观察各系统并发症的表现，一旦出现及时处理。

第二节 甲状腺功能亢进症患者的护理

甲状腺功能亢进症简称甲亢，是指由多种病因导致甲状腺功能增强，腺体本身产生甲状腺激素过多而引起的甲状腺毒症。甲状腺毒症是指机体组织暴露于过量甲状腺激素条件下发生的一组临床综合征。甲亢病因不同导致存在多种临床类型，其中以弥漫性毒性甲状腺肿（Graves 病，简称 GD）最多见，占全部甲亢患者的 80%～85%，本节予以重点阐述。

Graves 病是一种伴甲状腺激素分泌增多的器官特异性自身免疫疾病。也称 Basedow 病、Parry 病，是甲状腺功能亢进症的最常见病因。普通人群中的患病率约 1%，发病率为 15/10 万～50/10 万，可发生于任何年龄，以 20～50 岁多见，女性高发〔男女之比为 1∶(4～6)〕。

本病病因与发病机制尚未完全阐明。目前公认本病的发生与自身免疫有关。按对自身免疫器官特异性和非特异性的分类，本病属器官特异性自身免疫，也可与非器官免疫性疾病如 SLE、类风湿性关节炎、重症肌无力等伴发。

1. 遗传因素 GD 有明显的家族性倾向，并与一定的人类白细胞抗原类型有关。

2. 免疫因素 GD 的发病与甲状腺兴奋性自身抗体的关系十分密切。

3. 应激因素 感染、精神刺激、创伤等应激因素作用于免疫系统，诱发体内的免疫功能紊乱，对本病的发生和发展有重要影响。

（一）护理评估

1. 健康史 询问患者起病的时间、主要症状及特点。询问患者发病前有无精神刺激、感染、创伤等诱发因素存在；了解患者有无家族发病史；了解患病对患者日常生活的影响，患者的情绪变化等情况。

2. 身体状况

（1）甲状腺毒症表现

①高代谢综合征：TH 分泌过多和交感神经兴奋性增高，促进物质代谢，产热和散热增多。主要表现为：基础代谢率：明显增高，表现为乏力、怕热、低热、多汗、皮肤温暖而湿润。危象时高热。糖：TH 促进肠道糖吸收，加速糖的氧化利用和肝糖原分解，使患者发生糖耐量减低或使糖尿病加重。脂肪：TH 促进脂肪合成、分解与氧化，加速胆固醇合成、转化和排泄，使血总胆固醇降低。蛋白质：分解加速致负氮平衡，可有消

瘦、尿肌酸排出增多。

②精神、神经系统：主要是神经过敏、兴奋性增高。患者易激动，烦躁多虑，多言多动，注意力分散。偶表现为寡言、淡漠。也可有手、眼睑和舌震颤，腱反射亢进。

③心血管系统：心率快：甲状腺素可直接作用于心肌，引起心动过速，在休息和睡眠时心率仍快。心律失常：可出现心律失常，以期前收缩和心房颤动为多见。心音异常：心尖部第一心音亢进。脉压差增大：患者可出现收缩期动脉血压增高，心输出量增多，舒张压稍低或正常，脉压差增大，出现周围血管体征。甲亢性心脏病：甲亢患者出现心脏扩大及心力衰竭等表现时，称为甲亢性心脏病。

④消化系统：以食欲亢进、体重明显下降为本病特征。大便次数增多：过多甲状腺素可兴奋肠蠕动以致大便次数增多，含有较多不消化的食物，有时因脂肪吸收不良而呈脂肪泻。肝脏：甲状腺激素对肝脏也可有直接毒性作用，致肝大和肝功能损害。

⑤肌肉骨骼系统：肌肉：多有不同程度的肌无力和肌萎缩，称慢性甲亢性肌病。部分患者伴周期性麻痹，原因不明。也可伴重症肌无力。骨骼：甲亢可导致骨骼脱钙而发生骨质疏松，还可发生指端粗厚，外形似杵状指。

⑥生殖系统：女性患者常有月经周期延长，甚至闭经（一般不是月经过多）。男性多阳痿，偶见乳房发育。

⑦造血系统：本病周围血液中白细胞总数偏低，淋巴细胞百分比和绝对值及单核细胞增多，血小板寿命也较短，可出现紫癜。血容量增多，可出现轻度贫血。

⑧内分泌系统：甲状腺激素过多除可影响性腺功能外，肾上腺皮质功能于本病早期常较活跃，而在重症患者，其功能呈相对减退，甚或不全；垂体分泌 ACTH 增多，血浆皮质醇的浓度正常，但其清除率加速，说明其运转和利用增快。

(2) 甲状腺肿大　多呈程度不等的弥漫性、对称性肿大，质软，随吞咽动作上下移动。血管杂音：由于甲状腺的血流量增多，故在上下叶外侧可闻及血管杂音和扪及震颤。

(3) 眼征　本病有两种特殊的眼征，即单纯性突眼（又称良性突眼）和浸润性突眼（又称恶性突眼），其突眼程度与病情程度不呈正比。

①单纯性突眼：占 25% ~50%。眼球向前突出，突眼度小于 18mm。瞬目减少。上眼睑挛缩，眼睑裂隙增宽，上眼睑不能下落。眼向上看时，前额皮肤不能皱起。两眼看近物时，眼球内侧聚合不能或欠佳。主要因交感神经兴奋和 TH 的 β 肾上腺素能样作用，使眼外肌群和提上睑肌张力增高所致。

②浸润性突眼：目前认为与自身免疫有关，约占 5%，可单独存在而无甲亢，主要由眼外肌群和球后组织体积增加、淋巴细胞浸润和水肿所致。突眼度一般在 19mm 以上（有时可达 30mm），双侧多不对称，除前述眼征外，常有异物感、畏光、流泪、复视、斜视、视力减退，眼球活动度变小甚至固定；严重突眼者眼睑闭合困难，球结膜及角膜外露引起充血、水肿，易继发感染形成角膜溃疡、全角膜炎，甚至失明。

(4) 特殊临床表现及类型

①甲状腺危象：属甲亢恶化的严重表现，病死率较高，常见症状为呼吸急促、大汗

淋漓、烦躁不安、厌食、恶心呕吐等，严重时可休克、嗜睡、谵妄或昏迷。其发病原因可能与交感神经兴奋、垂体-肾上腺皮质轴应激反应减弱，大量 T_3、T_4 释放入血有关。主要诱因有：应激状态，如感染、精神刺激、创伤、^{131}I 治疗早期、甲亢手术前准备不充分等；严重躯体疾病，如充血性心力衰竭、低血糖、败血症、脑血管意外、急腹症或严重创伤等；口服过量 TH 制剂；严重精神创伤；手术中过度挤压甲状腺。

②甲状腺功能亢进性心脏病：简称甲亢性心脏病，多发生在老年患者，主要表现为心房颤动和心力衰竭。

③淡漠型甲状腺功能亢进症：多见于老年人。起病隐匿，甲亢主要表现不明显。主要有神志淡漠、头晕、乏力、心悸、消瘦、反应迟钝、厌食、腹泻等，老年患者易误诊。

3. 心理-社会状况 患者常处于紧张、易激动状态，若遇不良刺激情绪变化激烈，甚至可出现幻觉、躁狂等精神分裂表现。

4. 辅助检查

（1）血清甲状腺激素测定 血清总甲状腺素（TT_4）、游离甲状腺素（FT_4）和总三碘甲状腺原氨酸（TT_3）、游离三碘甲状腺原氨酸（FT_3）均可增高，但 FT_3 和 FT_4 是实现甲状腺激素生物活性的主要部分，直接反应甲状腺功能状态，为临床诊断甲亢的首选指标。在甲亢与甲亢复发早期，因 TT_3 常较 TT_4 上升快，故可视其为诊断和治疗、观察的敏感指标，也可作为 T_3 型甲亢诊断的特异指标。

（2）促甲状腺激素（TSH）测定 是反应甲状腺功能最敏感的指标。甲亢时可降低或正常。

（3）促甲状腺激素释放激素（TRH）兴奋试验 甲亢时血清 T_4、T_3 增高，反馈抑制 TSH，故 TSH 不受 TRH 兴奋。静脉注射 TRH400μg 后 TSH 升高者，可排除本病；如 TSH 不增高，则支持甲亢的诊断。

（4）甲状腺自身抗体测定 本病患者血中 TSAb 阳性检出率可达 80%～95% 以上，对本病有早期诊断意义，可判断病情活动、复发，还可作为治疗停药的重要指标。

（5）^{131}I 摄取率 甲亢时表现为总摄取量增加，摄取高峰前移，目前已被激素测定技术所代替。

（6）影像学检查 适当选用超声、放射性核素扫描、CT 等。

5. 治疗要点 目前尚不能对 GD 进行病因治疗。主要是利用抗甲状腺药物减轻甲状腺毒症表现、控制眼征及甲状腺肿大，抗甲状腺药物过敏或治疗效果不佳时可采用放射碘治疗以减少甲状腺激素的合成与分泌，符合手术适应证者及早实施手术治疗，避免并发症发生。

（二）护理诊断

1. 营养失调 低于机体需要量，与代谢增高有关。

2. 活动无耐力 与蛋白质分解增加、甲亢性心脏病、肌无力等有关。

3. 自我形象紊乱 与甲亢所致突眼，甲状腺肿大或手术引起的疤痕等形体改变有关。

4. 潜在并发症 甲状腺危象，有窒息的危险。

（三）护理措施

1. 饮食护理

（1）补充足够的营养 给予高热量、高蛋白、高维生素及矿物质丰富的饮食（限制碘摄入）。主食应足量，可以增加奶类、蛋类、瘦肉等优质蛋白，蛋白质每日 1 ~ 2g/kg，以纠正体内的负氮平衡，两餐之间增加点心。多摄取蔬菜和水果，尤其是复合维生素 B。禁忌摄入刺激性食物及饮料，如浓茶、咖啡等，以免引起患者精神兴奋。忌食生冷食物，减少食物中粗纤维的摄入，以减少排便次数。少食卷心菜如紫甘蓝等致甲状腺肿食物及含碘丰富的食物。

（2）饮水 应给予充足的水分，2000 ~ 3000ml/d，以补充出汗、腹泻等丢失的水分。但心脏病患者应避免大量饮水。

2. 活动与休息 环境安排宜安静，避免嘈杂。室温要凉爽而恒定，因患者基础代谢亢进，怕热，因此应安排通风良好、室温略低的房间，使患者得到充分的休息。

3. 心理护理

（1）解释情绪、行为改变原因，提高对疾病的认知水平，让患者及其亲属了解敏感、急躁易怒等是甲亢临床表现的一部分，可因治疗而得到改善，以减轻患者因疾病而产生的压力。

（2）减少不良刺激，合理安排生活。保持居室安静和轻松的气氛，限制探视，避免外来刺激。护士应为患者实施计划性的集中治疗与护理，以免过多打扰患者。忌饮酒、咖啡、浓茶。帮助患者合理安排作息时间，白天适当活动，夜间保证充足睡眠。

（3）以平和、耐心的态度对待患者，建立相互信任的关系，与患者共同探讨控制情绪和减轻压力的方法，指导和帮助患者处理突发事件。

4. 用药护理

（1）抗甲状腺药物（ATD） ATD 的作用是抑制甲状腺合成甲状腺激素，是甲亢治疗的基础治疗，适合所有甲亢患者的初始治疗，也可用于手术和放射性^{131}I 治疗前的准备阶段。常用药物分为硫脲类和咪唑类，硫脲类包括丙硫氧嘧啶（PTU）和甲硫氧嘧啶等；咪唑类包括甲巯咪唑（MMI，他巴唑）和卡比马唑（甲亢平）等，以 PTU 和 MMI 常用。PTU 还可抑制 T_4 转化为 T_3，因此，可作为严重病例或甲状腺危象的首选药物。

应指导患者正确用药，ATD 治疗分初治期、减量期、维持期，维持治疗 1 ~ 1.5 年，不可擅自停药或自行减量。用药期间注意观察药物副作用：①粒细胞减少：发生在用药后的 2 ~ 3 个月内，严重者可致粒细胞缺乏症。用药期间，第 1 个月应每周复查血象一次，如伴有发热、咽痛、皮疹等症状时，应立即停药，给予升白细胞药物。②药疹：可用抗组织胺药，一般不必停药，如皮疹加重，应立即停药，以免发生剥脱性皮炎。③若发生中毒性肝炎、肝坏死、精神病、胆汁淤滞综合征、狼疮样综合征、味觉丧失等，应立即停药。④甲状腺肿大、突眼加重：部分患者用药后，由于外周甲状腺激素分泌减少，反馈地使垂体前叶释放促甲状腺激素，导致患者甲状腺进一步增大，突眼加重，此时，可遵医嘱加用小剂量甲状腺素片。

（2）**β受体阻断剂和碘剂**　β受体阻断剂可迅速改善甲亢的临床症状，用药时应注意观察心率，防止心动过缓，有哮喘病史的患者禁止使用；碘剂仅用于术前准备和危象的治疗。

5. 放射性^{131}I 治疗护理　甲状腺具有高度摄碘的能力，放射性^{131}I 被甲状腺摄取后，放出β射线照射破坏甲状腺组织，从而减少甲状腺素的合成与释放，达到控制甲亢症状的目的。患者服^{131}I 治疗时应做好以下护理：

（1）在治疗前和治疗后一个月内避免服用含碘的药物和食物。服药后第一周避免用手按压甲状腺，避免精神刺激和感染。

（2）主要并发症有甲状腺功能减退、放射性甲状腺炎、突眼恶化及个别因术前准备不充分而诱发甲状腺危象，故应密切观察病情。如有发热、心动过速、大量出汗、神经过度兴奋等，需考虑有甲状腺危象的可能，应及时与医生联系，并做好抢救准备。

6. 眼部护理

（1）保护眼睛，防治结膜炎、角膜炎等。外出戴深色眼镜，减少光线和灰尘的刺激。睡前涂抗生素眼膏，眼睑不能闭合者覆盖纱布或眼罩。眼睛勿向上凝视，以免加剧眼球突出和诱发斜视。

（2）按医嘱使用药物。糖皮质激素泼尼松 10～20mg 分次口服，至见效后减至维持量，以后逐渐停药。也可酌情使用免疫抑制剂如环磷酰胺、环孢素等。也可以甲状腺制剂与抗甲状腺药合用，以调整垂体–甲状腺轴。最后也可采用球后放射治疗，以减轻眶内或球后浸润。

（3）指导患者减轻眼部症状。高枕卧位和限制钠盐摄入可减轻球后水肿，改善眼部症状。适量使用利尿剂也可减轻球后水肿。

（4）每日做眼球运动以锻炼眼肌，改善眼肌功能。定期眼科检查，以防角膜溃疡造成失明。

7. 甲状腺危象的抢救配合　防治感染和充分的术前准备是防止危象发生的关键。一旦发生，主要抢救措施有：

（1）迅速建立静脉通路，给予氧气吸入，有高热时应进行物理降温。

（2）遵医嘱使用丙硫氧嘧啶，以抑制甲状腺激素的合成和转化；使用复方碘溶液，以抑制甲状腺激素的释放；使用β肾上腺素能受体阻滞剂降低周围组织对甲状腺激素的反应；使用氢化可的松，以拮抗应激。

（3）保证病室环境安静、凉爽，密切观察生命体征和意识状态并记录。昏迷者加强皮肤、口腔护理，定时翻身，以预防压疮和肺炎的发生。

（4）给予患者高热量、高蛋白、高维生素饮食和足够的液体入量。对严重呕吐、腹泻、大量出汗者，应及时补充液体，维持液体量平衡。

（5）密切观察病情变化，定时监测生命体征并记录；观察意识状态、尿量的变化，评估心、肾功能受损情况，积极寻找和去除诱发危象的各种因素，防止病情加重。

（四）健康教育

1. 向患者及家属介绍甲亢的基本知识和防治要点，指导患者加强自我保护和护理，上衣领宜松解，防止甲状腺受压，严禁用手挤压甲状腺而加重病情。

2. 指导患者合理安排工作与休息，保持身心愉快，避免紧张、劳累和精神刺激，保持情绪稳定。

3. 指导患者每天清晨初醒静卧自测脉搏，定期测量体重。

4. 对有生育需要的女性患者，应告知妊娠对甲亢的影响，宜治愈后再妊娠。妊娠期甲亢患者产后如需继续服药，则不宜哺乳。

5. 甲亢治疗疗程较长，应指导患者遵医嘱坚持正规服药，在用药过程中不可随意中断或自行变更药物剂量。服药期间定期做血常规和甲状腺功能测定，观察药物疗效和副作用，定期门诊复查。

第三节 甲状腺功能减退症患者的护理

甲状腺机能减退症，简称甲减，系甲状腺激素合成与分泌不足，或甲状腺激素生理效应不好而致的全身性疾病。女性甲状腺机能减退症较男性多见，且随年龄增加，其患病率见上升。新生儿甲状腺机能减退症发生率约为 1/7000，青春期甲状腺机能减退症发病率见降低，成年期后则见上升，甲状腺机能减退症的病因以慢性淋巴细胞性甲状腺炎为多。

甲减是一种慢性疾病，早期没有症状或症状不典型，如得不到及时治疗，病情发展会出现黏液水肿昏迷，成为危症，危及生命。即使得到正规治疗仍有部分患者经过短期治疗达不到较好的疗效，由于疾病缠绵难愈，疗程长，反复发作，精神压力大，对生活和工作都有很大的影响。因此，在积极正规治疗的同时，对患者做好护理工作显得格外重要。

（一）护理评估

1. 健康史 询问有无甲状腺病变，如甲状腺肿瘤，甲状腺炎症，浸润性病变，甲状腺区手术，创伤等。

2. 身体状况

（1）**一般表现** 畏寒、乏力、表情淡漠、反应迟钝、动作缓慢、面色苍白、皮肤干粗多皮屑，黏液性非凹性水肿、体重增加，眼睑肿，鼻、唇、舌肥厚，声粗哑，毛发稀、脱落，指趾甲厚而脆，手脚掌色黄。

（2）**精神神经症状** 记忆力、理解力、计算力、听力和智力均减退，严重时痴呆。可出现幻听、幻视、猜疑妄想、惊厥、昏睡、共济失调、步态不稳。

（3）**循环系统** 心悸、气短，心动过缓、但活动后心动过速，心脏扩大、心脏黏液性肿而心肌肥厚，心包积液，并可见胸腔、腹腔、膝关节腔等多发性浆膜腔积液。下肢非凹性水肿。

（4）**肌肉关节** 肌力减退、收缩与松弛均迟缓，肌痛、肌痉挛、肌强直，可有腕管综合征。

（5）**黏液性水肿昏迷** 发生于甲减病情发展的最严重阶段，很少见。常为寒冷、感染、镇静麻醉剂等诱发。多见于老年人，表现为严重嗜睡、厌食、低体温（＜35℃）、呼吸浅而慢。心动过缓、血压下降、腱反射不能引出、四肢肌松弛，严重时昏迷、休克、呼吸衰竭，心、肾功能不全，昏迷患者都有脑水肿。死亡率极高。

（6）**亚临床甲减** 临床无甲减的症状、体征，也有一些患者有时有畏寒、便干或体重增加的诉述。血中甲状腺激素水平在正常范围，而仅血中 TSH 水平持续高于正常，是最重要的诊断依据。

（7）**其他** 食欲减退、肠蠕动减弱、顽固性便秘。贫血，胃酸缺乏。性欲减退、男性阳痿、女性月经淋沥或闭经、不育。严重甲减女性半数有触发泌乳。黏液性水肿者有睡眠呼吸暂停现象。

3. 心理－社会状况 因甲状腺功能减退，可使患者出现闭经、性功能减退、生长发育障碍、记忆力减退、精神萎靡及体力不支等，影响家庭生活与社交活动，患者常出现悲观、忧郁和焦虑等心理。

4. 辅助检查

（1）**一般检查** 血常规可见轻度贫血，胆固醇、甘油三酯、尿酸、CPK、LDH 水平可有不同程度的升高。

（2）**甲状腺功能检查** 原发性甲减患者 T_3、T_4 降低，TSH 水平升高。亚临床甲减仅有 TSH 增高、T_4 和 FT_4 正常。

（3）**甲状腺球蛋白抗体（TgAb）和过氧化酶抗体（TPOAb）** 是确定原发甲减病因的重要指标，在桥本甲状腺炎中甲状腺自身抗体明显升高。

（4）**TRH 兴奋试验** 对鉴别原发性甲减与垂体性甲减有意义。原发性甲减患者TRH 兴奋后 TSH 进一步升高，而垂体性甲减 TSH 反应低下。

5. 治疗要点 主要是甲状腺激素替代治疗，以使甲状腺功能维持正常，一般需要终身替代，少数桥本甲状腺炎也有自发缓解的报道。药物可选择左甲状腺素。药物替代剂量与患者年龄及体重有关，治疗剂量应个体化。成人维持剂量多在 $50 \sim 200\mu g/d$。中、晚期重型病例除口服甲状腺片或左甲状腺素外，需对症治疗如升压、给氧、输液、控制感染、控制心力衰竭等。

（二）护理诊断

1. 便秘 与基础代谢率低，肠蠕动慢有关。

2. 体温过低 与机体基础代谢率降低有关。

3. 营养失调 高于机体需要量，与代谢率降低致摄入大于需要有关。

4. 活动无耐力 与甲状腺激素合成分泌不足有关。

5. 潜在并发症　黏液性水肿昏迷、有皮肤完整性受损的危险、有受伤的危险。

（三）护理措施

1. 一般护理　给予高蛋白、高维生素、低热量、低盐饮食，严重水肿者给予无盐饮食，注意观察患者的饮食情况，定时测体重，宜多食粗纤维的食物，适当活动以防便秘，必要时使用轻泻剂。合并心肾功能不全或黏液性水肿患者应卧床休息，同时做好皮肤及口腔护理，皮肤干燥者每日用温水擦浴。

2. 病情观察　密切观察病情变化，注意尿量及全身水肿消退情况，准确记录 24 小时出入量，避免发生水、电解质紊乱。治疗过程中注意观察患者心脏反应情况，特别是有冠心病的情况下，补充甲状腺素过快，易诱发心绞痛甚至心肌梗死，应注意复查心电图。出现昏迷时，应密切观察神志、呼吸、血压及心率、尿量和血气的变化，准确记录出入量。

3. 心理护理　由于甲减需终生替代治疗，加之形象的改变，易产生悲观、自卑的心理；同时由于理解力迟钝和记忆力减退，可导致以抑郁为主的情感障碍，因此，要关心、体贴和爱护患者，鼓励其只要坚持治疗，就能像正常人一样生活。

4. 治疗护理　原发性甲减需终生替代治疗，注意观察药物替代治疗后病情有无改善，如在服药过程中发生心动过速、心律不齐、心绞痛、多汗、体重明显减轻，提示药物剂量过大，应警惕药物过量致心肌梗死的可能。慎用镇痛药、麻醉药。加强皮肤护理，预防压疮。对于皮肤干燥者可涂润肤液。

5. 黏液性水肿昏迷的护理　①迅速建立静脉通道，遵医嘱补充甲状腺素、糖皮质激素，严格掌握药物用量，及时补液，维持水、电解质平衡。②注意保暖，体温低时，室温应保持在 22℃～24℃。保持呼吸道通畅，给氧气吸入，必要时行气管插管或气管切开。③按医嘱控制感染，配合休克、昏迷的抢救。

（四）健康教育

1. 嘱遵医嘱按时按量服药，不能随意增减或停药。指导患者自我监测药物的疗效及是否出现过量的症状。若发生骨折、冠心病加重，提示可能药物过量。

2. 指导患者避免影响用药的因素，如各种应激、腹泻、吸收不良、使用某些药物（糖皮质激素、利福平、卡马西平、氢氧化铝、苯妥英钠等）等，需报告医师，以便调整剂量。

3. 指导便秘者腹部按摩。

4. 对于长期替代治疗者，交代患者需要监测体重、心功能等。交代患者出院后，一旦出现心动过缓、低血压、低体温等不适，应及时就医。

第四节　糖尿病患者的护理

糖尿病是由遗传和环境因素相互作用引起的一组以慢性血葡萄糖（简称血糖）水

平增高为特征的代谢疾病群。高血糖是由于胰岛素分泌缺陷和（或）作用缺陷而引起，导致碳水化合物、脂肪、蛋白质等代谢异常。临床上出现多饮、多尿、多食及消瘦等表现，久病可引起多系统损害，导致眼、肾、神经、心脏及血管等组织的慢性病变，引起功能缺陷及衰竭。随着人口老龄化、生活水平提高及生活方式的改变，糖尿病患病率迅速提高，估计我国现有糖尿病患者约 3 万人，居世界第二位。该病已成为发达国家继心血管疾病和肿瘤之后的第三大非传染性疾病，是严重威胁人类健康的世界性公共卫生问题。

糖尿病病因及发病机制较为复杂，至今尚未完全阐明，1997 年美国糖尿病协会将糖尿病分成四型：1 型糖尿病、2 型糖尿病、其他特殊类型糖尿病和妊娠期糖尿病。不同类型的糖尿病其病因不同，即使在同一类型中也不尽相同。总的来说，遗传因素和环境因素共同参与其发病过程。

（一）护理评估

1. 健康史　详细询问患者有无糖尿病家族史，有无反复病毒感染史，尤其是柯萨奇病毒，流行性腮腺炎病毒等感染史；了解患者的生活方式、饮食习惯、活动量等情况，以及体重改变、妊娠次数等情况。

2. 身体状况

（1）代谢紊乱症状群

①多尿、多饮、多食和体重减轻：血糖升高后因渗透性利尿引起多尿，继而因口渴而多饮。因外周组织对葡萄糖利用障碍，脂肪蛋白质分解增加，导致体重减轻，消瘦，疲乏无力。因葡萄糖的利用减少，患者常易饥，多食，患者出现典型的"三多一少"症状。

②皮肤瘙痒：因血糖增高及神经病变导致皮肤干燥、感觉异常，女患者因尿糖刺激局部皮肤，可出现外阴瘙痒。

③其他症状：部分患者可因高血糖使眼房水、晶体渗透压改变而引起屈光改变导致视力模糊。也可有四肢酸痛、麻木，腰痛、便秘、性欲减退、月经不调等。

（2）并发症

1）急性并发症

①糖尿病酮症酸中毒：糖尿病代谢紊乱加重时，脂肪动员，分解加速，大量脂肪酸在肝脏经 β 氧化产生大量酮体（丙酮）。血清酮体升高超过正常水平时出现酮血症和酮尿。临床上统称酮症。若代谢紊乱进一步加重，血酮继续升高，超出机体处理能力时，即发生代谢性酸中毒，称糖尿病酮症酸中毒。1 型糖尿病患者有自发倾向，2 型糖尿病患者在一定诱因作用下也可发生，部分糖尿病患者以糖尿病酮症酸中毒为首发表现。常见于感染、胰岛素剂量不足或治疗中断、饮食不当、创伤、手术、麻醉、妊娠和分娩、急性心肌梗死等，有时也可无明显诱因。多数患者早期表现为原有糖尿病症状加重，如疲乏无力、极度口渴、多饮多尿。当酸中毒出现时则表现为食欲减退、恶心、呕吐，常伴头痛、烦躁、嗜睡、呼吸深快有烂苹果味。病情进一步发展出现严重失水，皮肤干燥、弹性差，尿量减少，眼球下陷，脉搏细速，血压下降。晚期各种反射迟钝，甚至消

失，出现昏迷。可见血糖明显升高，多在 16.7～33.3mmol/L；血酮体多在 4.8 mmol/L 以上。尿糖、尿酮体强阳性。

②高渗性非酮症糖尿病昏迷：简称高渗性昏迷，是糖尿病急性代谢紊乱的另一临床类型。多见于 50～70 岁老人，约 2/3 患者于发病前糖尿病病史不明显，病死率高达 40％。常见诱因有感染、急性胃肠炎、胰腺炎、脑血管意外、严重肾病、血液或腹膜透析、不合理限制水分，以及长期应用糖皮质激素等。发病早期常有多尿、多饮，但多食不明显，随失水程度加重，出现嗜睡、幻觉、定向障碍、偏瘫、偏盲、失语等，最后陷入昏迷。血糖显著升高，达 33.3～66.6mmol/L，血浆渗透压血钠显著升高；尿糖强阳性，多无酮症。

③感染：糖尿病患者易发生感染，表现为反复发生疖、痈等皮肤化脓性感染，肺结核发病率高，进展快，易形成空洞。皮肤真菌感染如足癣、体癣也较常见，女性患者常合并真菌性阴道炎。尿路感染以肾盂肾炎和膀胱炎最常见，女性患者多见。

2）慢性并发症

①大血管病变：糖尿病患者糖和脂质代谢异常使其动脉易发生粥样硬化，引起冠心病、缺血性或出血性脑血管病、肾动脉硬化、肢体动脉硬化等。严重供血不足可导致肢体坏疽而截肢。多数患者死于心、脑血管动脉粥样硬化。

②微血管病变：微循环障碍、微血管瘤形成和微血管基底膜增厚是糖尿病微血管病变的典型改变。糖尿病肾病多见于 10 年以上病史者，因肾小球硬化产生蛋白尿、高血压、水肿、氮质血症，甚至肾衰，是 1 型糖尿病的主要死亡原因。

③神经病变：以周围神经病变最常见，可表现为对称性肢端感觉异常，疼痛过敏等。下肢较上肢严重。自主神经损害也较常见，并可较早出现，表现为瞳孔改变、排汗异常、胃排空延迟、心动过速、直立性低血压、腹泻或便秘、尿失禁或潴留等。

④眼的其他病变：除视网膜病变外，还可引起糖尿病性白内障、青光眼、屈光改变、黄斑病、虹膜睫状体病变等。

⑤糖尿病足：WHO 将糖尿病足定义为与下肢远端神经异常和不同程度的周围血管病变相关的足部（踝关节或以下部分）感染、溃疡和（或）深层组织破坏。主要表现为足部溃疡与坏疽。

3. 心理－社会状况　糖尿病是一种慢性代谢性疾病，需要终身治疗并严格控制饮食，患者因此产生悲观、焦虑、抑郁、恐惧等心理，缺乏治疗信心，不能有效应对而治疗依从性较差。尤其长期病程中，随着并发症的出现，使患者心理负担加重，甚至造成残疾。长期高昂的医疗费用也给患者及家属带来巨大压力，甚至使家庭陷入经济危机。

4. 辅助检查

（1）血糖测定　是糖尿病诊断的主要依据，血糖测定是判断糖尿病病情和控制情况的主要指标。静脉血浆测定，空腹血糖正常范围为 3.9～6.0mmol/L。糖尿病症状伴空腹血糖≥7.0mmol/L 或任意时间血糖≥11.1mmol/L 诊断为糖尿病。

（2）尿糖测定　尿糖阳性是发现和诊断糖尿病的重要线索，但受肾糖阈的影响，尿糖阴性不能排除糖尿病的可能。

（3）口服葡萄糖耐量试验（OGTT）　当血糖高于正常范围但未达到糖尿病诊断标

准时，须进行 OGTT。2 小时血糖值 <7.8mmol/L 为正常，7.8～11.0mmol/L 为糖耐量减低，≥11.1mmol/L 考虑糖尿病。

（4）糖化血红蛋白测定　糖化血红蛋白测定可反映取血前 8～12 周血糖总水平，为糖尿病控制情况的监测指标之一，但一般认为不能作为糖尿病的诊断依据。

（5）血浆胰岛素和 C－肽测定　有助于了解胰岛 β 细胞功能，对评价胰岛 β 细胞功能和指导治疗有重要意义，但不作为诊断糖尿病的依据。

5. 治疗要点　糖尿病治疗目前强调早期、长期、综合治疗及治疗方法个体化原则。治疗目标是通过纠正患者不良的生活方式和代谢紊乱，防治急性并发症和降低慢性并发症的风险，提高患者生活质量。国际糖尿病联盟提出糖尿病现代综合治疗的五大要点，包括：糖尿病教育、饮食控制、运动疗法、药物治疗和血糖的自我监测。具体治疗措施为在自我监测的基础上以饮食治疗和体育锻炼为基础，结合病情选用口服降糖药物和胰岛素治疗。

（二）护理诊断

1. 营养失调　低于机体需要量或高于机体需要量，与糖尿病患者胰岛素分泌或作用缺陷引起糖、蛋白质、脂质代谢紊乱有关。

2. 有感染的危险　与血糖增高、脂代谢紊乱、微循环障碍、营养不良等有关。

3. 潜在并发症　酮症酸中毒、高渗性昏迷。

（三）护理措施

1. 饮食控制　饮食控制是糖尿病患者应严格长期执行的一项重要基础治疗措施。应给患者介绍饮食治疗的目的、意义和措施，使患者自觉配合，取得最佳效果。饮食治疗的目的，在于维持理想体重，纠正代谢紊乱，保证未成年人的正常生长发育，使血糖、血脂达到或接近正常水平。饮食控制对 1 型糖尿病患者有助于控制高血糖、预防低血糖；对 2 型糖尿病患者有利于减轻体重，改善糖、脂代谢紊乱，减少降糖药物的用量。

（1）计算总热量　根据患者的理想体重和劳动强度计算每日所需总热量。理想体重由患者的年龄和身高决定，简易计算公式为：年龄在 40 岁以下者，标准体重（kg）＝身高（cm）－105。成人休息状态下每日每公斤理想体重给予热量 105～125.5kJ（25～30kcal），轻体力劳动 125.5～146kJ（30～35kcal），中体力劳动 146～167kJ（35～40kcal），重体力劳动 167kJ（40kcal）以上。

（2）碳水化合物、蛋白质和脂肪的分配　碳水化合物占饮食总热量的 50%～60%，蛋白质 15%～20%，脂肪 25%～30%。提倡食用粗制米、面和一定量杂粮。结合总热量和三种营养物质提供热量情况〔碳水化合物、蛋白质每克产热 16.7 kJ（4kcal），脂肪每克产热 37.7kJ（9kcal）〕，将所需热量换算成食品的重量并制订食谱。热量分配可按每日三餐：1/5、2/5、2/5 或 1/3、1/3、1/3。治疗过程中，按患者生活习惯、病情及配合药物治疗的需要进行适当调整。

（3）注意事项　要严格遵医嘱，并做到以下几点：

①尽量固定进食时间，处理好与口服降糖药、注射胰岛素的时间关系。

②控制饮食的关键在于控制总热量，在总热量保持不变的原则下，每增加一种食物应同时减去另一种食物。观察进食情况，若患者易出现饥饿感，可增加豆制品和蔬菜，如菠菜、芹菜、油菜、白菜、西红柿、黄瓜、冬瓜、茄子、茭白等。严格遵医嘱设计食谱，经常变换，使饮食多样化。

③严格限制各种甜食，如各种糖果、蜜饯、甜点心、巧克力及各种含糖饮料等。

④多食富含纤维素食物，如绿叶蔬菜、粗谷物、豆类、含糖低的水果等。每日食盐量 $<6g$。

⑤患者进行体育锻炼时不宜空腹，应补充少量食物，防止低血糖。

⑥监测体重变化，每周测量体重一次，如体重变化 $>2kg$，应及时通知医生并协助查明原因。

2. 运动指导 适当运动有利于减轻体重，提高胰岛素敏感性，改善血糖和脂代谢紊乱。护士应根据患者的年龄、性别、体力、爱好、病情等情况，选择适宜的运动方式，循序渐进并长期坚持。运动时随身携带糖尿病卡，注明本人姓名、年龄、家庭住址、电话号码及病情，以备急用；运动后做好运动日记，以便观察疗效和不良反应。

(1) 运动方式 以有氧运动为佳，如散步、慢跑、慢骑自行车、做广播操、太极拳、球类活动等。步行因活动安全、容易坚持，可作为首选锻炼方式。

(2) 运动时间 一般每日一次或每周不少于 3 次，每次 20～30 分钟，可根据患者具体情况逐渐延长。

(3) 运动强度 适合的运动强度为活动时心率达到个体 60% 的最大耗氧量。

3. 用药护理

(1) 口服降糖药物 口服降糖药物主要有促胰岛素分泌剂、双胍类、葡萄糖苷酶抑制剂及胰岛素增敏剂四类。

①促进胰岛素分泌剂：此类药物能与胰岛 β 细胞表面受体结合，促进胰岛素释放，降低血糖。只适用于无急性并发症的 2 型糖尿病，包括磺脲类和非磺脲类。磺脲类：常用药物有多种，第一代如甲苯磺丁脲、氯磺丙脲、醋磺己脲等；第二代如格列本脲、格列吡嗪、格列齐特等。磺脲类治疗应从小剂量开始，每日 3 次于餐前服。现临床趋势较多选用第二代药物，如格列本脲于早餐前半小时一次口服，后根据血糖和尿糖测定结果按需递增剂量或增加服药次数。也有格列吡嗪和格列齐特控释片，每天服药一次，方便患者。磺脲类不良反应主要是低血糖，也可出现肝损害、粒细胞减少、贫血、皮疹等。非磺脲类：常用药物有瑞格列奈和那格列奈。非磺脲类药物注意不进餐不服药。水杨酸制剂、磺胺类药物、利血平、氯霉素等可增强磺脲类降糖药物的作用，而噻嗪类利尿剂、呋塞米、雌激素、糖皮质激素等可降低磺脲类降糖药的作用。

②双胍类：其作用机制可能为促进肌肉等外周组织摄取葡萄糖，加速无氧糖酵解和抑制葡萄糖异生。适用于症状轻、体形肥胖的 2 型糖尿病，与磺脲类合用可增加降血糖作用。常用药物有甲福明，每日剂量 500～1500mg，分 2～3 次口服。双胍类主要副作用为食欲减退、恶心、呕吐、口干苦、金属味，偶有过敏反应。因双胍类药物促进无氧糖酵解，产生乳酸，在肝、肾功能不全、休克或心力衰竭者可诱发乳酸性酸中毒。双胍

类药物采用餐中或餐后服药,或小剂量开始,可减轻其不良反应;肝、肾功能不全、低血容量性休克、心力衰竭患者禁用。

③α葡萄糖苷酶抑制剂:能在肠道内竞争性抑制小肠黏膜上皮细胞表面的α-葡萄糖苷酶,延缓碳水化合物的消化,减少葡萄糖的吸收,降低餐后高血糖。代表药物有阿卡波糖(拜糖平),每次 50 mg,每日 3 次;伏格列波糖(倍欣)每次 0.2μg,每日 3次。用药主要不良反应为腹胀、腹泻。

④胰岛素增敏剂(格列酮类):主要是增强靶组织对胰岛素的敏感性,减轻胰岛素抵抗。如罗格列酮(文迪雅)4~8mg,每日一次或分两次服;吡格列酮 15~30mg,每日一次。主要不良反应为水肿,部分患者可出现头痛、头晕、乏力、肝功能异常、恶心、腹泻等。应用胰岛素增敏剂时,有心力衰竭倾向和肝病者应慎用。

(2) 注射胰岛素 适用于 1 型和 2 型糖尿病经口服降糖药无效的患者,糖尿病酮症酸中毒和高渗性昏迷,合并重症感染、急性疾病或消耗性疾病的糖尿病,外科治疗的围手术期或妊娠和分娩时。

①对出现抗胰岛素抗体而使胰岛素敏感性降低者,可考虑使用人胰岛素,但发生低血糖的危险性随之增加,应严密观察。根据胰岛素作用起始时间、作用高峰和持续时间的不同,分为短(速)效、中效和长(慢)效。2 型糖尿病可选用中效胰岛素,每天早餐前使用,开始剂量为 4~8U,根据尿糖和血糖测定结果,每隔数日调整剂量或剂型。1 型糖尿病患者多需强化胰岛素治疗,每日多次注射胰岛素,一般采用餐前注射。现将常用的几种胰岛素的作用特点列表如下(表 7-1)。

表 7-1　常用胰岛素的作用特点

作用类别及制剂	开始产生效应 (小时)	作用强度高峰 (小时)	作用持续时间 (小时)	注射时间
短效:普通胰岛素(RI)	1/4~1/2	1~3	5~7	餐前 1/2 小时,每日 3~4 次
中效:中性鱼精蛋白锌胰岛素 (NPH)	2~4	8~12	18~24	早餐或晚餐前 1 小时,每日 1~2 次
长效:鱼精蛋白锌胰岛素(PZI)	3~5	14~20	25~36	早餐或晚餐前 1 小时,每日 1 次

②使用胰岛素的注意事项:准确用药:熟悉各种胰岛素名称、剂型和作用特点;正确执行医嘱,按时按量注射。普通胰岛素饭前 30 分钟注射,鱼精蛋白锌胰岛素早餐前 1小时注射。混合顺序:使用混合胰岛素时,应先抽吸速效胰岛素,再抽吸长效胰岛素后混匀,切不可逆行操作,以免长效胰岛素混入速效内,影响其速效性。

③胰岛素的保存:未开启的胰岛素于冰箱内 4℃~8℃冷藏保存,正在使用的胰岛素常温下(不超过 28℃)可使用 28 天,应避免过冷(<2℃)、过热(>30℃)、太阳直晒及剧烈摇晃,否则可因蛋白质凝固变性而失效。冰箱内保存的胰岛素于使用前 1 小时取出,升温后使用。注射胰岛素时应严格无菌操作,但需等消毒用酒精干后才能注射(酒精带入降低胰岛素药效)。

④注射部分的选择与更换:宜选取皮肤疏松部位,如上臂三角肌、臀大肌、大腿前外侧、腹部等。注射部位要经常更换,每次注射应距上次注射部位 3cm 以上,重复注射部位间隔 8 周以上,防止皮下脂肪萎缩或增生,局部形成硬结。

⑤定期监测血糖：若发现血糖过高或波动过大应及时通知医生。

⑥胰岛素不良反应及处理：见表7－2。

表7－2　胰岛素的不良反应及处理

不良反应	表现	原因	处理
低血糖反应	面色苍白、头晕、软弱无力、出汗、心悸、强烈饥饿感、肌肉颤抖、神志改变、严重者可嗜睡，甚至昏迷	胰岛素使用不当或过量、进食过少、活动过度、口服降糖药物不当	立即服糖块、饮糖水或橙汁，必要时静脉注射50%葡萄糖，病情重者可遵医嘱应用糖皮质激素；指导患者外出时应携带识别卡及糖块，如发现早期症状，立即服用
过敏反应	表现不一，多见注射局部红肿、疼痛、瘙痒、荨麻疹；休克等全身表现少见	胰岛素制剂不纯、冷藏注射或位置不当引起	采用较纯的人胰岛素；给予抗组胺药或糖皮质激素缓解急症；微量胰岛素脱敏
皮下脂肪萎缩或增生	局部肿块，状似肿瘤，或皮下脂肪萎缩	冰冷的胰岛素重复注射同一部位；注射深度不当	采用较纯胰岛素、多点、多部位、更换位置注射，适当的注射深度

4. 并发症的护理

（1）糖尿病酮症酸中毒与高渗性非酮症糖尿病昏迷的抢救配合　主要包括以下几点：

①安置患者于重症监护病房。绝对卧床休息，注意保暖。保持呼吸道通畅，持续吸氧（1～2L/min）。积极寻找并去除可能存在的诱因。

②迅速建立两条静脉通路，准确执行医嘱。一条静脉通路常用生理盐水，量和速度视失水程度确定。如无心力衰竭，应在2小时内快速补液1000～2000ml，第一个24小时输液总量为4000～5000ml。当血糖降至13.9mmol/L左右时改为5%葡萄糖液输注，并按每3～4g糖加1U胰岛素的比例使用速效胰岛素。另一条静脉通路以小剂量速效胰岛素（每小时每公斤体重0.1U）加入生理盐水持续静脉滴注。补液是首要的、极其关键的抢救措施。

③密切观察。观察患者的神志、生命体征、皮肤色泽，准确记录24小时出入液量。检测并记录血糖、血酮体、动脉血气分析和电解质变化，及早发现体液失衡、防治并发症。

④纠正电解质和酸碱平衡失调。轻、中度酸中毒经充分静脉补液及胰岛素治疗后可以纠正，无需补碱。pH≤7.0的严重酸中毒者予小剂量碳酸氢钠静滴，但不宜过多、过快。根据血钾水平及尿量决定补钾的时机、用量和速度。

⑤感染的预防和护理。糖尿病患者抵抗力较差，易并发各种感染，且感染发生后不易控制，使病情加重。应指导患者注意个人卫生，尤其要加强口腔、皮肤、会阴部的清洁，勤洗澡、勤换衣。当发生皮肤感染时，应做细菌培养和药物敏感试验以选用敏感抗生素。注意不可局部随意用药，尤其是刺激性药物。若发现感染征象，及时协助医师处理。

（2）足的护理

①保持足部清洁干燥：勤换鞋袜，每晚温水泡脚。如足部皮肤干燥，清洁后可用羊

毛脂滋润，但不能长期使用，以防皮肤过度浸软。

②防止足部损伤：选择柔软轻巧、前端宽大的鞋子，袜子以弹性及透气性良好的棉毛质地为宜。不可赤脚走路，避免长期暴露于冷空气中。趾甲不可修剪过短，有胼胝、鸡眼、脚癣等应及时就医，不可自行处理。使用热水袋、电热毯时谨防烫伤。

③促进足部血液循环：步行运动：三餐后 1~1.5 小时快步行走 15~30 分钟；足部按摩：从趾尖开始向上按摩至膝关节，每日 3 次，每次 10 分钟。

（四）健康教育

作为重要的基本治疗措施之一，健康教育被公认为系其他治疗手段成败的关键。良好的健康教育能充分调动患者主观能动性，使其自觉配合治疗，有利于控制疾病，防止各种并发症的发生和发展，提高患者的生活质量。

1. 疾病知识指导　可以选择举办知识讲座、发放学习资料、观看录像、板报宣传、知识问答等多种形式，指导患者及家属增加对疾病的认识，了解各种治疗手段对控制病情、防治并发症所发挥的作用，提高患者对治疗和护理的依从性，从而积极乐观地接受治疗和护理。

2. 饮食指导　指导患者掌握并自觉执行饮食治疗的具体要求和措施。为患者准备一份常用食物营养素含量和替换表，使之学会自我饮食调节。

3. 自我监测指导　自我监测血糖（SMBG）是近 10 年来糖尿病患者管理方法的主要进展之一，为临床病情观察和调整用药剂量提供动态依据。实践证明，正确的血糖监测可使病情得到良好控制，在一定程度上延缓或预防并发症的发生。①指导患者及家属掌握监测血糖、尿糖、血压和体重指数的方法，如血糖仪的使用、尿糖的检测、血压的测量方法及体重指数的计算等。②熟悉糖尿病的控制目标。

4. 自我护理指导　①指导患者及家属掌握所用药物的名称、用法和用量，学会观察药物疗效和不良反应。使用胰岛素者应教会患者及家属掌握胰岛素的正确注射方法。②强调饮食和运动疗法的重要性，指导患者掌握具体实施方法和注意事项。③指导患者消除精神压力，保持生活规律、心情愉快，树立长期与糖尿病做斗争及战胜疾病的信心。④使患者及家属熟悉糖尿病常见并发症的主要临床表现及处理要点，一旦发生及时就医。

5. 指导患者定期复诊　嘱患者定期门诊随访，一般每 2~3 个月复检糖化血红蛋白，或每 3 周复检空腹血糖。每 3~6 个月门诊定期复查，每年全身检查一次，以便尽早防治慢性并发症。

6. 外出指导　指导患者外出时随身携带糖尿病卡及糖果、饼干等，以便于紧急情况能及时处理。

第五节　痛风患者的护理

痛风是由于嘌呤代谢紊乱及（或）因尿酸排泄不良导致血尿酸增加而引起组织损伤的一组疾病。随着人们生活水平的提高和饮食结构的改变，痛风的发病人数逐渐增多。临床上将痛风分为原发性和继发性两大类，前者是本节介绍的重点，多由先天性嘌呤代谢异常所致，常伴有高脂血症、肥胖、糖尿病、高血压病、动脉硬化和冠心病等；后者可由肾脏疾病、血液系统疾病或药物等多种原因引起。痛风发病受种族、饮食、饮酒、职业、环境和受教育程度等多因素影响，欧美地区痛风的患病率为 0.2%~1.7%。在我国，近年来痛风的发病率呈上升趋势，我国普通人群患病率约 1.14%，其中台湾和青岛地区是痛风高发区。痛风的发生与性别和年龄相关，多见于中老年人，约占90%，发病高峰年龄为 40~50 岁，男女比例约为 20:1。

（一）护理评估

1. 健康史　详细询问患者家族史，了解有无酗酒、过度疲劳、外伤、手术、感染、寒冷、大量进食高嘌呤类食物等诱因存在。

2. 身体状况　多见于 40 岁以上的男性，女性多在更年期后发病。常有家族遗传史。主要表现为关节炎、痛风石和肾脏病变。

（1）症状　由血尿酸增高至出现症状的时间可长达数年至数十年，有些可终身无症状，但随年龄增长痛风的患病率增加，并与高尿酸血症的水平和持续时间有关。痛风性急性关节炎多伴发热，最常累及拇趾及第一跖趾关节，其余依次为踝、膝、腕、指、肘等关节，多在午夜或清晨突发剧痛，数小时内出现受累关节的红、肿、热、痛和功能障碍，初次发作常呈自限性，数日内自行缓解，此时受累关节局部皮肤出现脱屑和瘙痒，为本病特有的表现；痛风性肾病起病隐匿，可出现蛋白尿、夜尿增多，晚期可发生肾功能不全；10%~25% 的痛风患者有肾尿酸结石，结石较大者可发生肾绞痛、血尿，引起梗阻时导致肾积水、肾盂肾炎、肾积脓或肾周围炎，感染可加速结石的增长和肾实质的损害。

（2）体征　痛风石是痛风的特征性表现，多见于末梢关节，如跖趾、指间、掌指关节及耳轮，常为多关节受累，表现为关节肿胀、僵硬、畸形及周围组织的纤维化和变性，严重时患处皮肤变薄、发亮，破溃则有豆渣样的白色物质排出，形成瘘管时虽不易愈合但很少感染。

3. 心理–社会状况　由于痛风病程较长，一些患者对自己疾病的重视逐渐放松，甚至产生消极心理，针对此类患者，向其讲解痛风的危害和后果，帮助其转变思想，消除抵触情绪，督促患者遵守治疗和护理计划；一些患者对疾病知识了解甚少，抱有无所谓的态度，对饮食不加以控制，产生侥幸心理，对于此类患者要多与其沟通，消除患者淡化心理。

4. 辅助检查

（1）血尿酸测定　男性血尿酸值超过 7mg/dl，女性超过 6mg/dl 为高尿酸血症。

（2）尿尿酸测定　低嘌呤饮食 5 天后，24 小时尿尿酸排泄量 >600mg 为尿酸生成过多型（约占 10%）；<300mg 提示尿酸排泄减少型（约占 90%）。在正常饮食情况下，24 小时尿尿酸排泄量以 800mg 进行区分，超过上述水平为尿酸生成增多。这项检查对有痛风家族史、年龄较轻、血尿酸水平明显升高、伴肾结石的患者更为必要。通过检测，可初步判定高尿酸血症的生化分型，有助于降尿酸药选择及判断尿路结石

性质。

（3）**尿酸盐检查** 急性发作期，可见于关节滑液中白细胞内、外；也可见于痛风石的抽吸物中；在发作间歇期，也可见于曾受累关节的滑液中。

（4）**影像学检查及超声检查**

5. 治疗要点

原发性痛风缺乏病因治疗，不能根治。治疗痛风目的：①迅速控制急性发作；②预防复发；③纠正高尿酸血症，预防尿酸盐沉积造成的关节破坏及肾脏损害；④手术剔除痛风石，对毁损关节进行矫形手术，提高生活质量。

一般治疗多为，进低嘌呤低能量饮食，控制蛋白摄入，多吃蔬菜、水果，多饮水，每日饮水 2000ml 以上。多食碱性食物，碱化尿液，避免酒精饮料。保持合理体重，避免暴食、酗酒、受凉受潮、过度疲劳和精神紧张，穿舒适鞋，防止关节损伤，慎用影响尿酸排泄的药物，如某些利尿剂和小剂量阿司匹林等。防治伴发病如高血压、糖尿病和冠心病等。

知识链接

常见食物含嘌呤情况

常见食物含嘌呤情况：含极大量嘌呤的食物：羊心、胰、浓缩肉汁、肉脯、鲱鱼、沙丁鱼和酵母等。含大量嘌呤的食物：鹅肉、牛肉、动物肝、肾、扇贝肉、鸽肉、野鸡、大马哈鱼、凤尾鱼、鲑鱼和鲭鱼等。含中等量嘌呤的食物：鸡肉、鸭肉、猪肉、火腿、牛排、兔肉、动物脑、内脏（胃和肠）、牡蛎肉、虾和大比目鱼，及酸苹果、菜豆（肾形豆）、小扁豆、蘑菇或菌类食品、豆制品、青豆、豌豆、菠菜和花生等。低嘌呤食物：茶、咖啡、果汁、汽水等饮料，玉米粥、面条、空心面、面包等谷类食物，除以上提到的含中等量嘌呤蔬菜以外的各种蔬菜水果及坚果，蛋类、乳制品、奶油制品、黄油、巧克力等。

（二）护理诊断

1. 疼痛 与尿酸结晶沉积在关节引起炎症有关。

2. 知识缺乏 缺乏痛风的预防保健知识。

（三）护理措施

1. 休息和运动 急性关节炎发作时，要严格卧床休息，抬高患肢，避免受累关节负重，关节疼痛缓解 72 小时后方可恢复活动。护士应经常巡视病房，帮助患者合理安排作息时间，避免精神紧张和注意力过度集中。

适当运动可预防痛风发作，减轻高脂血症及胰岛素抵抗，因此缓解期患者可尽量多运动，以不感到疲劳为度，少量出汗为宜。每日早晚各 30 分钟，每周 3 ~ 5 次。运动种类以散步、打网球、健身运动等有氧运动为宜。剧烈运动使无氧酵解生成乳酸增加，引起血 pH 下降，诱使痛风急性发作，故应尽量避免。

2. 饮食护理　痛风患者多肥胖，应控制饮食总热量，限制在 5020 ~ 6276kJ/d（1200 ~ 1500kcal/d），糖类占 50% ~ 60%，蛋白质 0.8 ~ 1g/（kg·d）；严禁饮酒和进食高嘌呤食物（如动物内脏、鱼虾蟹类、肉类、黄豆、豌豆、扁豆、蘑菇等），忌辛辣刺激性食物；饮食宜清淡、易消化，可进食碱性食物，如各种水果、蔬菜、鸡蛋、牛奶等，使尿液的 pH 在 7.0 或以上；注意食物烹调方法，如将肉类先煮，弃汤后再烹调，可减少摄入的嘌呤量；有些食品调料（如辣椒、咖喱、胡椒、芥末、生姜等）能兴奋植物神经，诱使痛风急性发作，应尽量避免应用；为防止尿液浓缩，嘱患者可在睡前或半夜饮水，每天饮水 2000ml 以上来增加尿酸的排泄，准确记录患者的出入液量。

3. 密切观察病情　观察受累关节红肿热痛的变化，注意有无发热、头痛等伴随症状。观察药物疗效及副反应，及时反馈给医生，调整用药。监测尿的 pH 值、尿酸排出量和生化指标，保持血尿酸在正常范围。监测血压、血糖、尿量和体重，有无并发高血压、冠心病、糖尿病和肥胖。观察痛风石的位置、大小、质地，有无破溃。观察关节的功能。

4. 预防感染　发生粒细胞缺乏和过敏反应时，应进行保护性隔离，房间定时紫外线照射，严格隔离制度。卧床患者做好生活护理，如口腔、皮肤护理、预防医源性感染和褥疮发生。

5. 心理护理　患者因关节疼痛影响休息，疾病反复发作导致关节畸形和肾功能损害，思想负担较重，常出现情绪低落、忧郁，应向其讲解痛风的有关知识，使其明确紧张、过度疲劳、焦虑、强烈的精神创伤易诱发痛风。告知患者要劳逸结合，保证睡眠，生活要有规律，以消除各种心理压力。

6. 用药护理

（1）**非甾体类抗炎药（NSAIDs）**　非甾体类抗炎药均可有效缓解急性痛风症状，为一线用药。如吲哚美辛等常见不良反应为胃肠道症状，必要时可加用胃保护剂，活动性消化性溃疡禁用，伴肾功能不全者慎用。选择性环氧化酶-2（COX-2）抑制剂如塞来昔布胃肠道反应较少，但应注意其心血管系统的不良反应。

（2）**秋水仙碱**　是治疗急性发作的传统药物，一般首次剂量 1mg，1 小时后予 0.5mg，12 小时后根据需要可给予 0.5mg，每日 3 次。秋水仙碱不良反应较多，主要是胃肠道反应，也可引起骨髓抑制、肝损害、过敏和神经毒性等。不良反应与剂量相关，肾功能不全者应减量使用。

（3）**糖皮质激素**　治疗急性痛风有明显疗效，通常用于不能耐受非甾体类抗炎药和秋水仙碱或肾功能不全者。对于多关节损害或严重急性发作者可口服、肌肉注射、静脉使用中小剂量的糖皮质激素，如口服泼尼松 20 ~ 30mg/d。为避免停药后症状"反跳"，停药时可加用小剂量秋水仙碱。

（四）健康教育

向患者及家属讲解疾病相关知识，说明本病虽是一种终生性疾病，但经积极有效治疗，患者可恢复正常的生活和工作。嘱其保持心情舒畅，生活要有规律，防止受凉、疲劳、感染、外伤等。适度运动与保护关节，尽量使用大肌群，不用手指负重。不要长时间持续进行重体力劳动，经常变化姿势，保持受累关节舒适，急性期制动。清晨起床时人体肌肉、关节、内脏功能低下，不能很快适应运动，易造成急慢性损伤；同时夜间喝水少、血液浓缩，易诱发痛风。所以不提倡痛风患者进行清晨运动，而提倡在午睡后至晚饭前进行有氧运动。

第八章　风湿性疾病患者的护理

📘 知识要点

1. 掌握风湿性疾病患者的护理评估及护理措施。

2. 熟悉风湿性疾病患者的护理诊断。

3. 了解概念、病因和病理生理相关知识。

风湿性疾病，简称风湿病，是泛指影响骨、关节及其周围软组织，如肌肉、滑囊、肌腱、筋膜、神经为主的一组疾病。

风湿病的病理改变有炎症性反应和非炎症性病变及血管病变。风湿性疾病的病因复杂，可以是感染性、免疫性、代谢性、内分泌性、退行性、地理环境性、遗传性、肿瘤性等。包括十大类近 200 种疾病，如弥漫性结缔组织病、脊柱关节病、退行性变、与代谢和内分泌相关的风湿病、与感染相关的风湿病、神经血管疾病、骨与软骨病变等。其中，弥漫性结缔组织病是风湿性疾病中的一大类。

风湿性疾病的基本特点有：①病程进展缓慢，发作与缓解交替出现，反复发作可加重损害。部分患者有皮肤、内脏功能损害，甚至功能衰竭。②同一疾病，在不同的患者其临床表现和预后差异很大。少数患者在短期发作后可自行缓解，不留后遗症；但也有少数患者在 1~2 年内可进展至关节严重受损出现活动障碍。③多有生化改变或免疫学异常。④不同个体对治疗的反应差异较大。

知识链接

1. 弥漫性结缔组织病有：类风湿性关节炎、红斑狼疮、硬皮病、血管炎等。

2. 脊柱关节病有：强直性脊柱炎、银屑病关节炎等。

3. 退行性变有：原发性和继发性关节炎。

4. 和感染相关的风湿病有：反应性关节炎、风湿热等。

5. 和代谢及内分泌相关的风湿病有：痛风、假性痛风、免疫缺陷病等。

6. 神经血管疾病有：神经性关节病、压迫性神经病变、雷诺病等。

7. 骨与软骨病变有：骨质疏松、骨软化、肥大性骨关节病、骨炎等。

8. 非关节性风湿病有：关节周围病变、椎间盘病变等。

9. 其他有关节症状的疾病有：周期性风湿病、间歇性关节积液等。

第一节 常见症状与体征及其护理

风湿病常见的症状和体征有：关节损害、皮肤损害。

一、关节损害

几乎所有的风湿性疾病均可引起关节损害。风湿性疾病的关节损害主要表现有关节疼痛、肿胀、僵硬、活动受限等。关节疼痛是风湿病最早、最常见的首发症状，四肢大小关节均可累及，以对称性关节痛居多。可伴有肿胀和压痛，是滑膜炎或周围软组织炎的主要体征，其程度因炎症轻重不同而异。关节僵硬是指关节经过一段时间的静止和休息后，再活动时出现的一种局部不适、难以达到平时关节活动范围的现象，通常在活动后缓解或消失。由于清晨起床时僵硬表现最明显，所以，又称为晨僵。晨僵是判断滑膜关节炎症活动性的客观指标，其持续时间与炎症的严重程度相一致。活动受限是关节丧失其正常的外形和疼痛所致，可表现为膝不能完全伸直，手的掌指关节有尺侧偏斜，关节半脱位等。这些改变都与骨和软骨遭到破坏有关。

（一）护理评估

应重点评估患者：①疼痛的起始时间、起病急缓、发病年龄、是游走性疼痛还是部位固定；②疼痛的部位、性质、程度、持续时间、诱因，与活动的关系及伴随症状；③疼痛是否影响关节的附属结构（肌腱、韧带、滑膜等）；④有无晨僵，晨僵持续时间，缓解方法；⑤有无关节畸形和功能障碍等。

1. 健康史　主要询问患者有无类风湿关节炎、系统性红斑狼疮、强直性脊柱炎、骨性关节炎、干燥综合征、风湿热及痛风等病史。发病前有无寒冷受凉、环境潮湿、感染及外伤等诱因；有无过敏史和家族史。了解既往有无特殊的药物摄入史。

2. 身体状况

（1）关节肿痛　关节肿痛的分布及特点，参见表 8-1。

表 8-1　不同疾病疼痛关节的分布及疼痛特点

疾病	易受累关节	分布	疼痛性质
类风湿关节炎	近端、掌指、腕关节	多个、对称性	持续性
系统性红斑狼疮	手关节或其他部位	多关节、对称性	不定
强直性脊柱炎	骶髂、腕、膝、踝	中轴性或不对称性	持续性、休息后加重
骨性关节炎	膝、髋	单侧或双侧	持续性、活动后加重
风湿热	髋、膝、踝、肩、肘	对称性	游走性
痛风	第一跖趾	单侧	剧烈、夜间重

（2）**关节僵硬与活动受限** 早期关节活动受限主要由肿胀、疼痛引起，晚期则主要由于关节骨质破坏、纤维骨质粘连和关节半脱位引起，此时关节活动严重障碍，最终导致功能丧失。晨僵在类风湿性关节炎中最为突出，可以持续数小时，在其他关节炎则持续时间较短。类风湿性关节炎可出现关节畸形和功能障碍。

（3）**伴随症状** 常伴有发热、消瘦、疲乏等全身症状和心、肺、肾等多系统损害的表现，如蛋白尿、血尿、高血压、心力衰竭、呼吸困难等。

3. 心理－社会状况 由于关节损害反复发作、关节僵硬和活动受限，患者生活、行动不便，严重者生活不能自理，患者的思想活动、情志变化复杂，如疾病急性发作或病情加重时，就感到悲观失望，甚至产生轻生的念头；有的对疾病缺乏正确的认识，又产生了急于治愈、急躁、要求医疗效果过高等心理。

4. 辅助检查 了解自身抗体测定结果、关节腔滑液检查及关节 X 线检查结果，有助于明确病因。

5. 治疗要点 风湿病一旦确诊应早期开始相应治疗。治疗措施包括教育、物理治疗、矫形、锻炼、药物、手术等。药物治疗主要有非甾体类抗炎药、糖皮质激素、改变病情的抗风湿药。

（二）护理诊断

1. 慢性疼痛 关节疼痛，与关节炎性反应有关。
2. 躯体活动障碍 与关节持续疼痛、僵硬及关节、肌肉功能障碍有关。

（三）护理措施

1. 休息与活动 急性期关节明显肿痛或伴体温升高时，应卧床休息，减少活动，注意对病变关节保暖。帮助患者采取舒适的体位，尽可能保持关节的功能位；避免疼痛关节受压、负重，必要时用石膏托、小夹板固定。创造适宜环境转移患者对疼痛的注意力以缓解疼痛。

2. 饮食护理 饮食宜清淡、易消化、忌辛辣、刺激性的食物。

3. 病情观察 观察患者的营养状况、生命体征、关节肿胀程度，受累关节有无压痛、局部发热及活动受限等情况。

4. 协助患者减轻疼痛 根据病情可采用热敷、热水浴、红外线等物理疗法，以减轻疼痛。物理疗法不能缓解时可遵医嘱用药，常用的非甾体类抗炎药有布洛芬、萘普生、阿司匹林和吲哚美辛等，此类药物可出现胃肠道不良反应，应告诉患者饭后服用，也可遵医嘱同时服用胃黏膜保护剂，以减轻胃黏膜损伤。

5. 恢复躯体活动 ①功能锻炼：急性期应限制活动，慢性期告诉患者进行功能锻炼的重要性，鼓励患者坚持每天定时进行关节活动锻炼，活动量以患者能够忍受为度，必要时可提供适当的辅助工具，如拐杖、助行器、轮椅等，避免长时间不活动而致关节僵硬加重，影响功能。同时，也要避免关节过度负重，不做重体力劳动和剧烈体育运动，防止损伤关节。晨僵者，告知起床后可通过按摩、热敷、热水浴等方法加速局部血液循环，缩短晨僵时间。②日常生活能力锻炼：急性期协助患者洗漱、进食、大小便等，把患者的用物放在伸手可及处，鼓励和帮助患者恢复生活自理。缓解期鼓励患者完成力所能及的事。

6. 心理护理　鼓励患者说出自身感受，指导和帮助患者正确对待疾病，减轻患者心理上的压力；帮助患者提高解决问题的能力，争取亲属积极配合，树立战胜疾病的信心。

（四）健康教育

避免感染、寒冷、潮湿、过劳等各种诱因，注意保暖，减少疾病的反复发作。指导患者遵医嘱用药。养成良好的饮食习惯，形成健康的生活方式；强调休息和治疗性锻炼的重要性。

知识链接

1. 类风湿性关节炎、强直性脊柱炎可引起关节畸形。
2. 风湿性关节炎、系统性红斑狼疮一般不引起关节畸形。

二、皮肤损害

风湿性疾病常见的皮肤损害有荨麻疹、环形红斑、结节性红斑、网状红斑、水肿和溃疡等。多由血管炎性反应引起。皮肤损害因受累血管大小、炎性反应强弱、持续时间长短、累及范围大小和病理变化而异。

（一）护理评估

应重点评估皮肤损害的部位、形态、范围大小、伴随症状，及对患者的心理影响。

1. 健康史　主要询问患者有无系统性红斑狼疮、类风湿关节炎、皮肌炎、原发性干燥综合征、系统性硬化症、风湿热、痛风等病史；有无进食芹菜、无花果、烟熏食物、蘑菇等；有无服用普鲁卡因胺、异烟肼、氯丙嗪、甲基多巴等药物史；发病前有无受凉、受湿、感染、劳累、日光曝晒等；有无过敏史和家族史；诊疗和用药情况；女性患者的月经生育史等。

2. 身体状况　系统性红斑狼疮患者最具特征性的皮肤损害为面部蝶形红斑，口腔、鼻黏膜溃疡和糜烂。类风湿性关节炎患者可有皮下结节，多位于尺骨鹰嘴突附近、枕、跟腱等关节隆突部及受压部位的皮下，结节呈对称分布，质硬无压痛，大小不一，直径数毫米至数厘米不等。皮肌炎皮损为对称性的眼睑、眼眶周围紫红色斑疹及实质性水肿。系统性硬化症皮肤损害首先发生于双侧手指及面部，常造成正常面纹消失，使面容刻板、张口困难。部分患者可因寒冷、情绪激动等原因刺激出现雷诺现象。

3. 心理－社会状况　由于皮肤损害影响外形，患者不愿与人接触，容易出现敏感、多疑、抑郁、自卑和孤独心理。

4. 辅助检查 皮肤狼疮带试验、肌肉活检、肾活检等有助于病因诊断。

5. 治疗要点 主要在于控制病情及维持临床缓解。详见本章第二节治疗要点。

（二）护理诊断

1. 皮肤完整性受损 与血管炎性反应有关。

2. 组织灌注量改变 与肢端血管痉挛、血管舒缩功能调节障碍有关。

（三）护理措施

1. 休息与活动 伴有重要脏器受损时都应注意卧床休息，适当活动。患者应避免在阳光下活动。避免局部皮肤受压时间过长，有躯体移动障碍的患者应定时翻身，预防压疮发生。

2. 饮食护理 鼓励患者摄入足够的蛋白质、维生素和水分，以满足组织修复的需要。指导患者避免进食刺激性食物，忌食补骨脂素类食物，如芹菜、无花果、烟熏食物及蘑菇等。

3. 病情观察 应观察皮损的部位、形态、面积大小、有无口腔、鼻、指尖和肢体的溃疡，肢体末梢的颜色和温度，有无发冷及感觉异常，皮肤有无苍白和发绀等。雷诺现象的诱因、发作频率、持续时间和范围等。

4. 皮肤护理

（1）保持皮肤清洁干燥，每日用温水清洗并擦干，忌用碱性肥皂、刺激性化妆品、染发、烫发剂等，以免诱发而加重皮损。

（2）穿棉质衣裤，鞋袜要宽松，床铺应平整无渣屑。

（3）患者外出时采取遮阳措施，避免阳光直射裸露皮肤，忌日光浴。

（4）皮疹和红斑局部可使用地塞米松霜或软膏涂敷，如有感染遵医嘱用抗生素治疗，严重者做好局部清创换药处理。

5. 避免诱因

（1）寒冷天气注意保暖，尽量减少户外活动和工作，避免皮肤在寒冷空气中暴露时间过长。

（2）洗涤时宜用温水。

（3）避免吸烟、饮咖啡。

（4）保持良好的心态，避免情绪激动和劳累。

（5）避免服用容易诱发风湿症状的药物，如普鲁卡因胺、异烟肼、氯丙嗪、甲基多巴等。

6. 用药护理 遵医嘱给予血管扩张剂和抑制血小板聚集的药物，如硝苯地平、山莨菪碱或低分子右旋糖酐等。肢端血管痉挛引起皮肤苍白、疼痛时，可局部涂抹硝酸甘油软膏，以扩张血管，改善血液循环，缓解症状。

7. 心理护理 及时与患者沟通，帮助患者学会修饰自己，做好思想工作，解除患者恐惧心理和思想压力，增强战胜疾病的信心。

（四）健康教育

教育患者避免一切可能诱发和加重皮肤损害的因素。如避免受凉，防治感冒；避免阳光照射；避免过度劳累；避免食用芹菜、无花果等含补骨脂素的食物及忌海鲜及辛辣食品，戒除烟酒。注意个人卫生，保持皮肤清洁，不搔抓、挤压皮疹部位，预防皮肤损害。对已有的创面，注意预防感染，如有异常及早就医。

第二节　系统性红斑狼疮患者的护理

系统性红斑狼疮（SLE），是一种表现有多系统、多脏器损害的特异性自身免疫性结缔组织病。其血清中具有以抗核抗体为代表的多种自身抗体。临床症状以病情缓解和急性发作交替出现为特点，有内脏（肾、中枢神经）损害者预后较差。本病多发于青年女性，发病年龄以 20～40 岁最多见。目前认为该病是由遗传、环境（紫外线、药物、化学试剂、微生物等）、雌激素等因素诱发的自身免疫性疾病。基本病理变化为结缔组织的纤维蛋白样变性、结缔组织的基质发生黏液性水肿、坏死性血管炎。主要发病机制可能是由于具有遗传体质者，在各种致病因子作用下，促发了异常的免疫应答，持续产生大量的免疫复合物和致病性自身抗体，引起组织损伤。其血清中具有多种自身抗体（特别是抗核抗体），并通过免疫复合物等途径，造成人体各个系统、器官损害。

（一）护理评估

1. 健康史　重点询问家族中有无红斑狼疮患者、起病时间、病程及病情变化情况；有无病毒感染、日光过敏、妊娠、过度劳累、药物（普鲁卡因胺、异烟肼、氯丙嗪、甲基多巴等）、精神刺激、食物（芹菜、无花果、蘑菇及烟熏食物）等诱因；了解女性患者的月经史、生育史。

2. 身体状况　本病临床症状多样，个体差异较大，早期症状往往不典型。

（1）**全身症状**　活动期患者大多数有全身症状。起病可急可缓，多数在病程中出现各种热型的发热，尤以低热、中度热常见，此外，尚有疲倦、乏力、体重减轻等。疲乏是系统性红斑狼疮常见但容易被忽视的症状，常是狼疮活动的先兆。感染、日晒、药物、精神创伤、手术等均可诱发或加重。

（2）**皮肤和黏膜**　80% 的患者在病程中可出现皮肤损害，包括颜面、四肢等暴露部位出现斑丘疹、紫斑等对称性皮疹，手掌大小鱼际部位的皮肤、指（趾）端及甲周出现红斑、紫癜、网状红斑、血管性水肿或硬皮病样损害。鼻梁和双颧颊部可见蝶形红斑，是系统性红斑狼疮特征性的皮肤改变。急性期皮损处有水肿、色鲜红，略有毛细血管扩张及鳞片状脱屑，严重者出现水疱、溃疡、皮肤萎缩和色素沉着。口腔黏膜有反复发作性无痛性溃疡。毛发易断裂，部分患者可有脱发、斑秃。此外还可出现光过敏、雷诺现象等。

（3）**关节和肌肉**　大部分患者有关节肿痛，往往是就诊的首发症状，最易受累的是手近端指间关节、腕、膝、踝、足关节均可累及。关节肿痛多呈对称性。约半数患者有晨僵，无骨质异常，一般不引起关节畸形。50%患者有肌痛和肌无力，有时出现肌炎。

（4）脏器损害

① 肾脏：几乎所有系统性红斑狼疮患者都有肾损害，称狼疮性肾炎（LN）。表现类似慢性肾炎或肾病综合征。临床表现有程度不等的蛋白尿、血尿、管型尿、水肿、高血压、血尿素氮和肌酐增高等。蛋白尿和血尿是早期最常见的表现，晚期可发展为肾衰竭，是系统性红斑狼疮死亡的常见原因。

② 心血管：患者常出现心包炎，可为纤维素性心包炎或心包积液，但心包填塞少见。约10%患者有心肌损害，轻症可无症状，明显的可有心前区疼痛、胸闷、心律失常，严重者可发生心力衰竭。部分患者有冠状动脉受累表现。

③ 呼吸系统：胸膜炎和胸腔积液较常见。少数可有狼疮性肺炎。临床表现有发热、干咳、胸痛、气促、低氧血症等。

④ 神经系统：又称神经精神狼疮（NP－SLE）。可累及神经系统任何部位，尤其以脑损害最为多见，一旦出现，多提示病情危重。患者可表现为癫痫发作，精神障碍，（如行为异常、抑郁、幻觉、强迫观念、精神错乱）等，少数可出现偏瘫及蛛网膜下腔出血等表现。严重头痛可以是系统性红斑狼疮的首发症状。

⑤血液系统：贫血最常见，为正细胞正色素或轻度低色素性贫血。可有白细胞减少或淋巴细胞绝对数减少。并有血小板减少性紫癜及无痛性轻、中度淋巴结肿大，以颈部和腋窝多见。

⑥消化系统：部分患者有食欲减退、恶心、便秘、腹胀、脐周腹痛、大便次数增多、腹水、肝大、血清转氨酶升高等，但多无黄疸。腹水与狼疮性腹膜炎、肠系膜炎有关，也有的与狼疮性肾炎低蛋白血症有关。少数可发生急腹症，如胰腺炎、肠穿孔、肠梗阻等。

⑦眼部病变：少部分患者有眼底变化，如眼底出血、乳头水肿、视网膜渗出等，影响视力，重者可数日内致盲。早期治疗，这些改变可以消失。

3. 心理－社会状况 本病病程长，反复发作，迁延不愈，重者引起心、肾、中枢神经系统功能障碍以及关节疼痛、活动受限而影响患者正常的生活、工作和社会活动，加之长期治疗所造成的经济负担，可使患者预感不幸，出现紧张、郁闷、焦虑、悲观厌世或暴躁易怒等心理问题。

4. 辅助检查

（1）一般检查 血常规可有红细胞计数及血红蛋白下降，白细胞计数和血小板减少；尿液检查可有蛋白尿、血尿、管型尿等；血沉在活动期常增快。

（2）免疫学检查 抗核抗体（ANA）、抗双链DNA抗体（抗ds－DNA）和抗Sm抗体可出现阳性。ANA对系统性红斑狼疮的敏感性为95%，是目前最佳的诊断筛选试验，但特异性低；抗ds－DNA为诊断的标记抗体之一，多出现在系统性红斑狼疮的活动期，对诊断的特异性较高，但阳性率较低，对确诊和判断狼疮的活动性有较大参考价值；抗双链 DNA 抗体对确诊有参考价值。抗 Sm 抗体是诊断的标记抗体之一，特异性 99%，但敏感性仅 25%，它与病情活动性不相关。补体 CH50、C3、C4 降低，C3 低下提示系统性红斑狼疮活动。C4 低下除提示系统性红斑狼疮活动外，尚可能是系统性红斑狼疮易感性（C4 缺乏）的表现。

（3）**肾穿刺活组织检查**　对狼疮肾炎的诊断、治疗和估计预后很有价值。

（4）**皮肤狼疮带试验**　系统性红斑狼疮患者在皮肤的表皮与真皮层交界处可以出现免疫复合物沉积，如果取皮肤活检（通常取暴露部位，如手背皮肤即可），可在荧光显微镜下看到表皮与真皮交界处有线型的草绿色荧光。系统性红斑狼疮阳性率约 50%，狼疮带试验强阳性往往可提示红斑狼疮的可能。

5. 治疗要点　目前仍无根治方法，但早期合理治疗后可以缓解，故应早期诊断、早期治疗。治疗目的在于控制病情及维持临床缓解。治疗原则是纠正免疫功能失调和抑制炎症反应，保护脏器功能及治疗各种并发症，以促进临床缓解。药物治疗主要采用非甾体类抗炎药、抗疟药、糖皮质激素、免疫抑制剂及中医中药等，其中糖皮质激素是目前治疗系统性红斑狼疮的首选药物。

（二）护理诊断

1. 皮肤完整性受损　与自身免疫反应所致皮肤炎症性损伤有关。

2. 预感性悲哀　孤独、抑郁、情绪低落、拒绝治疗与护理，与多脏器受累、久治不愈、容貌改变、受挫等有关。

3. 口腔黏膜受损　与自身免疫功能紊乱、长期使用激素及免疫抑制剂有关。

4. 潜在并发症　慢性肾衰竭。

（三）护理措施

1. 一般护理

（1）**休息与活动**　病床应安排在没有阳光直射的地方。急性、慢性狼疮性肾炎活动期、肾功能不全及衰竭期，都应卧床休息。当病情缓解后可适当活动，但应避免过度劳累。患者应避免在烈日下活动，必要时穿长袖衣裤、戴遮阳帽、打伞，避免阳光直接照射裸露皮肤，忌日光浴。避免局部皮肤受压时间过长。

（2）**饮食护理**　给予高热量、高蛋白、高维生素及清淡易消化的饮食，少食多餐。避免食用产气食物及浓茶、咖啡等刺激性食物。如出现肾功能不全，应给予优质低蛋白饮食，忌食豆类及其他植物性蛋白；如出现心力衰竭、肾衰竭、水肿者，限制钠盐及含钠高的食品、饮料的摄入，钠盐每天摄入量应低于 6g；忌食含有补骨脂素的食物，如芹菜、香菜、无花果、烟熏食物及蘑菇等。

（3）**口腔黏膜护理**　要保持口腔清洁，每天晨起、饭前、饭后、睡前用漱口液漱口。避免食用辛辣的刺激性食物。有口腔溃疡者在漱口后用中药冰硼散或锡类散涂敷溃疡部，或用口腔溃疡药膜局部贴敷，可促进愈合；对因长期使用糖皮质激素或免疫抑制剂而引起的口腔真菌或细菌感染者，用 4% 碳酸氢钠溶液或 1%~4% 克霉唑溶液漱口。

2. 病情观察 监测生命体征、体重；观察皮肤损害、水肿的程度、尿液变化；观察全身各系统有无异常；监测血清电解质、肌酐、尿素氮的改变。

3. 治疗配合

（1）**皮肤护理** 保持皮肤的清洁卫生，可用30℃左右温水湿敷红斑处，每天3次，每次30分钟，忌用碱性肥皂、化妆品及化学药品，如染发剂、烫发剂、定型发胶、农药等；脱发的患者应减少洗头次数，每周2次，鼓励患者采用适当方法遮盖脱发；指导患者户外活动时应采用各种方法避免日光照射；合并有局部感染时可遵医嘱使用抗菌药物并做无菌清创换药处理，以保持皮肤完整，防止损伤。

（2）**用药护理** 指导患者遵医嘱用药并注意药物的副作用。

①激素类药物：常用泼尼松，其主要不良反应有满月脸、水牛背以及血压升高、电解质紊乱、感染、消化性溃疡、骨质疏松等。服药期间应定期监测血压、血糖、尿糖变化。给予低盐、高蛋白、含钾含钙丰富的食物。注意安全，防止骨折。

②非甾体类抗炎药：常用药物有布洛芬、萘普生、吲哚美辛等。可引起胃肠道反应，应在饭后服用，遵医嘱同时服用胃黏膜保护剂，以减轻胃黏膜损伤。

③免疫抑制剂：常用的有环磷酰胺、硫唑嘌呤，其副作用是白细胞减少，也可引起胃肠道反应、黏膜溃疡、皮疹、肝功能损害、脱发、出血性膀胱炎等。服药期间应鼓励患者多饮水，定期复查血象、尿常规及肝、肾功能；观察尿液颜色改变，及早发现出血性膀胱炎。

④环孢素A：主要不良反应是肾功能减退、高血压、多毛症。服药期间应定期监测血压和肾功能。

⑤抗疟药：氯喹口服后主要聚集于皮肤，对皮疹、光敏感和关节症状有一定疗效，长期服用可引起视网膜退行性变，应定期检查眼底。

⑥雷公藤：不良反应较大，对性腺具有毒性作用，亦可有肝损害、胃肠道反应、白细胞减少等。

4. 心理护理 主动关心患者，多与患者沟通，适时告知预后，体贴患者疾苦，介绍治疗进展与成功病例，做好思想工作，解除患者恐惧心理和思想压力，增强战胜疾病的信心。体贴、关怀、帮助患者克服心理障碍，使其获得感情支持。

（四）健康教育

1. 疾病知识指导 告知患者本病并非"不治之症"，如能及时用药，并坚持有效治疗，病情可以得到长期缓解。向患者普及系统性红斑狼疮知识，帮助患者正确对待疾病，积极配合治疗。避免一切可能诱发本病的因素，如受凉感冒、某些药物、劳累及精神刺激等。禁用紫外线等光性疗法或服用感光药物如中药补骨脂。避免接受各种预防接种。注意个人卫生，保持口腔、皮肤清洁，忌用各种美容护肤品。

2. 生活指导 教育患者做到生活有规律，劳逸结合，避免可能诱发本病的因素，由于妊娠和流产均可诱发本病，系统性红斑狼疮患者想要生育，须在医生指导下，控制好病情，并停用免疫抑制剂3～6个月以上才可怀孕。病情稳定后鼓励其参加社会活动和日常工作；忌食芹菜、无花果、烟熏食物及蘑菇等含补骨脂素的食物，以免诱发和加重病情；忌辛辣食品及戒除烟酒。

3. 用药指导 向患者介绍常用药物的用法、用量及可能出现的不良反应，指导患者按医嘱用药，定期复查。

第三节 类风湿关节炎患者的护理

类风湿性关节炎（RA）是一种以累及周围关节为主的多系统、炎症性的自身免疫性疾病。滑膜炎是 RA 的基本病理改变，慢性滑膜炎可导致关节软骨和骨的破坏，出现关节畸形和功能障碍。其特征性的症状是慢性、对称性、周围性多关节炎症病变。可伴有关节外的系统损害。该病好发于手、腕、足等小关节，反复发作，呈对称性分布。本病在我国发生率为 0.32% ~0.36%，年龄多在 35~50 岁之间，男女发病比率约为1∶3。病因尚不明确，可能与环境、感染因子、遗传因素、性激素及神经精神状态等因素有关。发病机制为自身免疫性疾病。此病致残率高，目前尚无有效的根治方法。

（一）护理评估

1. 健康史 重点询问起病时间、病程及病情变化情况；有无寒冷、潮湿、疲劳、营养不良、创伤（尤其是关节外伤）、精神刺激等诱因；有无金黄色葡萄球菌、链球菌、支原体、病毒、原虫等感染史；家族中有无相似疾病史；患病后对生活的影响、诊疗经过及用药情况等。

2. 身体状况 起病缓慢而隐匿，发病初期可有数周的低热、乏力、全身不适、纳差、体重减轻等症状，以后逐渐出现典型关节症状。

（1）**关节症状** 典型患者表现为对称性多关节炎。

①关节疼痛、肿胀：往往是本病最早的表现，以双手腕、掌指关节、近端指间关节最常见。关节炎性肿大而附近肌肉萎缩使近端指间关节呈梭形肿胀。

②晨僵：95% 以上的患者可出现晨僵，表现为晨起后较长时间出现关节僵硬，如胶黏着样感觉，可随活动经 30 分钟至数小时缓解。晨僵可见于多种关节炎，但以类风湿性关节炎最为突出，晨僵持续时间和关节炎症的程度成正比，常被作为观察本病活动的指标之一。

③关节畸形及功能障碍：见于较晚期患者，关节周围肌肉萎缩、痉挛则使畸形更为加重。常见的关节畸形是手腕和肘关节强直、掌指关节向外侧成半脱位，形成特征性的尺侧偏向畸形，以及屈曲畸形、天鹅颈样畸形等。关节由于肿胀、畸形、结构破坏而同时引起功能障碍。

（2）**关节外表现**

①类风湿结节：是本病较特异的皮肤表现，多位于关节的隆突部位，如上肢的鹰嘴突、腕部及下肢的踝部等，出现皮下小结，坚硬如橡皮、大小不等、无压痛、对称性分布。皮下小结常提示疾病处于严重活动阶段。

②类风湿血管炎：是关节外组织损害的病理基础，多影响中小血管，可发生于任何部位。肢体末梢动脉炎可表现为甲床裂片样出血、指端坏死或小腿溃疡。

③脏器损害：几乎所有脏器如心、肺、眼等均可累及。眼部可有巩膜炎、角膜结膜炎。肺受累很常见，表现形式有多种，以肺间质病变最常见。神经系统病变的常见原因是神经受压，受压的周围神经病变与相应关节滑膜炎的严重程度相关，最常受累的神经有正中神经、尺神经以及桡神经，如正中神经在腕关节处受压可出现腕管综合征。血液系统病变可见贫血，一般是正细胞正色素性贫血，其程度通常和关节的炎症程度相关。心脏和肾受累者较少，其中心包炎最常见。

（3）关节功能活动分级　对于类风湿性关节炎患者的功能状态判断，一般是根据患者的生活自理能力（包括穿衣、洗澡、吃饭、化妆和入厕等）、业余爱好（包括娱乐、休闲等）、职业活动（如学习、工作、家务活动等）等因素综合判断的。

现在临床普遍应用美国风湿病学会（ACR）确定的标准来划分关节病变的严重程度。将本病影响生活能力的程度分为四级。

Ⅰ级：关节能自由活动，能完成平常的任务而无妨碍。

Ⅱ级：关节活动中度限制，一个或几个关节疼痛不适，但能料理日常生活。

Ⅲ级：关节活动显著限制，不能胜任工作，料理生活也有困难。

Ⅳ级：大部分或完全失去活动能力，患者长期卧床或依赖轮椅，生活不能自理。

3. 心理 – 社会状况　因病情反复发作，迁延不愈及关节疼痛、活动受限和脏器功能受损而使生活自理能力下降，影响患者正常的生活、工作和社会活动，加之长期治疗所造成的经济负担或缺乏家庭及社会支持，可使患者出现紧张、郁闷、焦虑、悲观厌世等心理问题。

4. 辅助检查

（1）血液检查　红细胞计数及血红蛋白浓度下降，血小板在活动期可增高，贫血和血小板增多与疾病的活动相关。血清铁、铁结合蛋白的水平常减低，此时可表现为小细胞低色素性贫血。

（2）炎性标志物　血沉和 C 反应蛋白常升高，可为疾病活动的指标。

（3）类风湿因子（RF）　血清中可测到 IgM 型 RF，其滴度与疾病的活动性和严重性成正比。

（4）关节 X 线检查　对 RA 诊断、关节病变分期、病变演变的监测均很重要。早期仅见关节周围软组织肿胀影、关节端骨质疏松（Ⅰ期）；进而关节间隙变窄（Ⅱ期）；关节面出现虫蚀样改变（Ⅲ期）；晚期可出现关节半脱位和关节破坏后的纤维性和骨性强直（Ⅳ期）。

（5）其他　关节滑液检查；类风湿结节活检。

5. 治疗要点　由于本病的病因不明，目前临床上尚缺乏根治和预防的方法，因此早期诊断、早期治疗极为重要。治疗目的是减轻关节症状，控制炎症，延缓病情进展，防止和减少关节骨的破坏，保护关节功能。治疗措施包括一般治疗、药物治疗、外科手术治疗，其中以药物治疗最为重要。常用药物有：

（1）非甾体类抗炎药　控制关节肿痛、改善症状，但不能控制病情。常用药物有阿司匹林、吲哚美辛、布洛芬、萘普生等。

（2）抗风湿药　有抗炎作用，能控制病情发展。一般首选甲氨蝶呤，并将它作为联合治疗的基本药物。其他如柳氮磺胺吡啶、羟氯喹和氯喹、环磷酰胺、环孢素A、金制剂、青霉胺等，多与非甾体类抗炎药联合应用。

（3）糖皮质激素　仅在患者急性发作时关节肿痛明显、全身症状较重、其他药物治疗无效时使用。

（4）植物药制剂　雷公藤多苷、青藤碱及白芍总苷等。

（二）护理诊断

1. 疼痛　关节痛，与滑膜炎症、关节肿胀有关。

2. 有失用综合征的危险　与关节疼痛、畸形引起功能障碍有关。

3. 生活自理缺陷　与关节肿痛畸形、强直有关。

4. 预感性悲哀　与疾病久治不愈、关节功能丧失、自理缺陷或缺乏家庭、社会支持有关。

（三）护理措施

1. 休息与活动　活动期关节疼痛剧烈及脏器受累的患者可卧床休息，减少活动，同时避免疼痛部位受压，使关节保持功能位，但不宜多卧床及绝对卧床休息。症状缓解后建议患者及早下床活动，参加适当的体育运动，如散步、气功或练太极拳。也可以参加感兴趣的活动，如下棋、阅读、打毛衣等，以防止关节僵硬和肌肉萎缩。活动以不感到劳累为宜，避免过度运动，防止关节负荷过重，加重病情。

2. 饮食护理　给予丰富蛋白质和维生素的饮食；有贫血者增加含铁食物的摄入；饮食宜清淡、易消化，忌辛辣、刺激性的食物。

3. 病情观察　观察关节疼痛的部位、关节肿胀和活动受限的程度，晨僵的程度，有无畸形，以判断病情及疗效。注意观察关节外症状，如出现胸闷、心前区疼痛、腹痛、消化道出血、头痛、发热、咳嗽、呼吸困难等，提示病情严重，应及时报告医生并协助处理。

4. 对症护理

（1）协助患者减轻疼痛　为患者创造适宜的环境，合理应用非药物性止痛措施，如松弛术、皮肤刺激疗法、分散注意力；根据病情使用蜡疗、水疗、磁疗、超短波、红外线等物理治疗方法缓解疼痛，也可按摩肌肉、活动关节，防止肌肉挛缩和关节活动障碍。

（2）关节护理

①重点应指导患者进行关节功能锻炼：肢体锻炼由被动向主动渐进，活动强度应以患者能承受为限，也可配合理疗、按摩、热疗，以增加局部血液循环，松弛肌肉，活络关节，防止关节失用。指导患者每天定期做功能恢复锻炼，如转颈、握拳、挺胸、伸

腰、摆腿、摇动关节等动作，卧床的患者可进行膝关节的伸屈交替活动。以保持关节功能，防止关节畸形和肌肉萎缩。晨僵明显者，指导患者晨起后用温热水浸泡僵硬的关节15分钟，睡眠时戴弹力手套保暖。

②保持关节功能位：可使用矫形支架和夹板，维持肘、腕呈伸展位；足底置护足板以防足下垂；在症状基本控制后，鼓励患者及早下床活动，必要时提供辅助工具，避免长时间不活动。

③用药护理：指导患者遵医嘱用药并注意药物的副作用。告诉患者按医嘱服药的重要性和有关药物的不良反应。改变病情抗风湿药，常用甲氨蝶呤，其主要不良反应有恶心、口炎、腹泻等胃肠道症状，脱发，肺炎，转氨酶升高，肝纤维化，肾损害和血液毒性。用药前后及服药期间要监测血象及肝肾功能；非甾体类抗炎药及糖皮质激素应用的护理详见本章第二节。

5. 心理护理 加强与患者的沟通，关心和支持患者，采取心理疏导、解释、安慰及鼓励等方法做好心理护理。帮助患者接受事实，鼓励患者自我护理，允许患者以自己的速度完成工作，并在活动中予以鼓励，以增强患者自我照顾的能力和战胜疾病的信心。对已经发生关节功能残障的患者，指导其发挥健肢的作用；鼓励患者的亲人体贴、关怀、帮助患者克服心理障碍，使其获得情感支持。

（四）健康教育

1. 疾病知识指导 指导患者认识类风湿性关节炎的性质、病程，了解治疗方案，使患者消除对疾病的恐惧，保持心情愉快和情绪稳定，自强自立，做好同疾病长期斗争的心理准备。说明尽早接受正规治疗对保持关节功能的重要性。避免感染、寒冷、潮湿、过劳等各种诱因，注意保暖，减少疾病的反复发作。病情复发时应及早就医，以免重要脏器受损。

2. 生活指导 指导患者养成良好的饮食习惯，形成健康的生活方式；强调休息和治疗性锻炼的重要性，保护关节功能，延缓功能损害的进程；教会患者及家属进行晨僵护理及预防关节失用性萎缩的方法。

3. 用药指导 指导患者遵医嘱用药，详细告知用药方法和注意事项，不要随便停药、换药、增减药量，坚持治疗，减少复发。定期检测血、尿常规、肝、肾功能等，如有不良反应，应立即停药并及时处理。

第九章 神经系统疾病患者的护理

知识要点

1. 掌握神经系统常见疾病患者的护理评估及护理措施。
2. 熟悉神经系统常见疾病患者的护理诊断。
3. 了解概念、病因、生理病理相关知识。

神经系统疾病是指神经系统和骨骼肌所发生的疾病，常因感染、血管病变、肿瘤、外伤、变性、中毒、免疫异常、遗传、先天发育和代谢障碍等所致，引起相应部位的病理改变和功能异常。人体的消化、呼吸、循环、泌尿、生殖、骨骼、肌肉及内分泌等各个系统，营养、代谢、免疫等各种功能和生长、发育、思维、记忆、学习、老化等各种生理现象，均受神经系统的支配和影响，而且由于神经细胞死亡后不能再生，严重威胁人的生存和生活质量。因此，预防神经系统疾病的发生及积极挽救患者生命、预防并发症的发生、减轻患者痛苦、促进康复成为神经系统患者护理的主要目标。

第一节 概　　述

神经系统由中枢神经系统和周围神经系统两大部分组成，前者包括脑和脊髓，负责分析、综合体内外环境传来的信息，并使机体做出适当的反应；后者包括脑神经和脊神经，负责接受信息、传递神经冲动。两者相互配合，完成机体的统一协调活动，以保持内环境的稳定，保持机体与外环境相适应。神经系统病变时可出现头痛、意识障碍、感觉障碍、运动障碍等。

1. 脑　位于颅腔内，可分为大脑（也称端脑）、间脑、脑干和小脑（图 9 - 1）。大脑包括左、右两侧大脑半球。大脑半球表层的灰质称为大脑皮质。人类的大脑皮质是人体功能活动的高级中枢，分为额叶、顶叶、颞叶、枕叶和岛叶。额叶主要与随意运动、精神活动及语言功能有关；顶叶主要与对侧躯体感觉、特殊感觉（味觉）、语言功能有关；枕叶主要与视觉功能有关；岛叶又称脑岛，主要与内脏感觉和运动有关。大脑髓质位于皮质深面，由大量的纤维束构成。内囊是大脑髓质中投射纤维集中的白质带。基底核也称基底神经节或基底节，是埋藏在大脑髓质深部的灰质核团，基底核及其神经通路为椎体外系的组成部分。间脑可分为丘脑和下丘脑。丘脑是除嗅觉以外的感觉纤维上升至大脑的三级神经元所在地；下丘脑在对体重、体温、饮食、睡眠和觉醒、内分泌生殖的生理调节中起重要作用。脑干由中脑、脑桥和延髓组成，主要起传导作用。延髓内有呼吸中枢和血管运动中枢，称之为"生命中枢"。第Ⅲ～Ⅻ对脑神经核位于脑干内。小脑位于后颅窝，主要功能是维持身体平衡、调节肌张力及协调随意运动。小脑疾患步态呈酒醉步态。

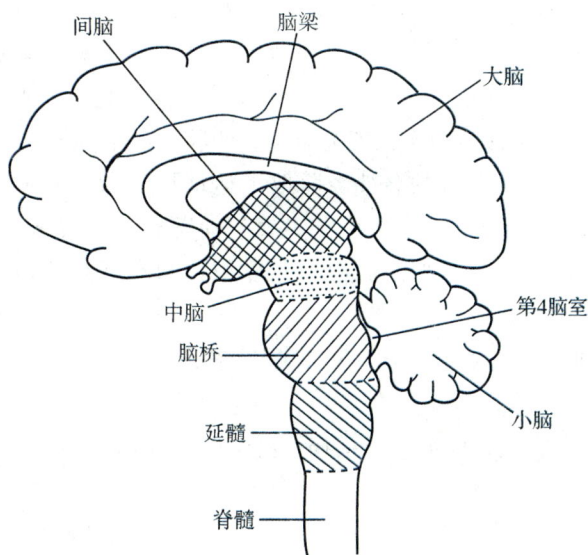

图 9 - 1　脑的结构

2. 脊髓　位于椎管内，呈前后扁的圆柱体，其上端于枕骨大孔水平与延髓相连，下端至第 1 腰椎椎体下缘形成脊髓圆锥。脊髓的功能主要是传导周围和大脑之间的神经冲动。

脑和脊髓的表面有三层膜，由外向内依次是硬膜、蛛网膜和软膜。脊髓蛛网膜与软脊膜间的腔隙称为蛛网膜下隙，内含脑脊液。脑脊液由各脑室的脉络丛产生，为无色透明的液体，起到运输营养物质、运输代谢产物、调节颅内压力、减缓外力对脑的冲击等作用。

3. 周围神经　可分为脑神经、脊神经和自主神经系统。按神经功能分为感觉神经和运动神经。按神经分布部位分为躯体神经和内脏神经。自主神经系统又可分为交感神经和副交感神经。

脑神经共 12 对，与脑相连，主要支配头、面部器官。第Ⅰ、Ⅱ、Ⅷ对脑神经为感觉神经；第Ⅲ、Ⅳ、Ⅵ、Ⅺ、Ⅻ对脑神经为运动神经；第Ⅴ、Ⅶ、Ⅸ、Ⅹ对脑神经为混合神经。所有脑神经运动核仅有第Ⅶ和第Ⅻ对脑神经核的下部为对侧大脑半球支配，其他均接受双侧大脑半球的支配。嗅神经（Ⅰ）主要功能为传导嗅觉；视神经（Ⅱ）主要功能为传导视觉，视觉通路的不同部位受损出现不同的视觉障碍；动眼神经（Ⅲ）主要功能为上提眼睑，使眼球向上、下、内运动，收缩瞳孔括约肌；滑车神经（Ⅳ）

支配上斜肌；三叉神经（Ⅴ）主要支配颜面部的感觉和咀嚼肌的运动；展神经（Ⅵ）支配眼球外直肌；面神经（Ⅶ）主要功能是支配颜面表情肌和味觉；前庭蜗神经（Ⅷ）主要功能是传导听觉、调节身体平衡、眼球位置与颈肌活动；舌咽神经（Ⅸ）主要功能是主管味觉、唾液的分泌、吞咽及呕吐反射，损伤可出现舌后1/3味觉丧失、腮腺分泌障碍、咽部与舌后1/3感觉障碍及咽反射消失；迷走神经（Ⅹ）主要功能是主管咽部的感觉和运动，调节内脏活动以及与呕吐的反射活动有关，损伤可表现为发音困难、声音嘶哑、呛咳、吞咽障碍、心动过速及内脏活动障碍；副神经（Ⅺ）主要功能是支配头部运动和耸肩运动，损伤可表现为头无力转向对侧、肩下垂、耸肩无力；舌下神经（Ⅻ）支配舌肌运动，损伤可表现为舌肌瘫痪、萎缩，伸舌偏向病侧。

脊神经共有31对，与脊髓相连，支配躯干和四肢，其中颈段8对，胸段12对，腰段5对，骶段5对，尾神经1对。脊神经前根（运动根）起自脊髓前角，支配相应肌肉。其中颈$_5$~胸$_1$前根组成臂丛，主要支配上臂、前臂和手部肌肉；腰$_1$~骶$_2$组成腰骶丛，主要支配下肢肌肉。每个脊神经后根（感觉根，起自脊髓后角）支配一定的皮肤区域。

4. 神经反射　神经系统基本的调节方式是反射，反射通过反射弧来完成。反射弧的基本组成为：感受器→传入神经→神经中枢→传出神经→效应器。

神经系统疾病常见症状及体征包括头痛、感觉障碍、运动障碍、意识障碍。

一、头痛

头痛是指额部、顶部、枕部和颞部的疼痛，是临床常见的症状之一。颅内的血管、神经和脑膜，以及颅外的骨膜、血管、头皮、颈肌、韧带等均为疼痛的敏感结构。凡这些敏感结构受挤压、牵拉或因移位、炎症、血管的扩张或痉挛、肌肉的紧张性收缩等均可引起头痛。

（一）护理评估

1. 健康史　头痛的病因可分为颅内疾病与颅外疾病两类。前者主要包括颅内感染、血管病变、颅脑外伤、占位性病变等；后者包括头颅邻近器官或组织病变（如五官、颈肌、颈椎等）、全身性疾病（如发热性疾病、高血压、缺氧、中毒等）、神经症。

应询问患者有无颅脑疾病史，有无高血压、发热、中毒、头部外伤等。了解患者的精神状态、生活压力及应对方式。

2. 身体状况

（1）**偏头痛**　由颅内、外血管舒缩功能障碍引起，多为单侧或双侧颞部搏动性头痛，可反复发作，伴恶心、呕吐。典型偏头痛在头痛前可有视物模糊、闪光暗点等视觉先兆。

（2）**高颅压性头痛**　颅内占位性病变可使颅内压增高，表现为整个头部持续性胀痛，阵发性加剧，伴有喷射状呕吐及视力障碍。

（3）**颅外局部因素所致头痛**　①眼源性头痛：由青光眼、视神经炎、虹膜炎、眶内肿瘤、屈光不正等眼部疾患引起，疼痛常位于眼眶周围及前额。②耳源性头痛：由急性中耳炎、乳突炎、外耳道疖肿等引起，疼痛常位于颞部。③鼻源性头痛：由鼻窦炎症引起，疼痛位于前额部，多伴有发热、鼻腔脓性分泌物等。

（4）神经性头痛　多表现为头部持续性闷痛、胀痛，部位不固定，可伴有心悸、多梦、失眠、紧张、多虑等症状。

3. 心理 - 社会状况　长期反复的头痛，可引起患者出现紧张、焦虑等不良情绪，严重者可出现忧郁或恐惧。

4. 辅助检查　头颅 CT 或 MRI 检查可判断有无颅内病灶；脑脊液检查可判断有无颅内压增高，脑脊液是否为血性。

（二）护理诊断

急性或慢性疼痛　头痛与颅内、外血管收缩或舒张功能障碍或颅内占位性病变等因素有关。

（三）护理措施

1. 病情观察　严密观察患者头痛的部位、性质、程度、持续时间、频率等，了解患者头痛的原因，是否伴有其他症状或体征，注意血压的变化。如有异常及时通知医生。

2. 生活护理

（1）休息　患者应充分休息，环境安静、舒适、光线柔和，避免各种不良刺激。

（2）饮食　尽量避免巧克力、红酒等可诱发头痛的饮食。

3. 对症护理　指导患者做缓慢深呼吸、练气功和听轻音乐等以放松情绪。用引导式想象、冷敷或热敷及理疗、按摩、指压止痛等方法来减轻头痛。

4. 用药护理　指导患者按医嘱正确服药，告知患者药物作用、不良反应，让患者了解某些药物长期应用可产生依赖性或成瘾性。

5. 避免诱因　找出头痛的诱因，告知患者尽量避免情绪紧张、失眠、噪声等各种诱发因素，保证充足的睡眠。保持环境安静、舒适，光线柔和。

6. 心理护理　长期反复发作的头痛可使患者出现焦虑、紧张等不良情绪，要充分理解患者，耐心解释，适当诱导，让患者放松。

二、感觉障碍

感觉障碍指机体对各种形式（如痛、温、触、压、位置、振动等）刺激的无感知、感知减退或异常的一组综合征。感觉包括一般感觉和特殊感觉两大类。一般感觉由浅感觉（痛觉、温度觉及触觉）、深感觉（运动觉、位置觉和振动觉）、复合感觉（实体觉、图形觉、两点辨别觉和定位觉）组成。特殊感觉有视觉、听觉、味觉、嗅觉。

（一）护理评估

1. 健康史　感觉障碍主要见于神经系统的感染性疾病、脑血管病变、药物及毒物中毒、脑肿瘤、脑外伤以及全身代谢性疾病。护士应询问患者的年龄、职业、所患疾病，是否有脑、脊髓疾病史，是否受过外伤及外伤的情况等。

2. 身体状况

(1) 感觉障碍的分类　根据病变的性质，感觉障碍分为抑制性症状和刺激性症状两大类。

1) 抑制性症状：感觉传导径路被破坏或功能受抑制时，出现的感觉缺失或感觉减退。

2) 刺激性症状：指感觉传导径路兴奋性增高或受到刺激时出现的刺激性症状。主要的表现形式包括：①感觉过敏：指轻微刺激引起强烈的感觉；②感觉过度：一个轻微的刺激可产生强烈的、定位不明确的不适感；③感觉倒错：把冷觉刺激当作热觉刺激，非疼痛性刺激引发疼痛感觉；④感觉异常：无任何外界刺激情况下出现的感觉，如麻木感、针刺感、痒感、蚁行感、紧束感、肿胀感及电击感等。

(2) 感觉障碍的分型　病变部位不同，感觉障碍也各不相同（图9-2）。

①末梢型感觉障碍：表现为四肢末端对称性的各种感觉障碍（痛、温、触、深感觉），分布呈手套、袜套样，见于多发性神经病等。

②节段性感觉障碍：脊髓某节段的损伤，产生受损平面以下全部感觉丧失或感觉分离，常伴截瘫及自主神经功能障碍的表现。

③传导束型感觉障碍：感觉传导束损害引起病损以下部位感觉障碍。如脊髓横贯性损害的截瘫或四肢瘫型感觉缺失，内囊病变的偏身感觉缺失或感觉减退。

④交叉型感觉障碍：延髓外侧和脑桥病变时，出现交叉型感觉障碍（病变同侧的面部和对侧躯体的感觉缺失）。

⑤皮质感觉障碍：病变损害大脑皮质的感觉中枢某一部分，出现单肢感觉缺失（对侧的一个上肢或一个下肢感觉缺失）。此型感觉障碍的特点为精细性感觉（如形体觉、定位觉及图形觉等）障碍。

护士应评估患者感觉障碍的性质和类型，了解感觉障碍对患者日常生活的影响。

3. 心理-社会状况　患者因感觉障碍出现烦躁、忧郁，甚至悲观厌世情绪。

4. 辅助检查　给患者做脑脊液和头颅 CT 检查诊断病变，必要时做肌电图及 MRI 来协助诊断。

(二) 护理诊断

1. 感知紊乱　触觉紊乱，与感觉传导通路受损有关。

2. 有受伤的危险　与痛、温、触觉丧失有关。

(三) 护理措施

1. 病情观察　观察患者感觉障碍的性质、类型，观察患者躯体活动能力及皮肤受压情况，预防压疮等并发症的发生。

2. 生活护理　患者的衣服、床单宜整洁、干燥、柔软，以减少皮肤刺激。避免高

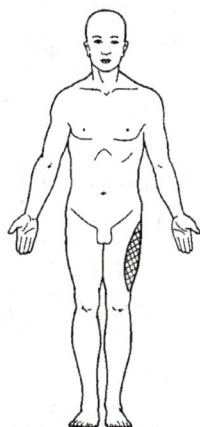

神经干型感觉障碍
（见于股外侧皮神经炎）

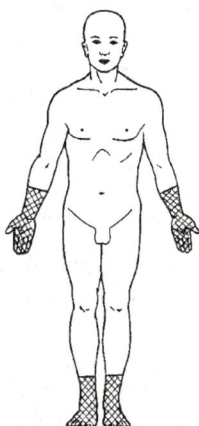

末梢型感觉障碍
（见于多发性神经炎）

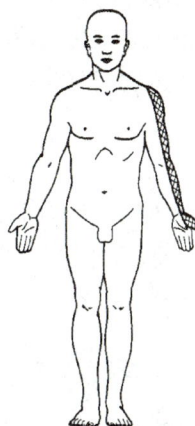

后根型感觉障碍
（见于C5和C6后根损害）

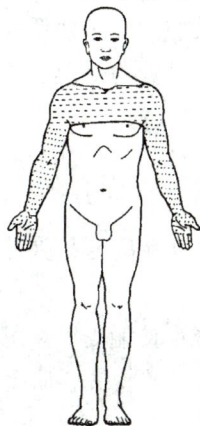

髓内型-双侧节段型感觉障碍
（多见于脊髓空洞症）

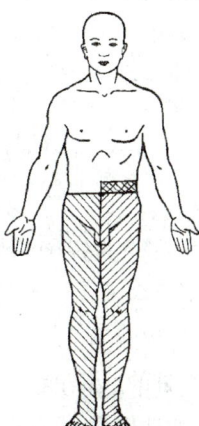

髓内型-脊髓半切型感觉障碍
（见于脊髓半切综合征）

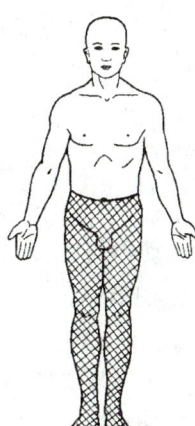

髓内型-脊髓横贯型感觉障碍
（见于脊髓横贯性损伤）

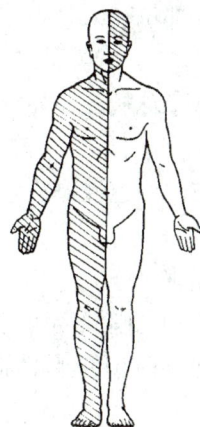

交叉型感觉障碍
（多见于延髓背外侧综合征）

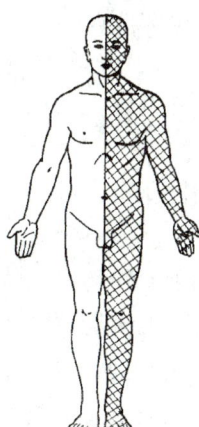

偏自型感觉障碍
（见于内囊病变）

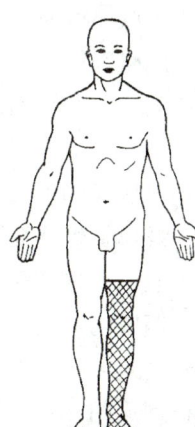

癔病型感觉障碍
（见于癔病）

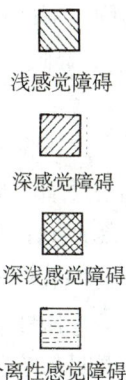

浅感觉障碍

深感觉障碍

深浅感觉障碍

分离性感觉障碍

图9-2 感觉障碍的类型

温或过冷刺激，慎用热水袋或冰袋，以预防烫伤及冻伤。肢体保暖需用热水袋时，水温不宜超过50℃。感觉减退患者每天用温水擦洗患肢及局部按摩，并做肢体被动运动，以促进血液循环和感觉恢复。对感觉过敏的患者尽量避免不必要的刺激，避免患侧肢体长期受压。

3. 康复训练　用温水、冷水刺激温度觉；用砂纸、毛线刺激触觉；用针尖刺激痛觉等。同时配合肢体的被动运动、按摩、理疗及针灸，效果会更好。

4. 心理护理　加强与患者的沟通，对患者进行必要的解释，消除患者焦虑、烦躁的情绪。

三、运动障碍

人的运动包括随意运动和不随意运动两大类。随意运动指有意识、能随着自己的意志而完成的动作，由锥体系统及其所支配的下运动神经元来完成。不随意运动是不受主观意志支配的、无目的的骨骼肌运动，由锥体外系统及小脑来控制。运动系统中任何部位受损，都可引起人体运动功能的异常即运动障碍。运动障碍可分为瘫痪、僵硬、不随意运动及共济失调等类型，以瘫痪最常见。

（一）护理评估

1. 健康史　运动障碍主要见于神经系统的各种感染、占位性病变、脑外伤、脑血管病、中毒及脑先天畸形等。

护士应评估患者有无神经系统疾病病史，有无外伤史、毒物接触史等情况。

2. 身体状况　瘫痪是指肌力（骨骼肌的收缩能力）的减弱或丧失。肌力完全丧失而不能运动者为完全瘫痪，保存部分运动功能者为不完全瘫痪。

（1）*瘫痪的类型*　神经系统损害的部位不同，瘫痪表现为不同类型。

①单瘫：指单个肢体或肌群的运动不能或运动无力。病变部位在大脑半球或脊髓前角细胞、周围神经或肌肉等。

②偏瘫：一侧上、下肢及面部瘫痪称偏瘫。见于一侧大脑半球病变，如内囊出血及脑梗死等。

③交叉性瘫痪：病变同侧面部周围性瘫痪和对侧上、下肢的中枢性瘫痪。常见于一侧脑桥肿瘤、炎症及血管性病变。

④截瘫：双下肢瘫痪称截瘫。常见于脊髓胸腰段横贯性损害。

⑤四肢瘫痪：四肢均瘫痪称四肢瘫。见于高颈段脊髓病变和周围神经病变等。

⑥局限性瘫痪：指某一神经根支配区域某些肌群无力，如单神经病变和局限性肌病等。

常见瘫痪的类型见图9-3。

（2）*瘫痪的性质*　分为上运动神经元性瘫痪和下运动神经元性瘫痪。上运动神经元性瘫痪亦称中枢性瘫痪或痉挛性瘫痪，主要由脑和脊髓疾病引起；下运动神经元性瘫痪亦称周围性瘫痪或弛缓性瘫痪，主要由脊髓前角细胞、脑神经核及周围神经疾病引起。两者的区别见表9-1。

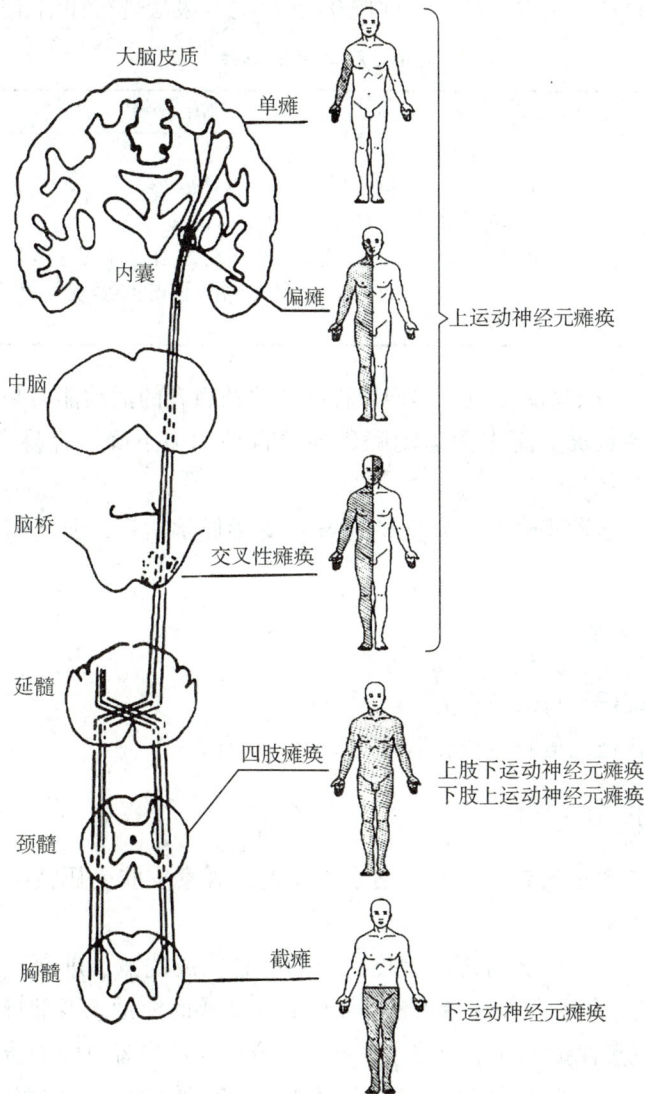

图 9-3 瘫痪的类型

表 9-1 上、下运动神经元性瘫痪的鉴别

鉴别要点	上运动神经元性瘫痪	下运动神经元性瘫痪
损害部位	皮质运动区或锥体束	脊髓前角和脑神经运动核及其发出的纤维
瘫痪范围	以肢体为主（单瘫、偏瘫、交叉瘫、截瘫）	局限，以肌群为主
肌张力	增高、常呈折刀样	减退或消失
腱反射	亢进	减弱或消失
病理反射	有	无
肌萎缩	无或有废用性肌萎缩	明显
肌纤维颤动	无	可有
电变性反应	无	有

（3）**瘫痪的程度**　肌力下降的程度按0－5级的分级法进行评估，见表9－2。

表9－2　肌力的分级

级别	临床表现
0级	肌肉无收缩
1级	可见肌肉收缩，但无肢体运动
2级	肢体可水平移动，但不能抬离床面
3级	肢体能抗地心引力而抬起，但不能对抗外加阻力
4级	能做对抗一定阻力的运动，但肌力有不同程度的减弱
5级	肌力正常

护士应评估患者瘫痪的性质、类型和程度，评估患者的活动能力和自理程度。

3. 心理－社会状况　患者因运动障碍导致自理能力下降，容易产生烦躁、焦虑，甚至悲观等不良情绪。

4. 辅助检查　脑脊液检查，头颅CT、MRI等影像学检查，肌电图检查等有助于病因诊断。

（二）护理诊断

1. 躯体活动障碍　与瘫痪有关。
2. 有废用综合征的危险　与肢体瘫痪不能活动有关。

（三）护理措施

1. 病情观察　观察患者肌力及生活自理情况，观察皮肤受压情况，发现异常及时通知医生并配合处理。

2. 生活护理　根据患者自理的程度，协助患者完成洗漱、进食、大小便、穿脱衣服、坐轮椅等日常活动；保持床单整洁、干燥；每2小时协助患者翻身1次；对受压的部位，用气圈或气垫保护，并给予按摩，预防压疮；保持患者口腔清洁。

3. 安全护理　运动障碍的患者应有人陪伴；床铺要有保护性床栏；呼叫器和经常使用的物品应放在床头患者伸手可及处；走廊、厕所要装扶手；地面要保持平整干燥，防湿防滑；最好穿防滑鞋，穿棉布、宽松衣服。

4. 保持瘫痪肢体功能位　急性期瘫痪患者应尽早对瘫痪肢体进行被动运动，保持瘫痪肢体功能位，防止关节变形。

5. 康复训练　在急性期（约病后1周）肌张力开始增高、出现屈曲痉挛时，如病情稳定应及早做被动运动及按摩，运动应合理、适度、循序渐进。如一侧有自主运动，可以用健肢带动患肢在床上练习坐起、翻身及扶助患肢运动。1个月后根据患者肌力情况练习持物和行走等活动。

6. 心理支持　关心、理解患者，鼓励其说出心理感受，接受患病事实，树立战胜疾病的信心，积极配合治疗及功能锻炼。

四、意识障碍

意识障碍是指人对外界环境刺激反应减弱、缺乏反应或反应异常的一种精神状态。意识障碍按其程度可表现为嗜睡、意识模糊、昏睡和昏迷。

（一）护理评估

1. 健康史　引起意识障碍的原因有：

（1）颅脑病变　主要包括中枢神经系统炎症如脑炎、脑膜炎、脑脓肿等；急性脑血管疾病如脑出血、脑梗死及蛛网膜下隙出血等；以及颅内占位性病变、颅脑外伤等。

（2）心血管疾病　如高血压脑病、阿－斯综合征等。

（3）严重感染性疾病　如败血症和中毒性肺炎等。

（4）内分泌及代谢性疾病　如糖尿病酮症酸中毒、肝性脑病、尿毒症等。

（5）中毒性疾病　如一氧化碳中毒、有机磷杀虫药中毒、安眠药中毒等。

护士应评估患者的发病情况，伴随症状和体征，意识障碍的程度等。

2. 身体状况　意识障碍由轻到重表现为：

（1）嗜睡　嗜睡是最轻的意识障碍，是一种病理性倦睡。患者呈持续的睡眠状态，能被唤醒，并能正确问答和做出各种反应，但当刺激去除后很快又继续入睡。

（2）意识模糊　意识模糊是指意识水平轻度下降，较嗜睡为深的一种意识障碍。患者能保持基本的反应和简单的精神活动，但对时间、地点、人物的定向力发生障碍。还有一种以兴奋为主的意识模糊，称为谵妄，表现为定向力丧失、兴奋躁动、语言紊乱等，常伴有错觉和幻觉。

（3）昏睡　昏睡时患者呈熟睡状态，在强烈刺激下（如摇动患者身体、压眶等）可被唤醒，醒时答话含糊或答非所问，很快又再入睡。

（4）昏迷　昏迷是最严重的意识障碍，表现为意识丧失。按其程度可分为：①浅昏迷：意识部分丧失，对声、光等刺激无反应，对针刺和用手压眶等强烈刺激有痛苦表情及躲避反应。瞳孔对光反射、角膜反射、咳嗽反射、吞咽反射等生理反射正常存在，生命体征无明显改变。②深昏迷：意识完全丧失，对任何刺激均无反应，生理反射消失，生命体征常有改变，呼吸不规则。

护士应评估患者的意识状态、瞳孔变化及生命体征，了解患者神经反射的情况。

3. 心理－社会状况　由于意识障碍患者行为意识紊乱，给家属增添精神和生活负担。

4. 辅助检查　脑电图、血液生化检查、头颅 CT 和 MRI 检查等可明确意识障碍的病因。

（二）护理诊断

急性意识障碍　与脑功能障碍有关。

（三）护理措施

1. 病情观察　密切观察并记录生命体征、瞳孔大小和对光反射情况，判断意识障碍程度。发现异常情况及时通知医生并配合处理。

2. 生活护理 去枕仰卧，以预防昏迷患者脑细胞缺氧。提供高热量、高蛋白、丰富维生素的饮食。昏迷超过24小时不能进食者，给予鼻饲流质饮食，以保证营养供给。保持床单清洁干燥，每2小时为患者翻身1次。

3. 对症护理 抽搐和谵妄躁动的患者要安装床护栏或将床位放低，并加以适当约束防止坠床。

4. 用药护理 遵医嘱用药，并注意观察药物的疗效和副作用。

5. 心理护理 多关心、体贴患者，加强与患者家属沟通，解释患者的病情进展，消除家属的顾虑。

知识链接

言语障碍

言语障碍可分为失语症和构音障碍。失语症是大脑语言中枢损害所致的意识清楚情况下的语言表达或理解障碍。可分为：①Broca失语：亦称运动性失语，特点是患者能理解他人言语，但口语表达障碍；②Wernicke失语：亦称感觉性失语，患者语言流畅，但不能理解别人和自己所说的话；③命名性失语：又称遗忘性失语，患者不能说出物体的名称及人名，但可说出该物体的用途及使用方法，当别人提示物体的名称时，能辨别是否正确；④其他：以复述障碍为主的传导性失语；所有语言功能均明显障碍的完全性失语及失读、失写症。构音障碍是由于神经、肌肉疾病造成发音器官的肌肉无力及运动不协调所致。表现为发音困难，或发音含糊不清而用词正确，或音调及语速异常。

第二节 急性炎症性脱髓鞘性多发性神经病患者的护理

急性炎症性脱髓鞘性多发性神经病（AIDP）又称吉兰－巴雷综合征（GBS），是指脊神经根受累的一组疾病，主要病理改变是周围神经多发性节段性脱髓鞘。其临床特点为急性、对称性、弛缓性肢体瘫痪及脑脊液蛋白－细胞分离现象，严重者可出现呼吸肌麻痹而危及生命。本病可见于任何年龄，以儿童和青壮年多见，男性略多于女性。本病病因未明，目前认为是与某些病毒感染有关的自身免疫性疾病。感染、疫苗接种、外科手术等可以启动免疫反应而引起本病发生。

（一）护理评估

1. 健康史 询问在发病前有无感染病史，有无近期疫苗接种史或外科手术史等情况。

2. 身体状况 多数患者在发病前1~4周有上呼吸道、消化道感染症状或疫苗接种史，主要表现有：

（1）**运动障碍** 常为首发症状，多为急性或亚急性起病，首发症状常为四肢远端对称性弛缓性瘫痪，很快加重并向近端发展。多于数日至 2 周达高峰，发病 4 周时肌力开始恢复。严重病例可累及肋间肌和膈肌导致呼吸麻痹，引起呼吸困难。呼吸麻痹是造成本病死亡的最主要原因。

（2）**感觉障碍** 比运动障碍轻，表现为肢体远端感觉异常和手套、袜套样分布的感觉减退，也可无感觉障碍。

（3）**脑神经损害** 以双侧面神经麻痹最为多见，可出现双侧面瘫和吞咽、发音、转颈困难。

（4）**自主神经损害** 主要表现为多汗、皮肤潮红、手足肿胀、尿潴留及营养障碍等，严重病例可致心动过速及直立性低血压等。

3. 心理 - 社会状况 本病常急性发病，病情进展快，运动障碍影响患者生活甚至危及患者生命，常使患者产生烦躁、焦虑甚至恐惧心理。

4. 辅助检查 腰椎穿刺取脑脊液检查，典型的脑脊液改变为细胞数正常而蛋白质明显增高，称为蛋白 - 细胞分离现象，为本病的特征性表现。蛋白质增高在起病后第 3 周最明显。

5. 治疗要点 治疗原则为抑制免疫反应，促进感觉、运动等神经功能恢复，改善生活质量。本病的主要危险是呼吸肌麻痹，所以呼吸肌麻痹的抢救是本病治疗的关键。

（1）**血浆交换及免疫球蛋白静脉滴注** 是本病的一线治疗方法，可消除外周血免疫活性细胞、细胞因子和抗体等，减轻神经损害。一般在发病后 2 周内进行。

（2）**糖皮质激素** 地塞米松 10～15 mg 加入 5% 葡萄糖 500ml 中静脉滴注，10～14 天为 1 个疗程。

（3）**辅助治疗** 可应用 B 族维生素、ATP、辅酶 A、加兰他敏等。

（4）**辅助呼吸** 应用呼吸机治疗，以减少呼吸肌麻痹引起的死亡。

（二）护理诊断

1. 低效性呼吸型态 与呼吸肌麻痹有关。

2. 躯体移动障碍 与瘫痪有关。

3. 吞咽障碍 与延髓麻痹、咀嚼肌无力等有关。

4. 恐惧 与呼吸困难、害怕气管切开或濒死感等有关。

5. 有皮肤完整性受损的危险 与四肢瘫痪长期卧床有关。

（三）护理措施

1. 病情观察 严密观察患者的血压、脉搏、呼吸、动脉血氧饱和度，尤其是呼吸的变化，判断患者有无呼吸困难及呼吸困难的程度。当患者出现缺氧症状时，应立即报告医生。

2. 生活护理

（1）**休息** 急性期嘱患者卧床休息，重症患者应进监护室治疗。

（2）**饮食护理** 给予高热量、高蛋白、高维生素且易消化的软食。吞咽困难的患者，喂食速度要慢，不可催促患者下咽以免呛咳。进食后做好口腔护理。

3. 用药护理 遵医嘱用药，注意药物的疗效及不良反应。慎用安眠、镇静药，以免产生呼吸抑制。

4. 心理护理 护士主动关心患者，耐心倾听患者的感受并解释病情；告知患者经过积极治疗和康复锻炼，本病大多预后好，使患者增强信心配合治疗。

（四）健康教育

1. 疾病知识指导 指导患者及家属掌握本病的相关知识及自我护理方法，告知患者本病大多预后良好，可以完全康复。

2. 生活指导 指导患者建立健康的生活方式，均衡营养，增强体质。鼓励患者加强肢体功能锻炼和日常生活活动训练，减少并发症。

3. 用药与随访指导 按时服药，如出现异常情况立即就诊。

第三节　急性脑血管病患者的护理

急性脑血管病是指急性脑血液循环障碍而导致脑功能缺损的一组疾病，又称为中风或脑血管意外。本病是神经系统常见病和多发病，发病率和死亡率随年龄增长而增高，存活者致残率高，与心血管疾病、恶性肿瘤一起，成为人类三大致死疾病。

急性脑血管病根据神经功能缺失持续时间长短，将不足 24 小时者称为短暂性脑缺血发作（TIA），超过 24 小时者称为脑卒中。根据发病机制脑卒中又分为缺血性卒中和出血性卒中。缺血性卒中又称为脑梗死，包括脑血栓形成和脑栓塞；出血性卒中包括脑出血和蛛网膜下隙出血。临床上以脑血栓形成最为常见，以脑出血最为严重。

一、短暂性脑缺血发作

短暂性脑缺血发作（TIA）是指颈动脉系统或椎基底动脉系统短暂性供血不足，导致脑供血突然减少，出现一过性、局灶性、可逆性神经功能障碍。症状持续数分钟，通常在 1 小时内完全恢复，最长不超过 24 小时，但可反复发作。本病好发于 50～70 岁中老年人，男性多于女性。近期频繁发作的 TIA 是脑梗死的先兆，应给予重视。

本病病因尚不完全清楚，多数认为是由动脉粥样硬化、脑血管狭窄、心脏疾病、血液高凝状态及血流动力学变化等多种因素导致微栓子阻塞或脑血管痉挛促成的临床综合征。在动脉粥样硬化斑块的表面，常有血小板、纤维蛋白等形成的松脆血栓，这种松脆血栓易在血流冲击下脱落而阻塞远端血管，引起局灶性脑功能障碍。栓子可以继续碎裂而随血流至更细小的动脉甚至消失，脑供血恢复而症状消失。

（一）护理评估

1. 健康史 应询问患者年龄、职业；有无动脉粥样硬化等相关病史；有无高血压、糖尿病、冠心病等危险因素；询问发病前有无血压过高或过低、急剧的头部转动、严重脱水等血流动力学改变的情况；询问以前有无类似发作史及发作情况。

2. 身体状况　本病多突然起病，历时短暂，一般持续 10~15 分钟，多在 1 小时内恢复，最长不超过 24 小时。可完全恢复而不遗留后遗症。可反复发作，每次发作症状相似。临床上将 TIA 分为颈内动脉系统 TIA 和椎 - 基底动脉系统 TIA 两大类。

（1）*颈内动脉系统 TIA*　主要表现为一过性对侧单肢无力或不完全性偏瘫，对侧感觉障碍及一过性单眼盲，优势半球缺血时可有失语。

（2）*椎 - 基底动脉系统 TIA*　以阵发性眩晕最为常见，一般不伴明显耳鸣。也可表现为复视、眼球震颤、吞咽困难、构音障碍、共济失调等。脑干受损时可出现交叉性瘫痪。

3. 心理 - 社会状况　患者或家属常因发病突然或症状反复发作而产生焦虑和恐惧情绪，部分患者因缺乏疾病相关知识而产生麻痹心理。

4. 辅助检查　血糖、血脂检查可反映血液黏稠度，头颅 CT 或 MRI 检查大多正常，数字减影血管造影（DSA）或彩色经颅多普勒（TCD）可发现动脉粥样硬化斑块、血管狭窄等。

5. 治疗要点　治疗原则是祛除病因和诱因，预防复发，保护脑功能。

（1）*病因治疗*　明确病因者应针对病因进行积极治疗，如控制血压、治疗心律失常等。

（2）*抗凝扩血管治疗*　应用抗血小板聚集药：阿司匹林、噻氯匹啶、双嘧达莫等；抗凝药物：首选肝素；钙拮抗剂：尼莫地平、盐酸氟桂利嗪等药物治疗。

（3）*手术治疗*　经血管造影确定颈部大血管狭窄或闭塞者可采用手术疗法。

（二）护理诊断

1. 有受伤的危险　与一过性眩晕及失明等有关。

2. 恐惧　与突发眩晕和单侧肢体活动障碍有关。

3. 知识缺乏　缺乏有关 TIA 的预防保健知识。

4. 潜在并发症　脑血栓形成。

（三）护理措施

1. 病情观察　密切观察生命体征变化，对频繁发作的患者应注意观察和记录发作的持续时间、发作的频率和表现；发作时有脑功能受损表现的患者，警惕缺血性脑卒中的发生。

2. 生活护理　给予低盐、低脂、低糖、丰富维生素及少刺激性的食物，戒烟戒酒。选择适合自己的活动，劳逸结合。采取适当的防护措施，避免因一过性失明或眩晕引起跌倒和受伤。发作时卧床休息，仰头或头部转动时应缓慢，转动幅度不要太大。如厕、淋浴及外出活动时应有家人陪伴。

3. 用药护理　遵医嘱用药，注意观察药物疗效及不良反应。①阿司匹林：宜餐后服用，服药期间注意观察有无皮肤、黏膜或内脏出血。②噻氯匹啶：不良反应主要为可逆性中性粒细胞减少症，应定期监测血象。③抗凝药治疗时，应密切观察有无黏膜、皮下及内脏出血，一旦发现及时报告医生，并协助处理。

4. 心理护理 关心患者，了解患者及家属的情绪变化，给予适当的解释，帮助患者消除不良情绪。

二、脑梗死

脑梗死（CI）或称为缺血性脑卒中，是指各种原因引起的脑血液供应障碍导致脑组织缺血、缺氧性坏死，占全部脑卒中的 60% ~80%。脑梗死包括脑血栓形成和脑栓塞。本病好发于中老年人，男性多于女性。

脑血栓形成（CT）为脑血管病中最常见的一种，在血管壁病变的基础上，血液中血小板及纤维蛋白等有形成分黏附、聚集形成血栓，致使血管管腔狭窄或闭塞，引起脑局部急性血流减少或供血中断，脑组织缺血、缺氧导致软化、坏死，出现相应的神经系统症状和体征。其最常见的病因为脑动脉粥样硬化，其次是脑动脉炎，常伴高血压。在睡眠、失水、心力衰竭、红细胞增多、血流缓慢及血液黏稠度增加时，易形成血栓诱发本病。

脑栓塞是指各种栓子（血流中异常的气体、液体、固体）随血流进入脑动脉，使动脉管腔急性闭塞，当侧支循环不能代偿时，引起该动脉供血区脑组织缺血性坏死及脑功能障碍。脑栓塞按栓子来源分为三类：①心源性脑栓塞：是脑栓塞中最常见的。可来自于心瓣膜病、心肌梗死、感染性心内膜炎、心肌病、心脏手术及心脏黏液瘤等。约一半以上患者由风湿性心脏病二尖瓣狭窄合并心房颤动引起。②非心源性脑栓塞：如感染性脓栓、癌性栓子、脂肪栓子等，以动脉粥样硬化斑块脱落引起者多见。③来源不明：少数病例查不到栓子的来源。

（一）护理评估

1. 健康史 应询问患者有无脑动脉粥样硬化、心脏病、高血压、高脂血症、糖尿病等疾病；有无骨折、感染及分娩情况；询问发病的时间、诱因、有无 TIA 发作病史；有无头痛、头晕、肢体麻木等前驱症状；询问其发病急缓、诱因及发病时患者的状态等。

2. 身体状况

（1）**脑血栓形成** 常在安静休息或睡眠中发病。部分患者在发作前有头晕、头痛、肢体麻木无力等前驱症状，约 1/3 患者发病前曾有 TIA 史。神经系统表现根据脑血栓形成的部位及梗死的范围而定：

①颈内动脉血栓形成：主要是一侧大脑半球受累，出现对侧偏瘫、偏身感觉障碍和同向性偏盲。优势半球受累可出现失语。

②椎-基底动脉血栓形成：主要为脑干和小脑受累，眩晕最多见，并伴有恶心呕吐、复视、眼球震颤、吞咽困难、构音障碍、共济失调、交叉瘫等。

（2）**脑栓塞** ①通常发病无明显诱因，休息与活动时均可发病，以活动中发病多见。起病急是本病的主要特征，局灶性神经体征在数秒钟至数分钟内发展至高峰。②临床表现同脑血栓形成。

3. 心理 - 社会状况　由于本病发病比较急，短时间内即可出现运动障碍、失语等表现，严重影响患者生活和工作，患者不能接受，容易出现焦虑、沮丧等不良情绪；家属需要长期照顾患者生活，精神和经济负担很重，也容易出现烦躁、焦虑等情绪。应评估患者及家属的心理反应，家庭经济状况，家属对患者的关心程度和对疾病治疗的支持情况。

4. 辅助检查　头颅 CT 检查在 24 小时后可见低密度梗死灶，MRI 检查在数小时内即可显示低信号缺血区与中央坏死区。彩色多普勒超声检查（TCD）对评估颅内外血管狭窄、闭塞、血管痉挛或者侧支循环建立的程度有帮助。腰椎穿刺脑脊液压力正常，脑压增高提示大面积脑梗死。心电图、超声心动图、胸部 X 线应作为常规检查，对明确栓子来源有诊断价值。

5. 治疗要点　治疗原则是尽快改善脑部血液循环，增进缺血区的血流量和氧的供应。

（1）**脑血栓形成**　①早期治疗以溶栓治疗为主，溶栓治疗在发病后 6 小时内进行，时间越早效果越好。常用溶栓药物有尿激酶、链激酶和重组组织型纤溶酶原激活剂等。②降低颅内压，根据病情给予 20% 甘露醇快速静脉滴注或呋塞米、白蛋白静脉注射，可减轻脑水肿。③调整血压，当患者血压值过高（收缩压 > 220mmHg、舒张压 > 120mmHg）时，可应用降压药物，使血压维持在比病前稍高的水平。④酌情选用改善微循环、抗凝、保护脑功能等药物治疗。⑤恢复期主要是采取各种康复锻炼促进神经功能恢复。

（2）**脑栓塞**　脑栓塞的治疗原则与脑血栓形成相同。

（二）护理诊断

1. 躯体活动障碍　与脑梗死导致肢体瘫痪有关。

2. 生活自理缺陷　与肢体瘫痪有关。

3. 语言沟通障碍　与失语有关。

4. 有废用综合征的危险　与肢体瘫痪、长期卧床及未能及时进行肢体康复锻炼等有关。

5. 知识缺乏　缺乏有关脑梗死的预防保健知识。

（三）护理措施

1. 病情观察　定时监测患者生命体征、意识状态及瞳孔变化，观察患者有无头痛、呕吐等颅内压增高的表现。一旦发现异常及时报告医生，并积极配合处理。

2. 一般护理

（1）**休息与体位**　急性期绝对卧床休息，避免搬动，一般取平卧位。遵医嘱给予氧气吸入。头部禁用冷敷，以免脑血管收缩使脑血流量减少。

（2）**饮食护理** 给予低盐、低糖、低脂、低胆固醇、丰富维生素、足量纤维素的无刺激流食、半流食或软食，以防发生误吸。有吞咽困难及呛咳者，加强吞咽功能训练，做好进食护理。昏迷患者鼻饲饮食，保证每日的摄入量。

（3）**生活护理** 根据患者自理缺陷的程度，指导、协助患者做好生活护理。

3. 用药护理 遵医嘱用药，并注意观察药物疗效及不良反应。

（1）**低分子右旋糖酐** 少部分患者用药后可出现发热、皮疹甚至过敏性休克等表现，在用药前先做皮肤过敏试验。

（2）**溶栓药、抗凝药物** 监测出、凝血时间及凝血酶原时间；密切观察患者有无皮肤及消化道等出血征象。

（3）**脱水剂** 长期大量应用甘露醇易出现水、电解质紊乱及肾功能损害，应监测尿常规和肾功能。

4. 对症护理 对瘫痪患者应每2~3小时翻身1次，预防压疮的发生。

5. 康复护理 缺血性脑卒中患者只要意识清楚，生命体征平稳，病情不再发展后48小时即可进行康复治疗，一般在发病1周后即开始。应鼓励患者做一些主动或被动运动，逐渐增加肢体活动量。教会失语患者简单而有效的交流技巧，制订个体化的全面语言康复计划促进其语言功能恢复。

6. 心理护理 多和患者及家属沟通，及时发现患者的心理问题。多关心、尊重、鼓励患者，消除患者的悲观失望情绪，增强战胜疾病的信心。

三、脑出血

脑出血（ICH）是指自发性的脑实质内出血，是死亡率和致残率极高的一种常见疾病。脑出血占全部脑卒中的20%~30%，好发于50岁以上的人群，男性稍多，目前发病有年轻化趋势。

脑出血最常见的病因是高血压合并细小脑动脉硬化，其他病因还有动脉瘤、动静脉畸形、脑动脉炎、夹层动脉瘤、原发性或转移性肿瘤、抗凝及溶栓治疗、血液病等。常因情绪激动、用力排便、剧烈体力活动、酗酒、性交等使血压突然升高而诱发脑出血发生。

（一）护理评估

1. 健康史 评估时注意询问患者既往有无高血压、动脉粥样硬化、出血性疾病史；发病前有无精神紧张、情绪激动、劳累或用力排便等诱因存在；有无脑卒中的家族史；患者的生活习惯、烟酒嗜好、体重等；有无长期服用抗凝药等情况。

2. 身体状况

（1）**起病情况** 脑出血多于白天体力活动或情绪激动时突然起病，病情往往在数分钟至数小时内达到高峰。发病前多无前驱症状，少数患者有头痛、头晕、口齿不清、肢体无力等症状。

（2）**临床特点** 患者常先有进行性加重的头痛，伴呕吐，迅即出现意识障碍、呼吸深沉而有鼾声、脉搏缓慢有力、血压明显升高、颜面潮红、全身大汗、大小便失禁等。重症者迅速转入意识模糊或昏迷，呼吸呈潮式呼吸或不规则呼吸。

（3）**常见临床类型及表现**　根据出血部位不同，可出现不同的神经系统表现。

①基底节区出血：是最常见的脑出血类型，多由大脑中动脉的分支豆纹动脉破裂所致，病变多累及内囊。典型表现为"三偏征"，即出血灶对侧偏瘫、偏身感觉障碍和对侧同向性偏盲，如出血灶在优势半球则有失语。大量出血可有意识障碍。

②脑桥出血：出血量小表现为交叉性瘫痪，两眼向病灶侧凝视麻痹，可无意识障碍。出血量大时患者于数秒至数分钟内陷入昏迷、出现双侧面部和肢体瘫痪，头和双眼回到正中位置。两侧瞳孔呈"针尖样"缩小，此为脑桥出血的特征性表现。中枢性高热，呼吸不规则，多数在48小时内死亡。

③小脑出血：通常起病突然，数分钟内出现枕部剧烈头痛、眩晕、频繁呕吐、平衡障碍等。患者无肢体瘫痪，病初多无意识障碍，但出血量大时患者则很快进入昏迷状态，因枕骨大孔疝而死亡。

3. 心理－社会状况　患者由于肢体瘫痪、感觉障碍及言语障碍等影响生活、工作，常会出现烦躁、焦虑情绪，严重时出现悲观绝望心理。

4. 辅助检查

（1）**影像学检查**　头部CT检查显示脑实质内出现边界清楚的均匀高密度影，对脑出血有确诊价值，为首选方法。MRI可发现CT不能确定的出血。

（2）**脑脊液检查**　脑脊液压力增高、可呈均匀血性。当病情危重，有脑疝形成或小脑出血时禁忌腰椎穿刺检查。

5. 治疗要点　脑出血急性期的治疗原则是防止再出血、控制脑水肿、降低颅内压、维持生命功能和防治并发症；恢复期主要进行各种康复训练促进神经功能恢复。

（1）**控制脑水肿，降低颅内压**　首选20%甘露醇125~250ml，快速静脉滴注。

（2）**处理高血压**　经降颅内压治疗后，收缩压≥200mmHg或舒张压≥110mmHg时，可适当给予作用温和的降压药物如硫酸镁等，一般将舒张压降至100mmHg水平为宜。当收缩压<180mmHg或舒张压<105mmHg时，可不必使用降压药。

（3）**应用止血药**　如6－氨基己酸、对羧基苄胺等。

（4）**手术治疗**　大脑半球出血量在30ml以上和小脑出血量在10ml以上均可以考虑手术治疗。

（5）**康复治疗**　急性期过后，尽早应用各种康复训练方法，促进身体功能恢复。

（二）护理诊断

1. 急性意识障碍　与脑出血有关。

2. 躯体活动障碍　与脑出血导致肢体瘫痪有关。

3. 自理缺陷　与肢体瘫痪及意识障碍有关。

4. 语言沟通障碍　与失语、发音肌肉瘫痪有关。

5. 有皮肤完整性受损的危险　与肢体瘫痪、意识障碍、长期卧床皮肤受压、营养不良及皮肤感觉减退有关。

6. 有感染的危险 与昏迷、抵抗力下降、呼吸道分泌物排出不畅、尿潴留、留置导尿管、营养不良等有关。

7. 潜在并发症 脑疝、感染、压疮。

（三）护理措施

1. 病情观察 密切观察并及时记录患者的生命体征、意识状态及瞳孔变化，判断患者有无并发症的发生。若患者出现剧烈头痛、频繁呕吐、烦躁不安、血压升高、呼吸不规则、脉搏洪大、意识障碍进行性加重及两侧瞳孔大小不等，提示脑疝先兆，应及时通知医生，配合抢救；若患者出现呕血、黑便或从胃管抽出咖啡色液体，考虑上消化道出血，应立即报告医生并协助处理；若有发热、咳嗽、咳黄脓痰可能为肺部感染，应遵医嘱应用抗生素治疗。

2. 生活护理

（1）**休息与体位** 急性期安静休息，一般应卧床 2～4 周。取侧卧位，头部抬高 15°～30°，以减轻脑水肿。发病后 24～48 小时内避免搬动。病室保持安静，严格限制探视。对谵妄躁动患者加床挡，由专人陪护，必要时给予约束带。各项护理操作应轻柔，集中进行。

（2）**饮食护理** 给予高蛋白、高维生素、清淡富含纤维素的半流质饮食。伴意识障碍、消化道出血的患者禁食 24～48 小时。发病 3 天后仍昏迷或有吞咽困难者应鼻饲流质饮食，有消化道出血不能鼻饲者改为胃肠外营养。

（3）**保持大便通畅** 提供安全而隐蔽的排便环境，避免用力排便。便秘的患者，可进行腹部按摩，必要时遵医嘱应用导泻药物，但禁止灌肠。

3. 用药护理 遵医嘱用药，注意观察药物的疗效和不良反应。①硫酸镁：静脉注射速度不可过快，以免导致一过性头痛、头晕和视物模糊。②甘露醇：长期大量应用易出现水电解质紊乱、肾损害等，用药期间应监测肾功能，记录出入水量并注意血清电解质变化。③6－氨基己酸：观察患者有无消化道反应、直立性低血压等不良反应发生。

4. 对症护理

（1）**中枢性高热** 应给予物理降温，对不宜降温者行人工冬眠。高热惊厥者遵医嘱给予抗惊厥药物。

（2）**昏迷** 按常规做好气道、口腔清洁及皮肤护理，保持呼吸道通畅，预防压疮发生。

（3）**尿潴留和尿失禁者** 可留置导尿管，严格无菌操作，尿管每周换 1 次，每天用消毒棉球擦洗尿道口 1～2 次。留置导尿管过程中观察患者有无尿路感染发生，如有感染，按医嘱应用抗生素类药物。

5. 心理护理 多和患者沟通，及时发现患者的心理问题，充分理解患者，鼓励患者做自己力所能及的事情，使患者树立战胜疾病的信心。

四、蛛网膜下隙出血

蛛网膜下隙出血（SAH）是指脑底部或脑表面血管破裂，血液直接流入蛛网膜下隙所引起的脑卒中。本病约占出血性脑卒中的 20%，各年龄组均可发病，以青壮年多见，女性多于男性。

引起蛛网膜下隙出血的原因主要为先天性颅内动脉瘤破裂所致，约占 75%，其次为动静脉畸形的破裂，约占 10% 左右。其他原因为：高血压脑动脉粥样硬化引起的动脉破裂、血液疾病（如白血病、血友病、恶性贫血、再生障碍性贫血、血小板减少性紫癜、红细胞增多症等）、脑基底异常血管网病、各种感染引起的脑动脉炎、肿瘤破坏血管、结缔组织疾病等。

（一）护理评估

1. 健康史　应询问患者既往有无脑血管病史或高血压病史；是否有头痛、恶心、呕吐等不适。发病前有无明显诱因，常见的诱因有突然用力、情绪激动、重体力劳动、大量饮酒等。

2. 身体状况　起病急骤，患者突然出现剧烈头痛、恶心、呕吐、烦躁不安、面色苍白，数分钟至数小时内发展至最严重程度。半数患者有不同程度的意识障碍。典型体征为脑膜刺激征阳性。10%~20% 患者可有视乳头水肿。少数患者可出现偏瘫、偏盲、失语、共济失调等，一般持续时间短，程度较轻，很快恢复。脑神经损害最常见的是一侧动眼神经麻痹，其他脑神经亦偶有受累。个别重症患者可很快陷入深昏迷，因脑疝形成而迅速死亡。

3. 心理 – 社会状况　本病发病突然，患者往往没有心理准备，容易导致紧张、焦虑等情绪反应。如果病情严重，或是需要手术治疗，又会表现出恐惧心理。

4. 辅助检查

（1）影像学检查　CT 检查是本病确诊的首选方法，可见蛛网膜下隙高密度出血征象。脑血管造影可确定蛛网膜下隙出血的病因。

（2）脑脊液检查　可见均匀一致的血性脑脊液，压力明显增高，是本病最可靠的诊断依据。

5. 治疗要点　蛛网膜下隙出血的治疗原则是制止继续出血，降低颅内压，防治继发性脑血管痉挛，防止复发。

（1）一般治疗　绝对卧床休息 4~6 周，避免一切可能使患者血压和颅内压增高的因素，包括用力排便、情绪激动等。剧烈头痛和烦躁不安时，可应用止痛剂。

（2）应用抗纤溶药物　常用氨基己酸、氨甲苯酸、巴曲酶（立止血）和维生素 K_3 等，以避免早期再出血。

（3）应用降颅内压药物　快速静脉滴注甘露醇、呋塞米等药物，记录 24 小时尿量。

（4）应用钙通道阻滞剂　常用尼莫地平注射液，以解除蛛网膜下隙出血引起的脑血管痉挛，防止脑缺血。

（5）*手术治疗* 对颅内动脉瘤、脑血管畸形患者，治疗的最根本措施是手术。

（二）护理诊断

1. 急性疼痛 头痛，与脑动脉痉挛、颅内压增高有关。

2. 焦虑或恐惧 与突然发生剧烈头痛、损伤性检查及长时间卧床休息有关。

3. 知识缺乏 缺乏有关蛛网膜下隙出血的预防保健知识。

4. 潜在并发症 脑疝。

（三）护理措施

1. 病情观察 密切观察患者的生命体征、意识、瞳孔、头痛等的变化。若患者出现再出血或有脑疝的先兆时，应及时报告医生并协助处理。

2. 生活护理 应绝对卧床休息4～6周，抬高床头15°～30°，协助患者完成一切日常活动；限制探视，保持环境安静；避免搬动或过早下床活动，避免各种刺激。给予营养支持，多吃水果、蔬菜，保持大便通畅。

3. 用药护理 遵医嘱用药，使用甘露醇等脱水剂时，避免漏入组织中，以防组织坏死。使用尼莫地平等缓解脑血管痉挛的药物，可能出现皮肤发红、心动过缓或过速、多汗、胃肠不适等反应，应控制输液速度。在应用抗血纤溶芳酸时，静脉滴注速度要缓慢，以免导致血压下降。氨基己酸用药期间，注意防止深静脉血栓形成，有肾功能障碍者慎用。应用氨甲苯酸时应缓慢静脉注射，以免导致血压下降。

4. 对症护理 指导头痛患者应用放松技巧，如做缓慢深呼吸、听轻音乐、阅读书报等，通过转移注意力缓解疼痛。必要时遵医嘱应用止痛药物。

5. 心理护理 多同患者沟通，多安慰患者，向患者解释疾病的情况，说明避免各种诱因的重要性。

五、急性脑血管病患者的健康教育

1. 向患者及其家属介绍脑血管病的基本知识，向患者说明积极治疗原发病的重要性，及时了解自己的心脏功能、血糖、血脂和血压水平，出现异常及时控制。

2. 指导患者建立健康的生活方式，饮食以低盐、低脂、含丰富蛋白质和维生素的食物为主。多食新鲜水果、蔬菜，少吃甜食，限制动物油摄入。忌辛辣、刺激、油炸食物，增加纤维素的摄入，保持大便通畅。戒烟限酒。

3. 鼓励患者参加适当的体育锻炼，保证充足睡眠。避免剧烈运动、用力排便、情绪激动、剧烈咳嗽、打喷嚏和劳累等诱因。控制血压、血糖和体重。

4. 告知老年人早晨醒后不要急于起床，最好安静平卧10分钟后缓慢起床，改变体位动作要慢，转头不宜过猛。洗澡时间不要过长（20分钟为宜）、水温不要过高（35℃～40℃为宜），以防发生直立性低血压。

5. 指导患者遵医嘱用药，正确服药，切勿自行停药、减量或换药，定期复诊。

6. 指导患者注意观察病情变化，定时测血压，如发现血压异常波动，或有头痛、头晕、肢体麻木等不适及时就诊。

7. 向患者及其家属说明康复训练越早疗效越好，教会患者及家属康复训练的具体操作方法。告知患者只要坚持康复训练，日常生活可部分或完全自理。

第四节　三叉神经痛患者的护理

三叉神经痛是一种三叉神经分布区出现的短暂的、反复发作的剧烈疼痛。多见于中老年人，40 岁以上起病者占 70%～80%，女性稍多于男性，多为一侧发病。三叉神经痛病因尚不明确，特发性三叉神经痛可能为三叉神经脱髓鞘所致。继发性三叉神经痛多为脑桥小脑角占位病变压迫三叉神经以及多发性硬化等所致。

（一）护理评估

1. 健康史　应询问患者疼痛的部位、特点、持续时间、诱因、缓解方式等。

2. 身体状况　三叉神经痛最突出的临床表现是面部三叉神经分布区域出现疼痛。典型的表现如下：

（1）**疼痛部位**　疼痛多局限于三叉神经某一分支，多为一侧发作，以面颊部、上颌、下颌及舌部最明显，口角、鼻翼、颊部和舌等处最敏感，轻触、轻叩即可诱发，称为"扳机点"。三叉神经痛患者多出现面部皮肤粗糙、色素沉着等现象。

（2）**疼痛性质**　似刀割、触电、火烧样疼痛，历时短暂，可伴面部肌肉反射性抽搐。

（3）**疼痛诱因**　说话、冷水洗脸、刷牙、咀嚼常可诱发疼痛发生。

（4）**疼痛持续时间**　每次发作持续数秒至 1～2 分钟不等，突发突止，间歇期完全正常。发作随病情加重越来越频繁，间歇期越来越短。本病通过治疗可缓解，但极少自愈。

（5）**疼痛缓解因素**　发作时双手紧握拳或握物，或用力按压痛部，可减轻疼痛。

3. 心理－社会状况　由于说话、冷水洗脸、刷牙、咀嚼等可诱发疼痛，且有时疼痛难忍，会影响患者的生活和工作，易出现焦虑情绪。

4. 治疗要点　治疗本病的关键是迅速而有效的止痛。

（1）**药物治疗**　治疗本病的首选药物为卡马西平，开始时剂量为100mg/次，3 次/天，口服，以后每天增加 100mg，直到疼痛停止（最大量不应超过 1000mg/d），疼痛停止后逐渐减量，最小有效维持量一般为 600～800mg/d。也可选用苯妥英钠、氯硝西泮等药物治疗。

（2）**神经阻滞疗法**　服药无效者可用纯乙醇、甘油封闭三叉神经分支或半月神经节治疗。

（3）**经皮半月神经节射频电凝疗法**　服药无效者应用此法可缓解疼痛数月至数年。

（4）**手术**　对以上治疗均无效的患者，可考虑手术疗法。目前首选三叉神经感觉根部分切断术。

（二）护理诊断

1. 急性疼痛 面颊、上下颌及舌疼痛，与三叉神经受损有关。

2. 焦虑 与疼痛发作频繁、疼痛剧烈、药物治疗效果不佳有关。

（三）护理措施

1. 一般护理 保持环境安静、室内光线柔和，避免声、光刺激。给予营养丰富、清淡、易消化饮食，避免粗糙、坚硬、辛辣食物，疼痛严重者给予流质饮食。

2. 对症护理 指导患者洗脸、刷牙、刮胡子、咀嚼等动作要轻柔，避免诱发疼痛。疼痛发作时通过放松、听轻音乐、阅读报纸杂志、适当按摩疼痛部位等技巧来减轻疼痛。指导患者生活有规律，适度参加一些娱乐活动，如看电视、听音乐、跳交谊舞等，劳逸结合，以减轻疼痛和消除紧张情绪。

3. 用药护理 遵医嘱按时服药，并注意观察药物的疗效和不良反应。如用卡马西平可致头晕、嗜睡、恶心、口干、行走不稳、肝功能损害、白细胞减少等不良反应。每1~2个月应检查1次肝功能和血常规。

4. 心理护理 多关心患者，对患者出现的心理问题给予疏导，让患者能够积极配合治疗。

（四）健康教育

1. 给患者讲解疾病知识，使患者认识到本病病程长，发作间期随病程延长而缩短的特点。帮助患者及家属掌握自我护理方法，以降低发作频率，减轻痛苦。

2. 对患者的日常生活给予指导，禁食较硬的食物，洗脸、刷牙时动作轻柔，以免诱发疼痛。

3. 遵医嘱合理用药，了解药物的不良反应，告诫患者不要随意更换药物或停药，如有不适及时就诊。

第五节　帕金森病患者的护理

帕金森病（PD），以前称为震颤麻痹，是由于黑质多巴胺能神经元变性缺失引起的一种常见的神经系统变性疾病。临床上常表现为静止性震颤、肌强直、运动迟缓等。本病多见于中老年人，随年龄增高，男性稍多于女性。本病病因尚不明确，可能由于遗传、身体老化、环境改变等多因素共同参与所致。

（一）护理评估

1. 健康史 应询问患者的年龄、职业、生活环境；询问家族史、既往史，有无杀虫剂、除草剂或工业毒物的接触史；询问疾病发病、进展等情况。

2. 身体状况 本病起病隐匿，进展缓慢，进行性加重。初发症状多为震颤，其次为姿势、步态异常，肌强直和运动迟缓。

（1）**静止性震颤** 常为首发症状，多自一侧上肢远端开始呈现节律性手指屈曲和拇指对掌运动，如同"搓丸样"动作。大多在静止状态时出现，精神紧张时加重，随意动作时减轻，入睡后消失，故称"静止性震颤"。随病程进展，震颤逐渐波及同侧下肢和对侧上下肢，呈"N"字形进展，而头部、下颌、口唇、舌较少受累。

（2）**肌强直** 表现为屈肌与伸肌张力同时增高，若被动运动关节阻力均匀一致，似弯曲软铅管，称"铅管样强直"；如肌强直与伴随的静止性震颤相叠加，被动运动时可感觉在均匀阻力中出现断续停顿，称为"齿轮样强直"。

（3）**运动迟缓** 患者随意运动始动困难、动作缓慢和活动减少。患者翻身、起立、行走、转弯等动作显得笨拙缓慢，穿衣、梳头、刷牙等手指精细动作难以完成。面部表情呆板，常双眼凝视瞬目减少，笑容出现和消失减慢，称"面具脸"。书写困难，写字时字越写越小，称"写字过小征"。

（4）**姿势、步态异常** 由于四肢、躯干和颈部肌强直，使患者站立时低头屈背、前臂内收、肘关节屈曲、腕关节伸直、髋及膝关节略弯曲，行走时上肢摆动消失，启动困难，步伐碎小，脚几乎不能离地，身体往往失去重心，越走越快，前冲状，不能及时停步，称"慌张步态"，是帕金森病患者特有的步态。

（5）**其他症状** 可出现精神症状和认知功能障碍，如情绪不稳、抑郁、视幻觉、记忆减退等。可有自主神经功能异常，如大小便障碍、直立性低血压等。

3. 心理 - 社会状况 由于患者可出现运动功能减退、表情淡漠、记忆减退、大小便障碍等表现，患者生活自理能力下降，甚至需要专人照顾，容易产生自卑、抑郁心理。如病情严重，甚至出现悲观、绝望的心理。

4. 治疗要点 本病治疗原则为提高脑内多巴胺的含量及其作用，以药物治疗为主。左旋多巴是治疗帕金森病最有效的药物（金标准），目前常用复方左旋多巴，主要有美多巴和帕金宁。还可应用抗胆碱能药、多巴胺能药、多巴胺能受体激动剂等药物。药物治疗效果差或不能耐受药物的患者可选择手术治疗。

（二）护理诊断

1. 躯体活动障碍 与震颤、肌强直、随意运动减弱有关。

2. 自尊紊乱 与震颤、流涎等自身形象改变和生活依赖他人有关。

3. 生活自理缺陷 与震颤、肌强直、运动减少有关。

4. 知识缺乏 缺乏本病用药及预防保健知识。

（三）护理措施

1. 生活护理

（1）**休息与活动** 加强巡视，了解患者需要，鼓励患者做自己力所能及的事情。对不能自理的患者，护士应协助完成洗漱、进食、沐浴、大小便料理等，提供生活便利，并做好安全防护。让患者采取舒适卧位休息，移开环境中的障碍物，在行走开始和终止时，给予协助，防止跌倒。

（2）饮食护理　给予高热量、高维生素、低盐、低脂、适量优质蛋白（高蛋白饮食可降低左旋多巴的疗效）的易消化饮食，少量多餐，多食新鲜蔬菜、水果，及时补充水分，保持大便通畅。对于流涎过多的患者进食时可使用吸管。患者进食或饮水时尽量保持坐位或半卧位，给予充足的进食时间。

2. 用药护理　遵医嘱用药，注意观察药物疗效及不良反应。左旋多巴的不良反应有食欲减退、恶心、呕吐、腹痛、直立性低血压等，也可出现幻觉、妄想等严重精神症状。一旦出现应及时到医院就诊或咨询医生。服药期间避免同服维生素 B_6、利血平、氯丙嗪、奋乃静等药物，以免降低药物疗效或导致体位性低血压发生。

3. 康复训练　教会患者及家属康复训练的方法，进行适度的锻炼。如发音锻炼，面部肌肉的锻炼，手部、四肢及躯干的锻炼，步态及平衡的锻炼，呼吸肌松弛锻炼等。鼓励患者做力所能及的家务劳动，参加适度的娱乐活动。协助卧床不能主动活动的患者被动活动关节和按摩肢体，也可进行理疗，以预防关节僵硬和肢体挛缩，改善生活质量。

4. 心理护理　护理人员应认真倾听患者的心理感受，给予正确的信息和引导。告诉患者本病进展缓慢，疗效的好坏常与精神情绪有关，鼓励患者尽量维持过去的兴趣与爱好，保持良好心态。教会患者自我修饰方法，维护好患者形象。

（四）健康教育

1. 指导患者外出时有人陪伴，不单独使用危险工具，以防发生危险。有精神智能障碍者应随身携带写有患者姓名、住址和联系电话的"安全卡片"，以防走失。

2. 生活有规律，心态平和，合理饮食，保证足够营养。

3. 教会患者康复训练的方法，经常活动躯体的各个关节，防止强直与僵硬。

4. 指导患者按时服药，长期服药，定期复查肝肾功能、血常规，监测血压变化，坚持门诊随访。

第六节　癫痫患者的护理

癫痫是一组反复发作的大脑神经元异常放电所致的暂时性中枢神经系统功能障碍的疾病，具有突然发生和反复发作的特点。每次发作或每种发作称为痫性发作。癫痫是神经系统最常见的疾病之一，我国癫痫的患病率为 0.5%～1%，而发病率为 1‰左右。

癫痫可分为原发性癫痫和继发性癫痫两类。原发性癫痫也称为特发性癫痫，病因尚不清楚，与遗传因素关系密切。继发性癫痫也称症状性癫痫，常继发于颅脑外伤、颅内感染、颅脑肿瘤、脑血管病、缺氧、儿童期的高热惊厥、中毒等。

（一）护理评估

1. 健康史　应询问患者的家族史、既往史、毒物接触史等与癫痫发作有关的情况，评估患者每次发作时的表现、持续的时间、发作频率及发作前有无先兆，发作时有无抽搐、意识障碍、外伤等。询问每次发作前有无诱发因素。常见的诱因有：睡眠不足、饥饿、便秘、过饱、疲劳、饮酒、闪光、感情冲动、过度换气和一过性代谢紊乱等。

2. 身体状况 癫痫发作形式多样，患者可只有一种发作形式，也可有多种发作形式，但均有短暂性、间歇性、刻板性和反复发作的特征。

(1) 部分性发作 是最常见的发作类型，又分为单纯部分性发作和复杂部分性发作两种。

1）单纯部分性发作：发作时不伴有意识障碍，以发作性一侧肢体远端、局部肌肉感觉障碍或节律性抽搐为特征，持续数秒至数十秒后自然终止。也可表现为简单的幻觉。如抽搐按大脑皮质运动区的分布顺序扩展，发作时从某一局部（如一侧拇指、脚趾、口角）扩及整个一侧头面及肢体，称为杰克逊癫痫。若部分性运动发作持续时间较长或较严重，发作停止后可使原有瘫痪暂时加重或出现暂时性局限性瘫痪者称 Todd 瘫。

2）复杂部分性发作：也称为精神运动性发作。发作时以精神症状或自动症为特征，伴有意识障碍。表现为吸吮、咂嘴、咀嚼、摸索、搓手、拍手、解扣、掏摸衣袋、奔跑、自言自语、唱歌等无意识的动作，也可出现错觉、幻觉等各种精神症状。复杂部分性发作病灶多在颞叶，又称颞叶癫痫。

(2) 全面性发作 发作时伴有意识障碍或以意识障碍为首发症状。

1）全面性强直-阵挛发作：又称大发作，是最常见的发作类型之一，以意识丧失和全身抽搐为特征。发作过程分三期：

①强直期：患者突然意识丧失，发出叫声后摔倒，全身骨骼肌强直性收缩，眼球上翻，喉部痉挛，口先强张而后突闭，可咬破舌尖，颈部和躯干先屈曲后转为反张，上肢自上举后旋转为内收前旋，下肢自屈曲转为伸直，手握拳，足内翻，呼吸肌强直可导致呼吸暂停。此期持续 10~20 秒后进入阵挛期。

②阵挛期：全身肌肉由持续性的强直性收缩转变为节律性抽搐。频率开始较快，随之逐渐减慢，最后一次强烈阵挛后抽搐突然终止，所有肌肉松弛，但意识仍未恢复。本期持续 1~2 分钟。

在以上两期中可出现心率增快，血压升高，汗液、唾液和支气管分泌物增多，呼吸暂停，皮肤发绀，瞳孔散大，对光反射消失等自主神经改变，病理反射阳性。

③惊厥后期：阵挛期后可出现短暂的强直痉挛，以面部和咬肌为主，造成牙关紧闭。呼吸先恢复，随后心率、血压和瞳孔等恢复正常，全身肌肉松弛，可发生大小便失禁，意识逐渐恢复。自发作开始至意识恢复为 5~10 分钟。意识恢复后患者常感头痛、头昏、全身酸痛和疲乏无力，或有精神行为异常，对发作全过程无记忆。

2）失神发作：也称小发作，多见于儿童。特征性表现是突然意识丧失，停止当时的活动，双眼瞪视不动，呼之不应，手中持物可跌落，但不跌倒，表情呆滞，面色苍白，3~15 秒后立即清醒，继续原来的活动。发作前无先兆，对发作过程无记忆。每日可发作数次至数百次。

3）其他类型：癫痫全面性发作除上述类型外，还有强直性发作、阵挛性发作、肌阵挛发作和无张力性发作等类型。

（3）**癫痫持续状态**　是指一次癫痫发作持续 30 分钟以上或连续多次发作，发作间期意识未恢复至正常状态。常见诱因为突然停用抗癫痫药、饮酒、过度疲劳、孕产或合并感染等。癫痫持续状态病情严重，如不及时处理，患者可死于脑水肿、呼吸和循环衰竭。

3. 心理－社会状况　患者常因癫痫发作时出现抽搐、跌伤、尿失禁等表现有碍自身形象产生自卑感；无先兆而突然发病使患者可能面临生命危险而产生恐惧心理；反复发作影响正常生活与工作，出现焦虑、烦躁心理；缺乏家庭及社会支持可产生绝望心理。

4. 辅助检查

（1）**脑电图（EEG）**　对癫痫诊断最常用且最有价值，癫痫发作时有特异性脑电图改变。

（2）**头部 CT、MRI 检查**　可发现脑部有无器质性病变、占位性病变和脑萎缩等，有助于判断癫痫的病因，但不能作为癫痫的诊断依据。

5. 治疗要点　癫痫是可治性疾病，大多数患者预后较好。治疗原则是抑制大脑皮层异常放电，降低经突触传递的兴奋冲动。治疗目的是完全控制发作，避免再次发作，预防外伤及并发症。治疗措施以药物治疗为主，病因明确者针对病因治疗，对致痫灶进行精确定位及合理选择手术治疗有望使多数癫痫彻底治愈。

（1）**病因治疗**　对病因明确者针对病因治疗。颅内占位性病变引起者，应首先考虑手术治疗；低血糖、低血钙等代谢异常引起者应尽快纠正；脑寄生虫病引起者行驱虫治疗等。

（2）**发作时治疗**　发作期治疗原则是保持呼吸道通畅、预防外伤及预防并发症的发生。

（3）**发作间歇期的治疗**　以药物治疗为主，癫痫发作的类型是合理选药的主要依据。常用抗癫痫药物种类及其适用的癫痫发作类型和常见不良反应见表 9-3。

表 9-3　常用抗癫痫药物种类和常见不良反应

药物名称	适用的癫痫发作类型	常见不良反应
苯妥英钠	为全面性强直－阵挛发作首选，也用于部分性发作	胃肠道症状、毛发增多、齿龈增生、面容粗糙、精神症状、复视、小脑征。特异反应有骨髓、肝、心损害及皮疹等
卡马西平	部分性发作、继发性全面性强直－阵挛发作	胃肠道症状、复视、嗜睡、体重增加、阵挛发作、小脑征。特异反应有骨髓与肝损害、皮疹等
丙戊酸盐	是全面性发作，尤其是全面性强直－阵挛发作合并失神发作的首选，也用于部分性发作	肥胖、毛发减少、嗜睡、震颤、踝肿胀、肝功能异常。特异反应有骨髓损害、肝损害及胰腺炎等
苯巴比妥	小儿癫痫的首选药，全面性强直－阵挛发作、部分性发作	复视、嗜睡、认知与行为异常

续表

药物名称	适用的癫痫发作类型	常见不良反应
托吡酯	难治性部分性发作、继发性全面性强直 - 阵挛发作	震颤、头痛、头晕、胃肠道症状、精神症状、体重减轻、小脑征
拉莫三嗪	部分性发作、全面性强直 - 阵挛发作	头晕、嗜睡、恶心
乙琥胺	单纯失神发作的首选，也用于部分性发作	胃肠道症状、嗜睡、小脑征、精神异常。特异反应为骨髓损害

（4）癫痫持续状态的治疗　治疗的关键是迅速控制发作，主要的措施有：

1）迅速控制抽搐：①地西泮为首选药物；②也可用苯妥英钠、异戊巴比妥钠静脉滴注或 10% 水合氯醛保留灌肠等。

2）其他：①保持呼吸道通畅；②防治脑水肿：首选 20% 甘露醇 250ml 快速静脉滴注或地塞米松 10～20mg 静脉滴注；③防治感染；④处理高热，纠正水、电解质及酸碱平衡紊乱等。

（二）护理诊断

1. 有窒息的危险　与癫痫发作时突然意识丧失、喉头痉挛及气道分泌物增多有关。

2. 有受伤的危险　与癫痫发作时肌肉抽搐和意识障碍有关。

3. 自尊紊乱　与抽搐发作时难堪的外观形象、尿失禁等有关。

4. 知识缺乏　缺乏相关的疾病知识及正确的用药知识。

5. 潜在并发症　癫痫持续状态。

（三）护理措施

1. 病情观察　注意观察癫痫的类型、发作频率及持续时间，监测患者的生命体征、意识、瞳孔、面色及痰液等的变化。准备好抢救物品，一旦出现窒息等危急情况，及时报告医生并协助处理。

2. 对症护理

（1）发作期护理　应嘱患者有前驱症状时立即平卧，避免摔伤。取下眼镜和义齿，将压舌板或筷子、纱布、小布卷、手绢等置于患者口腔一侧上、下臼齿之间，以防舌、口唇和颊部咬伤；移去患者身边的热水瓶、玻璃杯等物品，以免烫伤划伤造成伤害；不要用力按压患者的肢体，防止骨折、脱臼、肌肉撕裂等损伤；对精神运动性发作患者，要防止其自伤、伤人或走失，由专人陪护，放置保护性床栏，必要时用约束带适当约束。

（2）发作间歇期护理　病房安静、舒适，避免声光刺激。对于癫痫发作有外伤史的患者，有专人陪护，并做好防止意外发生的准备。

（3）保持呼吸道通畅　是癫痫发作首要的处理措施。协助患者取头低侧卧位或平卧位，头偏一侧，下颌稍向前，松开衣领、衣扣和腰带，取下活动性义齿，及时清除口鼻腔分泌物。舌后坠阻塞呼吸道的，用舌钳将舌拉出，防止窒息发生。发作时不可强行给患者喂药、喂食，以防误吸。合理吸氧，床边备好吸引器、气管切开包等抢救用品，一旦出现窒息，及时处理。

3. 用药护理

(1) 用药原则　①一旦诊断明确，要及早用药。②从小剂量开始，逐渐加量，增加至能有效控制发作又无明显毒副作用的剂量。③根据癫痫发作的类型和药物治疗反应选择最佳的药物，具体见表 9 - 3。④单一用药，只有当一种药物最大剂量仍不能控制发作、出现明显毒副作用或有 2 种以上发作类型时，可考虑 2 种药物联合使用。⑤坚持定时定量、长期服药，不能间断服药，不随意减量、换药或停药。⑥一般原发性癫痫症状完全控制 2~5 年后才能考虑停药，停药遵循缓慢和逐渐减量的原则，最好在 3~6 个月内减量；对继发性癫痫患者停药困难时，可能要终生服药。

(2) 药物不良反应的观察和处理　为减轻胃肠道不良反应，抗癫痫药物应分次餐后服用；不良反应轻者可以坚持服药，严重的特异性反应须减量或停药。服药前应做血、尿常规和肝肾功能检查，服药后定期复查血常规、尿常规、生化检查。常用抗癫痫药物不良反应见表 9 - 3。

4. 癫痫持续状态的护理　癫痫持续状态属于神经内科危重症，需及时正确处理，以减低其致残和死亡率。

(1) 保持呼吸道通畅，给予鼻导管或面罩吸氧，必要时做气管切开。

(2) 迅速建立静脉通道，遵医嘱静脉注射地西泮，成人剂量为 10~20mg，缓慢静脉注射，速度每分钟不超过 2mg，若 15 分钟后再发可重复给药，或将地西泮 100~200mg 溶于 5% 葡萄糖液中缓慢静滴，每小时 10~20mg，视发作情况控制滴注速度和剂量。用药中密切观察患者呼吸、心率、血压的变化。也可用苯妥英钠、异戊巴比妥钠静脉滴注或 10% 水合氯醛、副醛保留灌肠。

(3) 严密观察生命体征、意识、瞳孔等变化，进行心电、血压、呼吸监护，定时进行血气分析、血生化检查。

(4) 保持病室环境安静，避免各种刺激。专人陪护，床加护栏。发作时易擦伤的关节部位，用棉垫或软垫加以保护，防止擦伤。

(5) 针对引起癫痫持续状态的原因进行治疗，及时发现并处理可能出现的感染、脑水肿、高热、周围循环衰竭等并发症。

5. 心理护理　多和患者沟通，鼓励患者表达自己的内心感受。鼓励家属关爱、理解和支持患者，给患者创造一个温馨的生活氛围。鼓励患者做力所能及的社会工作，积极参加一些喜欢的娱乐活动，提高患者的自信心和自尊感。

(四) 健康教育

1. 疾病知识指导　向患者及其家属介绍有关本病的基本知识，尤其是如何避免诱因、减少发作。指导患者养成良好的生活习惯，避免过度疲劳、便秘、睡眠不足和情感冲动。

2. 饮食指导　合理饮食，食物以清淡且营养丰富为宜。多食蔬菜、水果，饮食不宜辛、辣、咸，避免饥饿或过饱，戒除烟、酒、咖啡。

3. 活动与休息指导　发作时和发作后均应卧床休息，平时养成良好的生活习惯，劳逸结合，保证充足的睡眠。适当地参加体力和脑力活动对健康有利，应予以鼓励。避免长时间看电视、玩游戏机，减少精神和感觉刺激。禁止游泳、蒸汽浴等。

4. 规范用药指导　向患者及家属解释控制癫痫发作需长时间服药的道理，遵医嘱按时服药，切忌随意增减或撤换药物，注意观察药物不良反应。定期门诊复查并动态监测血药浓度、血常规和肝、肾功能等。

5. 安全指导　告知患者有前驱症状时应立即平卧，避免摔伤。禁止从事危险活动，如攀高、游泳、驾驶以及在炉火旁或高压电机旁作业等，以免癫痫发作危及生命。随身携带个人信息卡（安全卡或健康卡），写上姓名、地址、病史、联系电话等，以备癫痫发作时及时了解及联系。

知识链接

特殊表现的癫痫病

　　除了常见类型外，在临床上我们还可以见到一些特殊的癫痫病，这些癫痫病很少见，但表现却多种多样。如突发性腹部剧烈疼痛、发作性剧烈头痛、突然发作性眩晕、牙痛、触电般的臀部疼痛、哮喘发作、发作性双睑下垂、不自主脱光衣服、不自主发作性苦笑、心绞痛发作、发作性眨眼、无明显诱因突然失明、无任何原因出现发作性嗜睡、发作性呃逆、不明原因的全身瘙痒等表现。

附：神经系统疾病常用诊疗技术及护理

一、腰椎穿刺术护理

腰椎穿刺术是将腰椎穿刺针通过腰椎间隙刺入蛛网膜下隙放出脑脊液的一种临床诊疗技术。主要用于中枢神经系统疾病的诊断和鉴别诊断，也用于测定脑脊液压力、鞘内注射药物、检查椎管有无阻塞及施行脑室造影等。

（一）适应证

脑血管病、脑肿瘤、中枢神经系统炎症、脊髓病变、中枢神经系统白血病、中枢神经系统疾病需椎管内给药治疗者。

（二）禁忌证

1. 颅内压明显升高或已有脑疝先兆者。
2. 穿刺部位的皮肤、皮下软组织或脊柱有感染者。

3. 应用肝素等药物、血液系统疾病有出血倾向或血小板 $<50×10^9/L$ 者。

4. 有严重感染性疾病、病情危重、躁动不安者等。

（三）术前准备

1. 环境准备　环境安静、整洁，光线充足，温、湿度适宜。

2. 用物准备　腰椎穿刺包（内有腰椎穿刺针、2ml 及 20ml 注射器、7 号注射针头、纱布、洞巾、试管）、2% 利多卡因注射液、测压器、消毒盘、手套、胶布、急救药品和器械。

3. 患者准备

（1）向患者及家属介绍腰椎穿刺术的目的及注意事项，消除患者紧张、恐惧心理。按要求，家属签字同意穿刺。

（2）做普鲁卡因皮试并记录结果，嘱患者排空大小便。

（四）术中配合

1. 指导并协助患者卧于硬板床上取去枕弯腰侧卧位，背对术者，背齐床沿且与床沿垂直，屈颈抱膝，腰部尽量后凸，暴露穿刺部位并使椎间隙增大，以利于穿刺。

2. 腰椎穿刺时一般取第 3 或第 4 腰椎间隙作为穿刺部位，相当于两髂后上棘连线与后正中线的交点。

3. 协助患者保持腰椎穿刺的正确体位，防止患者乱动。配合医生进行穿刺部位消毒，戴手套、铺巾，用 2% 利多卡因局部浸润麻醉等。

4. 术中密切观察患者呼吸、脉搏、面色及瞳孔变化，询问有无不适感。发现异常立即报告医生并协助处理。

5. 协助医生留取标本及测压并送检。

6. 拔出穿刺针后，穿刺点用碘伏消毒后覆盖纱布，胶布固定，整理用物。

（五）术后护理

1. 指导患者去枕平卧 4~6 小时，避免抬头，以防穿刺后反应发生，如头痛、恶心、呕吐、眩晕等。

2. 注意观察患者反应，如出现头痛、呕吐或眩晕可能为颅压降低所致，嘱患者多饮水或遵医嘱静脉滴注生理盐水，将卧床时间延长至 24 小时。

3. 嘱患者保持穿刺部位的纱布干燥，观察有无渗液、渗血或感染，如有异常及时通知医生。嘱患者 24 小时内不能淋浴。

二、高压氧治疗护理

高压氧疗法是指在高于正常大气压环境下吸入高浓度氧的治疗。维持高压氧治疗环境的特殊设备，称高压氧舱。高压氧舱治疗是让患者在密闭的加压装置中吸入高压力（2～3个大气压）、高浓度的氧，使氧大量溶解于血液和组织中，增加血氧含量，从而加速侧支循环形成。高压氧治疗可减轻脑水肿、降低颅内压，减少脑细胞的变性坏死，促进脑细胞的恢复，改善患者的智力和记忆力。高压氧治疗不能代替其他治疗。

（一）适应证

1. 缺氧性疾病，如中毒性脑病、缺血性脑血管病、一氧化碳中毒等。
2. 脊髓及周围神经损伤、老年期痴呆等。

（二）禁忌证

1. 出血性疾病，如脑出血、蛛网膜下隙出血及其他部位活动性出血。
2. 恶性肿瘤，尤其是已发生转移者。
3. 严重高血压或心功能不全。
4. 肺气肿、肺部感染、活动性肺结核。
5. 女性月经期或妊娠期，氧中毒或不能耐受高压氧者。

（三）操作前准备

1. 向患者及家属说明治疗的目的、方法和注意事项，以消除患者的恐惧心理。
2. 严禁携带易燃易爆物品、钢笔、手表、保温杯等，以免损坏高压氧舱。
3. 一般在餐后1～2小时入舱，入舱前要穿着纯棉衣服，并排空大小便。
4. 指导患者学会调节中耳气压的方法，如咀嚼法、捏鼻鼓气法、吞咽法等。教会患者戴面罩吸氧的正确方法。
5. 首次入舱治疗的患者及陪舱人员入舱前用1%麻黄素滴鼻。
6. 准备好高压氧舱治疗设备及抢救物品、药物。

（四）操作中配合

1. 对重症昏迷患者，应遵医嘱测呼吸、脉搏和血压，并做好记录。
2. 静脉输液宜选用开放式输液瓶或塑料瓶。如用密闭式输液瓶，瓶内需插入长针头至液面以上，以保持瓶内气压平衡，防止液体外溢和气体栓子发生。

（五）操作后护理

观察患者有无氧中毒、减压病等并发症发生，昏迷患者有无脑水肿加重、肺水肿及伤口渗血、出血等情况发生，发现异常及时报告医生并协助处理。

第十章　传染病患者的护理

■ 知识要点

1. 掌握传染病患者的护理评估与护理措施。
2. 熟悉传染病患者的护理诊断。
3. 了解概念、病因、病理生理相关知识。

第一节　传染病概述

传染病是由病原微生物（病毒、立克次体、细菌、螺旋体、衣原体、支原体、真菌）和寄生虫（原虫或蠕虫）感染人体后产生的有传染性的疾病。传染性疾病严重危害人类的健康，曾造成巨大的社会危害，如鼠疫、霍乱、天花流行，造成人民生命及财产巨大损失。新中国成立后，确立了传染病防治法及预防接种措施，传染病发病率已明显下降，但仍有许多传染病及新发传染病，如病毒性肝炎、流行性出血热、流行性乙型脑炎、艾滋病等仍广泛存在。因此防治传染病需常抓不懈，深入研究，以求达到消灭传染病的目的。

传染病护理是防治传染病工作的重要组成部分，不仅关系到传染病患者的早日康复，而且对控制传染病在人群中的传播也起着十分重大的作用。传染病具有起病急、病情重、变化快、并发症多、容易造成传播等特征，因此要求护士细心观察，精心护理，及时发现病情变化，迅速准确配合抢救，使患者早日恢复健康。

控制传染病的流行要求护理人员不仅要熟悉传染病的病因、发病机制、并发症、治疗等特点，还要掌握其流行病学特征，应用护理学基本理论和基本技术操作，及时发现病情变化，配合治疗，同时应用传染病流行病学知识，严格消毒、隔离，防止传染病流行。

与其他疾病患者的护理相比，传染病患者护理中的预防宣传工作更为重要，这就要求护士不仅要护理好患者，还应当从公共卫生角度出发，积极向公众宣传传染病的防治知识和预防传染病的卫生健康教育，自觉承担社会预防工作，严防传染病的播散。

一、感染与免疫

感染是病原体侵入机体后，病原体与人体之间相互作用、相互斗争的过程。此过程受病原体的致病能力（侵袭力、毒力、数量、变异性）、机体的免疫应答（非特异性免疫、特异性免疫）及外界干预（如药物治疗）的影响。随着病原体和人体宿主之间的斗争结果各不相同，导致其表现亦不相同。

1. 病原体被消除 病原体进入人体后，可被非特异性免疫（如呼吸道黏液、胃酸、溶菌酶等）消除；也可由体内特异性被动免疫，如婴幼儿经母体胎盘获得风疹、麻疹抗体所消除；或和体内特异性主动免疫如接种甲肝、乙肝疫苗产生的抗体所消除。

2. 隐性感染 指病原体进入人体后，仅引起机体发生特异性的免疫应答，而不引起或只引起轻微的组织损伤，无明显症状、体征，只能通过免疫学检查发现。传染病中隐性感染最常见，如脊髓灰质炎、流行性乙型脑炎等。隐性感染结束后，大多获得不同程度特异性主动免疫。某些传染病（如乙型肝炎、伤寒、细菌性痢疾）隐性感染后，少数人病原体可持续存在于体内而转变为病原携带状态，成为健康携带者。

3. 显性感染 指病原体进入人体后，不但引起机体免疫应答，而且通过病原体本身的作用或机体变态反应，而导致组织损伤，引起病理改变和临床表现。传染病中显性感染只占一小部分（如麻疹、天花）。显性感染过程结束后，病原体可被清除，感染者获得巩固免疫（如伤寒），不易再感染；或获得不巩固免疫（如菌痢），易再感染；亦可转为病原携带者，称恢复期携带者。

4. 病原携带状态 病原携带者均有一共同特点即无临床症状而能排出病原体，因而成为重要的传染源，但并非所有传染病均有病原携带状态，如麻疹和流行性感冒则无病原携带状态。按病原体种类不同，可将病原携带状态分为带病毒者、带菌者、带虫者；按其发生于显性或隐性感染的前后分潜伏期携带、恢复期携带、健康携带。按携带病原体持续时间长短不同，分为急性携带者（持续时间在 3 个月以下）、慢性携带者（持续时间在 3 个月以上）。

5. 潜伏性感染 病原体侵入机体后，机体的免疫功能可将病原体局限到某些部位，但不足以将病原体清除，病原体可长期潜伏，当机体免疫力下降时，导致显性感染。常见于单纯疱疹、带状疱疹、疟疾、结核等。潜伏性感染期间，病原体一般不排出体外，与病原携带者不同。

上述各种感染表现形式在不同的传染病中各有侧重，一般以隐性感染最常见，病原携带状态次之，显性感染比例最小，但最容易识别；而且，各种感染表现形式在一定条件下是可以相互转变的。

二、传染病的流行过程

传染病的流行过程就是传染病在人群中发生、发展和转归的过程。传染源、传播途径、人群易感性是构成流行过程的 3 个基本条件。流行过程本身又受社会因素和自然因素的影响。

（一）流行过程的基本条件

1. 传染源　是指病原体已在体内生长繁殖并能将其排出体外的人和动物。包括患者、隐形感染者、病原携带者及受感染的动物。

2. 传播途径　是指病原体从传染源体内排出后，侵入另一个易感者体内所经历的途径。如通过空气、飞沫、尘埃可传播呼吸道传染病；通过水、食物、苍蝇可传播消化道传染病；还可通过接触疫水、手、用具玩具、吸血节肢动物、血液、体液、血制品、土壤等途径传播。

3. 人群易感性　是指某一特定人群中对某种传染病的易感程度。对某一传染病缺乏特异性免疫力的人称为易感者，人群易感性取决于易感者在某一特定人群中的比例。易感者所占比例越大，则人群易感性越高，如果有传染源存在且又有合适的传播途径时，该传染病就很容易发生流行。在普遍推行人工自动免疫后，可将易感者比例降至最低，能控制或阻止传染病的流行。

（二）影响流行过程的因素

传染病流行过程的三个基本条件为传染病的流行提供了可能性，但是否流行及流行程度则受自然因素（包括地理、气候、生态环境等）和社会因素（包括社会制度、经济和生活条件以及文化水平等）的制约，其中社会因素起主导作用。

三、感染过程中病原体的作用及致病力

病原体侵入机体后，二者斗争作用的结局取决于病原体的致病力和机体的免疫功能，病原体致病力包括以下几个方面。

1. 数量　同一传染病中，入侵病原体的数量与致病力成正比。不同传染病中，能导致疾病发生的最低病原体数量差别较大，如伤寒需10万个菌体致病，而志贺菌仅需10个。

2. 侵袭力　指病原体侵入机体并在体内扩散的能力，如钩端螺旋体和钩虫丝状蚴可直接侵入人体。化脓性链球菌、金黄色葡萄球菌、伤寒沙门菌等则有很强的在机体中扩散的能力。

3. 毒力　包括毒素和其他毒力因子。毒素包括外毒素、内毒素。外毒素通过与靶器官结合，进入细胞起作用，如白喉、破伤风、肠毒素等。内毒素是通过激活单核-吞噬细胞释放细胞因子起作用，如革兰阴性杆菌的脂多糖。其他毒力因子包括穿透力、侵袭力等。

4. 变异性　病原体可因环境或遗传等因素的变化产生变异，也可因获得某些外源基因而发生变异。变异的后果可使病原体的致病力减弱或增强，亦可使其逃避机体的特异性免疫，而持续感染。

四、感染过程中的免疫应答

病原体侵入机体后，机体的免疫应答对感染过程的表现及转归起着重要作用，免疫

应答包括非特异性免疫及特异性免疫应答。

（一）非特异性免疫

非特异性免疫是机体对入侵的各种病原体的一种清除机制。这种防御能力是先天获得的，不依赖于机体对抗原的识别和二次免疫应答的增强。

1. 天然屏障 包括外部屏障如皮肤、黏膜及其分泌物；内部屏障如血脑屏障、胎盘屏障等。

2. 吞噬作用 单核－吞噬细胞系统包括血液、肝、脾、淋巴结及骨髓中的吞噬细胞、粒细胞，它们都具有非特异的吞噬功能，可以清除入侵的病原体。

3. 体液因子 包括补体、溶菌酶、纤连蛋白和各种细胞因子，这些体液因子能直接或通过免疫调节作用而消除病原体。

（二）特异性免疫

特异性免疫指机体对抗原特异性识别而产生的免疫。其免疫力只对该种抗原起作用，包括细胞免疫和体液免疫。感染后的免疫都是特异性免疫。

1. 细胞免疫 致敏的 T 淋巴细胞再次遇到相应的抗原时，通过特异性细胞毒作用及释放的各种细胞因子来杀伤病原体及其所寄生的细胞。因此细胞免疫在清除细胞内的病原体（如病毒、立克次体、结核杆菌、伤寒杆菌等）中起重要作用。

2. 体液免疫 致敏 B 细胞受抗原刺激后，转化为浆细胞并产生能与相应的抗原结合的抗体，即免疫球蛋白。按抗原不同抗体可分为抗毒素、抗菌性抗体、中和抗体、调理素等；按化学结构不同抗体分 IgA、IgG、IgM、IgD、IgE。在感染过程中 IgM 为近期感染的标志；IgG 在恢复期出现，持续时间较长；IgE 主要作用于原虫、蠕虫；IgA 为呼吸道、消化道黏膜上的局部抗体。抗体主要作用于细胞外微生物。

五、传染病的基本特征及临床特点

（一）基本特征

1. 有病原体 每一种传染病都是由特异性的病原体包括微生物、寄生虫引起的，因此临床对传染病的诊断要有病原学依据。

2. 有传染性 这是传染病与其他感染性疾病的主要区别。传染病患者有传染性的时期称为传染期，它在每种传染病中都相对固定，可作为隔离患者的依据。

3. 有流行病学特征 传染病的流行过程在自然和社会因素的影响下具有很多特征。传染病有外来性和地方性之分，亦有散发性、流行性、大流行之分。

4. 有感染后免疫 感染后免疫属于主动免疫，其持续时间在不同传染病中差异很大，有的感染后免疫可持续终生，有的不产生保护性免疫，可重复感染。

（二）临床特点

1. 病程发展的阶段性 急性传染病的发生、发展、转归，分 4 个阶段。

（1）潜伏期　从病原体侵入机体起至开始出现临床症状的时期，称为潜伏期。潜伏期相当于病原体在体内繁殖、转移、定位、引起组织损伤和功能改变导致临床症状出现之前的整个时期。潜伏期是检疫工作观察、留验接触者的依据。

（2）前驱期　从起病至症状明显开始为止的时期，临床表现无特异性，可有发热、头痛、疲乏、食欲不振等，一般持续 1～3 天。

（3）症状明显期　在此期间表现出该传染病所特有的症状和体征，如肝脾肿大、头痛、皮疹、脑膜刺激征等。但有些传染病（如脊髓灰质炎）度过前驱期后随即转入恢复期，称其为顿挫型。

（4）恢复期　机体免疫力增长至一定程度，体内病理生理过程基本终止，症状和体征基本消失称恢复期。但某些传染病如猩红热，在恢复期可发生一些变态反应性疾病，出现急性肾小球肾炎、风湿病等。恢复期结束后较长时间内机体功能仍不能恢复正常时，称为后遗症，多见于中枢神经系统传染病，如乙脑、脊髓灰质炎等。某些传染病（如伤寒、疟疾）患者在恢复期后，已稳定退热一段时间，由于潜伏于体内的病原体再度繁殖到一定程度，使初发病的症状再次出现，称为复发。如患者进入恢复期，体温尚未稳定下降至正常又上升者，称为再燃。

2. 临床类型　根据传染病临床过程的长短可分为急性、亚急性、慢性；根据病情轻重可分为轻型、中型（或普通型）、重型、暴发型；根据临床特征可分为典型（相当于中型或普通型）及非典型（病情可轻可重）等。临床分型对治疗、隔离、护理等具有重要指导意义。

六、传染病的治疗和预防

（一）传染病的治疗

治疗传染病的目的是促进患者康复，控制传染源，防止进一步传播。因此，必须坚持治疗、护理与隔离、消毒并重，一般治疗、对症治疗与特效治疗并重的原则。治疗方法：①一般治疗，包括隔离、护理和心理治疗，饮食和支持治疗；②对症治疗，目的在于减轻患者的痛苦、减少机体消耗、保护重要器官使损伤减低至最低限度，度过危险期；③病原或特效治疗，具有清除病原体，达到根治和控制传染源的目的，常用药物有抗生素、化学治疗药物和血清免疫制剂等；④康复治疗；⑤中医中药和针灸治疗。

（二）传染病的预防

传染病的预防原则是针对传染病流行过程的三个基本环节，采取综合性措施，同时根据不同传染病的流行特点，针对其主要环节，重点采取适当措施。

1. 管理传染源

（1）对患者的管理　对患者应尽可能做到五早：早发现、早诊断、早报告、早隔离、早治疗。传染病报告制度是早期发现传染病的重要措施，必须严格遵守。根据《中华人民共和国传染病防治法》及其细则，将法定传染病分为甲、乙、丙 3 类共 38 种：

①甲类为强制管理传染病，包括鼠疫、霍乱，城镇要求发现后 2 小时内上报，农村不超过 6 小时。②乙类为严格管理传染病，包括严重急性呼吸综合征、人感染高致病性禽流感、病毒性肝炎、细菌性和阿米巴痢疾、伤寒和副伤寒、艾滋病、淋病、梅毒、脊髓灰质炎、麻疹、百日咳、白喉、流行性脑脊髓膜炎、猩红热、流行性出血热、狂犬病、钩端螺旋体病、布鲁菌病、炭疽、流行性和地方性斑疹伤寒、流行性乙型脑炎、黑热病、疟疾、登革热、血吸虫病、肺结核、新生儿破伤风、人感染猪链球菌，城镇要求发现后 6 小时内上报，农村不超过 12 小时。其中，根据细则规定，对严重急性呼吸综合征、人感染高致病性禽流感、肺炭疽和脊髓灰质炎，必须采取甲类传染病的报告、控制措施。③丙类为监测管理传染病，要求发现后 24 小时上报。包括流行性感冒、风疹、流行性腮腺炎、流行性和地方性斑疹伤寒、麻风病、急性出血性结膜炎、丝虫病、包虫病、黑热病，以及除霍乱、痢疾、伤寒和副伤寒以外的感染性腹泻病。

一旦发现传染病患者或疑似患者，应立即予以隔离治疗，隔离期限依据该传染病的传染期或化验结果而定。有条件时应于症状消失后做 2～3 次病原学检查（每次间隔 2～3 日），结果阴性时方可解除隔离。

（2）对接触者的管理　接触过传染源的人称为接触者。对接触者采取的防疫措施称为检疫。检疫期限是自最后接触日算起，至该病的最长潜伏期。可根据情况采取医学观察、留验或卫生处理，也可给予免疫接种或药物预防。

（3）对病原携带者的管理　应重点对传染病的接触者、曾患传染病者、流行区居民、某些职业（如托幼机构、饮食、饮水服务行业）的从业人员进行定时普查，以便及早发现和检出病原携带者。对病原携带者须隔离治疗、随访观察，教育其养成良好的卫生习惯，必要时调离工作岗位。

（4）对动物传染源的管理　应根据动物所患病种及其经济价值，予以隔离、治疗或杀灭。属于有经济价值的动物，应尽可能给予隔离、治疗；属于无经济价值的动物则应予以杀灭，动物尸体应焚毁或深埋，尽可能减少污染。

2. 切断传播途径　切断传播途径是以消灭被污染的环境中的病原体及传递病原体的生物媒介为目的的措施。以爱国卫生运动和除四害为中心的一般卫生措施为重点。应根据传染病的不同传播途径采取不同措施，如消化道传染病主要应采取管理饮食、管理粪便、保护水源、消灭苍蝇、饭前便后洗手、加强个人卫生等措施；呼吸道传染病则要保持室内空气新鲜、加强通风、空气消毒、外出戴口罩及流行期间避免大型集会等；虫媒传染病则以防虫、杀虫和驱虫措施为主。

3. 保护易感人群　保护易感人群主要通过提高人群免疫力来实施，提高人群免疫力可以从两个方面进行。

（1）增强非特异性免疫力　锻炼身体、合理膳食、养成良好的卫生习惯、生活规律、改善居住条件、保持愉快心情、良好的人际关系等，均有助于提高人体非特异性免疫力。

（2）增强特异性免疫力　人体可通过隐性感染、显性感染或预防接种获得对该种传染病的特异性免疫力，但起关键性作用的是通过预防接种提高人群的主动或被动特异性免疫力。①人工主动免疫，将减毒或灭活的病原体、纯化的抗原和类毒素制成菌（疫）苗接种到人体内，使人体于接种后 1~4 周产生抗体，免疫力可保持数月至数年。②人工被动免疫，将制备好的含抗体的血清或抗毒素注入易感者体内，使机体迅速获得免疫力的方法，免疫持续时间仅 2~3 周，主要用于治疗或对接触者的紧急预防。常用制剂有抗毒血清、人血丙种球蛋白、胎盘球蛋白和特异性高价免疫球蛋白等。

七、传染病患者的护理

1. 注重卫生宣教　结合当地传染病的流行情况开展预防的科普宣传，使公众了解传染病的特征与预防的方法，争取早发现、早报告、早隔离治疗患者。提高公众的卫生科普知识水平和预防疾病的意识，降低传染病的发病率。

2. 严格执行隔离消毒制度　将传染患者和病原携带者在传染期内隔离，使其和健康人分开，暂时避免与人群接触，控制传染病的传播。采用物理或化学消毒方法，清除或杀灭病室环境中的病原体，包括对护士的手及诊疗器械的消毒。对传染源的排泄物、分泌物、生活用具进行消毒处置，切断传播途径。

3. 传染病的隔离与消毒　见本节附录。

4. 密切观察病情　急性传染病的病情进展快、并发症多、症状严重，护士应掌握常见传染病的临床表现及发病规律，仔细观察病情变化、药物反应、治疗效果等情况。及时发现危重并发症（休克、惊厥、大出血、脏器功能衰竭等）的先兆，正确做出判断，迅速告知医生并准备好抢救器械和药品，及时采取有效的护理措施，做好各种抢救的准备工作。

5. 根据不同病种采用不同的护理　护理传染病患者，必须熟悉患者所患传染病的病原体特性、传染源、传播方式，根据传染病的规律及护理要求对不同的传染病患者采用不同的护理方法。

6. 加强生活护理　传染病大多起病急、病情重，护士应切实做好日常生活的护理。

（1）休息　传染病患者急性期应绝对卧床休息。病室内应安静整洁，保持空气新鲜，定时通风换气（每日 3 次，每次 30 分钟），光线充足，适宜温度（18℃~22℃）及湿度（50%~60%）。良好的休息以减少机体消耗，能减轻病损器官的负担，促进机体康复并防止并发症发生。

（2）饮食护理　传染病患者多有高热，机体消耗增加而食欲减退，因此饮食调配十分重要。应根据病情要求给予营养丰富的高热量、高蛋白、高维生素的流质、半流质、软食，做到少食多餐，保证热量的摄入。鼓励患者多饮水，维持水、电解质平衡和促进体内毒素的排泄，不能进食者，可予鼻饲或静脉营养。

7. 提高自我保护意识　维护好自身健康是做好护理工作的基本保障，护士在工作中，长时间和各种患者接触，特别是护理操作，接触患者皮肤、血液和分泌物等，随时都可能被病原菌感染。因此护士在做具体护理操作时，一定要遵守操作规程，严格执行无菌技术和隔离制度，护理操作中避免被锐器刺破皮肤或黏膜，防止血液的接触感染等，接触患者时应衣帽整齐、戴口罩、穿隔离衣，给患者做治疗和护理后，要用 1:500

的84液或其他消毒液浸泡双手2~3分钟，再用肥皂和流水洗净；不可疏忽必要的防护措施，以防自身被感染成疾，影响健康和工作。

8. 重视患者的心理护理 关心患者，解决患者提出的各种问题，讲解患者所患疾病的基本知识，解除其思想顾虑，鼓励患者树立战胜疾病的信心。耐心解释隔离的意义，消除由于隔离引起的各种不安和焦虑，帮助患者学会基本的隔离消毒知识和方法，使其能自行料理生活并保持良好的情绪，促进疾病康复。

9. 传染病患者的出院指导 对已经痊愈的患者，应向患者详细说明，无传染性，解除其思想顾虑，根据患者的恢复情况指导合理饮食、休息与活动，嘱其逐渐增加活动量。对某些传染性未完全消失，属临床治愈出院的患者，应进行如下指导：①良好的心态和坚持治疗是促进身体及早康复的关键。②出院后生活要有规律，劳逸结合。③应根据传染病的病种给予合理饮食。④向患者详细交代药名、作用、剂量和服用方法、副作用及如何预防或减轻不良反应。⑤须反复向患者讲明定期复查的意义，以降低传染病的复发率。⑥应告诉患者亲属及密切接触者进行预防接种，并在家庭内做好消毒隔离。

八、常见症状及体征的护理

不同的传染病虽然临床表现各异，但在病原体及其各种代谢产物的作用下，可出现一些共同的症状和体征，其中发热和出疹是传染病最常见的临床表现。

（一）发热

发热是许多急性传染病共有的最常见症状。由于各种传染病的发热程度、热型及持续时间不尽相同，故对许多传染病具有重要的鉴别诊断意义。

1. 护理评估

（1）**健康史** 应询问发热的起始时间，起病的缓急，可能的原因或诱因，处理经过。近期有无与传染病患者接触史或到过疫区，家中或邻居有无类似患者。

（2）**身体状况**

①发热的特点：发热前有无畏寒、寒战，体温升高的程度，持续时间及热型，退热过程中有无大量出汗等。如稽留热见于伤寒极期、斑疹伤寒；弛张热见于伤寒缓解期、流行性出血热；间歇热见于疟疾、败血症等；发热前有寒战、退热时伴大汗，见于疟疾。

②有无伴随症状：如发疹、黄疸、咳嗽、胸痛、咯血，食欲减退、腹痛、腹泻，以及头痛、乏力、肌肉酸痛、意识障碍等。如发热伴腹痛、脓血便可见于细菌性痢疾；发热伴结膜充血见于流行性出血热；发热伴黄疸、肝脾大见于病毒性肝炎；发热伴脑膜刺激征见于流行性脑脊髓膜炎、流行性乙型脑炎。对慢性患者还要注意营养状况；有无某些传染病特有的表现，如腓肠肌压痛见于钩端螺旋体病、玫瑰疹见于伤寒等。

③护理体检：主要检查生命征，意识状态，皮肤黏膜色泽、皮肤是否完整、有无发疹，肝脾淋巴结，脑膜刺激征及病理反射等。

（3）**心理-社会状况** 了解患者对所患疾病的认识程度，有无其他顾虑或因疾病症状引起的心理反应；了解患者对住院及隔离的认识，注意发病后的心理反应。观察患者有无紧张、焦虑、恐惧、孤独、被约束等不良心理反应；观察和了解患者的日常生活、兴趣爱好，有无家庭、婚姻、经济、学习或工作等方面的影响；观察患者有无因不良情绪造成的生理反应，如睡眠障碍、食欲减退等，评估患者的心理应对能力；评估社会支持系统，包括患者的家庭成员、亲友、同事及单位领导对传染病的认识和对患者的关心程度及可能提供的帮助等。

(4) 辅助检查

①血液检查：白细胞计数及分类用途最广。化脓性感染时白细胞总数明显增高；革兰阴性杆菌感染如伤寒、病毒感染时白细胞总数常减少；蠕虫感染时出现嗜酸性粒细胞增多。

②尿液检查：如流行性出血热、钩端螺旋体病等患者尿中出现蛋白、细胞、管型有助于临床诊断。

③大便检查：粪中检出红细胞、白细胞、脓细胞或虫卵有助于感染性腹泻和蠕虫病的诊断。

④病原学检查：病原体的直接检查及分离培养对明确诊断具有十分重要的意义。根据病种和病程的不同时期，取患者的血液、痰液、脑脊液、排泄物或皮疹局部穿刺进行直接检测或培养分离，应注意标本新鲜，及时送验，避免污染，最好在使用抗生素之前，以提高病原学检出的阳性率。

⑤免疫学检查：应用已知的抗体或抗原，检测血液或体液中相应抗体或抗原是大多数传染病的重要诊断方法，它可判断患者是否有相应的传染病及其免疫功能状态；也可用于流行病学调查，以了解人群对该病的免疫水平。

⑥其他检查：根据病情需要进行 X 线、超声波、脑电图、内镜、计算机断层扫描（CT）和活组织病理检查。

2. 护理诊断 体温过高，与病原体感染引起毒血症相关。

3. 护理措施

(1) 环境与休息 安置患者卧床休息，保持病室环境整洁、空气新鲜，维持室温于 20℃~24℃，温度在 55%~60%；穿柔软的棉质内衣，避免衣被过厚而阻碍散热，寒战时应注意保暖。

(2) 饮食护理 鼓励患者摄取足够的液体与营养，进食高热量、高维生素、营养丰富的流质或半流质饮食；无禁忌证者每日至少摄入 2000ml 水分，以补充体内丢失的液体，且有利于降温和毒素的排出，必要时按医嘱给予静脉输液，维持水和电解质平衡。

(3) 皮肤和口腔护理 高热护理时常用物理降温，如冷敷头部或大动脉处，用 32℃~36℃ 温水或 25%~50% 乙醇擦浴、冷（温）盐水灌肠等，但应避免长时间同一部位的冰敷，以防局部冻伤；有脉搏细数、面色苍白、四肢厥冷者，禁用冷敷和乙醇擦浴；全身发疹者禁用乙醇擦浴；患者退热大汗时及时温水擦浴，更换内衣，保持皮肤清洁、干燥，使患者有舒适感；高热患者易发生口腔炎，应于饭后、睡前用生理盐水漱口，病重者协助口腔护理，防止感染。

（4）**病情观察**　注意发热的程度、热型、持续时间、伴随症状及微循环状态等，监测并记录体温变化。传染病起病急骤、病情危重、变化快、并发症多，尤其是对年龄幼小者，护理人员应经常深入病房，加强巡视，密切观察生命体征，及时发现病情变化，配合医师采取积极的抢救措施，以挽救患者的生命。

（5）**用药护理**　按医嘱使用退热药物时应注意剂量及出汗情况，避免大汗导致虚脱；高热惊厥者可遵循医嘱采用冬眠疗法，用药之前应注意先补足血容量，用药期间避免搬动患者，密切观察生命体征，保持呼吸道通畅；按医嘱进行病因治疗，如使用抗生素等，严格按规定用药，了解药物的作用、用法、剂量及间隔时间，并注意观察药物疗效及副作用。

4. 健康教育　①讲解发热的相关知识，指导患者适当休息、合理饮食。②介绍发热的处理方法、注意事项、体温计的使用、冰袋冷敷的部位、温水擦浴的时间、温度及方法等。③鼓励患者参与自我护理，如发热期间要多饮水、注意口腔卫生，退热时要注意保暖。④疾病恢复后，指导患者要遵医嘱合理地休息与活动，养成良好的卫生习惯，平时要加强体育锻炼。⑤在传染病流行期间尽量不去公共场所，防止感染。⑥出现发热症状应去医院就诊，不要自行使用退热药，以免延误病情。

（二）出疹

许多传染病在发热同时可伴有发疹，包括皮疹（又称外疹）和黏膜疹（又称为内疹）两大类。不同传染病疹子的形态、出疹的时间、顺序、分布部位、疹的消退及伴随症状等各有特点，对鉴别诊断有重要意义。

1. 护理评估

（1）**健康史**　注意询问皮疹出现的时间、形态、出疹顺序及分布部位等，出疹后消退的处理情况；伴随症状，近期有无类似发疹传染病患者的接触史，以往有无类似的发病情况。还应询问有无食物或药物过敏史，以及可能存在的诱发因素。

（2）**身体状况**

①出疹时间：如水痘、风疹多发生于病后第 1 日，猩红热于第 2 日，麻疹于第 4 日，伤寒于第 6 日等。

②皮疹形态：如斑丘疹见于麻疹、风疹、猩红热、伤寒；疱疹见于水痘、带状疱疹，出血疹见于流行性出血热、登革热、败血症、流行性脑脊髓膜炎；荨麻疹见于血清病、病毒性肝炎等；麻疹还可有口腔黏膜斑（Koplik 斑）。

③出疹顺序及分布部位：如麻疹的皮疹自耳后、颈部开始，渐及面颊，自上而下遍及全身，最后到手心、脚底；流行性出血热的出血点多见于腋下。

④伴随状况：可伴有皮疹部位瘙痒、疼痛，发热、乏力、食欲减退、恶心、呕吐、意识障碍等。

⑤护理体检：重点检查目前皮疹的状况，有无红肿、破溃或感染以及皮疹消退后的色素沉着；生命体征、意识状态、浅表淋巴结和心、肺、腹部等情况。

（3）**心理－社会状况**　患者可出现紧张、焦虑等心理反应。

（4）**辅助检查**　血白细胞分类可有改变，皮疹局部穿刺做病原学检查有助于某些传染病的病因诊断。

2. 护理诊断　皮肤黏膜完整性受损，与皮疹（黏膜疹）有关。

3. 护理措施

（1）**一般护理**　向患者及家属讲解导致皮疹和黏膜疹的相关知识，介绍配合治疗、护理的方法，提高防病治病的意识，消除患者顾虑，使其保持良好的心理状态。注意饮食护理，避免辛辣刺激性食物，多饮水。

（2）**病情观察**　了解患者发疹的时间、仔细观察皮疹的大小、分布、形态、出疹的顺序及消长等情况；退疹时是否伴有脱屑、脱皮、结痂、色素沉着等变化；以及发疹与全身病态的关系。

（3）**皮肤护理**　保持皮肤清洁干燥，每日温水洗浴（禁用肥皂水、乙醇），剪短患者的指甲，避免直接用手搔抓皮损处，瘙痒难以忍受时可局部涂以炉甘石洗剂或按医嘱给予抗组胺类药物等。皮疹消退、脱皮时，用消毒剪刀修剪。患者出现皮肤大面积瘀斑、坏死时，局部用海绵垫、气垫保护，注意防止大、小便浸渍，避免发生溃破。若发生破溃或合并继发感染时，按医嘱局部涂用消炎软膏等。

（4）**口腔护理**　有口腔黏膜疹的患者，应每日常规应用温水或朵贝漱口液漱口2～3次，每次进食后用温水清洁口腔。合并溃疡时，鼓励用吸管进食，局部用3%过氧化氢溶液清洗后涂以冰硼散。

（5）**眼部护理**　对眼结膜充血、水肿的患者应注意保持眼部清洁，防止继发感染，可用4%硼酸水或生理盐水清洁分泌物和眼痂，滴0.25%氯霉素眼药水或抗生素眼膏，每日2～4次。

4. 健康教育　指导患者保持皮肤清洁，保护受损的皮肤和黏膜。告知患者皮肤瘙痒时不能用手搔抓，更不能用热水洗烫，可用手背或手掌轻擦或轻拍痒处，或遵医嘱用药物止痒（如外用炉甘石洗剂）；皮疹消退出现脱屑、脱皮时，勿自行撕扯、剥脱，以防导致出血或继发感染。

附：传染病区护理管理和隔离与消毒

一、传染病房内的区域划分及隔离要求

根据污染程度级工作需要，将传染病病房划分为清洁区、半污染区及污染区。

1. 清洁区　指未与患者接触，未被病原微生物污染的区域。隔离要求：①患者和患者接触过的物品不得进入清洁区。②工作人员不得穿工作服、戴帽子、口罩、穿隔离鞋进入清洁区。

2. 污染区　指与患者接触，被病原微生物污染的区域。隔离要求：①工作人员进入污染区时应安规定要求戴帽子、口罩、穿隔离衣、隔离鞋。②非单一病种病房，工作

人员需按不同病种穿隔离衣进入病区工作。离开病室时严格消毒双手。③污染区的所有用物必须经严格消毒后方可送入半污染区。

3. 半污染区　指有可能被病原微生物污染的区域。隔离要求：①工作人员进入半污染区时一般不穿隔离衣，避免交叉感染。②患者不得进入半污染区。③治疗室内已消毒的器械、药品以及其他清洁物品要与污染的物品严格区分放置，由病室携带回来的物品应先消毒后放入室内指定位置。

二、隔离管理制度

1. 隔离单位应有标志，病室门口挂隔离衣，门口要有消毒脚垫及门把套，走廊应设有消毒液及洗手设备。

2. 患者不得擅自离开病区，不同病种患者不得相互接触，去其他科室检查应有医护人员陪同，并采取相应隔离措施，患者用物须消毒后方可送出。

3. 不同病种应分别使用相应的医疗器械，若有交叉使用，用后必须消毒。

4. 甲类传染病禁止探视，其他住院传染病患者禁止家属陪同。可定时在指定地点隔栏探视或者电话电视探视。危重患者家属可在医护人员指导下，穿隔离衣、戴口罩帽子进入病房探视。

5. 患者痊愈出院时应进行卫生处理，病床、被褥、家具等需经彻底清洗消毒。

6. 工作人员进入隔离单位必须戴口罩帽子、穿隔离衣，穿隔离衣后，只能在指定的区域活动，不得进入清洁区，双手接触患者或污染后必须消毒双手。工作人员应定期进行体检、带菌检查及预防注射。

三、隔离与消毒

1. 传染病的隔离　将处于传染期间的传染病患者或病原携带者安置在指定的地方，使其与健康人和非传染患者分开，便于集中治疗和护理，以防止传染和扩散。

（1）**隔离的种类和措施要求**　隔离可分为 A 系统和 B 系统两类。A 系统是以类别为特点分类的隔离方法，将许多不同疾病归纳于 7 个类目中，同一类目的疾病隔离措施相同，其优点是相对简单、容易掌握，缺点是针对性不强。B 系统是以疾病分类的隔离方法，即针对每个疾病制订隔离措施，其优点是针对性强，可避免隔离措施不全，但要求医护人员经过严格训练才能实现。目前我国大多数医院实行 A 系统隔离法，简介如下：

1）呼吸道隔离（蓝色标志）：适用于由呼吸道分泌物引起经空气传播的呼吸道传染病，如麻疹、流行性腮腺炎、流行性脑脊髓膜炎、猩红热等。隔离要求：①相同病种可住同一病室；②患者一般不能外出，如必须外出，应戴口罩；③接近患者时应戴口罩，必要时穿隔离衣、戴手套；④患者的呼吸道分泌物应先消毒后弃去，痰具每日消毒；⑤病室每日通风至少 3 次、空气消毒每日 2 次，室内保持适宜温湿度。

2）消化道隔离（棕色标志）：适用于消化道传染病如细菌性和阿米巴痢疾、伤寒、甲型及戊型肝炎、传染性腹泻等。隔离要求：①相同病种的患者可住同一病室，若条件不允许，不同病种患者也可住同一病室，但患者之间必须实施床边隔离，床间距离应在

2m 以上；②接触患者时穿隔离衣，护理不同病种患者要更换隔离衣，接触患者或污染物品后及护理下一个患者之前应严格消毒双手；③患者的生活用具应专用，用后应消毒；④患者的呕吐物及排泄物应随时消毒后弃去；⑤室内保持无蝇、无蟑螂。

3）严密隔离（黄色标志）：适用于有高度传染性及致死性传染病，防止空气和接触传播。如肺鼠疫、水痘、咽部白喉、病毒性出血热等。隔离要求：①患者应住单间病室，房内物品专用，门窗关闭并禁止随意开放，门外应有"严密隔离"标记，门口应设置用消毒液浇洒的门垫，门把手包有消毒液浸湿的布套，禁止探视和陪住，无条件时同病种患者可住同一病室；②凡进入病室者必须戴帽子、口罩，穿隔离衣、隔离鞋，戴手套；③接触患者及污染敷料后及护理下一个患者之前应严格消毒双手；④患者的分泌物、排泄物及其污染物品应及时严格消毒处理，污染敷料装袋、贴标签后送消毒处理；⑤病室每日消毒，患者出院或死亡后，应进行终末消毒。

4）接触隔离（橙色标志）：适用于预防高度传染性及有重要流行病学意义的感染，但不要求严格隔离的疾病。如婴幼儿的急性呼吸道感染、新生儿感染、大面积烧伤等。隔离要求：①接触患者时戴口罩、穿隔离衣、戴手套；②接触患者或污染物品后及护理下一个患者之前要洗手；③污染物品要弃去，并装袋、贴标签、送消毒处理。

5）血液（体液）隔离（红色标志）：防止直接或间接接触感染的血液及体液引起的传染。如乙型肝炎、丙型肝炎、艾滋病、梅毒、疟疾、钩端螺旋体病、回归热、登革热等。隔离要求：①接触患者或其血液（体液）时要戴手套、穿隔离衣，若皮肤沾其血液（体液）后要立即清洗；②工作中应注意避免损伤皮肤，用过的针头、注射器浸入消毒液后送中心消毒室做毁形处理；③污染物品装袋、贴标签后送出销毁或消毒处理；④血液污染室内物品表面时，要立即用次氯酸钠溶液清洗消毒。

6）脓汁（分泌物）隔离（绿色标志）：防止因直接或间接接触感染部位的脓液或分泌物引起的传染。适用于轻型皮肤和伤口感染、溃疡、脓肿、小面积烧伤感染等。隔离要求：①给患者换药时戴口罩、穿隔离衣、戴手套；②接触患者或污染物品后及护理下一个患者之前要洗手；③污染物品要弃去，并装袋、贴标签、送消毒处理。

7）结核菌隔离（AFB 隔离）（灰色标志）：用于肺结核患者痰涂片结核菌阳性者，或阴性但 X 线检查证实为活动性结核者。隔离要求：①隔离室有特别通风设备，门窗关闭，同疗程者可同住一室；②医护人员接触患者时应戴口罩、穿隔离衣，患者咳嗽时应戴口罩；③接触患者或污染物品后及护理下一个患者之前要洗手；④污染物品要彻底清洗、消毒或弃去。

(2) 传染病房内区域划分及隔离要求 ①病区应有合理的布局，划分清洁区（值班室、更衣室、配膳室、库房等）、半污染区（医护人员办公室、治疗室、消毒室、走廊等）和污染区（病室、患者厕所及浴室、污物处置室等）；工作人员与患者出、入通道要分开；清洁物与污染物的运送通道也要分开。②隔离单位应有标记，病室门口挂隔离衣，走廊应设有消毒液及洗手设备。③工作人员进入隔离单位必须戴口罩、帽子、穿隔离衣，穿隔离衣后只能在指定范围内活动，不得进入清洁区，不得在病室内坐、卧、吸烟、进食，双手接触患者或污染后必须消毒双手。④按不同病种分别使用医疗器械，如血压计、听诊器、叩诊锤等，用后必须消毒。⑤患者不得擅自离开病区，不同病种患者不得互相接触、串病室；患者的用物如票证、杂志、书信等，须经消毒后方可送出。⑥家属须按规定进行探视或陪住。⑦患者痊愈出院时应进行卫生处理（淋浴、更衣），其病床、被褥、家具等须经彻底清洗、消毒后方可给他人使用。

2. 传染病的消毒 用化学、物理、生物等方法消除或杀灭环境中的病原体称为消毒，是切断传播途径的重要手段。

（1）消毒的种类

1）预防性消毒：是指未发现传染源，对可能受病原体污染的场所、物品和人体所进行的消毒措施。目的是预防传染病的发生。如垃圾粪便的无害化处理、饮水消毒、餐具消毒等。

2）疫源地消毒：是指对目前存在或曾经存在传染源的地方进行的消毒措施。目的是杀灭由传染源排到外界环境中的病原体。疫源地消毒又可分为：①随时消毒，指对传染源的排泄物、分泌物及其所污染的物品及时进行消毒；②终末消毒，当患者痊愈或死亡后，对其原居住场所进行的最后一次彻底的消毒。随时消毒和终末消毒，应用于医院内时称为院内消毒。

（2）消毒的方法

1）物理消毒法：是指利用物理因素作用于病原体，将其消除或杀灭的方法，包括机械、热、光、电、微波、辐射等。物理消毒法经济简便，应用广泛。

2）化学消毒法：是指应用化学消毒剂使病原体蛋白质凝固变性，或使其失去活性而将其杀灭的方法。根据化学消毒剂的消毒性能将其分为：①高效消毒剂，能杀灭包括细菌芽胞、真菌孢子在内的各种病原微生物，如 2.5% 碘酊、戊二醛、过氧乙酸、甲醛、环氧乙烷等，含氯制剂和碘伏居于高、中效消毒效能之间；②中效消毒剂，能杀灭除细菌芽胞以外的各种病原微生物，如乙醇、部分含氯制剂、氧化剂、溴剂等；③低效消毒剂，只能杀灭细菌繁殖体和亲脂类病毒，对真菌也有一定作用，如汞、洗必泰及某些季铵盐类消毒剂等。

第二节 病毒性肝炎患者的护理

病毒性肝炎是由多种嗜肝肝炎病毒引起的以肝脏病变为主的全身性疾病，以乏力、食欲减退、恶心、呕吐、黄疸、肝脾肿大及肝功能异常为主要表现。目前研究导致病毒性肝炎的病原体有七种。

1. 甲型肝炎病毒（HAV） RNA 病毒，只有 1 个血清型和 1 个抗原抗体系统。HAV 抵抗力较强，能耐受室温 1 周。在干粪中 25℃能存活 30 天，在贝壳类、污水、淡水、海水、泥土中能存活数月。煮沸 5 分钟，紫外线照射（1.1W，0.9cm 深）1 分钟、余氯（1.5～2.5mg/L）15 分钟均可灭活。

2. 乙型肝炎病毒（HBV） DNA 病毒，完整病毒颗粒称丹氏（Dane）颗粒，具有感染性。HBV 抵抗力很强，能耐受一般浓度的消毒剂，煮沸 10 分钟、高压蒸汽灭菌可以灭活。血清中 30℃ ~32℃可保存 6 个月，－20℃可保存 15 年。

3. 丙型肝炎病毒（HCV） RNA 病毒，用常规试剂盒检出的抗－HCV 并非保护性抗体，它的检出说明血液有传染性。氯仿（10% ~20%，v/v）、60℃10 小时可使 HCV 灭活。

4. 丁型肝炎病毒（HDV） HDV 是一种缺陷 RNA 病毒，必须有 HBV 或其他嗜肝 DNA 病毒才能引起肝损害。

5. 戊型肝炎病毒（HEV） RNA 病毒，不稳定、易裂解，在碱性环境中较稳定。

6. 庚型肝炎病毒（HGV） RNA 病毒，1992 年命名，肝损害机制尚不明确。

7. 输血传播病毒（TTV） DNA 病毒，可经血传播，在非甲至庚型肝炎患者中 TTV 感染率达 47%。

甲型和戊型肝炎经粪－口途径传播，急性期患者和隐性感染者为主要传染源，人群普遍易感。甲型肝炎以幼儿、学龄前儿童多见；戊型肝炎以青少年、成人多见。乙型、丙型肝炎经血液、体液、性、母婴垂直传播，患者、病毒携带者为主要传染源，人群普遍易感。丁型肝炎病毒为缺陷病毒，与乙型肝炎病毒共同感染。甲型、乙型、丙型、丁型、戊型肝炎的肝损害发生机制尚未充分明了，但目前研究认为与免疫应答介导有关。目前研究较多的乙型肝炎的肝组织损伤主要由 CTL 引起，导致肝细胞坏死、凋亡；细胞因子 TNF、IL－1 等参与协同作用。乙型肝炎病毒肝外损伤的确切机制为免疫复合物引起。甲、戊型肝炎不转为慢性，以肝细胞变性、坏死，炎细胞浸润为主要病理改变。乙、丙、丁型肝炎的病理改变基本相同，肝细胞变性、坏死，炎细胞浸润，汇管区纤维化，纤维间隔形成。

（一）护理评估

1. 健康史 询问有无与肝炎患者日常生活的接触（共同进餐、共用洗漱用具、餐具或直接与口接触）。饮食卫生不良习惯（餐前便后不洗手），并注意询问有无不慎饮食或饮水情况（进食未煮熟的海产品、食物被苍蝇和蟑螂污染、水源被肝炎病毒污染）等；是否为血液病患者，有无输血及血制品史，是否为职业献血者，有无注射吸毒史，有无接受过医疗器械的诊疗史，如集体预防接种、药物注射、针刺治疗、拔牙、血液透析、内镜检查等；有无公共服务场所受伤经历，如剃须、修脚致皮肤破损等；询问家庭内部病毒性肝炎的感染情况，家庭成员的密切接触可导致病毒性肝炎的传播。尤其是配偶密切的生活接触，HBV 和 HCV 也可经母婴传播，包括胎盘、分娩及哺乳、喂养等应询问肝炎母亲分娩及是否母乳喂养等；评估重型肝炎患者有无诱因，如病后未良好休息及嗜酒、营养不良、妊娠、合并各种感染或应用损害肝脏药物（异烟肼、利福平、吡嗪酰胺、红霉素、四环素）等。

2. 身体状况 甲型肝炎潜伏期平均 30 天（15 ~45 天）；乙型肝炎、丁型肝炎潜伏期平均 70 天（30 ~160 天）；丙型肝炎潜伏期平均 50 天（15 ~150 天）；戊型肝炎潜伏期平均 40 天（15 ~75 天）。

（1）**急性肝炎** 包括急性无黄疸型肝炎和急性黄疸型肝炎。急性无黄疸型肝炎是一种轻型肝炎，不易被发现，是重要的传染源；急性黄疸型肝炎临床表现的阶段性明显，可分黄疸前期、黄疸期、恢复期，总病程 2 ~ 4 个月。主要表现为乏力和消化道症状，如食欲不振、厌油、恶心、呕吐、腹痛、腹泻、肝区痛、尿色逐渐加深等。少数病例有发热、头痛及上呼吸道症状。

（2）**慢性肝炎**　慢性肝炎仅见于乙型、丙型、丁型肝炎。急性肝炎病程半年以上，或无急性病史但有慢性肝病体征（如肝掌、蜘蛛痣、肝病貌）表现者。可反复出现乏力、头晕、消化道症状、肝区不适、肝肿大、压痛，可有轻度脾肿大。血清转氨酶反复或持续升高。

（3）**重型肝炎**　本型发病率低（0.2% ~ 0.5%），但病死率高。甲、乙、丙、丁、戊型肝炎均可导致重型肝炎。急性重型肝炎为起病 10 天内出现，黄疸迅速加深，肝脏迅速缩小，出血倾向，中毒性鼓肠，腹水迅速增多，肝臭，肝肾综合征，不同程度的肝性脑病，凝血酶原活动度 40% 以下，病程不超 3 周。亚急性重型肝炎为急性黄疸型肝炎起病 10 天以上出现上述症状，肝性脑病多出现于疾病后期，病程长，可达数月，易导致坏死后肝硬化。慢性重型肝炎是在慢性肝炎或肝硬化基础上，出现亚急性重型肝炎表现。

（4）**淤胆型肝炎**　表现为黄疸较深（为肝内梗阻性黄疸），而自觉症状较轻，如皮肤瘙痒、大便颜色变浅、肝肿大。病期较长为 2 ~ 4 个月或更长，需与其他梗阻性黄疸鉴别。

3. 心理 - 社会状况　因本病具有传染性，且病程较长，患者会担心疾病的预后及传染给家人而感到焦虑。因病程长、疗程长及经济费用的压力而精神紧张、抑郁。因患者对疾病的认知度不同，会影响患者治疗的依从性以及对治疗的信心。

4. 辅助检查

（1）**肝炎病毒标记物**　抗 HAV IgM 阳性，提示甲型肝炎急性感染；抗 HAV IgG 阳性而抗 HAV IgM 阴性，提示既往感染而产生的免疫；二者均阳性也提示急性感染；乙肝五项检查可以诊断乙型肝炎病毒感染；同时感染 HDV，抗 HDV 阳性可诊断丁型肝炎病毒感染；因抗 HEV IgG 持续时间不超过一年，故抗 HEV IgM、抗 HEV IgG 均可作为近期感染的标志。

（2）**病毒学检测**　应用 PCR、RT - PCR 方法检测 HBVDNA、HCVRNA，阳性表明病毒活动性复制，传染性强。

（3）**肝功能检查**

①血清酶：血清丙氨酸转氨酶（ALT）最常用，急性肝炎在黄疸出现前 3 周，ALT 开始升高，至黄疸消退后 2 ~ 4 周才恢复正常；慢性肝炎可反复升高。

②血清蛋白：因白蛋白由肝细胞合成，故肝炎时白蛋白下降可反映肝损害程度；慢性活动性肝炎和肝硬化患者白蛋白下降，球蛋白升高，白、球比值下降，甚至倒置。

③胆红素：血清胆红素升高常与肝细胞坏死程度相关，淤胆型肝炎除外。淤胆型肝炎尿胆红素强阳性，尿胆原可阴性。

④凝血象：凝血酶原活动度 <40%，国际标准化比值 INR >1.5 提示重型肝炎。

⑤超声检查：B 型超声动态观察肝、脾的大小、形态、实质回声结构、结节占位、腹水等，对监测肝炎病情发展，评估预后有重要价值。

5. 治疗要点　病毒性肝炎目前还缺乏特效的治疗方法，应根据不同肝炎病毒区别对待。急性肝炎以对症和支持治疗为主，慢性肝炎根据患者的病情给予对症治疗与抗病毒治疗相结合的方案。包括休息、饮食、保肝、抗纤维化、免疫调节、抗病毒药物治疗。重型肝炎采取综合措施，减少肝细胞坏死，促进肝细胞再生，预防和治疗并发症，维持患者生命以待肝脏功能恢复。

（二）护理诊断

1. 有感染的风险　肝脏疾病患者免疫功能下降，易继发感染。

2. 营养缺乏　肝病消化道症状重，摄入不足，缺乏蛋白质及维生素等。

3. 有皮肤完整性受损的危险　与胆盐皮肤沉着刺激神经末梢引起皮肤瘙痒有关；与重型肝炎低蛋白血症浮肿、大量腹水、长期卧床有关。

4. 焦虑、抑郁　与疾病的反复，担心预后及经济负担有关。

5. 潜在并发症　肝性脑病、肝肾综合征、消化道出血、重症感染等。

（三）护理措施

1. 隔离方式　甲型、戊型肝炎实施消化道隔离；乙型、丙型、丁型肝炎实施血液－体液隔离。

2. 注意休息　根据病情适当休息。急性肝炎、慢性肝炎活动期、重型肝炎应卧床休息，以增加肝脏血流量、减少机体能量消耗，从而减轻肝脏负担，有利于肝细胞修复、再生。恢复期可以适度运动，循序渐进。

3. 饮食护理

（1）消化道症状重，进食少的患者宜进食清淡、易消化食物，如粥、菜汤、蛋羹、发面食物，少食多餐。如摄入量仍不能达机体需要，可静脉补充葡萄糖、维生素等。

（2）蛋白质摄入占总入量16%，以鱼类、肉类、蛋类、奶制品及大豆制品较好，肝性脑病患者要限制蛋白质摄入，以植物蛋白为主。

（3）进食新鲜的水果、蔬菜等补充的维生素并可辅助通便，防止长期卧床发生便秘。

（4）各型肝炎患者均应禁酒、禁服肝损伤药物。且不宜长期进食高糖、高热量饮食，尤其合并糖尿病或肥胖者，以防诱发糖尿病和脂肪肝。腹胀者少食产气食品，如豆类、牛奶等。

4. 一般护理

（1）口腔护理：进食前做好口腔护理，可增进食欲，还可预防口腔细菌及真菌感染。

（2）皮肤护理：保持皮肤清洁，每日用温水擦拭身体，不用刺激性的肥皂；穿棉质内衣，经常更换；保持床单位清洁、干燥、平软；皮肤瘙痒者应避免皮肤破损；长期卧床患者要防止压疮发生。

（3）多与患者交流，有针对性解决患者的疑问，对其日常饮食起居给予指导。了解患者喜好，减轻患者的焦虑、烦躁情绪，使患者保持积极乐观心态面对疾病。

5. 用药护理

（1）**保肝药** 按医嘱适当应用保护肝脏的药，如 B 族维生素、维生素 C、肝泰乐等。并嘱患者不可随便使用药物，尤其应禁用损害肝脏的药物。

（2）**抗病毒药物** 严格按医嘱使用抗病毒药物，注意剂量和疗程。使用干扰素时，应向患者解释使用干扰素治疗的目的、药物反应和注意事项，并注意观察疗效和不良反应。①大部分患者在注射 2~4 小时后有发热反应，该反应可随干扰素剂量的加大而增强，发热的同时患者可伴有四肢关节疼痛及全身肌肉酸疼等症状以及白细胞减少、肝功能异常，少数人出现精神神经症状、脱发等，一般不需停药，治疗终止后可逐渐好转；②定时送检血标本，至少每月复查 1 次肝功能和血常规，白细胞减少时应按医嘱给予升高白细胞药物。

6. 并发症护理

（1）**出血**

①观察患者皮肤、黏膜及针刺部位是否有紫癜、瘀斑。观察患者有无呃逆和胃部烧灼感、呕吐物和大便颜色，及早发现出血。

②观察出血患者的血压、脉搏评定出血程度及有无再出血倾向。

③患者卧床休息，保持安静，避免焦虑、烦躁。呕血者抬高床头 10°~15°，头偏一侧，防止呕吐物误吸。

④如实施内镜下止血、三腔两囊管或手术治疗，要做好相应治疗及护理。

⑤出血活动期应禁食水，出血停止可从流食、半流食逐步过渡到正常饮食，要忌饱餐、坚硬、辛辣食物。

（2）**肝性脑病**

①观察患者的精神、神经症状，注意有无计算力、定向力、性格、行为异常。

②专人护理肝昏迷患者，防止发生意外，躁动者必要时可应用约束带。

③保持大便通畅，进食蔬菜、碳水化合物为主，限制蛋白摄入。可给予食醋保留灌肠，酸化肠道。

④肝昏迷并发脑水肿患者注意监测 24 小时出入量，头高足低位，防止呕吐物误吸；加强皮肤护理，防止压疮。

（四）健康教育

1. 疾病知识指导 给患者讲解病毒性肝炎的病因、传播途径及预防知识。消除患者的紧张、焦虑情绪，遵循科学的治疗方案。

2. 生活指导 指导患者规律生活，劳逸结合，逐步恢复体力，完全恢复后方可参加工作。

3. 饮食指导 不饮酒，不滥用药物，如解热镇痛药、抗代谢药、抗肿瘤药、部分中药等，以免加重肝损伤。慢性乙、丙肝患者要遵从医嘱服用抗病毒药，主动配合，不能自行停药。

4. 定期复查 慢性肝炎及携带者需定期复查，每 3~6 个月定期复查肝功、肝脾彩超、病毒复制等，指导临床治疗。

5. 预防疾病指导　甲型、乙型肝炎可通过接种疫苗预防，丙型肝炎没有疫苗，意外暴露后应用免疫球蛋白预防。

　　2010 年 5 月 21 日，世界卫生大会首次就病毒性肝炎通过一项决议，审视了疾病的现状，要求世界卫生组织制定一项有时间目标限定的全面战略，加强疾病监测、提高预防手段，扩大筛查范围并向感染者提供治疗，向发展中国家提供切实的帮助。为引起各界对于这一问题的关注，WHO 决议将每年的 7 月 28 日（第一个发现乙肝表面抗原的美国医生 Baruch Blumberg 的生日）定为世界卫生组织的"世界肝炎日"。

第三节　艾滋病患者的护理

　　艾滋病又称获得性免疫缺陷综合征（AIDS），是由人类免疫缺陷病毒（HIV）引起的慢性致命性传染病。HIV 特异性侵犯并破坏辅助性 T 淋巴细胞，导致机体免疫缺陷，最终并发各种严重的机会性感染和恶性肿瘤。主要经性接触和血液传播。

　　1. 病因　人类免疫缺陷病毒（HIV）为单股 RNA 病毒，有两型 HIV-1、HIV-2，HIV-1 为主要流行株。HIV 在外界抵抗力不强，对热较敏感，56℃30 分钟、75% 乙醇、0.2% 次氯酸钠和漂白粉能将其灭活。但对紫外线、γ 射线不敏感。

　　2. 发病机制　HIV 侵入机体后，直接侵犯辅助性 T 淋巴细胞 CD_4 及单核-吞噬细胞，间接作用于 B 细胞、NK 细胞等，导致机体细胞免疫、体液免疫受到不同程度破坏，致使机体免疫功能严重缺陷，从而发生严重机会感染和肿瘤。HIV 亦可直接损伤机体中枢神经系统，导致神经胶质细胞坏死，脱髓鞘改变。

　　3. 流行病学　无症状 HIV 感染者及艾滋病患者为本病传染源。经性接触、血液、母婴传播。人群普遍易感，静脉注射吸毒者、男性同性恋者、性滥交、卖淫嫖娼者，血友病或经常接受输血、血制品患者为本病的高危人群。

（一）护理评估

　　1. 健康史　细致询问患者有无高危行为的发生：是否吸毒，吸毒的方式，是否共用未消毒的注射器，共用者中有无 HIV 感染者或艾滋病患者，吸毒的年限；患者有无输血液或血制品，所用制品的来源、数量及时间，是否为血友病患者，有无接受器官移植、人工授精或血液透析等，是否为职业献血者；了解患者的性伴侣数，性伴侣中有无 HIV 感染者或吸毒者，了解性生活的频率和性接触的方式，是否为同性恋者或双性恋者，在性交过程中是否使用避孕套；了解患者有无去过艾滋病流行严重的国家和地区及在当地的活动情况。

　　2. 身体状况　本病潜伏期长，一般 2～10 年可发展为艾滋病，临床分四期。

（1）**急性 HIV 感染期**　HIV 感染 7～10 天，表现类似感冒症状，发热、周身不适、头痛、肌肉关节酸痛及淋巴结肿大等全身症状，2～3 周可以恢复。

（2）**无症状感染期**　由原发感染或急性感染症状消失后延伸而来，无任何症状。血清学可检出 HIV 和 HIV 蛋白抗体，此期可持续 2～10 年或更长。

（3）**持续性全身淋巴结肿大期**　除腹股沟淋巴结外，全身其他部位两处或两处以上淋巴结肿大。淋巴结直径 1cm 以上，质地柔韧，无压痛，活动自由。一般持续肿大 3 个月以上，无自觉症状。

（4）**艾滋病期**　此期为艾滋病的最终阶段。表现如下：①HIV 相关症状：持续不规则发热、腹泻 1 个月以上、乏力、盗汗、体重下降。②机会性感染：卡式肺孢子菌肺炎、结核、疱疹病毒感染、弓形虫、隐孢子虫、真菌（等）感染。③恶性肿瘤：卡波西肉瘤、非霍奇金淋巴瘤较常见。④神经系统病变：头痛、癫痫、截瘫、进行性痴呆等。⑤继发其他疾病：慢性淋巴性间质性肺炎等。

3. 心理－社会状况　由于本病病情迁延，无特效治疗，因此患者得知病情后会出现恐惧、绝望、自卑的情绪并且社交孤立，担心受歧视。因反复感染、恶性肿瘤病痛折磨，患者会出现自暴自弃、自杀、报复等行为。

4. 辅助检查

（1）**血常规**　可有不同程度贫血，白细胞计数降低，血小板减少。

（2）**特异性检查**　HIV－1 抗体用 ELISA 法检测连续两次阳性，经免疫印迹法或固相放射免疫沉淀法证实阳性可确诊。HIV RNA 定量检测既有助于诊断，又可评定疗效和预后。

（3）**免疫学检查**　外周血 T 细胞明显减少，CD_4^+ T 细胞计数检查，早期 $> 0.5 \times 10^9/L$，晚期 $< 0.2 \times 10^9/L$，$CD_4^+/CD_8^+ < 1$。

5. 治疗要点　目前尚无根治办法，但抗病毒是治疗的关键。它既可缓解病情，又能预防和延缓艾滋病相关疾病的出现，减少机会性感染和肿瘤的发生。高效抗反转录病毒联合疗法即"鸡尾酒疗法"是目前最有效的抗病毒方案。此外还包括针对并发症的治疗及支持治疗。

（二）护理诊断

1. 发热　与 HIV 感染、机会性感染、肿瘤有关。

2. 腹泻　与消化道机会性感染及肿瘤有关。

3. 营养失调　与纳差、慢性腹泻及机会性感染、肿瘤消耗有关。

4. 活动无耐力　与 HIV 感染、机会性感染及肿瘤有关。

5. 恐惧、绝望　与疾病预后不良、病痛折磨、自卑及担心受到歧视有关。

（三）护理措施

1. 生活护理

（1）**休息与活动**　症状明显的患者，应卧床休息，减少消耗。协助患者的日常生活，如洗澡、上厕所、饮食等。症状减轻后，可逐渐起床活动，鼓励患者动静结合。

（2）**饮食护理** 给予高蛋白、高热量、富含维生素饮食，除三餐外给予加餐。给予充足的水分，包括牛奶、果汁、饮料等，热汤可加肉、蛋增加营养。腹泻的患者多饮水、给予易消化食物，忌食高脂、辛辣、生冷食物。恶心、呕吐患者也要进食，餐前给止吐药物，少食多餐，避免进食过甜食物。对于严重营养不良患者，不能进食者，给予鼻饲或全静脉高营养。

（3）**皮肤和口腔护理** ①床铺应平整、干燥、清洁，保持皮肤的清洁和干燥，穿干净、宽松的棉质衣服，及时换洗污染、潮湿的衣物和床单。②帮助消瘦虚弱的患者勤翻身、变换姿势，保护骨隆处受压的皮肤，发生褥疮后，按防褥疮常规护理。③预防感染，病变部位要暴露，最好不要包扎，护理操作要注意无菌，避免医源性感染。有疱疹者局部用新洁尔灭擦洗，每日 3 次。④如观察到皮肤感染或脓肿等情况，告知医生，以作出及时的治疗和护理。

2. 精神支持 艾滋病是一个长病程的致死性疾病，心理护理是护士工作中非常重要的内容。护士要以正确的态度对待患者，发扬人道主义精神，关心体贴患者。了解患者的需要、困难，满足其合理的要求，解除患者孤独、恐惧感。倾听是很有效的交流与沟通方式，作为护士应该倾听患者的诉说，让谈话按照患者的意愿进行。鼓励患者主动地参加社会交往，劝说他们不要放弃生活的希望，让他们觉得亲人和朋友仍然还需要他们。艾滋病患者情绪善变，不同的患者有不同的心理问题，工作中一定要因人而异提供不同层次的个性化心理护理。家庭和社会环境对患者的心理支持是非常重要的，要取得单位及亲属配合，给予患者更多的关心和亲情。

3. 对症护理

（1）**预防感染** 做好患者口腔、皮肤、会阴部位的清洁护理，防止真菌、细菌感染。每日口腔护理 1 ~ 2 次，如有真菌感染可用 2% 碳酸氢钠溶液漱口，或制霉菌素加甘油局部涂擦。腹泻患者肛门及会阴需保持清洁及干燥，可涂无菌凡士林或少量滑石粉。

（2）**呼吸困难护理** 采取有效的护理措施，缓解呼吸困难：①病室应舒适、安静、空气清新，保持环境卫生，维持合适的室温（18℃ ~ 22℃）和湿度（50% ~ 60%）。②协助患者采取舒适的坐位或半卧位。③保持气道通畅，及时帮助患者排痰，遵医嘱使用消炎、化痰、镇咳、雾化吸入等治疗。④定时评估患者呼吸的状态，如出现呼吸困难加重、紫绀或其他并发症，及时告知医生，并配合治疗。

（3）**腹泻护理** AIDS 患者常有慢性腹泻的表现，在护理这类患者时应：①保证患者良好地休息，减少肠蠕动，有利于减轻腹泻症状，减少能量消耗。②做好肛周皮肤护理，为防止因大便次数增多而造成的皮肤裂伤，每次大便后，用温水清洗，让患者穿柔软舒适的棉布衣服，每天用温水或 1/5000 高锰酸钾坐浴，然后用无菌凡士林保护肛周皮肤。③维持水、电解质平衡，鼓励患者进食流质饮食，多饮水，以防止体液丢失和电解质紊乱，必要时，遵医嘱静脉补液。④遵医嘱使用抗生素、止泻剂等药物，并观察用药后的效果。⑤每天准确记录患者的出入量，记录大便的颜色和性质，及时采集大便标本送检，观察患者肛周有无炎症或破损情况，及时告知医生。

（4）恶心、呕吐的护理　①患者呕吐时，应采取坐位或侧卧位，头偏向一侧，用容器接取呕吐物。及时清除呕吐物，密切观察患者面色、呛咳和呼吸道通畅的情况，防止呕吐物进入气道引起窒息。②严重呕吐者，暂时禁食，待症状好转，逐渐增加饮食的量和质。③保持口腔卫生，进食、呕吐后用水漱口，用软牙刷轻刷牙龈和舌头，并用漱口液冲洗，每日 3～4 次。④密切观察患者呕吐物的性质，记录呕吐物的量和次数，观察患者有无出现脱水及电解质紊乱的表现。⑤遵医嘱使用止吐药或静脉补液，并观察效果。

4. 用药护理　严格遵医嘱用药，观察药物的疗效和副作用。进行抗反转录病毒治疗的患者，如出现恶心、腹泻和疲倦等副作用，可遵医嘱服用止泻剂和止吐剂；如患者出现手脚麻痹、刺痛等周围神经病变的副作用时，应告知医生，并遵医嘱使用止痛药物或更换治疗药物；观察有无脂肪重新分布和血脂异常的副作用的发生；艾滋病患者药物过敏反应比较常见，这种反应会突然以皮疹、发红、发痒的形式出现，如观察到皮肤过敏的情况，立即告知医生，以作出及时治疗及护理。

（四）健康教育

1. 对患者的指导　使患者充分了解艾滋病基本知识、传播途径、预防措施、如何保护他人及自我健康监测的方法。患者要定期到医院检查评定病情，及时治疗；高危人群筛查 HIV 抗体，对污染物进行消毒及性生活应用避孕套。已感染 HIV 的育龄妇女应避免妊娠、生育，以防母婴垂直传播。HIV 感染的哺乳期妇女应人工喂养婴儿。

2. 预防疾病指导　广泛宣教艾滋病的病因及传播途径，加强自我防护措施，尤其加强性教育；保障血制品供应的安全及器官组织移植物的安全。医疗操作如注射、手术、拔牙等应严格遵守无菌操作规则，使用一次性注射器，加强静脉药瘾者的管理。防止医源性感染，加强胃镜、肠镜、血液透析机的安全管理。

知识链接

预防职业暴露的措施

1. 进行可能接触患者血液、体液的诊疗和护理工作时，必须戴手套。操作完毕脱去手套后，应立即洗手。

2. 在进行有可能发生血液、体液飞溅的诊疗和护理操作过程中，医务人员除需戴手套和口罩外，还应戴防护眼镜；当有可能发生血液、体液的大面积飞溅，有污染操作者身体的可能时，还应穿上具有防渗透性能的隔离服。

3. 医务人员在进行接触患者血液、体液的诊疗和护理操作时，若手部皮肤存在破损时，必须戴双层手套。

4. 使用后的锐器应当直接放入不能刺穿的利器盒内或毁型器内进行安全处置。抽血时建议使用真空采血器，并应用蝶型采血针；禁止对使用后的一次性针头复帽，禁止直接接触使用过的针头、刀片等锐器。

第四节　流行性乙型脑炎患者的护理

流行性乙型脑炎简称乙脑，是由乙型脑炎病毒引起，以脑实质炎症为主要病变的中枢神经系统急性传染病。流行于夏秋季，经蚊虫叮咬传播。临床上以高热、意识障碍、抽搐、病理反射及脑膜刺激征为特征。病死率20%～50%，可有后遗症。

1. 病因　乙型脑炎病毒属黄病毒科，是单股RNA病毒。病毒抵抗力不强，对温度、乙醚、酸均敏感。加热100℃，2分钟；56℃，30分钟可以灭活。

2. 发病机制　带有乙脑病毒的蚊虫叮咬后，乙脑病毒进入人体，在单核吞噬细胞内增殖，再进入血流，导致病毒血症。病毒通过血脑屏障进入中枢神经系统，引起脑炎。病毒进入机体是否发病取决于病毒的数量、毒力及机体的免疫功能。乙脑病变范围广泛，可累及脑和脊髓，大脑皮质、间脑、中脑病变最重。病变部位越低，病情越轻。

3. 流行病学　人兽共患的自然疫源性疾病。传染源为感染乙脑病毒的人和动物（包括猪、牛、羊、马、鸭、鹅等）。蚊子是乙脑的主要传播媒介。人对乙脑病毒普遍易感，感染后多为隐性感染，可获得较持久的免疫力。我国乙脑呈季节性流行，多集中在7、8、9月。

（一）护理评估

1. 健康史　了解患者所处地区的自然环境状况（是否居住地蚊虫较多），发病前是否去过乡村等家畜家禽较多的环境；过去是否患过乙脑；是否接受过乙脑疫苗预防接种；本病感染后可获持久免疫力，而随年龄增长隐性感染或显性均获免疫，但近年来成人病例所占比重有增加的趋势。

2. 身体状况　潜伏期4～21天，一般为10～14天，典型病例临床经过分四期。

（1）**初期**　起病急，高热可达39℃，伴头痛、恶心、呕吐、精神倦怠，可有颈部强直和抽搐。病程第1～3天。

（2）**极期**　初期症状逐渐加重，病程第4～10天，以脑实质损害为主。

①高热：体温高达40℃以上，一般可持续7～10天，重者持续3周。

②意识障碍：嗜睡，谵妄，昏迷，定向力障碍。

③惊厥或抽搐：先见于面部、眼肌、口唇的小抽搐，随后呈肢体阵挛性抽搐，重者出现全身性抽搐，强直性痉挛。

④呼吸衰竭：主要为中枢性呼吸衰竭，多见于重症患者，表现为呼吸节律不规则及幅度不均。

⑤神经系统症状和体征：常有浅反射消失或减弱，膝、跟腱反射等深反射先亢进后消失。

（3）**恢复期**　极期过后，体温逐渐下降，精神神经症状逐步好转，一般2周左右可恢复，但重症患者还有痴呆、失语吞咽困难等症状。

（4）**后遗症期**　患病6个月经积极治疗后，仍有精神神经症状的，主要表现为意识障碍、痴呆、失语、肢体瘫痪、扭转痉挛和精神失常等。

乙型脑炎临床依据体温的高低及神经系统症状和体征的轻重分四个临床类型，轻型、普通型、重型、极重型（暴发型）。

3. 心理 – 社会状况　本病病死率高，患者高热、倦怠乏力、抽搐、意识障碍会给家属造成恐慌，产生焦虑的情绪。后遗症期患者可有痴呆、瘫痪及精神失常等表现，造成家属沉重的心理负担。

4. 辅助检查

（1）*血常规*　白细胞总数升高，初期中性粒细胞增高，以后淋巴细胞升高。

（2）*脑脊液*　外观无色透明，压力增高，白细胞计数增高，糖和氯化物正常。

（3）*特异性 IgM 抗体检测*　特异性 IgM 抗体在病后 3 ~ 4 天出现，脑脊液最早可 2 天出现，2 周达高峰，是确诊依据。

5. 治疗要点　目前尚无特效抗病毒药，主要为对症治疗。处理好高热、抽搐和呼吸衰竭等危重症状是乙脑患者抢救成功的关键。可以采用中医中药治疗，恢复期及后遗症的处理可行物理治疗、针灸、高压氧治疗等。

（二）护理诊断

1. 体温过高　与病毒血症及脑部炎症有关。

2. 意识障碍　与中枢神经系统或脑实质损害、抽搐、惊厥有关。

3. 气体交换受阻　与呼吸衰竭有关。

4. 躯体移动障碍　与意识障碍、感觉运动缺失、瘫痪、长期卧床有关。

5. 有皮肤完整性受损的危险　与昏迷、长期卧床有关。

6. 有受伤的危险　与抽搐、惊厥发作有关。

（三）护理措施

1. 指导休息与活动

（1）*急性期*　应卧床休息，保持病房安静，治疗护理操作要集中进行，动作要轻柔。并告诉亲属患者充分休息的重要性，请其做好协助工作，以利于患者恢复。

（2）*恢复期和后遗症期*　应逐渐增加活动，并尽早进行康复训练，主要针对恢复智力、语言、吞咽及瘫痪肢体功能进行综合性治疗护理措施。对有功能障碍的患者应鼓励使其对康复产生信心。指导并协助家属掌握一定的护理常识及康复疗法。

2. 病情的观察

（1）密切观察生命体征，每 1 小时测生命体征 1 次，并记录。高热患者给予降温处理，呼吸困难患者给予吸氧。

（2）注意患者意识状态、瞳孔大小、对光反射，血压的改变，呼吸频率、节律的改变，以早期发现脑疝的临床表现。意识障碍者要专人看护，必要时使用床挡、约束带等，防止意外的发生。

（3）观察惊厥发作的先兆，如烦躁不安、口角抽动、指趾抽动、两眼凝视、肌张力增高等，以及发作次数、发作持续时间、抽搐的部位和方式等，早期发现，早期治疗。

3. 饮食护理 根据病情的发生与进展情况，对不同阶段给予不同的饮食，急性期一般给予清淡而富有营养的流质食物，水分供应充分，常用绿豆汤、西瓜汁、面汤、青菜汤、豆浆、牛奶等；对不能进食者采用鼻饲饮食，在每次喂食前均喂水少量，喂食后仍喂水少量，喂药与喂食间隔的时间为 40 分钟，根据机体能量消耗决定喂食间隔时间。如频繁抽搐或胃肠出血时用静脉补充营养及成分输血，以保证机体能量消耗的需要。

4. 对症护理

（1）**高热的护理** 持续性高热可致频繁抽搐，加重脑水肿和神经细胞坏死，故采用冰枕、冰毛巾放入前额头部，根据血管分布部位可放入大小冰袋（如腋下、腘窝、腹股沟），也可使用冰帽或冰槽（在使用时应注意小脑、耳郭及阴囊的保护与护理）。通过降温使体温控制在 38℃ 左右，并同时控制室温在 30℃ 以下，湿度在 65% 左右，具体降温方法有室内洒水适量、放冰块于患者床下、通风换气、空调制冷等，遵医嘱给予退热药。

（2）**惊厥的护理** 保持环境安静，集中护理操作，减少刺激；患者抽搐时容易咬伤唇舌，要采取头侧位，放置牙垫，既可防止咬伤，又可在必要时利用牙间缝隙吸痰；不要用力按压患者的肢体，对于发作时易受伤的肢体和关节部位，应用棉垫或软垫加以保护；积极去除引起抽搐的原因，遵医嘱给予解痉镇静药。

（3）**呼吸困难的护理** 及时清除呼吸道分泌物，保持呼吸道通畅。吸氧 4～5L/min，以改善脑缺氧。每 2 小时翻身 1 次，每 4 小时拍背 1 次，每日早晚各 1 次药物雾化吸入，以软化与稀释痰液，促进痰液咳出，必要时行气管切开。

5. 用药护理

（1）**高热** 高热时时退热药剂量应小，可选用安乃近、消炎痛、阿司匹林等。对于持续高热伴惊厥的患者，可采用亚冬眠疗法，常用氯丙嗪和异丙嗪各 0.5～1mg/kg，每 4 小时肌内注射 1 次。亚冬眠过程中不宜搬动患者。

（2）**惊厥** 应用止惊药物如地西泮、苯巴比妥等要注意观察，此类药物有呼吸抑制作用。应用脱水药时注意给药速度、准确记录出入量。

（3）**呼吸抑制** 呼吸兴奋剂的作用时间都很短，抢救时常需反复应用，应注意观察，如患者出现烦躁不安、反射亢进、面部肌肉及肢体抽搐，往往是惊厥发生的先兆，应立即停药并告知医生。山莨菪碱及东莨菪碱可有口干、腹胀、尿潴留和心动过速等不良反应。

6. 心理护理 本病症状重，病情长，患者容易有不良情绪，帮助其适应环境，提供心理支持，使患者正确对待自己的疾病，坚定信心，对躯体受限和语言有障碍的患者应以高度的责任心和同情心给予关心和照顾。

（四）健康教育

1. 卫生宣教 在流行季节，当被蚊虫叮咬又出现全身不适、头痛、发热等乙脑相关症状时，一定要及时到医院就诊，千万不能误认为是普通感冒。

2. 功能训练　康复期患者有肢体瘫痪的，要定时进行肌肉按摩，并进行功能锻炼，防止肌肉萎缩。出院后定时随访。

流行性乙型脑炎与流行性感冒的区别

　　流行性乙型脑炎简称"乙脑"，是由日本脑炎病毒所致的急性传染病。经蚊媒介传播，发生于夏秋季节。初起症状与感冒相似，自第 4～10 天，出现高热、抽搐、嗜睡、昏迷、浅反射消失、肌张力增强、肢体痉挛、脑膜刺激症状及锥体束症状。这些特征性症状一旦出现，与感冒的鉴别并不困难。早期则需根据流行季节鉴别，提高警惕。

第十一章　精神障碍患者的护理

📘 **知识要点**

1. 掌握精神障碍患者的护理评估与护理措施。
2. 熟悉精神障碍患者的护理诊断。
3. 了解病因、病理机制相关知识。

第一节　概　　述

精神障碍指的是大脑机能活动发生紊乱，导致认知、情感、行为和意志等精神活动不同程度障碍的总称。常见的有精神分裂症、情感性精神障碍、脑器质性精神障碍等。

常见的精神症状可分为三部分：认知障碍、情感障碍、意志行为障碍和意识障碍。

一、认知障碍

认知过程是由感知觉、思维、注意和记忆活动等所组成，是精神活动中最复杂的过程。认知活动出现异常是常见的精神症状。

（一）护理评估

1. 身体状况

（1）**感觉障碍**　感觉是指人脑对客观事物的个别属性的反映。感觉障碍包括：

①感觉过敏：对一般的刺激感觉增强。常见于焦虑症的患者。

②感觉减退：对一般的刺激感觉较低或消失。多见于器质性精神障碍。

③内感性不适：身体内部产生各种不舒适的或难以忍受的异样感觉（如虫爬感），患者对此感觉难以言状。多见于精神分裂症等。

（2）**知觉障碍**　知觉是指直接作用于感觉器官的客观事物整体属性在人脑中的反映。知觉障碍是大多数精神障碍的主要症状，主要有错觉、幻觉等。

①错觉：对客观存在的事物产生了歪曲的知觉。正常人在过度疲劳或紧张状态下易产生错觉，如草木皆兵、杯弓蛇影等。常见于器质性精神障碍、焦虑症等。

②幻觉：指没有客观刺激作用于人的感官而出现的虚幻的知觉。常有幻听、幻视、

幻嗅、幻味、内脏性幻觉等，其中幻听最常见。幻觉多见于精神分裂症，为诊断该病的主要依据。

(3) **思维障碍**　思维是指人脑对客观事物间接的概括的反映。思维障碍包括思维形式障碍和思维内容障碍。

1）思维形式障碍：包括思维联想障碍和思维逻辑障碍。常见的有：

①思维奔逸：指联想速度加快、数量增多、内容丰富多彩。患者口若悬河、滔滔不绝、出口成章，感觉脑子转得特别快，非常灵活，像机器抹了润滑油一样，概念一个接一个不断地涌现。语速加快，主题容易随境而迁，可产生音联意联。多见于躁狂症。

②思维迟缓：指联想速度减慢、数量减少和联想困难。患者言语缓慢、语量减少、说话音量降低，反应迟缓，感觉脑子变钝了。多见于抑郁症。

③思维贫乏：指联想数量减少，词汇概念贫乏，对提问常以"没有"、"嗯"等简短话语回答，觉得脑子里空了。多见于精神分裂症。

④思维破裂：指概念之间联想的断裂，表现为言语或书写中有完整的句子，但句子之间互不相关，形成语句的堆积，令人不能理解。严重时形成语词杂拌。多见于精神分裂症。

⑤象征性思维：以无关的具体的概念代替某一抽象的概念，如果不经患者解释，旁人则无法理解。常见于精神分裂症。

⑥逻辑倒错性思维：患者推理缺乏逻辑性，既无前提也缺乏根据，因果倒置，推理离奇古怪，不可理解。见于精神分裂症和偏执性精神病。

2）思维内容障碍：主要是妄想。

妄想是一种病理性的歪曲信念，病态的推理和判断。常具有以下的特点：妄想的内容与事实不相符合且没有现实基础，但患者对此坚信不疑；妄想的内容往往与患者个人利益相关；因文化背景和个人经历而有所差异，常带有时代的色彩。

妄想是精神分裂症的特征性症状，具有重要的诊断价值。常见的妄想有被害妄想、罪恶妄想、关系妄想、影响妄想、夸大妄想、钟情妄想、嫉妒妄想、疑病妄想等。其中以被害妄想最为常见。

(4) **注意障碍**　注意障碍是指心理活动集中地指向某一定对象的过程。注意的指向性表现出人的心理活动具有选择性和保持性，注意的集中性使注意的对象鲜明和清晰。注意过程与感知觉、记忆、思维和意识等活动密切相关。大脑皮质特别是额叶、丘脑以及脑干网状激活系统的兴奋性在注意过程中起着重要作用。这些部分受损将发生注意障碍。

注意障碍通常有：①注意增强，见于神经症、偏执型精神分裂症、更年期抑郁症等；②注意涣散，多见于神经衰弱、精神分裂症和儿童多动与注意缺陷障碍；③注意减退，多见于神经衰弱、器质性精神障碍；④注意转移，见于躁狂症。

(5) **记忆障碍**　指个人处于一种不能记住或回忆信息或技能的状态，有可能是由于病理生理性的或情境性的原因引起的永久性或暂时性的记忆障碍。临床上常见的记忆障碍有记忆增强、记忆减退、遗忘、错构及虚构等。

（6）**智能障碍** 可分为精神发育迟缓与痴呆两大类型。精神发育迟缓也称智力低下，是指先天或围生期或在生长发育成熟以前（18 岁以前），由于多种致病因素，如遗传、感染、中毒、头部外伤、内分泌异常或缺氧等，使大脑发育不良或发育受阻，以致智能发育停留在某一阶段，不能随着年龄增长而增长，其智能明显低于正常同龄人。痴呆是一种综合征，是意识清楚情况下后天获得的记忆、智能的明显受损。

（7）**自知力** 自知力又称领悟力或内省力，是指患者对自己精神疾病的认识和判断能力。轻度精神病患者有自知力，常能主动求医；而重度精神病患者则有不同程度的自知力缺失，不认为自己有病，拒绝就医。临床上常将自知力作为判定病情轻重和疾病好转程度的重要指标。

2. 心理 – 社会状况 不良的心理、社会因素，如负性生活事件、处境困难、惊恐、抑郁等均可成为认知障碍的诱因。

（二）护理诊断

1. 有冲动暴力行为的危险 与命令性幻听、评论性幻听、被害妄想、嫉妒妄想、被控妄想、精神运动性兴奋、缺乏自知力等有关。

2. 睡眠型态混乱 与幻想、幻觉、兴奋、环境陌生、不适应等有关。

（三）护理措施

1. 严防逃跑 凡有被害妄想、罪恶妄想及幻觉的患者均应严防逃跑。逃跑多发生于工作人员开门，患者在院内散步及特殊检查时，要严加防范，集中精力应对有逃跑企图的患者。随时收检病室内的杂物，严防患者将绳索、小刀、剪刀等危险物品带入病室。

2. 工娱活动 鼓励患者白天参加多次短暂的工娱活动，如打球、下棋、唱歌、跳舞等；入睡前喝热饮、热水泡脚或洗热水澡，避免看过于兴奋、激动的电视节目或会客、谈病情。为患者创造舒适安静的入睡环境，保证睡眠。

二、情感障碍

情感障碍又称心境障碍，既往称为情感性精神病。它是一组以情感显著而持续地高涨或低落为主要临床特征的精神障碍，常伴有相应的思维和行为改变。

情感障碍的表现具有很大的变异，较轻的可以是对某种负性生活事件的反应，重的则可成为一种严重的复发性甚至慢性致残性障碍，可出现幻觉、妄想等精神病性症状。首次发病年龄多在 16 ~ 30 岁之间。躁狂症的发病年龄一般比抑郁症早，女性比男性早。女性抑郁症患病率高，但男性抑郁症自杀率较高。有的心境障碍发病与应激性事件或处境有关，可急性或亚急性起病。有些女患者发作与月经周期有关或在月经期病情加重。临床上可分为抑郁发作、躁狂发作、双相障碍和持续性心境障碍 4 个类型。

（一）护理评估

1. 身体状况

（1）**情感高涨**　情感活动明显增强，表现为不同程度的病态喜悦，与环境不相符的过分的愉快、欢乐。说话声音高昂，眉飞色舞，喜笑颜开，表情丰富或引人发笑，常带有明显的夸大色彩。患者常有良好的自我感觉，感到无比舒畅和幸福，因与外界环境配合，所以这种欢乐情绪有一定的感染力，易引起周围人的共鸣。常见于躁狂症及双相性精神障碍。

（2）**情感低落**　是负性情感的增强，轻者表现情绪低落、忧心忡忡、愁眉不展、唉声叹气。重者忧郁沮丧、悲观绝望，感到自己一无是处，毫无兴趣，有度日如年之感。外界的一切均不能引起兴趣。患者常因此自卑自罪，认为生不如死，而出现自杀观念及企图。常见于抑郁症及双相性精神障碍。

（3）**情感淡漠**　指对外界刺激缺乏相应的情感反应，即便是对与自己密切相关的事情亦如此。对周围的人和事漠不关心，面无表情，缺乏内心体验。见于单纯型及慢性精神分裂症。

2. 心理 - 社会状况　不良的心理、社会因素，如负性生活事件、处境困难、惊恐、抑郁等均可成为情感障碍的诱因。

（二）护理诊断

1. 有冲动暴力行为的危险　与命令性幻听、评论性幻听、被害妄想、嫉妒妄想、影响妄想、精神运动性兴奋、缺乏自知力等有关。

2. 睡眠型态混乱　与焦虑、恐惧、抑郁、不适应等有关。

3. 思维过程改变　与思维内容障碍、思维逻辑障碍、思维联想障碍有关。

（三）护理措施

1. 了解其病态的内心体验，掌握病情动态变化　要了解患者出现自杀行为的规律。一般在凌晨、清晨、午睡或工作忙乱时容易发生意外。这些时间护士要提高警惕，加强责任心，密切观察，杜绝意外事件发生。

2. 评估患者的睡眠情况　包括睡眠时间、睡眠质量、入睡时间、醒来的时间，使用镇静药物的情况。要正确记录睡眠时间，做好交班，并制订出可行的护理措施。白天督促患者多参加工娱活动。使患者产生疲乏感、劳累感，晚间有助于改善睡眠。指导患者养成良好的睡眠习惯。

3. 指导患者参加有益的活动　应正面引导患者参加一些既不需要专心又无竞争性的活动，如参加拔河比赛、打球、跑步等活动，并加以鼓励和肯定。如转移患者注意力仍无法避免患者破坏性行为时，应告知患者，进行保护性约束和隔离，让患者理解是协助他增加自我控制能力，达到治疗疾病的目的。

三、意志行为障碍

（一）护理评估

1. 身体状况

（1）意志障碍

①意志增强：指意志活动增多。这类症状的产生往往与其他精神活动有密切的内在联系，或以其为基础，或受其支配和影响。精神分裂症患者，由于被害妄想的支配，反复上诉控告，或在夸大妄想的支配下，患者夜以继日地从事无效的发明创造。在躁狂状态时，患者对其周围环境中的一切事物都感兴趣，什么事都去参与或进行干涉，终日忙忙碌碌精力充沛，没有疲劳感，但由于存在随境转移以致做事有始无终，不能进行到底，结果一事无成。还表现在食、性等本能意向的要求方面，如食欲、性欲亢进。行为动作增多，无明显的目的性，给人以一种与环境不协调的感觉。可见于躁狂症及精神分裂症青春型兴奋患者。

②意志减退：指意志活动减少。由于情绪低落，对周围一切事物无兴趣，以致意志消沉，不愿活动。工作学习感到困难，甚至不能进行，以致整日呆坐或卧床不起，患者一般能认识到，但总感到做不了。常与思维迟缓、情绪低落同时存在。多见于抑郁状态。

③意志缺乏：指意志活动缺乏。患者对任何活动缺乏动机、要求，对工作学习无自觉性，故个人生活也极端懒散。严重时其本能要求也没有，行为孤僻、退缩。这类症状常与思维贫乏、情感淡漠同时出现。为精神分裂症常见的基本症状之一。多见于精神分裂症晚期精神衰退时、脑器质性精神障碍痴呆状态时。

（2）行为障碍

1）精神运动性兴奋：是指整个精神活动增强。涉及精神活动的各方面，但由于疾病的不同可有不同表现。

①协调性精神运动性兴奋：患者的言语动作增多，是与其思维、情感活动的增多相一致，并和环境密切联系配合。患者活动增多是有目的的，是可理解的，整个精神活动协调，多见于躁狂状态。

②不协调性精神运动性兴奋：患者的言语动作增多与思维情感不相配合，动作单调杂乱，无动机及目的性，使人难以理解，精神活动是不协调的，与外界环境也是不配合的。见于精神分裂症青春型及紧张型，常突然发作，有冲动及攻击破坏行为。脑器质性精神障碍所见的不协调性精神运动兴奋常伴有智能障碍及人格障碍。

2）精神运动性抑制：是指整个精神活动降低。患者的言语动作普遍迟缓和减少。

①木僵：患者意识清楚，出现言语动作行为抑制。轻时患者言语动作和行为显著减少，缓慢迟钝。严重时运动完全抑制，缄默不语，不吃不喝，保持一个固定的姿势，僵硬不动，对体内外任何刺激不起反应，口涎外溢，不主动大小便，面无表情。见于精神分裂症紧张型，也可见于严重抑郁症、反应性精神障碍及脑器质性精神障碍。

②蜡样屈曲：在木僵的基础上出现的，患者的肢体可任人随意摆布，即使成不舒服的姿势，也较长时间似蜡塑一样维持不动。如将患者头部抬高，好似枕着枕头，此姿势可维持很长时间，称之为空气枕头。此时患者意识清楚，病好后能回忆，只是当时不能抗拒。见于精神分裂症紧张型。

③缄默症：患者缄默不语，不回答问题，有时可以手示意。见于癔症及精神分裂症紧张型。

3）违拗症：患者对于别人向他提出的要求不仅没有相应的行为反应，反而加以抗拒。患者做出与对方要求完全相反的动作为主动性违拗，如要患者张口患者却闭紧。患者对别人的要求加以拒绝，不去执行为被动性违拗。多见于精神分裂症紧张型。

4）刻板动作：患者持久地重复单一单调动作，常与刻板言语同时出现。多见于精神分裂症紧张型。

5）模仿动作：患者无目的地模仿别人的动作，常与模仿言语同时出现。多见于精神分裂症。

6）作态：患者做出古怪的、愚蠢的、幼稚做作的动作、姿势、步态与表情。如患者做怪相、扮鬼脸等。多见于精神分裂症。

2. 心理 – 社会状况　不良的心理、社会因素，如负性生活事件、处境困难、惊恐、抑郁等均可成为意志行为障碍的诱因。

（二）护理诊断

1. 有自伤自杀的危险　与命令性幻听、评论性幻听、被害妄想、嫉妒妄想、被控妄想、精神运动性兴奋、缺乏自知力等有关。

2. 保持健康能力改变　与幻听、妄想、自知力缺乏、对药物不良反应产生恐惧、违拗等有关。

3. 社交孤立　与精神状态异常有关。

（三）护理措施

1. 首先应与患者建立良好的治疗性人际关系，要密切观察自杀的先兆症状，如焦虑不安、失眠、沉默少语或心情豁然开朗、在出事地点徘徊、忧郁烦躁、拒食、卧床不起等。不要让患者单独活动，可陪伴患者参加各种团体活动，如各种工娱活动，在与患者的接触中，应能识别这些动向，给予心理上的支持，使他们振作起来，避免意外发生。

2. 患者大部分时间不易入睡、睡眠浅、易醒或早醒。护理人员应鼓励患者白天参加多次短暂的工娱活动，如打球、下棋、唱歌、跳舞等；入睡前喝热饮、热水泡脚或洗热水澡，避免看过于兴奋、激动的电视节目或会客、谈病情。为患者创造舒适安静的入睡环境，保证睡眠。

四、意识障碍

意识障碍可表现为意识清晰度降低、意识范围缩小及意识内容的变化。临床上常见的意识障碍，以意识清晰度降低为主的有嗜睡、意识混浊、昏睡、昏迷，其他的有意识范围缩小或意识内容变化等。

（一）护理评估

1. 身体状况

（1）**嗜睡** 意识清晰度水平降低较轻微，在安静环境下患者呈嗜睡状态，呼叫或推动患者肢体，患者可立即清醒，也能进行正常的交谈，但当刺激消失又入睡。此时吞咽、瞳孔、角膜等反射均存在。见于功能性及脑器质性疾病。

（2）**意识混浊** 又称反应迟钝状态。强烈的刺激才能引起患者的反应。患者反应迟钝、思维缓慢，注意、记忆、理解都有困难，对时间、地点、人物可有定向障碍。此时吞咽、角膜、对光反射尚存在。出现原始动作如舔唇、伸舌、强握、吸吮，见于躯体疾病所致精神障碍。

（3）**昏睡** 意识清晰度水平较前者更低，对周围环境及自我意识均丧失，在强烈疼痛的刺激下，如以手指尖按压患者的眼眶上缘内侧时，可引起面部肌肉防御反射。此时角膜、睫毛等反射减弱，对光反射、吞咽反射仍存在，可出现不自主运动及震颤。

（4）**昏迷** 意识完全丧失，对任何刺激不产生反应，吞咽、防御甚至对光反射均可消失。可引出病理反射。多见于严重的脑部疾病及躯体疾病的垂危期。

（5）**朦胧状态** 意识清晰度降低情况下，意识范围的缩小或狭窄。患者在此缩小的范围内可有相对正常的感知觉，以及协调连贯的复杂行为。但除此范围外的事物都不能正确感知判断。与此同时可有定向障碍，片断的幻觉、错觉、妄想以及相应的行为。常突然发生，突然中止。持续时间不长，数分钟至数小时，数日较少见。事后遗忘或部分遗忘。多见于癫痫性精神障碍、脑外伤、癔症。

（6）**谵妄状态** 在意识清晰度降低的同时，产生大量的幻觉、错觉。以幻视多见，幻觉的内容多为生动鲜明的形象性情境，如见到昆虫、猛兽等。有的内容具有恐怖性。患者常产生紧张、恐惧等情绪反应，或兴奋不安，出现不协调性精神运动性兴奋，思维不连贯，理解困难，有时出现片断妄想、定向力障碍，自我定向力及周围环境定向力丧失。谵妄状态多在夜间加重，昼轻夜重，持续时间可数小时至数日，意识恢复后有部分遗忘或全部遗忘。多见于急性脑病综合征、躯体疾病所致精神障碍。

（7）**梦样状态** 指在意识清晰度降低的同时伴有梦样体验。患者沉湎于梦境与幻想中，与外界失去联系，但外表好像清醒。对其幻想内容过后并不完全遗忘，持续数日或数月。常见于感染、中毒性精神障碍和癫痫性精神障碍。

2. 心理－社会状况 不良的心理、社会因素，如负性生活事件、处境困难等均可成为意识障碍的诱因。

（二）护理诊断

1. 意识障碍 与思维内容障碍、思维逻辑障碍、思维联想障碍有关。

2. 睡眠型态紊乱 与幻触、幻觉、焦虑、嗜睡、声光过敏有关。

3. 有受伤的危险　与发作时意识活动范围狭窄有关。

（三）护理措施

1. 认真对待患者，关怀患者、尊重患者，建立良好的护患关系。细心观察，善于与患者交流，保持有效沟通。帮助患者完成日常个人卫生。

2. 评估患者的睡眠情况包括睡眠时间、睡眠质量、入睡时间、醒来的时间，使用镇静药物的情况。白天督促患者多参加工娱活动，使患者产生疲乏感、劳累感，晚间有助于改善睡眠。指导患者养成良好的睡眠习惯，如睡前用热水泡脚、饮热牛奶、推拿涌泉穴等。另外，说服患者不可因惧怕入睡困难而早早上床，为患者创造良好的睡眠环境如拉好窗帘、关灯，维持病室的安静，制止其他患者聊天干扰患者睡眠。必要时请示医生给患者服用适量的镇静剂以利入睡。

3. 应将患者安置在易观察、安全且无危险品的房间，并在工作人员的视线下活动，定时巡视，必要时专人陪护。为患者提供舒适安静的环境，减少不良刺激和环境对患者的影响。

第二节　精神分裂症患者的护理

精神分裂症是一种常见的精神病，据世界卫生组织估计，全球精神分裂症的终身患病率大概为 3.8‰~8.4‰；我国 1994 年调查数据显示，城市地区患病率 7.11‰，农村 4.26‰。多起病于青壮年，表现为感知、思维、情感、意志行为等多方面障碍，精神活动与周围环境和内心体验不协调，脱离现实。一般无意识障碍和明显的智能障碍，可有注意、记忆、抽象思维和信息整合等方面认知功能损害。病程多迁延，反复发作，部分患者发生精神活动衰退和不同程度社会功能缺损。

精神分裂症病因复杂，目前尚未完全阐明，较公认的观点是，易感素质和外部不良因素通过内在生物学因素共同作用而导致疾病发生。其中，生物性因素特别是遗传因素是精神分裂症发病的主要因素，心理社会因素对本病具有诱发作用。

（一）护理评估

1. 健康史　询问患者及家族中有无精神病病史，患者是否是足月顺产儿，母孕期和围生期有无异常，患者成长过程中有无负性事件的发生；评估患者的饮食、睡眠、体重等情况，通过交谈对患者的意志行为、自知力等情况进行评估，特别要了解患者的精神活动与外界是否协调；了解患者的人际关系、社会交往能力等。

2. 身体状况

（1）常见症状　精神分裂症的临床症状十分复杂和多样，在疾病的不同阶段、不同的临床类型，其临床表现不尽相同。一般可分为特征性症状和其他常见症状。

1）特征性症状：特征性症状的特征是"精神分裂"，具体表现为 4 个方面，即主观和客观的分裂，如情感淡漠；内心体验与表情的分裂，如表情倒错；心理过程之间的分裂，如情感倒错；同一心理过程内部的分裂，如思维破裂。

①思维障碍：是精神分裂症最突出的症状。常见有思维联想障碍、思维逻辑障碍、妄想、被动体验等。

②情感障碍：情感淡漠、情感反应不协调是精神分裂症的重要特征。表现为情感迟钝、情感淡漠、情感倒错、表情倒错。

③意志障碍：表现为意志缺乏、矛盾意志、意向倒错等。

④行为障碍：表现为主动违拗、被动服从、蜡样屈曲、模仿语言、模仿动作以及紧张性兴奋。

2）其他常见症状：其他常见症状也可见于精神分裂症意外疾病，但在精神分裂症中也反映了某些"精神分裂"的特征。例如幻觉和妄想反映了主观和客观的分裂。常见的表现有幻觉、感知综合障碍、各种妄想、紧张综合征和自知力缺乏，自知力缺乏是病情未痊愈的重要标志。部分患者还可以出现认知障碍、运动障碍、慢性化状态以及精神衰退。

(2) 临床分型

1）偏执型：是临床上最常见类型，以妄想为主要临床表现，常常伴有幻觉。以敏感多疑、关系妄想、被害妄想多见。其次为影响、嫉妒等。绝大多数患者数种妄想同时存在。

2）青春型：在青年期起病，表现兴奋、话多、活动多，言语凌乱，行为怪异、杂乱、愚蠢、幼稚，思维、情感和行为不协调。

3）紧张型：紧张性木僵和紧张性兴奋，以紧张综合征为主要临床表现。

4）单纯型：以思维贫乏、情感淡漠、意志缺乏、社会性退缩等阴性症状为主要临床症状。起病隐袭，缓慢发展，病程至少二年，并逐渐趋向精神衰退。一般无幻觉妄想等阳性症状。

5）未定型：不符合以上四种类型，难以分型或为混合形式者。

6）其他：如儿童或晚发性精神分裂症，精神分裂症后抑郁，或残留型、慢性衰退型等。

3. 心理－社会状况　不良的生活事件、经济状况、病前性格等社会心理学因素，在精神分裂症发病中可能起到了诱发和促进作用。

4. 治疗要点　一般主张精神分裂症患者早期发现，早期治疗，其中抗精神病药（如氯丙嗪、维思通、氟哌啶醇、舒必利等）起着重要作用，同时辅以支持性心理治疗和康复治疗。

(1) 抗精神病药物治疗　目前常用的有经典类药物和非经典类药物两大类。

①经典类药物：又称为神经阻滞剂，能有效控制精神分裂症的精神症状，常用的有氯丙嗪、氟哌啶醇、三氟拉嗪等。

②非经典类药物：有明显的镇静和抗精神病症状作用，锥体外系反应相对较轻，以氯氮平为代表，此外，还有利培酮、奥氮平等药物。

(2) 电休克治疗　对出现严重兴奋躁动。冲动伤人、木僵或亚木僵状态的，可给予电休克治疗，同时也可以作为药物的辅助治疗，可缩短疗程，促进患者尽快康复。

（3）**心理治疗和心理社会康复治疗**　可稳定病情，提高自知力，促进康复，减少疾病的复发，使患者尽早回归社会。

（二）护理诊断

1. 有冲动暴力行为的危险　与命令性幻听、评论性幻听、被害妄想、嫉妒妄想、被控妄想、精神运动性兴奋、缺乏自知力等有关。

2. 有逃跑行为的危险　与不安心住院有关。

3. 睡眠型态混乱　与幻想、幻觉、兴奋、环境陌生、不适应等有关。

4. 思维过程改变　与思维内容障碍、思维逻辑障碍、思维联想障碍有关。

5. 不合作　与幻听、妄想、自知力缺乏、对药物不良反应产生恐惧、违拗等有关。

6. 社交孤立不能与人正常交往　与精神状态异常有关。

（三）护理措施

1. 安全护理

（1）**防逃跑**　凡有被害、罪恶感等妄想及幻觉的患者均应严防逃跑，逃跑多发生于工作人员开门，患者在院内散步及特殊检查时，要严加防范，集中精力应对有逃跑企图的患者。

（2）**防自杀**　随时收检病室内的杂物，严防患者将绳索、小刀、剪刀等危险物品带入病室。给患者服药时，要防止患者将药片夹在指缝间或藏在齿颊间及舌下等处。有自杀危险的患者禁止住单人房间。安置于重病室，有专人巡视、护理。做好心理护理，加强与患者的心理沟通。了解其病态的内心体验，掌握病情动态变化，同时要了解患者出现自杀行为的规律。一般在凌晨、清晨、午睡或工作忙乱时及患者抑郁情绪突然好转时容易发生意外。这些时间护士要提高警惕，加强责任心，密切观察，杜绝意外事件发生。做好安全检查工作，严格检查患者携带的物品，防止患者留存各种锐器、长绳类物品，确保住院期间的安全。

（3）**防冲动伤人毁物**　针对患者伤害他人行为的护理问题，采取限制患者活动范围的措施。严格执行危险物品管理制度，随时收捡杂物，以防用作伤人凶器。对具有严重伤人倾向的患者，精神分裂症的护理可根据医嘱给予保护或安置在单独隔离室内、设专人巡视护理等措施。同时帮助患者建立社会中能接受的行为模式，指导患者了解自己出现的病态思维，学会控制情绪的变化。教会患者如何表达自己的需要，以非暴力行为方式处理问题，提高患者与周围人及亲属建立良好关系和遵守社会规范行为的能力。

2. 生活护理

（1）**饮食护理**　了解患者不进食的原因，有针对性地采取相应护理措施。兴奋、行为紊乱的患者宜单独进食；因害怕中毒而拒绝进食的，可让患者参与备餐并集体进餐；木僵患者宜喂食；老年患者伴吞咽困难或进食缓慢的患者，应协助其半流质饮食。

（2）**睡眠护理**　评估患者的睡眠状况，了解睡眠紊乱的原因，为患者提供良好的睡眠环境，病房应保持适宜的温度、湿度，环境安静，避免强光刺激；合理安排作息制度，鼓励患者白天参加集体活动；指导患者使用促进睡眠的方法，如深呼吸，放松术；对于有严重睡眠障碍的患者可遵医嘱给予镇静催眠剂。

（3）个人卫生护理　督促指导患者的日常生活，尽可能让其生活自理，如穿衣、洗漱、大小便等，必要时给予口腔和皮肤护理，对不合作的患者，应协助完成晨间和晚间护理。

3. 心理护理　与患者建立良好的医患关系，对患者多加关心，取得患者信任；鼓励患者用语言表达自己的内心感受，满足患者的合理要求；逐渐教会患者克服急躁情绪以及处理压力的方法；对严重兴奋躁动的患者应加以隔离，以免患者间互相干扰。弄清引起患者兴奋躁动的诱因，多加劝慰；给患者进行精神分裂症的护理时，应先耐心地做好解释工作，在护理患者过程中，要耐心、和蔼、不激惹、不刺激患者，对患者在妄想状态下出现的过激行为不能迁就要及时疏导和阻止。

4. 用药护理　向患者解释合理用药的重要性，督促患者按时服药，对不配合的患者可采取强制性治疗，用药期间密切观察疗效和不良反应。

（四）健康教育

1. 患者　向患者介绍疾病的有关知识，指导患者掌握症状复发的先兆，掌握预防复发、发现药物不良反应的方法。帮助患者明确坚持服药、定期门诊复查的必要性。帮助患者认识纠正不良生活习惯、提高综合性自我护理能力的重要性。

2. 家属　指导家属学习有关疾病知识及预防疾病复发的常识。教会家属为患者创造良好的家庭护理环境，改善患者在家庭环境中人际关系的方法，给患者提供与家人、社会接触的机会。指导家属学会简单的观察、识别、判断症状复发的方法。做好宣传教育。督促患者服药，监护患者。告诫家属，已婚的患者在精神症状未缓解前，不宜生育子女，如双方均患过精神分裂症，则建议避免生育。

第三节　抑郁症患者的护理

抑郁症是一种常见的心境障碍，可由各种原因引起，以显著而持久的心境低落为主要临床特征，且心境低落与其处境不相称，严重者可出现自杀念头和行为。多数病例有反复发作的倾向，每次发作大多数可以缓解，部分可有残留症状或转为慢性。

迄今为止，抑郁症病因与发病机制还不明确，也无明显的体征和实验室指标异常，比较公认的病因可能与遗传、儿茶酚胺浓度下降、5-羟色胺和去甲肾上腺素受体敏感性增高、心理-社会因素等相互作用的结果有关。

（一）护理评估

1. 健康史　评估患者及家庭成员是否曾有过抑郁症的病史；患者的生长过程中是否有影响人格形成的因素；是否处在某些易感生理阶段；是否长期生活在不愉快的环境

中；近期是否有各种重大生活事件突然发生，或长期持续存在会引起强烈或者（和）持久的不愉快的情感体验；了解患者的生活和工作环境，患者的社会参与度，兴趣爱好以及与家庭同事之间关系。

2. 身体状况

（1）情绪低落　情感基调是低沉灰暗的，可以从轻度的心情不佳、心烦意乱、苦恼、忧伤到悲观绝望。

（2）兴趣缺乏　患者丧失既往生活的热忱和乐趣，兴味索然，闭门独居，疏远亲友，回避社交。

（3）乐趣丧失　患者无法从生活中体验到乐趣。

（4）自我评价过低　患者总以批评的眼光、消极否定的态度看待自己的现在、过去和将来，过分贬低自己，把自己说得一无是处，产生无情感，无价值感，强烈的内疚和自责。

（5）自杀观念和行为　是抑郁症患者最危险的症状。

（6）思维迟缓及意志活动减退　患者整个精神活动最显著、持久普遍的抑制，表现为反应迟钝，思路闭塞，联想困难，注意力、记忆力下降，言语少而简短，声音低，行动迟缓，严重时不语，不动不食，可达木僵程度。

（7）躯体症状　情绪反应不仅表现在心理上，并且伴有机体的某些变化，表现为睡眠障碍、食欲下降、体重减轻、性功能减退、精力丧失，晨重暮轻；还可表现出口干、恶心、呕吐、食欲下降、胃肠不适、体重减轻、头痛、头晕、心慌、气短、出汗等，严重者出现疑病妄想。

（8）其他　抑郁发作时也能出现幻觉、人格解体、现实解体、强迫和恐怖症状。因思维联想显著迟缓以及记忆力减退，易影响老年患者的认知功能，出现"抑郁性假性痴呆"。

其中情趣低落、兴趣缺乏、乐趣丧失是抑郁症的核心症状，抑郁症患者至少会出现此三种症状中的一种症状。

3. 心理-社会状况　各种重大生活事件突然发生，或长期持续存在会引起强烈或者持久的不愉快的情感体验，导致抑郁症的产生。

4. 治疗要点　诊断一旦确立，即应制订合理的整体治疗方案：在急性期时，首要的是采取有力措施，尽早地减轻患者的痛苦，缓解症状，控制发作；在急性发作期控制症状达到康复后，应长程治疗，包括防止复燃、预防复发、改善预后。

抑郁症的治疗方法包括药物治疗、心理治疗、物理治疗。

（1）药物治疗　药物治疗的特点是起效相对较快，疗效比较确定，适合于中度、重度抑郁症患者。抗抑郁药是当前治疗各种抑郁障碍的主要药物，能有效解除抑郁心境及伴随的焦虑、紧张和躯体症状，有效率为 60%～80%。目前一线的抗抑郁剂包括：

①SSRI 类药物：如帕罗西汀、舍曲林、氟西汀、西酞普兰、氟伏沙明等。

②SNRI 类药物：如文拉法辛、度洛西汀，SNRI 疗效肯定，起效较快，有明显的抗抑郁及抗焦虑作用。对难治性病例亦有效。

③NaSSAs 类（NE 和特异性 5 – HT 能抗抑郁药）：如米氮平，有良好的抗抑郁、抗焦虑及改善睡眠作用，口服吸收快，起效快，抗胆碱能作用小，有镇静作用，对性功能几乎没有影响。

④安非他酮、去甲肾上腺素、5 – 羟色胺、多巴胺再摄取的弱抑制剂：对单胺氧化酶没有抑制作用，适用于抑郁症以及双相抑郁，优势为对体重以及性功能影响小。

⑤其他：对焦虑明显、伴有睡眠障碍的患者，可以短期使用一些苯二氮䓬类（安定类）药物或者一些新型的助眠药物，如唑吡坦、佐匹克隆。对于一些症状严重，甚至伴有精神病性症状的患者，可以合并抗精神病药物治疗。

（2）心理治疗 适合于急性期无消极观念的轻中度抑郁症，以及各类抑郁症急性期症状控制后的巩固和维持治疗，可以与药物治疗同时进行。心理治疗要求患者有一定的理解领悟能力，能够持之以恒，在一定程度上能够忍受治疗过程中症状带来的痛苦，其实不是任何人都适合，但若能坚持可增强心理健康和社会适应能力，有效地预防抑郁症的复燃复发。

（3）物理治疗 包括改良电休克（MECT）治疗以及重复经颅磁刺激（rTMS）治疗。MECT 对于有严重消极自杀言行、抑郁性木僵患者应是首选的治疗。MECT 治疗见效快，疗效好。6～10次为一疗程，但电抽搐治疗后仍需用药物维持治疗。常见副反应包括短期内记忆力减退、头痛、恶心、乏力等。rTMS 治疗是一种新型的物理治疗方式，国内近年来逐渐在精神科开始应用，适合于一些难治性抑郁患者（在药物治疗的同时合并 rTMS），对于一些无消极观念的轻中度抑郁症适用，可以与药物治疗同时进行，但接受过 MECT 治疗的患者，至少 MECT 停用 1 个月后才可接受 rTMS 治疗。

（二）护理诊断

1. 有自伤自杀的危险 与发作时意识活动范围狭窄有关。

2. 睡眠型态紊乱 与幻觉、强迫、恐怖有关。

3. 思维过程改变 与思维内容障碍、思维逻辑障碍、思维联想障碍有关。

4. 社交孤立不能与人正常交往 与精神状态异常有关。

（三）护理措施

1. 安全护理 自杀观念与行为是抑郁患者最严重而危险的症状，可出现在疾病的发展期，也可出现在疾病的早期与好转期。他们往往事先计划周密，行动隐蔽，甚至伪装病情好转以逃避医务人员与家属的注意，并不惜采取各种手段与途径，以达到自杀的目的。应采取积极治疗措施，尽可能动员患者住院治疗。

首先应与患者建立良好的治疗性人际关系，要密切观察自杀的先兆症状，如焦虑不安、失眠、沉默少语或心情豁然开朗、在出事地点徘徊、忧郁烦躁、拒食、卧床不起等。不要让患者单独活动，可陪伴患者参加各种团体活动，如各种工疗和娱疗，在与患者的接触中，应能识别这些动向，给予心理上的支持，使他们振作起来，避免意外发生。

安置患者住在护理人员易观察的大房间，设施安全，光线明亮，空气流通、整洁舒适。墙壁以明快色彩为主，并且挂壁画及适量的鲜花，以利于调动患者积极良好的情绪，焕发其对生活的热爱。

严格执行整体护理管理制度，护理人员要有高度的责任感，对有消极意念的患者，要做到心中有数，重点巡视。尤其在夜间、凌晨、午睡、饭前和交接班及节假日等病房人员少的情况下，护理人员特别要注意防范。要加强对病房设施的安全检查。严格做好药品及危险物品的保管工作，杜绝不安全因素。发药时，应仔细检查口腔，严防藏药或积攒后一次性吞服。测量体温时，对严重抑郁患者应做到手不离体温表，严防咬吞体温表。会客时，应反复向家属交代病情，取得家属的帮助和配合，做好患者的疏导工作。

2. 生活护理

（1）饮食护理　食欲不振、便秘是抑郁患者常出现的肠胃系统的问题。应选择患者平常较喜欢、富含纤维的食物，可少量多餐，或陪伴患者用餐等，增加患者的食欲，保证患者的进食量。若患者因认为自己没有价值，不值得吃饭时，可让患者从事一些为别人做事的活动，如此可以协助患者接受食物。若患者坚持不吃，或体重持续减轻，则必须采取进一步的护理措施，如喂食、鼻饲、静脉输液等，以维持适当的水分及营养。如存在便秘的问题，则需给予缓泻剂或灌肠以解除患者排便的痛苦。

（2）合理安排运动和休息　患者大部分时间卧床不动、不易入睡、睡眠浅、易醒或早醒。护理人员应鼓励患者白天参加多次短暂的工娱活动，如打球、下棋、唱歌、跳舞等；入睡前喝热饮、热水泡脚或洗热水澡，避免看过于兴奋、激动的电视节目或会客、谈病情。为患者创造舒适安静的入睡环境，保证睡眠。

（3）协助患者生活自理　抑郁患者由于情绪低落、悲观厌世、没有精力和情绪顾及自己的卫生及仪表，护理人员应给予协助和鼓励，并协助其完成个人卫生，使患者能维持一个正常的身心状态。

（4）鼓励患者参加集体活动　为患者创造和利用各种个人或团体人际接触的机会，以协助患者改善处理问题、人际互动的方式、增强社交的技巧，从而使患者抑郁时能得到许多关心与协助。护理人员要加强患者适应性的行为反应，忽视不适应行为，从而改变患者应对方式。

3. 心理护理　严重抑郁患者思维过程缓慢，思维量减少，甚至有虚无、罪恶妄想。在接触言语很少的患者时，应以耐心、缓慢以及非言语的方式表达对患者的关心与支持，通过这些活动逐渐引导患者注意外界，同时利用治疗性的沟通技巧，协助患者表述他的看法。

4. 用药护理　督促患者按时服药，做到定时定量供给，确保患者按时服用，防止患者囤积药物用以自杀，同时观察药物的疗效和不良反应。

（1）SSRI 类　不良反应较少而轻微，尤其是抗胆碱能及心脏的不良反应少。常见的不良反应有恶心、呕吐、厌食、便秘、腹泻、口干、震颤、失眠、焦虑及性功能障碍等。

（2）SNRI 类　常见不良反应有恶心、口干、出汗、乏力、焦虑、震颤、阳痿和射精障碍，大剂量时部分患者血压可能轻度升高。

（3）NaSSAs 类　常见不良反应有镇静、嗜睡、头晕、疲乏、食欲和体重增加。

（4）安非他酮、去甲肾上腺素、5－羟色胺、多巴胺类　常见的不良反应有激动、口干、失眠、头痛或偏头痛、恶心、呕吐、便秘、震颤、多汗。

（四）健康教育

1. 患者　向患者介绍疾病的有关知识，指导患者掌握复发的先兆症状及如何预防复发。使患者掌握药物的不良反应和预防措施，帮助和鼓励患者明确坚持用药，定期门诊复查的重要性。鼓励患者积极主动参加家庭和社会活动，锻炼自理能力和社会适应能力。帮助患者面对和恰当处理现实环境中出现的各种应激源。

2. 家属　指导家属学习有关疾病知识及如何预防复发的常识，为患者创造良好的家庭环境和人际互动关系。指导家属帮助患者管理药物并监护患者按时服药，密切观察患者的病情变化和药物副反应，以保护患者不受冲动或自残行为的伤害，增强患者的自信心。

第四节　焦虑症患者的护理

焦虑症又称焦虑性神经症，以焦虑、紧张、恐惧的情绪障碍，伴有自主神经系统症状和运动不安等为特征，并非由于实际的威胁所致。且其紧张惊恐的程度与现实情况很不相称。临床上分为广泛性焦虑障碍和惊恐障碍。本症女性多于男性，约为2∶1，大多病例发病年龄在 20～40 岁之间。据统计，1/3 的患者病程在半年至 2 年，2/3 的患者在 2 年以上。41%～59% 的患者能恢复或改善，多数焦虑症有较好的预后，少数预后欠佳。据追踪观察发现，女性、年轻、病程短、病前性格良好者预后颇佳，反之预后不良。曾有人认为，有晕厥、激动、人格解体、癔症性格、轻生念头者则预后欠佳。

焦虑症病因和机制比较复杂，其发生发展可能与遗传因素、生化因素（如乳酸盐水平增高、去甲肾上腺素的代谢产物增高、5－羟色胺增高、苯二氮䓬类受体存在）和心理－社会因素的共同作用有关。

（一）护理评估

1. 健康史　了解病前性格特征、喜好、人际关系；患者病史，初次发病的年龄，确诊和治疗情况；目前症状发作的持续性、频繁性和严重性；诱因、伴随症状；有无冲动行为和自杀自伤史，治疗情况；家族中是否有类似患者以及有无重大生活事件的发生。

2. 身体状况

（1）广泛性焦虑症　广泛性焦虑症又称慢性焦虑症，主要临床症状表现为：

①精神障碍：表现为客观上并不存在某种威胁或危险和坏的结局，而患者总是担心、紧张和害怕。尽管也知道这是一种主观的过虑，但患者不能控制使其颇为苦恼。此外尚有易激惹、对声音过敏、注意力不集中、记忆力下降，由于焦虑常伴有运动性不

安，如来回踱步、不能静坐。常见患者疑惧，两眉紧蹙，两手颤抖，面色苍白或出汗等。

②躯体症状：自主神经功能以交感神经系统活动过度为主，如口干、上腹不适、恶心、吞咽困难、肠鸣、胀气、腹泻、胸紧、呼吸困难或呼吸急促、心悸、胸痛、心动过速、尿频、尿急、阳痿、性感缺乏、月经时不适或无月经，此外可有头昏、头晕、出汗、面色潮红等。

③运动症状：与肌紧张有关。有紧张性头痛，常表现为顶、枕区的紧压感；肌肉紧张痛和强直，特别在背部和肩部；手有轻微震颤，精神紧张时更为明显。另外有不安宁、易疲乏、睡眠障碍，常表现为不易入睡，入睡后易醒，常做噩梦、夜惊，醒后恐惧不安，不知为何害怕。

（2）惊恐障碍　惊恐障碍又称急性焦虑症，约占焦虑症的41.3%，故并不少见。

急性惊恐障碍时，常有明显的自主神经症状，如心悸、心慌、呼吸困难、胸闷、胸痛、四肢发麻，心跳明显加快，甚至不能控制地发抖，出汗。因此患者惊恐万分，有濒死之感。有时害怕自己完全失去控制而精神失常，因之大声呼救者，不乏其人。发作时短则1~20分钟，长可达数小时，有时发作后可以卧床不起，数日后恢复。有的人一生中只数次发作，有的可以反复发作。

3. 心理－社会状况　评估患者对疾病的认识及心理负担，患者的个性特征和认知反应，患者的家庭和社会支持系统对其疾病发生发展的影响。

4. 治疗要点

（1）心理治疗

①心理疏导：首先引导患者认识疾病的性质，消除患者的疑虑。部分患者有精神因素为诱因，则指导患者正确对待病因，进而去除病因。尽量鼓励患者正确地安排工作、学习，患者不宜全休在家，否则更会焦虑不安。

②认知治疗：焦虑症患者对事物的一些歪曲的认知，是造成疾病迁延不愈的原因之一。所以要帮助患者改变不良认知，或进行认知重建。

③行为治疗：焦虑症患者多有焦虑引起的肌肉紧张、自主神经功能紊乱引起的心血管系统与消化系统症状。可使用呼吸训练、放松训练、分散注意力技术等行为治疗方法。对于因焦虑或惊恐发作而回避社交的患者，可以应用系统脱敏（暴露）治疗。

（2）药物治疗

①苯二氮䓬类：具有抗焦虑作用，对广泛性焦虑症疗效好，起效快。根据半衰期的长短可将其分为长程、中程及短程作用药。长程作用药包括地西泮、硝西泮、氯硝西泮等；中程作用药包括阿普唑仑、去甲羟地西泮、劳拉西泮等；短程作用药如三唑仑等。一般来说，发作性焦虑选用短程作用药物；持续性焦虑则多选用中、长程作用的药物；入睡困难者一般选用短、中程作用药物；易惊醒或早醒者，选用中、长程作用药。临床应用一般从小剂量开始，逐渐加大到最佳治疗量，维持2~6周后逐渐停药，以防成瘾。停药过程不应短于2周，以防症状反跳。常用的有地西泮，一般5mg，每日2~3次。阿普唑仑0.4mg，每日3次。对于睡眠障碍，可用硝西泮、艾司唑仑或氯硝西泮，睡前

服用，如急性焦虑症在发作时尚可静脉注射或肌注地西泮 10mg。

②三环类抗抑郁剂：丙米嗪、阿米替林等对广泛性焦虑有较好疗效，治疗剂量一般为 75～150mg/d，治疗作用一般在治疗第三周后出现。如无效的患者可适当增加剂量到 150～200mg/d。三环类药物有较强的抗胆碱能副作用和心脏毒性作用，限制了此类药物的应用。选择性 5－HT 再摄取抑制剂（SSRI）类如氟西汀、帕罗西汀等抗抑郁剂对某些焦虑患者有良效。此类药物因服用方便，副作用较少，已在临床上广泛使用。单胺氧化酶抑制剂对焦虑症伴有恐惧症状者有效。由于抗抑郁药起效较慢，不易成瘾，而苯二氮䓬类起效快，长期使用可出现成瘾，临床上多采用在早期将苯二氮䓬类与三环类或 SSRI 类药物合用，然后逐渐停用苯二氮䓬药物。而很少单独应用苯二氮䓬类药物作为一种长期的治疗手段。

③β 肾上腺素能受体阻滞剂：常用普萘洛尔（心得安）。这类药物对于减轻焦虑症患者自主神经功能亢进所致的躯体症状如心悸、心动过速、震颤、多汗、气促等有较好疗效。常用量 10～30mg/次，每天 3 次。有哮喘、充血性心力衰竭、服用降糖药的糖尿病病患者或容易出现低血糖者使用要小心。

④其他药物：常用丁螺环酮，因无依赖性，常用于焦虑症的治疗，每次 5～10mg，每天 3 次。

（二）护理诊断

1. 保护能力改变 与惊恐发作有关。

2. 活动无耐力 与焦虑症状有关。

3. 生活自理能力缺陷 与严重焦虑发作有关。

4. 不合作 与绝望感或药物副反应有关。

（三）护理措施

1. 安全护理 患者严重焦虑时，应将其安置在安静舒适的房间，避免干扰。周围的设施要简单安全，最好能有专人看护。

2. 心理护理 注意倾听患者的主诉，允许患者有适量的情绪宣泄。以防恶劣情绪暴发而影响身体健康。患者情绪稳定时，应不失时机地为患者做心理护理。以安慰、镇定患者的情绪。对伴有躯体疾病患者，要向其讲明激烈的情绪会对身体造成不良的影响。让患者能从主观上控制情绪反应。

3. 饮食护理 注意调整饮食结构，加强营养物质的摄入，增加钙质食物的补充，以防骨折发生。

4. 运动护理 为患者制订可行的活动计划。但应明确，护士为患者提供活动内容只是一种实现治疗方案的方法，是评价患者情绪改善的尺度。所以，要求有严重焦虑的患者去完成护理所制订的活动内容有时是困难的。为患者安排的活动内容，原则上要简单、轻松、有趣味性。要考虑患者的兴趣爱好和患者的焦虑程度，不可千篇一律。帮助患者逐步先完成短期活动目标，再制订下一步的活动内容。每日评估患者的活动情况。

包括活动量和活动持续的时间。对有进步的患者及时给予口头或物质的奖励。

5. 密切观察　注意对生命体征的严密监测，对有严重躯体疾病的老年人尤应注意观察其躯体反应，识别有无攻击和自伤行为。

6. 用药护理　准确按医嘱服药，及时掌握患者药物副反应。

（四）健康教育

1. 焦虑的性质是一种心理反应，虽然焦虑时有各种身体症状，但不是身体发生了严重疾病，因此不要害怕。焦虑反应消退后不会留下任何严重后果。

2. 积极参加文体活动，包括听轻松音乐、打球、跳舞，能迅速减轻焦虑。

3. 心理治疗有较好疗效，许多药物也有迅速、安全的控制焦虑的效果，应按医嘱使用。

4. 个性胆怯、自信不足的人易有焦虑，所以讲究心理卫生，提高自信，充分发挥自己的积极因素，敢于面对现实，在预防焦虑方面有重要意义。

第五节　强迫症患者的护理

强迫症是以反复出现强迫观念和强迫动作为基本特征的一类神经症性障碍。强迫观念是以刻板形式反复进入患者意识领域的思想、表象或意向。这些思想、表象或意向对患者来说，是没有现实意义的。发病年龄多在 16～30 岁之间，性别间无差异，脑力劳动者居多。起病急缓不一，但缓慢起病多见。由于患者对强迫症状感到苦恼，不愿忍受这种病症的折磨则往往伴有焦虑和抑郁，而使病情迁延，经久不愈，有些患者达数年或数十年之久。如急性起病，诱因明显，病前无强迫人格者，一般预后较好。起病缓慢，病程长，病前有强迫人格者，或有持续性心理－社会因素者预后不佳。但由于药物的发展，对本病治疗的前景也较乐观，部分患者可自发缓解，约 2/3 的病例 1 年后有所改善。

强迫症的发生发展可能与遗传因素、生化因素、器质性脑实质损害和心理－社会因素的共同作用有关。

（一）健康评估

1. 健康史　了解患者病前性格、生活习性、个人喜好、家庭社会环境、所接受的教育，有无暴力冲动行为；家族中是否有类似发作患者；有无器质性脑疾病病史，自己对疾病的认知程度；同时评估患者的睡眠情况，包括睡眠时间、睡眠质量、入睡时间、醒来的时间、使用镇静药物的情况。

2. 身体状况

（1）**强迫观念**

①强迫性怀疑：对已完成的事仍然放心不下，如门已锁好，怀疑是否锁好。或信已投出，怀疑是否贴了邮票。或到医院看病后，对医生的处方不放心，怀疑剂量不对，延

误治疗等。总是疑虑不安，常驱使反复查对才能放心。

②强迫性回忆：对于往事、经历，反复回忆，明知缺乏实际意义，没有必要，但不断萦回于脑海之中，无法摆脱。

③强迫性穷思竭虑：对于一些缺乏实际意义的问题，如对于大自然的现象，日常生活中常见的事实也无休止地加以思索，如"树上的叶子为什么会落下"、"人为什么要分男女"等。

④强迫性对立思维：患者脑中总是出现一些对立的思想，如当看到"快乐"二字时，则出现对立词"悲伤"；谈到"战争"时，则立刻反映出"和平"等相反的概念。

⑤强迫意向：患者在做某事时则出现其他的意愿，引起恐惧和焦虑不安。此种恐惧属于强迫症在情绪方面的表现，与恐惧内容的强迫性思维有联系，称强迫性恐惧。

(2) 强迫动作及行为

①强迫性洗涤：怕不清洁而罹患某种传染病，患者接触了某物，则要反复洗手，明知手已清洁，无须再洗，但无法控制，并可发展为洗衣服及洗澡，否则焦虑不安。

②强迫计数：患者不可克制的计数，与强迫性联想有关，如见到电杆，则要计数，见到窗户，也要计数，不计数则感到烦躁，难以克制。

③强迫性仪式动作：患者总要做一定动作，以此象征着吉凶祸福，如一患者进门时先进二步，再退一步，表示能逢凶化吉，如未完成这样的动作则必须重复，明知这是毫无意义，但不做此动作，则焦虑不安。

④询问强迫症：患者常常不相信自己，为了消除疑虑给自己带来的焦虑，常反复询问他人（尤其是家人），以获得解释与保证。

3. 心理－社会状况 工作和生活环境的变换，责任加重，要求过分严格，或处境困难，担心意外，或由于家庭不和、性生活障碍、怀孕、分娩等造成的紧张，或遭受政治上的冲击，濒于破产等均给患者带来了沉重打击，使患者谨小慎微，遇事犹豫不决，反复思考，忧心忡忡容易促发强迫性症状。

4. 治疗要点

(1) 心理治疗 主要采取解释心理治疗，提高患者对本病的认识，分析患者的人格缺陷，引导其正确对待疾病，减少精神上的负担和焦虑，说明这些均可使病情迁延，或症状加重，要树立战胜疾病的信心。行为治疗、认知治疗、精神分析治疗均可用于强迫症。系统脱敏疗法可逐渐减少患者重复行为的次数和时间。对药物治疗无效者也可试用厌恶疗法。

(2) 药物治疗 最常用的药物是氯米帕明。常用剂量 $150 \sim 300 mg/d$，分2次服，一般 $2 \sim 3$ 周开始显效。一定要从小剂量开始，$4 \sim 6$ 周无效者可考虑改用或合用其他药物，治疗时间不宜短于6个月，部分患者需长期用药。SSRI 类药物也可用于治疗强迫症，疗效与三环类相当，且副作用较少。此外，对伴有严重焦虑者可合并苯二氮䓬类药物；对难治性强迫症，可合用卡巴咪嗪（卡马西平）或丙戊酸钠等心境稳定剂或小剂量抗精神病药物，可能会取得一定疗效。

(3) 物理治疗 电抽搐对强迫症状无直接效应，但对伴有情绪障碍者可能有效。

（4）精神外科治疗　有报道精神外科治疗对严重强迫性障碍患者的近期效果显著，但其远期价值颇有争议，尚缺乏前瞻性研究。在其他方法未奏效时，方考虑手术疗法。

（二）护理诊断

1. 睡眠型态紊乱　与强迫性怀疑、强迫性回忆、穷思竭虑、强迫性对立思维有关。

2. 有暴力行为的危险　与悲观和绝望感有关。

3. 皮肤完整性受损　皮肤损伤，与反复洗涤有关。

（三）护理措施

1. 心理护理　做好患者的心理护理，以支持心理治疗为主要内容，坚定患者的治疗信心。在患者的病情有所改善时，及时予以肯定，鼓励患者，让患者看到希望和光明，对病的康复抱乐观的态度而不是绝望。与患者建立有效的沟通，了解患者的内心体验、感受，了解患者的情绪反应类型，有助于及时、正确地把握患者的情绪变化，并采取必要的防范措施，预防问题的发生。留意沟通技巧，讲究语言的使用。避免使用中伤性的语言和使用粗暴的行为去制止患者的强迫动作和行为。如强迫将患者保护起来而不做任何的解释，或斥责患者"烦死了"、"假干净"等。要防止伤害患者的自尊心，考虑患者的心理承受能力。对有强烈自杀企图和行为的患者进行保护性约束时，要向患者讲清保护的目的。否则，患者会将保护误解为对他的惩罚而加重与医护的对立情绪，出现极端的行为反应。

2. 睡眠护理　为患者创造良好的睡眠环境如拉好窗帘、关灯，维持病室的安静，制止其他患者聊天干扰患者睡眠。要正确记录睡眠时间，做好交班，并制订出可行的护理措施。白天督促患者多参加工娱治疗。使患者产生疲乏感、劳累感、晚间有助于改善睡眠。指导患者养成良好的睡眠习惯，如睡前用热水泡脚、饮热牛奶、推拿涌泉穴等方法。另外，说服患者不可因惧怕入睡困难而早早上床，这种作法只会加重强迫症状。必要时请示医生给患者服用适量的镇静剂以利入睡。

3. 对症护理　对患者洗涤处皮肤的健康情况做具体、认真的评估。让患者使用刺激性小的肥皂。临睡前，在皮肤上涂以护肤的营养霜或药膏。对水的温度进行控制，不能过热，以防烫伤；不能过冷，以防冻伤。为患者制订逐日的活动计划。督促患者多参加工娱活动。尽可能避免让患者在有水的地方停留过长的时间，以减少患者洗涤的次数和时间。营养丰富的食品有助于提高机体和皮肤的抵抗力，可以预防皮肤的损伤。

4. 用药护理　指导患者按医嘱用药，及时了解药物的作用和副作用。

（四）健康教育

帮助患者找出自身性格上的弱点。教给患者完善人格的科学方法，寻求良好的支持系统的帮助。

1. 患者　向患者介绍疾病的有关知识，指导患者掌握复发的先兆症状及如何预防复发。使患者明确定期门诊复查的重要性。鼓励患者积极主动参加家庭和社会活动，锻炼自理能力和社会适应能力。帮助患者面对和恰当处理现实环境中出现的各种应激源。

2. 家属 指导家属学习有关疾病知识及如何预防复发的常识，为患者创造良好的家庭环境和人际互动关系。指导家属帮助患者管理药物并监护患者按时服药，密切观察患者的病情变化和药物副反应，以保护患者不受冲动或自残行为的伤害。

第六节 癔症患者的护理

癔症或称歇斯底里，是由于明显的心理因素，如生活事件、内心冲突或强烈的情绪体验、暗示或自我暗示作用于易感个体引起的一组精神障碍。其发生可能与心理因素、遗传因素、躯体因素以及与患者的病前性格特征有关，精神刺激是引发本病的最重要因素。临床上主要表现为感觉障碍、运动障碍或意识改变状态等而缺乏相应的器质性基础。其表现可具有做作、夸大或富有情感色彩等特点，有时可由暗示诱发，也可由暗示而消失。有反复发作的倾向。

知识链接

癔症患者常见的性格特征

国内外许多学者并不强调性格特征是癔症的发病基础。但一般认为具有癔症性格特征的人，在精神因素的影响下，较易发生癔症。癔症的症状、疾病过程与病前性格有一定关系。通常认为癔症性格有以下特征：

（1）情感丰富：情感鲜明强烈但极不稳定，往往容易从一个极端走向另一个极端。对事物判断完全凭一时情感，常随情感的变化而变化。

（2）暗示性高：癔症患者具有高度暗示性。暗示是指在某种环境气氛和情感的基础上，对外界某种影响和观念易于接受。如癔症患者在医生言语诱导下进入催眠状态。另外，易对自身感觉或某种观念无条件地接受，称自我暗示。

（3）自我中心：即处处吸引他人对自己的注意。爱炫耀自己，甚至不惜当众表演。富有夸张、表演色彩，目的在于博得人们的同情和重视。

（4）富于幻想：系在情感的基础上，想象丰富、生动、活泼，给人以难以分辨现实与虚幻的印象。可有幻想性说谎现象。

（一）护理评估

1. 健康史 评估患者的学习、工作、生活和人际关系，了解患者的成长经历，患者的性格特征与喜好，初次发病的年龄和经过，了解发病前有无诱发因素存在，常见的诱发因素有：家庭、工作、人际关系紧张，委屈、气愤、羞愧、窘迫、悲伤、恐惧等。部分患者在多次发病后可无明显诱发因素，而可能通过触景生情、联想或自我暗示而发病。

2. 身体状况

（1）**分离障碍** 主要表现为急骤发生的意识范围狭窄、具有发泄特点的情感暴发、选择性遗忘以及自我身份识别障碍。

1）分离性遗忘症：患者没有脑器质性损害，而对自己经历的重大事件突然失去记忆；被遗忘的事件往往与精神创伤有关。

2）分离性神游症：患者突然从家中或工作场所出走，到外地；此时患者意识范围缩小。历时几十分钟到几天，清醒之后对病中经过不能回忆。

3）分离性木僵状态：出现较深的意识障碍，在相当长时间维持固定的姿势，仰卧或坐着。

4）分离性恍惚状态和附体状态：恍惚状态表现为明显的意识范围缩小，当事人处于自我封闭状态，其注意和意识活动局限于当前环境的一两个方面。

5）分离性身份障碍：患者突然失去对自己往事的全部记忆，对自己原来的身份不能识别以另一种身份进行日常社会活动。

6）其他分离障碍：除以上类型分离障碍外，临床上还可见到以下特殊类型：

①情感暴发：常在与人争吵、情绪激动时突然发作，意识障碍较轻，哭啼、叫喊，在地上打滚，捶胸顿足，撕衣毁物，扯头发或以头撞墙，其言语行为有尽情发泄内心愤懑情绪的特点。

②分离（转换）性障碍性假性痴呆：在精神创伤之后突然出现严重智力障碍。

③Ganser 综合征：患者有轻度意识模糊，对提问可以理解，但经常给予近似的回答，如 2 + 2 = 3，牛有五条腿等；并常伴有行为怪异，或兴奋与木僵交替发作。

④童样痴呆：精神创伤之后突然表现为儿童样的幼稚语言、表情和动作，患者以幼儿自居，把周围人称呼为"叔叔"、"阿姨"。

⑤分离（转换）性障碍性精神病：受到严重的精神创伤之后突然起病，主要表现为明显的行为紊乱，哭笑无常，短暂的幻觉、妄想和思维障碍，以及人格解体等。

（2）转换障碍　主要为运动和感觉障碍，可表现为动作减少、增多、异常运动和感觉异常。

1）肢体瘫痪：可表现为单瘫、截瘫或偏瘫。

2）肢体震颤、抽动和肌阵挛：表现为肢体粗大颤动，或不规则抽动，肌阵挛则为一群肌肉快速抽动，类似舞蹈样动作。

3）起立不能、步行不能：患者双下肢可活动，但不能站立，扶起则需人支撑。

4）缄默症、失声症：患者不用言语表达意见或回答问题，但可用书写或手势与人交谈，想说话，但发不出声音，或只能用耳语或嘶哑的声音交谈时，则称失声症。

5）痉挛障碍：常于情绪激动或受到暗示时突然发生。缓慢倒地或卧于床上，呼之不应，肢体一阵阵抖动，或在床上翻滚，或呈角弓反张姿势。

6）感觉障碍：可表现为躯体感觉缺失、过敏或异常，或特殊感觉障碍，心理－社会因素是一种诱发因素。

（3）癔症的特殊表现形式　群体发作。癔症的集体发病多发生在一起生活的群体中，如学校、教堂、寺院、公共场所。起初有一个癔症发作，目睹者精神受到感应，相继发生类似症状，常在群体中引起广泛的紧张恐怖情绪，在相互暗示与自我暗示影响下，使癔症在短期内暴发流行。

3. 心理－社会状况　心理－社会因素往往是癔症发作的诱发因素，不容忽视。因此，对患者在发病前的不良刺激和刺激程度与疾病发生的相互关系做认真的评估。分析刺激是来自生活事件，还是来自患者自身的内心冲突，或是源于人格方面的易感素质等。

4. 治疗要点　癔症的症状是功能性的，因此心理治疗是主要的。药物治疗主要是适当服用抗焦虑药，以增强心理治疗疗效。

（1）**心理疗法**　是治疗癔症的首要方法。因为这类患者，常深信患有严重疾病或害怕得精神病，所以顾虑重重。加之家属的紧张，如有言行不当，常使患者的病情恶化。故要关心患者，同情患者，了解病史，要详细做体格检查。通过检查，可排除器质性疾病，又可取得患者和家属信赖，这样才能利于精神疗法的成功，是促进疾病治疗的决定性因素。具体步骤如下：

①积极面对疾病：让患者知道所患疾病的性质，消除患者的各种疑虑，稳定患者情绪，调动其主动性和积极性，配合医生，战胜疾病。同时也要让家属了解本病的性质，稳定家属情绪同样至关重要，否则治疗中易发生相反的作用。

②认识病因，分析病因与治疗的关系：当谈到病因时要让患者尽情发泄，让其尽情倾吐不满情绪，间或给予安慰和鼓励。告诉患者精神因素与性格弱点在疾病发生、发展中的作用，应加强自我锻炼，促进身心健康。

（2）**对症治疗**　包括暗示疗法、药物、理疗等。

①暗示疗法：是消除癔症症状特别是癔症性感觉障碍，如失听、失明，癔症性运动障碍如瘫痪、失语等的有效疗法。有普通催眠暗示和药物催眠暗示两种。在催眠状态下，医生结合患者的症状，用言语引导患者对所患症状有针对性进行暗示。如让瘫痪患者将其患肢慢慢抬起，若能动则可增强患者信赖，同时情绪也会松弛下来，然后让其逐渐锻炼患肢活动，有时甚至会起到立竿见影的效果。一般认为在催眠状态下，用言语可增强暗示作用。在醒觉状态下也可暗示，有直接和间接暗示两种。直接暗示，让患者安静坐在沙发上或平卧于床，医生用坚定有力的语气，嘱患者按医生提示，做某些患肢功能训练。间接暗示需借助于理疗或药物如静脉注射10%葡萄糖酸钙10ml，注射后患者感咽喉部发热，得到暗示信号，这时配合言语强化，促使患者康复。

②药物治疗：对癔症的精神发作、激情或兴奋状态、抽搐发作等最好作紧急处理，如注射氯丙嗪25～50mg或安定10～20mg，待安静后，可口服安定剂或心理治疗。

③其他：如中医、中药及针灸或电针等治疗，在患者易接受暗示的基础上，尤其癔症性瘫痪患者，可获较好的疗效。

（二）护理诊断

1. 有暴力行为的危险（对自己和他人）　与发作时意识活动范围狭窄有关。

2. 有受伤的危险　与漫游时意识障碍有关。

3. 有废用综合征的危险　与癔症性瘫痪有关。

4. 焦虑　与知识缺乏有关。

（三）护理措施

1. 教育 患者的知识缺乏，主要表现在心理卫生知识的不足、缺乏心理保健常识、遇到外界不良刺激时缺乏心理承受能力并且不会使用良好有效的心理预防机制做自我保护，性格不健全。患者亲人的知识缺乏，表现在对本病知识不了解，不能为患者提供有效的帮助。反之，经常会由于无意的行为和语言的不恰当而起到不良的暗示作用，而加重了患者的病情。要有针对性地帮助患者和其家人了解有关癔症的常识，使患者能从中获得更有效的帮助。

2. 心理护理 要讲究语言的使用，要使语言既要有威慑力让患者听从，明白自己行为的错误之处，又不对患者心理构成恶性刺激。患者发作时，尽可能地维持好患者周围的环境，使之安静，避免嘈杂，减少过多人的围观，以减轻患者发作的程度，也有利于治疗护理的顺利进行。对住院患者，要严格控制探视。尤其是要限制可能会对患者构成不良刺激的有关人员的探视，以利于病情的尽快康复。对极度兴奋、躁动、强烈的情绪反应的患者要严密监护。请示医生应用适量的镇静药。

3. 安全护理 癔症多以门诊治疗为主。所以，让患者及时到门诊治疗及做好院外护理很重要。无论在院外，还是对住院的患者，最好能做到有专人看护。不让患者独居一室。晚上房门要上锁。住院患者要限定其活动范围。不在患者居住的房间内放置危险物品，以减少安全隐患。为患者佩戴可以表明身份的证件，以防走失后意外发生。

4. 对症护理 患者出现"癔瘫"时，要为患者讲清这种病症的性质，减轻患者的恐惧、焦虑情绪。告诉患者只要配合治疗是完全可以治愈的，以坚定患者战胜疾病的信心，赢得患者的合作。掌握运用药物、催眠、结合良性语言暗示的方法和技巧协助医生。帮助患者定期训练肢体的功能活动。鼓励患者下床走动，防止肌肉萎缩。每日做皮肤受压部位的按摩护理，防止褥疮的发生。为患者提供高纤维素类的食物。每日做腹部按摩。给患者多饮水，防止便秘。若已发生便秘，要及时交班、观察、遵医嘱使用缓泻剂或灌肠，以防肠梗阻。每晚为患者冲洗会阴，防止尿路感染。保证房间的湿度，定时通风、消毒、协助患者随季节的变化增减衣服，以防感冒。

5. 用药护理 遵医嘱开展各项治疗，注意观察药物疗效和不良反应。

（四）健康教育

1. 患者 遇到癔症发作时，保持镇定的情绪，维护好患者及周围环境的安静是首要的。对急症发作，要帮助患者充分认识自己，挖掘出自身性格上的弱点及与疾病的关系。教会患者一些科学的、适用的方法完善性格，处理紧张的人际关系；调整不良的情绪，增强心理承受能力。指导患者用理智而不是用情感处理一些麻烦的问题。

2. 家属 教育患者家属注意患者发作时的躯体护理，不可掉以轻心，要防止各种并发症的发生。为患者创造良好的家庭环境和人际互动关系。

第七节　睡眠障碍患者的护理

睡眠障碍是指在睡眠过程中出现的各种心理行为的异常表现。这是一种十分常见的精神障碍。根据睡眠障碍诊疗中心协会的分类，广义的睡眠障碍（SD）又划分为 2 个亚类，一类称为睡眠障碍，包括失眠症、嗜睡症、睡眠－觉醒节律障碍；另一类称为异常睡眠，是指在睡眠或觉醒过程中出现的异常现象、异常情绪和行为反应，包括睡行症、夜惊症、梦魇症。

本病病因不很明确，可能与多种因素等：①心理因素：遭遇生活事件如亲人离丧、个人损失等精神应激因素，另外，此类患者往往对自身健康过于关注；②环境因素：环境嘈杂、居住拥挤或突然改变睡眠环境等；③睡眠节律改变：如起居无常、频繁调换工作班次、跨时区旅行等；④生理因素：饥饿、疲劳、性兴奋等；⑤药物和食物因素：酒精、咖啡、药物依赖或戒断症状等；⑥精神障碍：精神疾病伴发的症状，如抑郁症、人格障碍、心境障碍等；⑦各种器质性躯体疾病；⑧年龄因素：儿童期的梦魇与其情绪发展的特殊阶段有关；老年期可有睡眠时间的缩短甚至失眠；⑨遗传和发育因素：部分睡眠与觉醒障碍患者有阳性家族史，部分可能与神经系统发育不完善有关。

（一）护理评估

1. 健康史　了解既往的健康状况，睡眠环境，工作性质，有无其他器质性疾病，有无早醒、睡眠维持困难、入睡困难，睡眠时数、入睡方式、深度，有无使用影响睡眠的药物、持续时间等，亲属中有无睡眠障碍的患者、有无不良生活嗜好，近期有无重大生活事件。

2. 身体状况

（1）**失眠症**　是指睡眠的始发和维持发生障碍致使睡眠的质和量不能满足个体正常需要的一种状况。表现形式有难以入睡、睡眠不深、多梦、早醒，或醒后不易再睡、醒后不适感、疲乏或白天困倦等。由于失眠带来的上述不适以及对失眠的担心常常引起情绪沮丧，紧张，焦虑不安。使得失眠→担心→焦虑→失眠的连锁反应不断循环，反复强化迁延难愈。在我国一般人群的患病率为 10% ~ 20%，发达国家甚至可达 30% 以上，男女差别不大。

（2）**嗜睡症**　是指白天睡眠过多。患者并无夜间睡眠时间减少，但白天睡眠过多；有时有睡眠发作，睡眠持续时间较长。这种睡眠发作频率不高，患者能有意识地阻止其发生。临床上并不常见。

（3）**睡眠－觉醒障碍**　是指个体睡眠－觉醒节律与所要求的（患者所在环境的社会要求和大多数人所遵循的）节律不符而引起的睡眠紊乱。表现为患者在主要的睡眠时段失眠而在应该清醒的时段出现嗜睡。本病多见于成年人，儿童和青少年少见。

（4）**睡行症**　指患者在睡眠过程中起床在室内或户外行走或做一些简单活动的睡眠和清醒同时存在的意识改变状态。通常发生于入睡后的 2 ~ 3 小时内，历时数分钟至半小时，次日通常无法回忆。患病率为 1%~6%，多见于 6~12 岁男孩。

（5）夜惊　出现于夜间入睡 2~3 小时内，以极度恐惧和惊恐为特征，伴有强烈的语言、运动形式（如尖叫、哭喊）和自主神经系统的高度兴奋（如心跳加快、呼吸急促、瞳孔扩大）。发作时意识模糊、不易叫醒，有暂时的定向障碍，清醒后对发作不能回忆。多见于男性儿童，患病率 1%~5%。

（6）梦魇　指强烈的焦虑或恐惧所占据的梦境体验，事后患者能够详细回忆，可发生于任何年龄。梦魇发生在夜间入睡的后半段时间内。

3. 心理-社会状况　有无遭遇生活事件，个人损失，考试前焦虑，家庭环境气氛紧张等。

4. 治疗要点

（1）一般治疗　首先要了解睡眠与觉醒障碍的特点、规律及可能原因；调整和改善睡眠环境；培养良好的生活习惯。

（2）心理治疗　认知治疗帮助患者正确认识睡眠障碍的症状及后果，减少消极情绪；行为治疗帮助患者以新的良好的睡眠行为方式代替原来不健康的睡眠行为方式；还可提供一般性的心理支持。

（3）药物治疗　镇静催眠药物可作为治疗失眠症的辅助手段，但应注意避免药物依赖的形成；低剂量中枢兴奋剂（如哌甲酯、苯丙胺等）可用于嗜睡症的对症治疗。

（二）护理诊断

1. 睡眠型态紊乱　与失眠、嗜睡、夜惊、梦魇、不适应等有关。
2. 有外伤的危险　与睡眠障碍时意识障碍有关。

（三）护理措施

1. 生活护理　安排有助于睡眠、休息的环境，如保持周围环境安静，避免大声喧哗，关闭门窗，拉上窗帘，病室温度要适宜，被子厚度适宜。建立比较规律的作息时间表，适当增加白天的活动量，尽量减少白天的睡眠时间和次数，帮助患者建立良好的睡眠行为模式。

2. 安全护理　评估患者睡眠环境中的危险因素，并加以防范。对于异常睡眠发作频繁的患者特别是儿童不能单独居住，以便及时发现患者的异常睡眠，以防患者外伤。减轻白天的劳动强度，减少精神刺激。发作频繁者可遵照医嘱给予安定药物睡前服用。告诉患者异常睡眠的表现及预防措施以减轻患者由于异常睡眠引起的心理上的负担。

3. 用药护理　指导患者按医嘱用药，并向患者解释滥用药物的危害，避免患者自行给药而导致药物耐受或药物依赖。

4. 心理护理　帮助患者改正不良的睡眠习惯，重建规律、高质量的睡眠模式，消除各种诱发因素。并及时了解病因，做好保护性解释。

（四）健康教育

1. 患者　对睡眠障碍患者，指导其应保持稳定的情绪，减少晚间的活动量，睡前喝一杯热牛奶，避免咖啡、浓茶等。热水泡脚、洗热水澡。避免睡前阅读小说或看惊险的电视节目。指导患者使用放松技术，如缓慢的深呼吸，全身肌肉放松等。对于睡眠严重障碍的患者，遵照医嘱给予镇静安眠药，以辅助睡眠。

2. 家属　教育患者家属注意关怀患者，为患者营建良好的睡眠环境，注意患者的情绪变化。

第八节　阿尔茨海默病患者的护理

阿尔茨海默病（AD），又称老年性痴呆，是一种脑变性病，起病隐袭，病程呈慢性进行性，是老年期痴呆最常见的一种类型。主要表现为渐进性记忆障碍、认知功能障碍、人格改变及语言障碍等神经精神症状，严重影响社交、职业与生活功能。AD 的病因及发病机制尚未阐明，可能与年龄、遗传、脑外伤、先天愚型、高龄女性、丧偶、教育水平低和心理 - 社会因素等有关。其中，遗传因素可能是发病中期的重要因素。其特征性病理改变为 β - 淀粉样蛋白沉积形成的细胞外老年斑和脂蛋白过度磷酸化形成的神经细胞内神经原纤维缠结，以及神经元丢失伴胶质细胞增生等。

（一）护理评估

1. 健康史　询问患者是否有脑血管病、颅内感染、脑外伤、癫痫等器质性脑病史，了解家族是否有其他精神障碍、痴呆患者，此次发病有无诱因，患者受教育程度等；了解患者病前性格，兴趣，有无重大不良生活事件。对危重患者可以通过查阅病历以及有关检验报告和询问直系亲属来了解病情

2. 身体状况　AD 起病潜隐，病情发展缓慢，无明确的起病期，病程进行性发展。

（1）**记忆障碍**　是 AD 的早期突出症状或核心症状。其特点是近事遗忘先出现，记不住近期发生的事，对原有工作不能胜任。主要累及短时记忆、记忆保存和学习新知识困难。

（2）**视空间和定向障碍**　是 AD 的早期症状之一。如常在熟悉的环境或家中迷失方向，找不到厕所在哪里，走错卧室、外出找不到回家的路。

（3）**言语障碍**　患者的言语障碍呈现特定模式，可以出现阅读和书写困难，进而出现命名困难。最初仅限于少数物品，以后扩展到普通常见的物体命名。言语障碍进一步发展为语法错误、错用词类、语句颠倒。

（4）**失认和失用**　失认是指感觉功能正常，但不能认识或鉴别物体，如不能识别物体、地点和面容（不认识镜中的自己）。失用是指理解和运动功能正常，但不能执行运动。

（5）**智力障碍**　全面的智力减退，包括理解、推理、判断、抽象、概括和计算等认知功能。

（6）**人格改变**　多见。额叶、颞叶受累的患者常有明显的人格改变。

（7）**进食、睡眠和行为障碍**

（8）**精神症状**　疾病早期以高级皮质功能障碍为主，疾病中期可出现各种精神障碍，其中部分是继发于人格改变，有的是认知缺陷导致。

（9）**灾难反应**　患者主观意识到自己智力缺损，却极力否认，在应激的状况下产生继发性的激越。

（10）**神经系统症状**　多见于晚期患者，如下颌反射、强握反射，口面部不自主动作如吸吮、撅嘴等。有的患者伴发 Kltiver－Bucy 综合征，这是颞叶受损症状，表现为严重视觉失认，不能命名或描述三种所熟悉的东西；乱食征，面前放的东西有往嘴里放的倾向；过多口部行为及性欲改变。

3. 心理－社会状况　大多数患者患病后性格孤僻、兴趣狭窄，重大不良生活事件可加重疾病发展。同时要了解患者家庭经济情况、家庭社会情况以及对患者心智的影响。家庭是否愿意在心理上和体力上对患者给予支持等。

4. 辅助检查

（1）**神经电生理检查**　可见明显的脑电图异常；诱发电位也有明显的改变，并与病情的严重成正比。

（2）**脑血流图检查**　双侧大脑半球脑血流对称性降低，与痴呆的严重程度一致。

（3）**影像学检查**　CT 检查可显示弥漫性脑萎缩。

5. 治疗要点　本病病因未明，无特效治疗的药物和方法，着重在维持和对症治疗，生活上的照顾和护理极为重要。

（1）**支持治疗**　注意患者的饮食、营养、水电解质平衡，对原发性器质性疾病如高血压、心脏病、糖尿病给予及时治疗，预防感染，尤其是肺部和尿路感染，同时给予生活支持。

（2）**精神症状治疗**

①幻觉、妄想：给予奋乃静、利培酮等。

②焦虑、忧郁：可用阿普唑仑、舍曲林等。

③睡眠障碍：短效或中效苯二氮䓬类催眠药。

④攻击行为：小剂量氟哌啶醇、硫必利等。

（3）**促智药或改善认知功能的药物**　目的在于改善认知功能，延缓疾病的进展。

①乙酰胆碱酯酶抑制剂：是目前最常用的药物，包括他克林、多奈哌齐等。

②促脑代谢及推迟痴呆进程的药物：主要有促神经元代谢药，如双氢麦角碱、脑复康；神经元保护剂，如维生素 E 等。

（二）护理诊断

1. 社交障碍，不能与人正常交往　与精神状态异常有关。

2. 生活自理缺陷，不能自己料理日常生活　与癔症发作有关。

3. 思维过程改变　与思维内容障碍、思维逻辑障碍、思维联想障碍有关。

（三）护理措施

1. 心理护理　尽量给 AD 患者提供一个舒适、安宁的疗养环境。要尊重患者、充满宽容并给予爱心，对患者的精神症状和性格变化应理解，用诚恳的态度对待患者，对于唠叨的患者不要横加阻挡或指责，而是耐心听其诉说。让 AD 患者保持乐观愉悦的情绪，一方面医护人员与 AD 患者多一些言语交流，诱导他们学会自娱自乐，帮助他们消除孤独感、失落感，避免过度精神紧张和工作过度疲劳，保证足够有效的睡眠，生活规律，保持心理健康。另一方面尽量满足其合理要求，若有些要求不能满足时应耐心解释，避免伤害其感情或自尊心的语言和行为，以造成其情绪低落，甚至发生攻击性行为，伤人毁物。

2. 安全护理　环境应简单有条理，保持环境安静，避免嘈杂、拥挤、强声、亮光刺激，减少不良刺激，给患者安全感。对有精神症状的患者，护理操作时，动作应轻、稳、准，力争一次完成。密切关注病情变化，全面掌握患者的思想动态和行为，对有冲动行为的，要正确识别其前驱表现，及时采取有效的防范措施，管理好危险物品，有肢体活动障碍的，防止患者坠床，碰伤。

3. 生活护理　评估患者的自理能力缺陷，给予必要帮助，教会患者独立完成某些动作，鼓励患者的独立性为。生活要有规律，尽可能和家庭日常生活保持一致。为患者提供无骨、无刺、易吞咽、易消化、营养丰富的低盐低脂软食，不吃黏性食品，必要时鼻饲饮食，保证患者营养。同时，保证患者足够睡眠，注意大小便通畅，定时排便，必要时，遵医嘱给予缓泻剂。

4. 认知障碍患者护理　老年期痴呆患者的智能下降、记忆力减退、反应迟钝，常常犯错。针对这些，应抓住一切与患者接触的机会，不失时机地说一些简单的字、词、句等让患者重复，鼓励老年人勤用脑，多思考，读书看报听新闻，多做手指运动，勤写记录，逐渐提高痴呆老人的记忆能力，恢复其智力水平。

5. 运动护理　老年参加适度的体育活动有助于预防老年痴呆症的发生。可采用 AB-AB 设计分 4 个阶段进行，即第一基线期（A）、第一治疗期（B）、第二基线期（A）、第二治疗期（B）。在此期间进行身体意识治疗，以增强触觉感觉输入为基础，建立一个本体感觉和动觉模型，以帮助产生皮质下身体形象，以改善功能性运动。老年性痴呆患者学习新知识困难，同时伴有失行、失认，不能进行复杂的运动，因此早期即以简单的日常习惯或过去习惯的活动项目，明确顺序一项一项地反复进行，并予适当的指导和帮助，以增强运动感，改善脑功能。

6. 用药护理　监测药物不良反应，如抗胆碱药可致排尿困难、肌肉痉挛、胃肠道反应等，并定期复查肝功能。

7. 家庭社会支持　家庭社会支持对患者康复十分重要，应及时评估患者的家庭社会支持系统，发现问题，解决问题。照顾患者的场所，最理想的应是在家庭，但会给家庭带来一定的经济和精神压力。家庭不能保障的以及病情严重者，需要住进特殊的养护机构，由专业人员照顾。

（四）健康教育

提供有关 AD 疾病的科学知识相当重要，包括疾病的本质、疾病的早期表现、治疗策略等。还应鼓励患者保持心情舒畅，稳定情绪。家庭物品固定位置，放置有序，方便取用，防止撞伤。嘱其家属发现患者行为异常应采取恰当的沟通交流方式缓解患者的异常行为。如，引导患者表达自己的想法，疏导情绪；在患者焦虑不安时尽量用语言安慰、疏导，多与患者进行思想感情交流，满足其合理要求，减少冲突，言谈中应避开"痴"、"傻"、"呆"等词。对晚期患者，生活上给予关心、协助，但不是完全包办。协助患者在熟悉的环境中生活自理，如洗漱、进餐、行走等。晚期患者对环境、方向的定向力差，不能单独外出，防止走失或跌伤。药物、热水应放好、放稳，防止误服、烫伤。铁器、锐器等物品保管好，防止误伤和伤人。